新生儿案例实践

Workbook in Practical Neonatology

第 6 版

主　编　Richard A. Polin

　　　　Mervin C. Yoder

主　译　马晓路　杜立中

译者名单（按姓氏笔画排序）

马晓路　浙江大学医学院附属儿童医院

邓　俊　浙江大学医学院附属妇产科医院

石　巍　浙江大学医学院附属儿童医院

包盈颖　浙江大学医学院附属妇产科医院

朱佳骏　浙江大学医学院附属妇产科医院

孙　苓　浙江大学医学院附属妇产科医院

纪凤娟　浙江大学医学院附属妇产科医院

杜立中　浙江大学医学院附属儿童医院

沈晓霞　浙江大学医学院附属儿童医院

林慧佳　浙江大学医学院附属儿童医院

徐春彩　浙江大学医学院附属妇产科医院

程　柯　浙江大学医学院附属妇产科医院

人民卫生出版社

·北　京·

ELSEVIER

Elsevier (Singapore) Pte Ltd.

3 Killiney Road, #08-01 Winsland House I, Singapore 239519

Tel: (65) 6349-0200; Fax: (65) 6733-1817

新生儿案例实践

Workbook in
Practical Neonatology

第 6 版

主编　Richard A. Polin

　　　Mervin C. Yoder

主译　马晓路　杜立中

人民卫生出版社

·北　京·

图书在版编目（CIP）数据

新生儿案例实践/（美）理查德·A.波林
（Richard A. Polin），（美）梅尔文·C.约德
（Mervin C. Yoder）主编；马晓路，杜立中主译. —北
京：人民卫生出版社，2023.5
　　ISBN 978-7-117-34701-3

　　Ⅰ.①新… Ⅱ.①理…②梅…③马…④杜… Ⅲ.
①新生儿疾病-诊疗 Ⅳ.①R722.1

中国国家版本馆 CIP 数据核字（2023）第 056382 号

| 人卫智网 | www.ipmph.com | 医学教育、学术、考试、健康，
购书智慧智能综合服务平台 |
| 人卫官网 | www.pmph.com | 人卫官方资讯发布平台 |

图字：01-2021-6463 号

新生儿案例实践

Xinshenger Anli Shijian

主　　译：马晓路　杜立中
出版发行：人民卫生出版社（中继线 010-59780011）
地　　址：北京市朝阳区潘家园南里 19 号
邮　　编：100021
E - mail：pmph @ pmph.com
购书热线：010-59787592　010-59787584　010-65264830
印　　刷：北京瑞禾彩色印刷有限公司
经　　销：新华书店
开　　本：889×1194　1/16　印张：23
字　　数：712 千字
版　　次：2023 年 5 月第 1 版
印　　次：2023 年 6 月第 1 次印刷
标准书号：ISBN 978-7-117-34701-3
定　　价：159.00 元

打击盗版举报电话：010-59787491　E - mail：WQ @ pmph.com
质量问题联系电话：010-59787234　E - mail：zhiliang @ pmph.com
数字融合服务电话：4001118166　E - mail：zengzhi @ pmph.com

David H. Adamkin, MD
Professor of Pediatrics
University of Louisville
Louisville, Kentucky

Cigdem I. Akman, MD
Chief, Child Neurology
Director, Pediatric Epilepsy
Neurology
Columbia University Medical Center
New York, New York

Chad C. Andersen, MBBS
Neonatal Medicine
Women's and Children's Hospital
Adelaide, Australia

Lauren Astrug, MD
Assistant Professor of Neonatology
Department of Pediatrics
Loyola University Chicago
Chicago, Illinois

William E. Benitz, MD
Professor of Neonatology
Pediatric/Neonatal & Developmental Medicine
Stanford University
Stanford, California

Jatinder Bhatia, MD, FAAP
Professor, Department of Pediatrics
Chief, Division of Neonatology
Director, Fellowship Program, Neonatal-Perinatal Medicine
Director, Transport/ECMO/Nutrition
Vice Chair, Clinical Research
Medical College of Georgia
Augusta University
Augusta, Georgia

Shazia Bhombal, MD
Clinical Assistant Professor of Pediatrics
Division of Neonatal and Developmental Medicine
Stanford University School of Medicine
Palo Alto, California

Waldemar A. Carlo, MD
Edwin M. Dixon Professor of Pediatrics
University of Alabama at Birmingham
Director, Division of Neonatology
Director, Newborn Nurseries
Birmingham, Alabama

Maria Roberta Cilio, MD, PhD
Professeure Ordinaire de Neurologie Pediatrique
Université catholique de Louvain
Epileptologie pédiatrique et néonatale
Cliniques universitaires Saint-Luc
Adjunct Professor of Neurology and Pediatrics
University of California, San Francisco

Erika Claud, MD
Professor
Pediatrics and Medicine
The University of Chicago
Chicago, Illinois

Alain C. Cuna, MD
Neonatologist
Children's Mercy Kansas City
Assistant Professor of Pediatrics
University of Missouri-Kansas City
Kansas City, Missouri

Vincent Duron, MD
Assistant Professor, Surgical Director of Critical Care
Pediatric Surgery
Morgan Stanley Children's Hospital/New York-Presbyterian
New York, New York

Fangming Lin, MD, PhD
Director of Pediatric Nephrology
Columbia University
New York, New York

Kirsten Glaser, MD
University Children's Hospital
University of Wuerzburg
Wuerzburg, Germany

Pamela Isabel Good, MD
Neonatal-Perinatal Medicine Fellow
Department of Pediatrics
Morgan Stanley Children's Hospital of New York—Presbyterian
Columbia University Medical Center
New York, New York

Cathy Hammerman, MD
Director Newborn Nurseries
Neonatology
Shaare Zedek Medical Center
Professor
Pediatrics
Hebrew University Faculty of Medicine
Jerusalem, Israel

William W. Hay, Jr., MD
Professor of Pediatrics (Neonatology)
Scientific Director, Perinatal Research Center
University of Colorado School of Medicine
Anschutz Medical Campus
Scientific Director, Perinatal Research Center
Aurora, Colorado

Kendra Hendrickson, MS, RD, CNSC, CSP
Clinical Dietitian II
Neonatal Intensive Care Unit
University of Colorado Hospital
Department of Nutrition
Aurora, Colorado

Stuart B. Hooper, BSc(Hons), PhD
The Ritchie Centre
Hudson Institute of Medical Research
The Department of Obstetrics and Gynecolory
Monash University
Melbourne, Australia

Thomas A. Hooven, MD
Assistant Professor
Pediatrics
Columbia University
New York, New York

Elie G. Abu Jawdeh, MD
Neonatal-Perinatal Medicine
Kentucky Children's Hospital
University of Kentucky College of Medicine
Lexington, Kentucky

Erik A. Jensen, MD
Department of Pediatrics
Division of Neonatology
The Children's Hospital of Philadelphia
The University of Pennsylvania School of Medicine
Philadelphia, Pennsylvania

Michael Kaplan, MB, ChB
Emeritus Director
Department of Neonatology
Shaare Zedek Medical Center
Professor of Pediatrics
Faculty of Medicine
Hebrew University
Jerusalem, Israel

Martin Keszler, MD
Professor of Pediatrics
Alpert Medical School of Brown
　　University
Associate Director of NICU
Director of Respiratory Services
Women and Infants Hospital of Rhode
　　Island
Providence, Rhode Island

Haresh M. Kirpalani, MB, MSc
Professor
Neonatology, Department of Pediatrics
The Children's Hospital of Philadelphia
Philadelphia, Pennsylvania
Emeritus Professor
Clinical Epidemiology
McMaster University
Hamilton, Canada

Ganga Krishnamurthy, MBBS
Assistant Professor of Pediatrics
Columbia University Medical Center
Director, Neonatal Cardiac Care
Morgan Stanley Children's Hospital of
　　New York-Presbyterian
New York, New York

**Satyan Lakshminrusimha, MBBS,
MD, FAAP**
Professor of Pediatrics
Chief, Division of Neonatology
Director, Center for Developmental Biology
　　of the Lung
University at Buffalo
The Women and Children's Hospital of
　　Buffalo
Buffalo, New York

Abbot R. Laptook, MD
Professor of Pediatrics
Alpert Medical School of Brown University
Medical Director, Neonatal Intensive
　　Care Unit
Staff Neonatologist
Women & Infants Hospital of Rhode Island
Providence, Rhode Island

Stéphanie Levasseur, MD, FRCPC
Assistant Professor of Pediatrics
Columbia University Medical Center
Morgan Stanley Children's Hospital of
　　New York-Presbyterian
New York, New York

John M. Lorenz, MD
Emeritus Professor of Pediatrics
Columbia University
College of Physicians & Surgeons
New York, New York

Shahab Noori, MD, MS, CBTI, RDCS
Fetal and Neonatal Institute
Division of Neonatology
Children's Hospital Los Angeles
Department of Pediatrics
Keck School of Medicine
University of Southern California
Los Angeles, California

Camilia R. Martin, MD, MS
Assistant Professor of Pediatrics
Harvard Medical School
Associate Director, NICU
Beth Israel Deaconess Medical Center
Boston, Massachusetts

Richard J. Martin, MD
Case Western Reserve University School of
　　Medicine
Rainbow Babies& Children's Hospital
Cleveland, Ohio

Bobby Mathew, MBBS
Assistant Professor of Pediatrics
University of Buffalo
Attending Neonatologist, Associate Director
Neonatal Perinatal Medicine Fellowship
　　Program
The Women & Children's Hospital of
　　Buffalo
Buffalo, New York

Shahab Noori, MD
Associate Professor of Pediatrics
Keck School of Medicine of the University
　　of Southern California, Attending
　　Neonatologist
Children's Hospital Los Angeles and the
　　LAC USC Medical Center
Los Angeles, California

Brenda B. Poindexter, MD, MS
Professor of Pediatrics
Section of Neonatal-Perinatal Medicine
Indiana University School of Medicine
Riley Hospital for Children at IU Health
Indianapolis, Indiana

Richard A. Polin, MD
William T. Speck Professor of Pediatrics
College of Physicians and Surgeons
Columbia University
Director, Division of Neonatology
Morgan Stanley Children's Hospital of
　　New York—Presbyterian
New York, New York

Tara M. Randis, MD, MS
Assistant Professor
Department of Pediatrics and Microbiology
NYU School of Medicine
New York, New York

Veniamin Ratner, MD
Assistant Professor of Pediatrics
Columbia University Medical Center
Neonatologist
Morgan Stanley Children's Hospital of New
　　York-Presbyterian
New York, New York

Kimberly J. Reidy, MD
Assistant Professor
Pediatrics/Nephrology
Children's Hospital at Montefiore/Albert
　　Einstein College of Medicine
Bronx, New York

Ana P. Duarte Ribeiro, MD
Case Western Reserve University School of
　　Medicine
Rainbow Babies & Children's Hospital
Cleveland, Ohio

S. David Rubenstein, MD
Professor of Pediatrics
Columbia University Medical Center
Director, Neonatal Intensive Care Unit
Morgan Stanley Children's Hospital of
　　New York-Presbyterian
Director, Fellowship Training Program in
　　Neonatal-Perinatal Medicine
New York Presbyterian Hospital, Columbia
　　Campus
New York, New York

Ashley M. Reilly, PharmD
Clinical Pharmacy Specialist
Neonatal Intensive Care Unit/ Labor &
　　Delivery
University of Colorado Hospital
Department of Pharmacy
Aurora, Colorado

Calum T. Roberts
Department of Paediatrics
Monash University
The Ritchie Centre
Hudson Institute of Medical Research
Monash Newborn
Monash Medical Centre
Melbourne, Australia

Tristan T. Sands, MD, PhD
Assistant Professor
Neurology
Columbia University Medical Center
New York, New York

Istvan Seri, MD
Fetal and Neonatal Institute
Division of Neonatology
Children's Hospital Los Angeles
Department of Pediatrics
Keck School of Medicine
University of Southern California
Los Angeles, California
First Department of Pediatrics
Faculty of Medicine
Semmelweis University
Budapest, Hungary

Michael J. Stark, BSc (Hons), MBChB, PhD
Associate Professor
Department of Neonatal Medicine
Women's and Children's Hospital
The Robinson Research Institute
University of Adelaide
Adelaide, Australia

Steven Stylianos, MD
Rudolph Schullinger Professor of Pediatric
　Surgery
Department of Surgery
Columbia University School of Physicians
　& Surgeons
Surgeon-in-Chief
Morgan Stanley Children's Hospital
New York, New York

Arjan B. te Pas, MD, PhD
Division of Neonatology
Department of Pediatrics
Leiden University Medical Center
Leiden, The Netherlands

Payam Vali, MD
Assistant Professor of Clinical Pediatrics
University of California Davis
Sacramento, California

Clyde J. Wright, MD
Section of Neonatology
Department of Pediatrics
University of Colorado School of Medicine
　and Children's Hospital Colorado
Aurora, Colorado

Tai-Wei Wu, MD
Fetal and Neonatal Institute
Division of Neonatology
Children's Hospital Los Angeles
Department of Pediatrics
Keck School of Medicine
University of Southern California
Los Angeles, California

Ariela Zenilman, MD
Columbia University Medical Center
New York, New York

《新生儿案例实践》的第 4 版和第 5 版由人民卫生出版社引进以后，因其"以临床问题为导向"的写作模式深受新生儿和围产医学领域医护人员的欢迎和好评，而定期的修订、再版则保证了该书内容的全面性和前沿性。第 6 版《新生儿案例实践》于 2020 年出版，我们第一时间开始翻译工作，历时 2 年余，中译本终于得以与大家见面。第 6 版秉承了之前的编写风格，一如既往地接地气，参与编写的作者都是国际知名新生儿医学专家。他们精心挑选一个个常见的典型病例，从临床问题出发，通过提问、回答、分析，对新生儿常见疾病的病理生理、诊断和处理等展开讨论，模拟真实的临床情景，让读者通过参与这些病例的诊治过程掌握相关的知识和技能。

担任第 6 版翻译工作的译者均为浙江大学医学院附属儿童医院和妇产科医院的新生儿科医生，具有丰富的临床经验和海外培训背景。正是他们优秀的专业能力和英语水平以及对翻译工作的热忱，保证了本书翻译的准确性和可读性。在此，特地感谢翻译团队的辛勤付出。

当然，尽管我们希望能够最大限度地把原著的内容精准地传递给读者，但囿于我们的水平，难免会存有不足之处，还望读者不吝指正。

马晓路

2023 年 4 月

这已经是《新生儿案例实践》这本书的第 6 版了。毫无疑问，从我们的第 1 版于 1983 年问世以来，我们临床实践的很多方面都已经发生了显著的变化。然而，我们仍然坚信，对于新生儿医学的最佳学习仍然是以师生一起在床边面对着患儿的形式进行的。师生们通过在床边的交流、对患儿的体格检查可以获得更多有用的信息，从而给出患儿每天的诊疗计划。本书的每一章都包含了特定的病例以及相关的提问，读者在回答问题的过程中选择相应的干预措施，然后通过详细的讨论指导读者为该病例制订最合适的诊疗计划。

在本书第 1 版出版时，作者们设计的是在读者阅读某个特定的临床场景时就直接给出问题的解决之道。编写本书的目的有以下几个：让读者通过文中提出的问题对自己所掌握的知识进行评估；让读者发现自己知识储备不足的领域，从而可以通过进一步学习提升自己的知识储备；让读者在解决问题的时候保持专注和警觉，并且在学习的过程中获得乐趣。

在这一版的编写上，我们邀请了很多新的作者，为所有的领域提供新的视角。这些受邀的作者每个人在各自领域都具有很高的学术地位，这是自第 1 版以来的惯例。因此，这一版是要为读者们传递一些临床研究的新证据、病理生理学的新见解以及危重新生儿疾病的新治疗。

我们在这里感谢 Elsevier 出版社的 Angie Breckon 对我们整个编写工作的指导。Mervin C. Yoder 还想要感谢他的妻子 Holly，孩子 Andrew，Cait，Chris 和 Emily，以及孙辈 Isaac，Jacob，Gracie 和 Charlotte 所给予的支持。Richard A. Polin 也想要感谢他的妻子 Helene，孩子 Allison，Mitchell，Jessica 和 Gregory，以及孙辈 Lindsey，Eli，Willa，Jasper，Casey，Smith，Calla 和 Elliott，感谢他们的爱和支持。

目录

第 1 章

新生儿复苏的生理学方法

Stuart B. Hooper　　Arjan B. te Pas　　Calum T. Roberts

简介

新生儿复苏通常被定义为辅助婴儿出生后立即过渡到新生儿期的过程。从生理学角度来看,这种转变涉及一些最复杂和深刻的变化,而且是每个人一生中都会遇到的。胎儿期充满液体的气道,在出生后必须被及时清理,从而使空气能够进入气道,并开始肺换气;同时大血管之间的分流关闭,肺循环和体循环得到分离。绝大多数婴儿能轻松地通过这些变化来完成这种自然的过渡,这确实是大自然的一项惊人壮举。因此,人们很容易低估生理变化的巨大程度以及帮助婴儿适应宫外生活的复杂性和困难性。

极早产儿通常在出生时需要帮助,因为他们太不成熟,无法在没有帮助的情况下生存。但是,对于需要给予什么帮助以及如何提供帮助,目前仍存在相当大的争论。然而,新生儿复苏的基本原则是认识到出生时的新生儿,特别是极早产儿,不是"成人缩小版",而本质上是气道内充满肺液的胎儿的延续。因此,给予新生儿的帮助应适应于胎儿的生理改变且基于当下的特别需求。例如,当新生儿肺的气体交换区域还充满着液体而无法进行换气时,我们却企图用通气策略来帮助其实现肺换气,那么这么做的逻辑性是什么呢?尽管这个情况对于大多数婴儿来说或许只是暂时的,因为气道中的液体很快会被清除,然而对于那些在肺充气过程容易遇到困难的极早产儿,这则是一个需要关注的问题(te Pas et al.,2008)。

新生儿复苏成功的一个关键因素是了解婴儿出生后发生的生理学变化,并有能力监测在这些转变过程中发生的动态变化,以便在正确的时间提供正确的帮助。因此,我们不会使用基于治疗流程的方法来描述当前推荐的新生儿复苏策略,而是着重讨论在出生时发生的生理变化,并根据婴儿不同的生理变化尽可能提供最佳的帮助。很多专业的最新出版物已经从实用的角度详细介绍了当前推荐实施的新生儿复苏策略(Weiner et al.,2018)。我们打算采取不同的角度,即将重点放在生理学上。这是因为当前推荐的新生儿复苏策略可能会随着我们对生理学认识的提高而改变,并可能发现帮助婴儿实现正常生理学转变的更佳策略。事实上,当前新生儿复苏指南的许多证据都被认为是很弱的和/或缺乏的(Perlman et al.,2015)。对于过渡期的生理变化缺乏科学的认知是一个重要的原因。在接下来的讨论中,一些新兴的科学内容与当前的复苏建议可能并不一致。这并不是说我们针对目前的实践操作提出了新的建议,而只是进一步研究中的重要一步。这些新的研究将为今后更好的实践指导提供可靠的证据。

建立肺通气

病例 1

你被紧急呼叫到产房去复苏一个胎龄 34 周剖官产出生的晚期早产儿。出生时 1 分钟 Apgar 评分是 2 分,当你到达时已经出生 90s。新生儿肤色苍白,心率 30 次/min,正在接受鼻塞式持续气道正压(nasal continuous positive airway pressure,nCPAP)治疗,吸入气氧浓度 100%,只有间歇性喘息样呼吸。脉搏血氧饱和度为 65%,麻醉医师刚刚开始胸外按压。

练习1

问题

1. 对该婴儿的复苏,下一步应该做什么?在你到达之前应该已经做了哪些事情?

答案

1. 应该立即启动正压通气。

从目的论的角度来看,出生后生存所需的生理变化是由一个在子宫内无法发生的事件触发的,那就是肺充气。肺充气,继而肺通气的建立触发了一系列生理变化,这些生理变化为新生儿的过渡奠定了基础(Hooper et al.,2015a)。然而,如果认为"建立肺通气"的最主要好处是重建脐带结扎后中断的氧气和二氧化碳交换,那就太简单了。肺充气不仅触发了肺部的气体交换,还极大降低了肺血管阻力(pulmonary vascular resistance,PVR),从而引发一系列心血管变化,这些变化对出生后的生存也至关重要(见下文)。正压通气还可以促进肺液的重吸收。

病例1(续)

随着正压通气的启动,生后第7分钟,婴儿心率上升至120次/min,氧饱和度上升至85%。婴儿呼吸规律,呼吸频率为120次/min。肺部听诊有细湿啰音,你怀疑婴儿患有"湿肺综合征"。

练习2

问题

1. 肺液什么时候重吸收?分娩方式是如何影响肺液吸收的?

答案

1. 肺液重吸收从产前便已经开始,在产程期间和分娩过程中也持续发生。然而,绝大多数肺液是在出生后随着自主呼吸建立或辅助通气启动才被重吸收的。剖宫产分娩的婴儿没有经历阴道分娩婴儿的体位变化,而这些变化是有助于液体从肺部排出的。

出生前和分娩时气道液体的清除

尽管有一些证据表明气道液体清除开始于产程发动前的妊娠晚期(Jain and Eaton,2006),但不同的研究结果并不一致(Harding and Hooper,1996)。然而,考虑到在分娩过程中和分娩后肺部清除气道液体的能力较强(见下文),在分娩前究竟是否清除了少量液体似乎就变得无关紧要了。但是很明显,气道液体的清除可以在分娩发动时和分娩过程中开始(Olver et al.,2004)。分娩发动时,由于应激,肾上腺素的释放激活了位于气道上皮细胞管腔表面的 Na^+ 通道,促进 Na^+ 从气道重新吸收进入肺组织(Olver et al.,1986)。这会逆转渗透梯度,使液体在气道上皮内外移动,导致液体发生重吸收,而不是像之前在宫内那样一直处于分泌状态。但是,Na^+ 的吸收需要高水平的肾上腺素,且速度较慢,仅在妊娠晚期才出现,因此这个过程在极早产的婴儿中并不明显(Hooper et al.,2016)。同样,由于缺乏分娩过程的应激,这种肺液重吸收机制在剖宫产过程中也不太可能被激活(Jain and Eaton,2006)。

部分气道液体的清除也可能是由分娩前和分娩中胎位的变化造成的(te Pas et al.,2008)。分娩时,胎儿被迫进入一个夸张的"胎儿姿势",背腹屈曲程度增大,导致腹部压力增加和膈肌向头侧移位(Harding et al.,1990)。这使得胸膜腔内压增加,从而迫使液体经气管离开肺(Hooper and Harding,1995;Harding and Hooper,1996)。由于胎儿呼吸系统的高度顺应性,胸膜腔内压仅需少量增加即可大大减少气道内液体量(Hooper and Harding,1995;Harding and Hooper,1996)。但这一机制仅适用于阴道分娩的婴儿,而不适用于缺乏主动分娩过程的剖宫产婴儿。

出生后气道内液体的清除

肺充气对新生儿期的呼吸功能具有重要意义,为了更好地理解这些因果关系,肺充气过程可以分为一系列面临不同挑战的阶段(Hooper et al.,2016)。

1. 第一阶段始于出生时。此时气道内充满液体,面临的主要挑战是清除气道内的液体,这一过程主要在远端气道内完成。

2. 液体从气道进入肺组织的速度(需要几分钟)比组织清除液体的速度(需要几小时)快得多。因此,在出生后最初几小时内,气道液体在肺组织内积聚形成"血管周围液体袖套",使胸壁扩张,肺间质压力增加,而这些则导致了肺水肿的发生。

3. 肺液通过血液和淋巴循环逐渐从肺组织中

清除,之后肺功能和呼吸力学达到稳定状态。

练习3

问题

1. 自主呼吸(或正压通气)对促进肺液清除有什么重要意义?

答案

1. 要清除气道和肺泡中的液体,必须先开始进行正压通气(自发的或辅助的)。肺通气使液体通过气道输送到远端呼吸单元,然后肺液被间质吸收进入淋巴系统。

如前所述,残留在气道中的大部分液体通过远端气道壁被清除。为此,气管内液体必须先移动至远端气道才能完成肺液的吸收(Hooper et al., 2016)。采用X线相差成像技术,在新生兔中观察到的肺液清除过程显示每次吸气时空气/液体界面都在向远端移动(Hooper et al., 2007; Siew et al., 2009b)(图1.1)。一旦液体不再随着呼吸动作进一步向远端移动,肺充气和功能残气量(functional residual capacity, FRC)就逐步建立起来,并随着每次吸气而增加(图1.1)。这使人们认识到,吸气产生的静水压梯度(在气道和肺组织之间)是造成出生后气道液体清除的主要原因(Hooper et al., 2007; Siew et al., 2009b)。另外很重要的一点是,这也为那些很少或根本没有重吸收Na^+能力的极早产儿仍然能清除其气道中液体的事实提供了合理的解释。因为空气/液体界面也可以随着呼吸向气道近端移动,所以肺液可能会在呼吸之间重新进入呼吸道,从而导致FRC的减少,需要在下次吸气时再次清除肺液(Hooper et al., 2007; Siew et al., 2009b)。

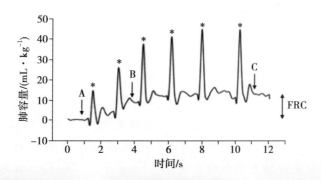

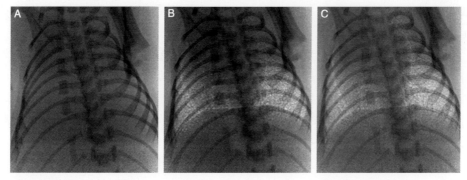

图1.1 自主呼吸的新生兔肺充气过程中的肺容量描记与X线相差成像同步记录。上图:肺容量描记仪显示10s内6次自主呼吸,每次呼吸的功能残气量(FRC)逐渐增加。自主呼吸表现为肺容量先大幅增加(图中由*表示),随即逐渐减小,但回归的基线呈逐渐上升趋势。每次呼吸后肺容量的减少由肺容量描记仪测量所得。下图:在肺容量描记仪记录时间点获得的新生兔胸部X线相差成像(每幅图像用箭头和相应的字母表示)。图A中几乎没有充气,而图C中有大量充气,图C在图A发生约10s后获得

练习4

问题

1. 在出生后的生理转变中,哪些因素决定着气道液体清除的快慢?

答案

1. 调节肺液吸收速率的变量包括:

    A. 肺的表面积

    B. 气道阻力(液体高于气体)

    C. 液体穿过远端气道壁的阻力

D. 上皮屏障的紧密度

出生时,空气进入肺部的最初阻力来源于液体在气道中的流动和穿越远端气道壁这两部分。由于水的黏度比空气高得多,因此当气道内充满液体时,空气进入肺部需要克服非常大的阻力;而当气道充满空气后,气体在其中流动所需克服的阻力则要小得多(te Pas et al.,2009a,2016)。因此,气道阻力在肺充气的初始阶段显著下降,随着气道充气量的逐渐增加,阻力呈难以预测的指数级下降(te Pas et al.,2009a,2016)。另一方面,我们并不清楚跨越远端气道壁的液体运动阻力究竟在气道液体清除的总阻力中占了多大比例。根据一次吸气可清除的液体量(最高可达 3mL/kg)以及吸气的持续时间(100~200ms),跨越肺上皮的肺液量可高达 $15\sim30\text{mL/(kg}\cdot\text{s)}$ 或 $0.9\sim1.8\text{L/(kg}\cdot\text{min)}$。虽然这个过程非常短暂,但液体在相对紧密的肺上皮间的流量却高得惊人(Egan et al.,1975)。显然,大的肺表面积是肺部液体能以这种速率清除的一个重要原因,但上皮屏障的"紧密性"同时也可能会阻止水的转移。

早产儿未成熟的肺气道直径小,即便有肺泡,其数量也非常少。由于管道半径缩小可以使阻力显著增加,并且由于肺泡数量的缺乏使肺表面积明显减少,因此早产儿中气道液体清除的阻力显著高于足月儿(te Pas et al.,2016)。因此,早产儿要么肺充气过程会慢得多,要么需要更大的吸气努力或更高的通气压力来克服这种过高的气道阻力。这个概念与目前的复苏指南并不一致,后者建议对极早产儿在肺充气开始时使用的通气压力应比足月儿更低(Perlman et al.,2015)。研究表明对于一个已经充气的肺,较高压力容易导致肺损伤,从而在此基础上做出了上述建议。但是,考虑到引起肺损伤的是肺容量变化而不是压力本身(Jobe et al.,2008),并且充满液体的肺顺应性比已经充气的肺顺应性更低(te Pas et al.,2009a),目前的建议可能存在缺陷,尚需要进一步研究。

既往研究表明,胎儿肺上皮相对致密,在发育过程中即使是相对小的分子也很难进入肺液内(Egan et al.,1975)。然而,在足月儿出生时,这些肺泡上皮的直径明显增大,这可能降低了液体穿越上皮细胞所面临的阻力(Egan et al.,1975)。但目前尚不清楚这种现象是否同样发生在早产儿中,或者是否因其上皮细胞的不成熟而有更大程度的相关改变。尽管这种变化减少了清除液体的阻力,但它也可能导致血浆蛋白进入肺泡腔内从而干扰肺表面活性物质的功能。

练习5

问题

1. 在产房中,如何知道婴儿的肺达到了最佳充气状态?

答案

1. 心率、氧饱和度及呼出气二氧化碳(CO_2)。

通过脉搏血氧饱和度仪和/或心电监护仪测量的心率、脉搏血氧饱和度可用于评估新生儿复苏是否成功(Dawson et al.,2010a,2010b)。心率增加是肺充气的标志,这一观点是基于围产期窒息会引起迷走神经兴奋性心动过缓的生理改变(Dawes,1968)而得出的。因此,随着肺换气启动,心率增加被认为是反映了氧合改善。然而,现在已明确,出生后即便氧合没有改善,心率也可能会上升(Lang et al.,2015)。在这种情况下,心率增加的原因是随着肺充气,肺血流量(pulmonary blood flow,PBF)增加,从而增加了静脉回心血量和左心室前负荷(Lang et al.,2015)。但无论心率的增加是由于氧合改善还是 PBF 增加,这两者均只在肺充气后才发生。

肺充气的另一个指标是呼出气 CO_2 的监测,它与肺充气的程度密切相关(Hooper et al.,2013)。实际上,它是一个极其敏感的指标,甚至可以监测到每次呼吸过程中因潮气量改变带来的肺充气变化情况,它对肺充气的反应速度要比心率和氧合的变化快得多(Hooper et al.,2013;Blank et al.,2014;Schmolzer et al.,2015)。呼气末 CO_2 水平与潮气量密切相关,因为在肺充气过程中 CO_2 的交换是受制于交换面积的。由于 CO_2 的溶解度高,易通过肺上皮细胞弥散进入血液,这个过程不受表面积的限制,因此,常用呼气末 CO_2 水平来估算肺动脉的二氧化碳分压(PCO_2)水平,或用于心输出量的计算(Trillo et al.,1994)。然而,当肺充气不足时,吸气末可用于气体交换的表面积就取决于潮气量的大小(Hooper et al.,2013)。当潮气量较大时,气体交换表面积增大,CO_2 的交换效率就高。

尽管目前 CO_2 监测并未在产房内常规应用,但将其与潮气量监测相结合可以为出生后即刻肺的充气情况提供一个可靠的评估方法。实际上，考虑到下气道的无效腔为 2~3mL/kg，并且咽部的容量是可扩张的（Crawshaw et al.，2017），即便没有气体进入肺部进行气体交换，新生婴儿仍有可能达到一个较大的潮气量（3~4mL/kg）。这样的婴儿复苏时看起来似乎在进行通气，但其氧合和心率仍可能持续走低。然而，如果检测不到呼出气 CO_2，则表明并没有气体进入肺内进行气体交换。一些新的呼吸功能监测仪具备测量呼出气 CO_2 水平的功能，尽管这些监测装置存在增加无效腔容积的问题，但结合潮气量监测时是最有用的。另外有一种带有比色卡的 CO_2 检出器，当检测到呼出气 CO_2 时就会发生颜色的改变，从而提示肺内是否发生了气体交换（Blank et al.，2014）。

练习 6

问题

1. 在复苏过程中，可以使用哪些策略来达到更好的通气效果，改善婴儿的肺充气情况，使之更均匀？

答案

1. 增加呼气末正压（positive end-expiratory pressure，PEEP）和持续性肺膨胀（sustained inflation，SI）。

出生后气道内液体的清除是由气道和肺组织之间的静水压梯度驱动的，认识到这一点为制订适用于极早产儿的最佳策略提供了可能性。其实简单来说，只需要向气道内施加一定气体压力，以克服液体在气道内移动并横穿远端气道壁时受到的阻力。这一原理与目前的建议一致，即给予间歇正压通气（intermittent positive pressure ventilation，IPPV）或持续气道正压通气（continuous positive airway pressure，CPAP），这可以帮助有自主呼吸的早产儿在出生后启动肺换气过程（Perlman et al.，2015；Weiner et al.，2018）。

然而，应该施加多大的压力？这是个重要的问题。实际上，如果施加的压力太低，它将不足以抵消液体移动至气道远端所需克服的阻力。如果压力过高，则可能在已经充气的部分肺引起过度膨胀和肺损伤（Jobe et al.，2008）。此外，由于气道阻力随着气道内的液体清除而显著降低（几乎降至原来的

1%），因此液体在任何给定流速下移动所需的压力也将大大降低（te Pas et al.，2016）。新生儿出生时气道中的肺液量和呼吸驱动力都存在明显的个体差异，如果不考虑这种复杂性，只设定一个固定的充气压力或 CPAP 水平以帮助早产儿完成出生后的肺充气，这显然不合适。不同的婴儿所需要的压力是不同的，并且会随着肺充气的改善而变化。虽然我们现在对早产儿肺充气的复杂性已有所了解，但如何将它们应用于临床实践还是一个巨大的挑战（Jobe，2011）。

肺充气过程中理想的呼吸支持应根据气道液体清除后气道内阻力的变化而改变。气道阻力较大时可先施加较高的气道压力，然后随着气道阻力的降低而下调压力，以避免过度充气和肺损伤。然而，需要先得到气道阻力变化的复杂反馈信息才能在阻力下降的同时降低所施加的压力。虽然现代的呼吸机可以在每次呼吸的基础上测量气道阻力，但这样的技术在产房里很少应用，即便是已经气管插管的情况下。相反，更常用的是技术含量较低的设备如复苏囊、T 组合器，或其他无创通气设备（Schmolzer et al.，2010；Schilleman et al.，2013）。在这种情况下，除非与呼吸功能监测仪结合使用，否则很难或根本无法测量气道阻力，并且很难在发生肺力学变化时提供相关的通气参数以便于调整。当新生儿还在产房时，肺部呼吸力学还在迅速变化，很难通过安全有效的方法来管理呼吸功能，常规使用的设备也相对简单，而一旦新生儿肺部充气情况、呼吸力学稳定下来，就被转移至新生儿重症监护室（neonatal intensive care unit，NICU），改用复杂的呼吸机和监测设备——这样的做法似乎有悖常理。

复苏期间的持续性肺膨胀

出生时气体进入肺部的运动主要由气道阻力和所施加的压力梯度决定：$F = \Delta P/R$。其中 F 为流量，ΔP 为压力梯度，R 为气道阻力，它包括了液体穿越远端气道壁的阻力。由于流量等于容积（V）除以时间（T），因此进入肺的空气（充气量）可以用 $V = (\Delta P \times T)/R$ 来表示。因此影响肺充气量的主要可控因素是施加的压力梯度（ΔP）和施加压力的时间（T）（充气时间）。尽管增加通气压力可以克服较高的初始阻力，但阻力会随着肺充气而降低，如果不同时降低

压力,则存在过度充气和肺损伤的高风险。或者也可以使用较慢的 SI 来增加通气时间,这样就可以使用较低的通气压力。尽管最初进入肺部的气体流速很慢,但随着更多的气道充气和阻力降低,气体流速会迅速增加(te Pas et al. ,2016)。从理论上讲,这种方法具有多个优点,因为在 SI 期间,充气末的容量是自限性的,并且由通气压力决定,这时的通气压力可能比用较短的吸气时间对肺充气时所需的压力要低得多。

由于肺部不同区域充气的速率不同,SI 可以让更多肺泡在单次通气期间得到充气(te Pas et al. ,2009b,2009a)。这对肺损伤具有重要意义,因为已经充气的肺泡区域气道阻力明显降低,在后续的通气过程中,气体会首先迅速进入这些区域。因此,如果通气时间很短(比如 IPPV 时),整个潮气量只会进入已经充气的肺泡,从而导致这些肺泡过度膨胀和肺损伤,而其他肺泡得不到充气(Siew et al. ,2009a,2011)。另外,只有在远端的气道得到充气后才能进行气体交换,因此,当这些区域还充满液体时,不应该停止对肺的充气而转为呼气。这些解释为出生后采用 SI 进行首次通气提供了理论依据,但在动物研究中发现的益处尚未在人类试验中得以证实(van Vonderen et al. ,2014a;Lista et al. ,2015)。尽管原因尚不清楚,但其中一个主要的不同点是,动物研究中的 SI 采用气管插管方式,而在所有的人类研究中则采用无创的方法,通常用的是面罩(包括 SAIL 试验)。或许仅限于在气管插管下人工通气时采用 SI 会得出与动物研究一样明确的结果。

练习 7

问题

1. 在复苏过程中使用较高的 PEEP 或 SI 会产生哪些不利影响?

答案

1. 高水平 PEEP 或长时间 SI 会减少静脉回心血量和心输出量。

最近的研究表明,逐步增加 PEEP(最高可达 $20cmH_2O$)($1cmH_2O = 98Pa$)并持续 $2 \sim 3min$ 的肺扩张技术可以达到比 SI 更好的肺力学效果(McCall et al. ,2016)。这一建议与肺充气需要在一段较长时间内施加较高压力才得以完成的概念是一致的,实

验结果显示肺力学有显著改善(Tingay et al. ,2016,2017)。但是,这项操作所忽略的一点是,施加较高气道压力的同时胸膜腔内压也增加了,从而对心血管产生不利影响。简单的物理学知识表明,一旦胸膜腔内压超过中心静脉压,那么所有的静脉回流将停止,因此心输出量势必会减少(见下文)。此外,在已经充气的肺中使用高 PEEP 会降低 PBF,而这种对 PBF 的影响即使在 PEEP 降低后也不能完全逆转(Polglase et al. ,2005)。虽然胸膜腔内压增加后对 PBF 造成的不利影响在 SI 和上述用高水平 PEEP 进行肺扩张时都存在,但 SI 的影响相对不明显,也许是因为 SI 过程只持续 $10 \sim 30s$(Sobotka et al. ,2011),而 PEEP 扩张肺部的过程需要持续 $2 \sim 3min$(Tingay et al. ,2016,2017),而且目前还不清楚它对于出生时 PBF 的增加会起到怎样的影响。另外还需要注意任何这样的肺扩张操作结束后都有可能发生心输出量反弹的情况。

究竟是 SI 还是 PEEP 扩张法能更有效地实现肺充气,目前尚无定论,还需要更多的研究来证实。特别是关于 SI 的最合适起始压力和持续时间有很多相关争论。然而,动物研究的证据表明这些并不是正确的出发点(McCall et al. ,2016),特别是这种“一刀切”的方法是不太可能在不同的新生儿中获得成功的(te Pas et al. ,2009a,2016)。或许设定一个目标充气容量而非固定的充气时间,逐渐增加充气压力,一旦气体开始进入肺部就使压力保持恒定,这样的方法可能更加合理(Polglase et al. ,2014;McCall et al. ,2016;te Pas et al. ,2016)。然后,通过测量呼出气 CO_2 水平来决定是否需要再次通气。这种方法虽然在动物身上容易实施,在人类新生儿实施时则非常依赖于对肺力学的监测(McCall et al. ,2016)。

病例 1(续)

出生后 60min,婴儿的呼吸频率为 120 次/min,伴有间断的呻吟,吸入 100% 的氧才能维持氧饱和度 90%。

练习 8

问题

1. 为什么该婴儿会呼吸过速?

答案

1. 肺间质水分增加可导致婴儿肺顺应性降低,同时导致胸壁扩张、膈肌变平,因此补吸气量降低。

出生的第一次呼吸后,滞留在气道中的液体被迅速清除到肺组织中,围绕在血管周围(Bland et al.,1980)。由于从组织清除液体需要数小时,因此在此期间,出生时残留在呼吸道中的液体就会滞留在肺间质的组织内(Bland et al.,1980;Miserocchi et al.,1994)。这会影响新生儿的呼吸功能(Berger et al.,1996),也会使肺间质组织压力升高(Miserocchi et al.,1994)。同时反过来又增加了液体在呼气和胸壁扩张时重新进入气道的可能性(Hooper et al.,2007;McGillick et al.,2017)。事实上,虽然液体从气道清除了,但它仍然在胸腔内,迫使胸壁扩张以适应液体和气体共同形成的新的 FRC(Hooper et al.,2007;McGillick et al.,2017)。

练习9

问题

1. 假设该婴儿的肺液量确实增加了,你该如何改善其呼吸功能?

答案

1. 增加呼气末正压(PEEP)。

新生儿的胸壁顺应性非常好,因此它可以很容易地扩张,而不会进一步增加肺间质压和阻碍 FRC 的形成,这既是偶然的也是必要的。这也解释了在刚出生新生儿的呼吸道施加呼气末压力的重要性(Siew et al.,2009a)。气道正压不仅可以防止肺萎陷,还可以对抗升高的组织间隙压力,并防止呼气时液体重新进入气道(Siew et al.,2009a)。对人工通气下的早产兔进行 X 线相差成像检查(图 1.2 和图 1.3),清楚地看到 FRC 并未建立,这主要是由于在没有呼气末压力的情况下液体重新进入了气道(Siew et al.,2009a)。

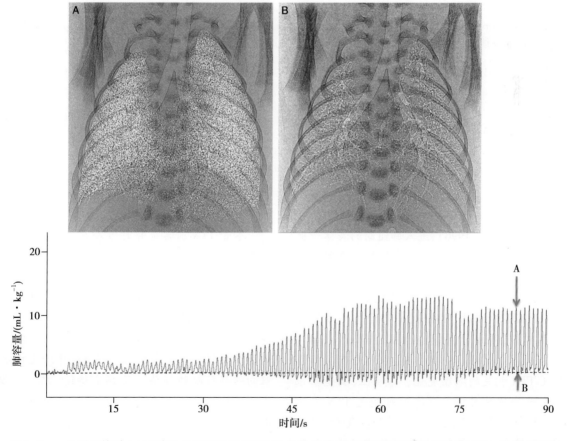

图 1.2 一生后即接受人工通气(无 PEEP)的早产新生兔的 X 线相差成像和肺容量描记仪记录。在无 PEEP 支持的情况下,早产兔无法形成 FRC,导致呼气末液体重新进入气道或气道陷闭。X 线相差成像(A 和 B)的图像与肺容量描记的时间点相对应。图 A 为吸气末,图 B 则表示 FRC

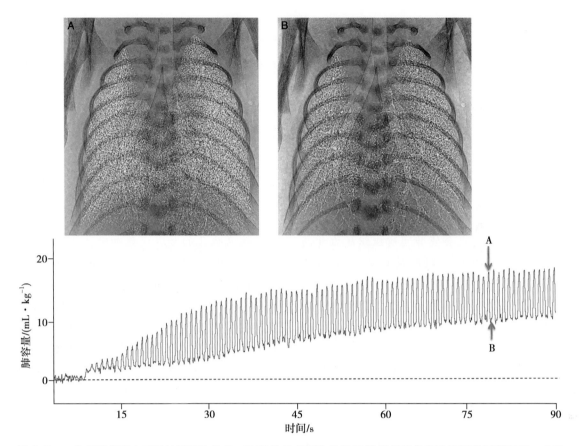

图 1.3 一生后即接受人工通气(PEEP 为 5cmH₂O)的早产新生兔的 X 线相差成像和肺容量描记仪记录。在这个水平的 PEEP 下,早产兔的大部分远端气道(并非全部,见肺底部)逐渐建立了明显的 FRC,并在 FRC 的基础上保持充气。X 线相差成像(A 和 B)的图像与肺容量描记的时间点相对应。图中 A 为吸气末,图 B 则表示 FRC

练习 10

问题

1. 该婴儿是否有新生儿暂时性呼吸过速(transient tachypnea of newborn,TTN)?

答案

1. 该婴儿的临床表现提示发生了 TTN。

由于出生时气道内液体量的个体差异很大(Harding and Hooper,1996),进入肺组织的液体量也因人而异,因此肺组织和胸壁力学也存在很大的个体差异。例如,如果肺组织中所含液体量较多,会增加胸壁扩张(包括使膈肌变平),降低 FRC,使肺组织变硬(McGillick et al.,2017),并可能进一步增加肺间质压以及肺血管周围液体压(Bland et al.,1980;Miserocchi et al.,1994)。这些结果可以解释与新生儿 TTN 相关的病理变化。事实上,胸壁扩张和膈肌变平导致的补吸气量降低可能是 TTN 发生的原因。这使得婴儿无法进一步增加潮气量,只能首选增加呼吸频率的方式来增加每分通气量并清除 CO₂。由于呼吸频率的增加,许多婴儿会出现呼吸性碱中毒。此外,FRC 的减少通常会诱发呼气中断和呻吟,这是 TTN 婴儿的另一个特征。

练习 11

问题

1. 这个婴儿的呼吸过速会持续多久?

答案

1. 呼吸过速可以在 1~2d 内缓解,也可能持续 5~7d,这取决于肺部液体吸收的速度。

尽管 TTN 通常是暂时性和自限性的,但也有一些婴儿的呼吸困难可持续至 72h,还有一些婴儿会并发持续性肺动脉高压(Jain and Dudell,2006;Ramachandrappa and Jain,2008)。因此,与 TTN 相关的发病率可能不是单个维度的,因为除了清除液体本身,由肺组织中液体过多所带来的其他系列问题也需要得到解决。某些婴儿会因为液体跨上皮细胞的双向转移引起肺损伤而使病变持续。在新生兔中,由于肺组织中的压力升高,液体可以在呼气相时重新进入气道,随后在后续的吸气相被再次清除(Hooper et al.,2007;Siew et al.,2009b)。

吸气时液体进入肺组织的速度非常快,而呼气时,尽管液体返回气道的速度相对较慢,但在新生兔中,在 1~2s 的呼气时间内仍有 1~2mL/kg 的液体重新进入气道(Hooper et al.,2007;Siew et al.,2009b)。重新回到气道的肺液在下一次吸气时被清除。而这种液体穿越肺上皮细胞的双向转移可能是肺充气过程的一个正常特征(Hooper et al.,2007;Siew et al.,2009b)。然而,与肾脏的有孔型上皮细胞不同,肺上皮细胞本身并不是为持续的高液体流速而设计的。因此,当肺组织内液体量增加时,液体重新回到气道的倾向明显,从而气道壁上的液体双向转移有所增加,这便可能导致肺损伤。因此,虽然与 TTN 相关的呼吸疾病最初可能是由肺组织内过多的液体引起的,但后续的肺损伤可能是一些 TTN 婴儿症状持续的原因。这也解释了为什么对抗液体再次进入气道的 CPAP 可用于治疗 TTN。

病例 1(续)

该婴儿继续接受 nCPAP 治疗,吸入气氧浓度为 100%。由于间歇发作的心动过缓和低氧血症,他需要使用经鼻无创正压通气(non-invasive positive pressure ventilation,nPPV),然而氧饱和度只上升至 90%。你考虑给该婴儿插管,但又担心正压通气会导致肺损伤。

练习 12

问题

1. 无创正压通气(nPPV)为什么无效?

答案

1. 无创正压通气经常无效,因为在呼吸暂停期间声带会闭合,正压的气体无法进入下气道。另外,鼻咽部的无效腔容积相对较大,这意味着在使用无创通气时需要更高的压力和潮气量。

气管插管和机械通气仍是目前极早产儿最常见的呼吸支持形式,但由于其侵入性和较高的肺损伤风险,无创呼吸支持已成为首选的呼吸支持方式(Finer et al.,2010)。但是这种治疗的转变其实是在并未完全了解无创呼吸支持是如何干预婴儿出生时生理变化的前提下发生的,尤其是在很大程度上忽略了气管导管提供一个直接越过上气道的旁路这样的重要生理意义。结果,人们普遍认为无创模式和气管插管的模式提供的 IPPV 是同样有效的,其实这是忽视了喉在调节进出肺的气流中所起的作用。

除非有黏液或异物(如胎粪)堵塞,否则经气管插管应用 IPPV 时,正压的气流都是绕过喉部直接进入下气道的。而当使用面罩等无创的方式,气流在进入气管和下气道之前必须首先经过喉部和上气道。由

于喉部即使在非常高的压力(>100mmHg)(1mmHg=133.3Pa)下也可以封闭气道,因此在无创通气期间,气道的通畅度在很大程度上就取决于喉部是否开放。

在成人中,除了吞咽、某些运动体位和腹部排空时,喉部大部分时间处于开放状态。然而,胎儿和新生儿对喉部的调节与成人有很大的不同(Harding et al.,1986;Praud et al.,1992)。出生前,气道液体通过肺上皮细胞分泌,当它通过气管流出肺部时,胎儿喉部会限制其流出速率以维持肺处于高扩张状态(FRC 约 35~40mL/kg,出生后的 FRC 为 20~25mL/kg)(Hooper and Harding,1995;Harding and Hooper,1996)。这是因为肺扩张是促进肺发育的最主要的刺激因素(Hooper and Harding,1995;Harding and Hooper,1996)。在呼吸暂停时,喉部内收来限制气道内液体的流出,从而使其积聚在气道内并扩张肺部。在胎儿呼吸运动(fetal breathing movement,FBM)时,尽管膈肌收缩,但喉部是开放的,促使液体加速从肺部流出(Hooper and Harding,1995;Harding and Hooper,1996)。因此,喉部在呼吸暂停时通过内收以维持胎儿肺扩张和防止气道内液体丢失方面起到了重要作用。由于这种胎儿喉部的运动模式一直持续到新生儿期(Crawshaw et al.,2017),因此它对新生儿无创通气的有效应用具有很大的影响。这也再次强调了,婴儿(特别是极早产儿)并不是迷你版成人,而是"胎儿向宫外的延续"。因此,从成人医学中自动延伸推断出的治疗策略可能并不适用于新生儿。

在新生儿复苏中,由于延续了胎儿的喉部运动模式,发生呼吸暂停的大部分婴儿喉部都是闭合的。最近有研究通过 X 线相差成像技术证实了这一点(Crawshaw et al.,2017),喉部是否通畅取决于新生儿处于呼吸暂停(喉部闭合)还是稳定呼吸状态(喉部打开)。因为封闭的喉部使 IPPV 无法向肺内通气,所以无论施加多大的压力,IPPV 对呼吸暂停的婴儿都是无效的(Crawshaw et al.,2017),直到他们因缺氧和心动过缓出现喉部松弛,气体才能进入下气道。喉部闭合很可能被视为气道阻塞,这解释了为什么产房的无创通气失败率很高,经常需要气管插管(Schmolzer et al.,2010;Schilleman et al.,2013)。然而,如果新生儿正在呼吸,喉部则会开放,IPPV 可以辅助自主呼吸来完成肺充气的过程(Crawshaw et al.,2017)。因此,与经气管插管的正压通气相比,无创通气的成功取决于是否存在保持喉部开放的自主呼吸。

在无创通气尤其是经面罩通气的情况下,无效腔容积可能比气管插管大得多。这是因为婴儿越

小,其鼻咽部对整个无效腔容积的贡献就越大(Nieves et al. ,2018)。体重2kg的婴儿的鼻咽部无效腔容积估计为2mL/kg(Nieves et al. ,2018),且在IPPV期间,咽部因气体的正压而进一步向外扩张(Crawshaw et al. ,2017)。因此,关于婴儿在气管插管或面罩下接受IPPV是否应该给予相同的目标潮气量这样的问题就受到了关注。事实上,已经有研究发现,先前通过面罩接受IPPV治疗的婴儿,在气管插管后,给予相同压力的情况下,其潮气量却显著降低(van Vonderen et al. ,2014b)。

练习 13

问题

1. 如果婴儿出生时有呼吸暂停,是否应在产房尝试无创通气?

答案

1. 当呼吸暂停缓解后,无创正压通气(nPPV)是可以接受的。虽然nPPV可能无法更有效地为婴儿通气(由于声带内收),但它可以提供更高的平均气道压。

从生理学角度来看,出生时呼吸暂停的婴儿,尤其是肌张力良好的情况下,很可能存在喉部内收(见上文),从而无法使用IPPV来辅助通气(Crawshaw et al. ,2017)。尽管这项科学认知最初来源于动物研究,但关于控制性肺膨胀(SI)期间早产儿生理记录的相关研究发现,这种现象同时也发生在人类(van Vonderen et al. ,2014a;Lista et al. ,2015)。如果婴儿无法启动自主呼吸,便将逐渐缺氧,最终导致肌张力减低、心动过缓。虽然所有这些事实都有科学的文献记载,但尚不清楚随着窒息的恶化,像控制喉部内收这样的反射会在什么时候消失。尽管如此,当婴儿发生呼吸暂停时,在某些时候喉部可能是松弛的,这使得nPPV能够进行(Schmolzer et al. ,2010;Schilleman et al. ,2013)。尽管nPPV最终可能成功,但如果婴儿在这之前已经发生了低氧血症和心动过缓,显然无创呼吸支持并不是最佳选择。因此,目前的推荐意见认为在应用无创呼吸支持时,IPPV可以作为呼吸暂停婴儿的可靠的"后备"支持力量,这个观点是值得质疑的。相反,由于喉部闭合可能会使IPPV无效,因此干预的重点或许应该转向刺激呼吸和避免呼吸暂停的原因,如缺氧。

练习 14

问题

1. 对于一个呼吸暂停的婴儿,还有什么其他的策略可以在产房使用?

答案

1. 物理刺激和咖啡因。

新生儿呼吸过程中,喉部大部分时间处于开放状态,除了在发出呻吟声时才有喉部闭合导致的呼气中断(Crawshaw et al. ,2017),因此在产房里把刺激呼吸作为呼吸支持的重点似乎是合乎逻辑的。可以通过施加物理刺激、避免缺氧(因为它抑制呼吸)及应用呼吸兴奋剂如咖啡因的方式来实现(Dekker et al. ,2017a,2018)。最近有研究旨在评估产房中的物理刺激,包括如何刺激、什么程度的刺激等(Dekker et al. ,2017b;Gaertner et al. ,2018)。一项研究表明,标准化或递增的物理刺激均可改善早产儿的氧合,尽管对照组所用的吸入气氧浓度更低,而物理刺激却更强(Dekker et al. ,2018)。这被认为是每分通气量(潮气量×呼吸频率)增加所致,尽管差异并不是很显著。另有研究发现在分娩后几分钟内将咖啡因注入脐静脉可以显著增加早产儿的呼吸驱动力(Dekker et al. ,2017a)。因此,与其等着把婴儿送进NICU,不如在婴儿出生后尽快给予咖啡因,这既便捷可行,又具有潜在的益处。

练习 15

问题

1. 使用无创通气时,应如何调节吸入气氧浓度?

答案

1. 国际复苏联络委员会(International Liaision Committee on Resuscitation, ILCOR)建议早产儿用21%~30%的氧气开始复苏。理论上讲,出生后立即使用较高的氧浓度可能会刺激呼吸,但之后对氧的需求呈指数下降。因此,如果一开始用的是高浓度的氧,则应迅速撤离。对于吸入30%的氧气后仍有心动过缓的婴儿,应将氧浓度增加至100%,并联合正压通气,直到心动过缓缓解。

关于复苏初始氧浓度和高氧导致器官损伤的争论盖过了氧气对早产儿出生时自主呼吸的刺激和维持作用。高氧的风险已得到充分认识,并促使2010年国际复苏指南改动:建议早产儿呼吸支持的初始氧浓度应从高浓度改为30%或空气(Perlman et al. ,2010)。然而,在提出这项用氧建议的同时,对早产儿呼吸支持模式的推荐也从原来的有创呼吸支持改为首选无创呼吸支持(Morley and Davis,2008;Morley et al. ,2008),但并没有意识到初始吸入气氧浓度降低后可能会影响到自主呼吸。大概专家们觉得这样的影响并不重要,因为他们认为无创IPPV和气管插管下的IPPV具有相同的效果。

一项关于早产儿的回顾性研究表明,增加吸入气氧浓度可以显著增强呼吸驱动力,随后对氧气的需求便呈指数级下降(van Vonderen et al.,2013)。据推测,由于最初的气体交换面积较小,需要较高的氧浓度来提供一个显著的肺泡-动脉血氧分压差,以改善氧合并刺激呼吸。呼吸驱动力增强后肺充气增加,气体交换的能力也呈指数级增加(van Vonderen et al.,2013)。因此,尽管刚出生时需要较高的吸入气氧浓度来刺激和/或支持呼吸,但随着肺通气的改善,对氧气的需求很快呈指数级下降。然而,如果这些出生时需要氧气刺激、支持呼吸的婴儿是接受无创呼吸支持的,那么关于初始吸入气氧浓度的争议就更为复杂,或许也并不是特别有用了。显然,这取决于太多因素了,包括婴儿在分娩时的氧合水平、呼吸驱动力水平、刺激(物理或化学的)强度以及任意时刻的肺充气程度,而这些因素本身就是瞬息万变的。这是一个非常复杂的问题,很难给出一个正确答案,而且每个婴儿之间的个体差异很大。这让人们对目前试图通过研究找到一个适用于所有婴儿初始吸入气氧浓度的做法产生了疑问。其实这个问题的复杂性强调了,婴儿出生后的氧交换能力随着肺充气的改善是呈指数级增长的,我们必须能够根据婴儿

的氧需求并结合氧合水平监测来迅速调整吸入气氧浓度(避免低氧及高氧)(van Vonderen et al.,2013)。

出生过渡时的循环支持

练习16

问题

1. 出生时肺充气会对心血管过渡产生怎样的影响?

答案

1. 出生时,肺充气,肺血流量(PBF)增加,左心室的静脉回心血量增加,从而启动心血管过渡。

如前所述,出生时肺充气的过程不仅开始了在肺部进行气体交换,而且大幅降低了PVR,在启动心血管过渡中也起着至关重要的作用(Hooper et al.,2015c)。肺充气使PBF增加10~30倍,并使肺循环接受右心室输出的全部血容量,同时也使肺动脉压大大降低(Hooper et al.,2015c)。PBF的增加不仅对于增强肺换气很重要,也在保证左心室前负荷而维持心输出量中起到至关重要的作用(图1.4)。胎

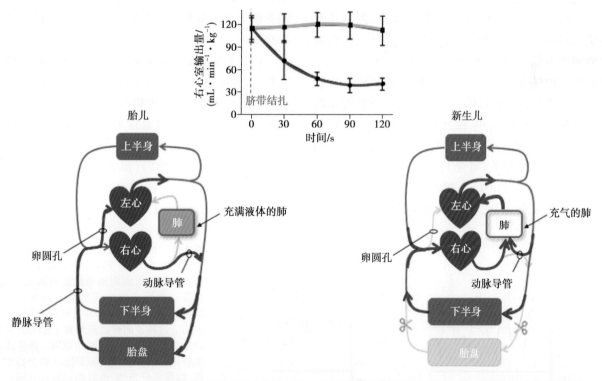

图1.4　胎儿和新生儿循环的示意图,也显示了脐带结扎发生于通气建立前(红色)或通气建立后(绿色)对右心室输出量的影响。在胎儿期,因肺血管阻力(PVR)高,故右心室输出量的大部分流经动脉导管(DA),只有少量流经肺。因此,肺血流量(PBF)低,左心室的前负荷大部分来自胎盘,脐静脉的血液经静脉导管(DV)和卵圆孔直接进入左心。出生后,由于脐带结扎,返回左心室的脐静脉供应中断,故心输出量降低,直至肺充气建立、肺血流量(PBF)增加后左心室前负荷才得以恢复。但如果脐带结扎前肺充气就已建立,PBF已经增加,那么一旦脐带结扎,左心室前负荷的来源就可以立即从脐静脉转换到肺静脉。肺充气后PVR降低,导致体循环血液经DA流入肺循环(左向右),这极大地促进了PBF的增加(Right ventricular output values are replotted data from Bhatt et al.,2013)

盘循环中断使得 PVR 降低、后负荷增加,同时也促进了动脉导管(ductus arteriosus,DA)的关闭和体肺循环的分离(Hooper et al. ,2015c)。

练习 17

问题

1. 为什么出生后 PBF 的增加如此重要?

答案

1. PBF 增加使肺成为气体交换的器官,并通过静脉回流使左心室前负荷增加,以此来保证心输出量。

胎儿循环:起点

要了解出生时心血管系统的巨变,首先需要了解循环过渡的起点,即胎儿循环的结构和功能,这是非常重要的(图 1.4)。在宫内,胎儿肺不参与气体交换,而 PBF 主要是为发育中的肺组织提供氧气和营养。出生后,PBF 对于有效的气体交换至关重要,同时也是左心室所有静脉回心血量的来源。在胎儿期,右心室输出的血容量大部分(高达 90%)通过 DA 直接进入降主动脉,而不流经肺部(图 1.4)。人们通常认为胎儿的 PVR 固定在较高水平,但这并不正确(Polglase et al. ,2004)。在发育过程中,随着肺血管网的生长,PVR 是逐渐下降的(Rudolph,1979),肺血管床的横截面积大大增加,特别是当肺小血管和肺泡毛细血管形成以后。早产儿由于肺血管床尚未形成较大的横截面积,故其出生后扩张肺血管和降低 PVR 的能力是非常有限的。胎儿的 PBF 与胎儿的活动也紧密相关,可受其影响发生显著的变化(Polglase et al. , 2004)。PBF 在胎儿呼吸运动(FBM)期间有所增加,在 FBM 加剧时可以增加 8~

10 倍(Polglase et al. ,2004)。这可能是由于胸腔的压力降低和扩张所致的肺泡毛细血管直径增加,因为每次呼吸都和 PBF 的增加密切相关(Polglase et al. ,2004)。

由于胎儿期 PBF 较低,故肺静脉的回流无法为左心室提供足够的静脉回心血量(前负荷)来维持其输出量(Rudolph,1979)。事实上,左心室的大部分前负荷来自脐静脉流经静脉导管(ductus venosus,DV)和卵圆孔进入左心房的血流(Rudolph,1979)(图 1.4)。因此,左心室直接从胎盘(进行气体交换的部位)接受氧合血,这就解释了为何导管前动脉的血氧含量较高(Rudolph,1979)。这与成人类似,只是成人左心室接受的氧合血是来自肺部的。

练习 18

问题

1. 胎儿期 PBF 与流经动脉导管的血流是什么关系?

答案

1. 出生时动脉导管内的血流方向可以是右向左、双向或左向右,这取决于 PVR 下降的速度。绝大多数早产儿在动脉导管关闭之前最终表现为左向右的分流。

PBF 和流经 DA 的血流之间的关系是高度动态变化的,直接取决于肺循环和体循环之间的压力梯度(Hooper,1998)。而体肺两个循环中的下游阻力也反过来对其流向起控制作用。当 PVR 高时,右心室输出量的大部分通过 DA 进入体循环,而左、右肺动脉中的血流则是双向的(图 1.4 和图 1.5)。当心脏收缩,右心室血流向前进入肺部,但在舒张期,血流逆行,离开肺循环,通过 DA 进入体循环(Crossley

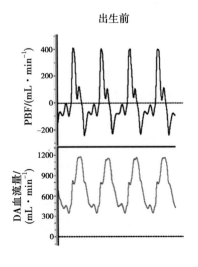

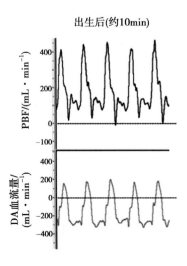

出生前　　　出生后(约10min)

图 1.5　出生前后左肺动脉及动脉导管(DA)的血流波形。出生前肺血流量(PBF)仅在收缩期短暂地流向肺部(正向血流),然后在收缩期后期以及整个舒张期,PBF 多为逆向(负值),从肺动脉经 DA 流出。这种逆向肺血流解释了胎儿舒张期动脉导管内高血流水平的原因。出生后肺血管阻力的降低促使肺动脉在整个心动周期,即便是舒张期,也以相对较高的流速维持正向血流。在舒张期,经 DA 的左向右分流(以负流量表示)提供了这段时间内的血流。虽然经 DA 的净血流方向主要是左向右,但由于存在与心动周期相关的 DA 压力梯度变化,故波形显示出明显的双向特征

et al.,2009)(图 1.5 中 PBF 为负值)。因此,在整个心动周期中,持续有血流经过 DA 以右向左分流的方式从肺循环进入体循环(图 1.5);而肺动脉主干内的血流在舒张期降为零(Rudolph,1979)。

在 FBM 期间,PVR 降低而平均 PBF 增加,这几乎完全是由于每次呼吸时胸膜腔内压降低又恰逢心脏舒张期,从而导致逆向血流减少(Polglase et al.,2004)。于是,经 DA 的右向左分流减少,右心室输出量对体循环血流的贡献也减少了。出生后,只要 DA 还保持开放状态,肺循环和体循环血流之间这样的竞争关系就会一直持续(见下文)(Bhatt et al.,2013;Blank et al.,2017)。

从胎儿循环到新生儿循环模式的转变

出生时肺充气可以促使 PBF 增加 10~30 倍。尽管其确切机制尚不清楚,但涉及众多因素,以联合或分级的方式起作用(Hooper et al.,2015c)。和成人一样,氧气是促使胎儿肺血管舒张的重要刺激,且这一肺血管舒张作用被认为是由一氧化氮(NO)释放所介导的。其他促使 PBF 增加的因素包括血管舒张因子的释放和表面张力引起的肺弹性回缩力的增加(Gao and Raj,2010)。最近,X 线成像技术已被

用于检查肺充气过程中肺内通气与血流灌注之间的关系(Lang et al.,2014)。肺内局部充气即可导致整体的 PBF 增加(图 1.6),已经充气和尚未充气的肺部区域的 PBF 均有增加,且无论用的气体是空气、100% 的氧气还是 100% 的氮气(Lang et al.,2015)。因此,PBF 增加的原因并不是氧合的改善,尽管用 100% 的氧气通气确实促使得到充气的局部肺区域的 PBF 进一步增加(Lang et al.,2015)。随后的研究表明去迷走干预可以阻断肺充气后肺血管的整体反应,这表明该过程有神经反射的参与。有可能是在肺充气过程中肺内液体进入肺间质内,激活了肺毛细血管旁感受器,从而触发相关反射(Lang et al.,2017)。

撇开机制不谈,这些研究证实了出生时肺部可能存在通气血流比例失调,并提出了这样一个问题:这种通气血流比例失调究竟是有问题的还是有好处的?事实上,这种空间"分离"(图 1.6)可能是有利的,因为相较于整个肺完全充气,PVR 的降低和 PBF 的增加对婴儿的存活更为重要。这是因为 PBF 的增加对于出生后维持左心室前负荷和心输出量至关重要(Bhatt et al.,2013),而肺充气仅需要使部分区域膨胀就已经可以实现足够的气体交

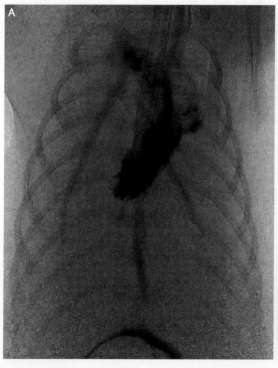
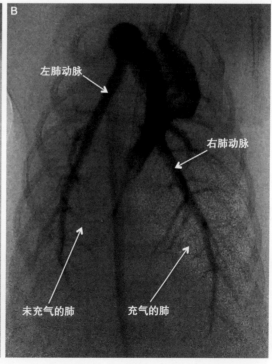

图 1.6　近足月新生兔在肺充气前(A)和右肺部分充气后(B)的 X 线相差成像和血管造影同步比较图。在肺充气之前,左、右肺动脉内的血流量都很低。B 图中,右肺充气的区域可以看到斑点影,这是由于空气/液体界面的 X 线折射。尽管右肺只有部分通气,但左、右肺动脉的血流量都增加了。充气和未充气的肺区域分别见箭头所示

换来存活。

肺充气后 PBF 的增加在左、右心室均有所体现（图 1.4）（Crossley et al.，2009），因为 PVR 降低后右心室输出量几乎全部进入肺内，同时肺动脉压力降低。这就逆转了肺循环和体循环之间的压力梯度，导致流经 DA 的血流从胎儿期的右向左转为左向右分流（图 1.4 和图 1.5）（Crossley et al.，2009）。因此，在整个心动周期中，血流持续进入肺内，而左向右的 DA 分流有助于维持较高的舒张期 PBF（图 1.4 和图 1.5），并贡献了约 50% 的 PBF（Crossley et al.，2009）。如果这时脐带保持完整，那么这种 DA 血流方向的改变使左、右心室的血液都灌注肺部，就会从下肢和胎盘中"窃取"血流量（见下文）（图 1.4）（Blank et al.，2017）。此时 DA 的血流大部分是左向右的，瞬时会有双向血流，心脏收缩期刚开始时会有暂时的右向左分流，之后的收缩期和整个舒张期均为左向右分流（图 1.5）。这被认为是由于从右心室发出的压力波到达肺动脉 DA 交界处所花的时间比从左心室发出的压力波到达 DA 主动脉交界处所花的时间更短（Hooper et al.，2015c）。因此，随着压力梯度的变化，血流先是由右向左，然后迅速变为左向右，目前尚不清楚由此产生的湍流是否会促进动脉导管关闭。

练习 19

问题

1. 脐带延迟结扎有什么生理学方面的优势？

答案

1. 出生时脐带延迟结扎的婴儿血流动力学更加稳定，有更多的血容量，并且输血次数减少。在早产儿中，脑室内出血和坏死性小肠结肠炎的发生率也较低。

脐带延迟结扎和胎盘输血

出生后脐带延迟结扎（delayed umbilical cord clamping，DCC）并不是一个新理论，因为它可以追溯到亚里士多德时代，近几个世纪以来则被许多科学家重新提及，其中包括 Erasmus Darwin（达尔文的祖父）曾在 1801 年进行相关研究（Darwin，1801）。然而，当产科为了减少母亲产后出血的风险（Begley et al.，2011）而在第三产程采取积极的处理措施后，生后即刻结扎脐带成为标准化的干预措施。这种积极的产科处理包括三个部分：尽早使用强有力的子宫收缩药（例如缩宫素）、立即结扎脐带以及轻柔地牵引脐带，目的是缩短第三产程的时间。

尽管这种积极的产科措施明显降低了母亲产后出血的风险，但同时也因血容量减少，新生儿出生体重显著降低（Begley et al.，2011）。这表明，尽管它对母亲有非常明显的好处，但可能会对婴儿产生不利影响，而这种影响并未引起充分的重视。由于在第三产程不使用缩宫素同样可以有效降低产后出血的风险，出生后立即结扎脐带就显得不是那么迫切了。由此便提出了新生儿脐带是否应该立即结扎还是应该延迟结扎的问题。

多年以来，围绕脐带结扎时间的争论一直集中在胎盘输血的概念上。提倡 DCC 的学者称，出生后仍有大量的血液从胎盘进入婴儿体内，相当于为婴儿进行一次"输血"（McDonald et al.，2013）。这解释了为什么第三产程采取"积极"策略的孕妇分娩的婴儿出生体重低于其他婴儿（Begley et al.，2011）。胎盘输血的概念很大程度上是基于一项使用放射性标记（碘-125）白蛋白测定婴儿血容量的研究，这些婴儿在出生后不同时间结扎脐带（Yao et al.，1969）。之后有大量研究报道 DCC 的婴儿在出生体重、血细胞比容、血红蛋白水平和铁储存方面均有增加，同时对输血的需求减少（McDonald et al.，2013）。

练习 20

问题

1. 什么是基于生理学的脐带结扎（physiologic based cord clamping，PBCC）？

答案

1. 基于生理学的或以婴儿为导向的脐带结扎，其结扎时间点取决于婴儿的生理状态，而不是出生后的某个固定时间。脐静脉回流可以为心脏前负荷和心输出量提供更多的血流支持。临床上一般将脐带结扎延迟到肺充气建立以后。

出生时脐带结扎的生理学

正如之前强调的，出生时就结扎脐带，使得脐静脉回流中断，左心室的前负荷就只能靠 PBF 以及卵圆孔的少量分流来提供（Hooper et al.，2015c）（图 1.4）。此外，胎儿期低阻力的胎盘循环接受了很大比例（30%～50%）的心输出量（Rudolph，1985），出生后脐带结扎终止了胎盘循环（Bhatt et al.，2013），使动脉压（后负荷）显著升高。因此，前负荷不足和后负荷增加会导致心输出量的大幅减少，直到肺充气建立、PBF 增加、前负荷供应恢复后，情况才得以好转(Bhatt et al.,2013)(图1.4)。另一方面,如果能等到肺充气建立、PBF增加后再结扎脐带,那么当脐静脉回流中断时,PBF便可以立即为左心室提供前负荷(Bhatt et al.,2013)(图1.4)。这样,在整个循环过渡过程中能保持心输出量稳定,这被称为基于生理学的脐带结扎(PBCC)(Kluckow and Hooper,2015)或以婴儿为导向的脐带结扎。因此,脐带结扎的时间应基于婴儿的生理状态,而不是出生后的某个固定时间点。此外,如果在脐带结扎前PVR就得以下降,那么肺循环可以作为血液流动的另一条低阻力途径,从而缓解由脐带结扎引起的动脉压(后负荷)上升(Bhatt et al.,2013)。鉴于这些发现,现在认为理想的脐带结扎时间应该推迟到肺充气建立和PBF增加之后。最近的两项可行性研究首次提供了婴儿复苏时保留脐带完整的潜在好处的证据(Blank et al.,2018;Brouwer et al.,2018)。

基于生理学的脐带结扎

无论"胎盘输血"的解释是什么,它一直是关于DCC辩论的唯一焦点。事实上,这种单一的关注忽略了DCC那些具有科学逻辑性的已知益处(如在过渡期间维持心输出量稳定),且导致了下列后果:①一系列设计不良的临床研究;②关于血容量不足/贫血和高胆红素血症相关风险的徒劳无益的循环争论(Weeks and Bewley,2018);③偏信结扎时间是DCC有益的主要因素,而忽略了婴儿的生理状态以及是否需要复苏。这也限制了人们对如何最有效地应用这种无需成本又极其简单的流程以及究竟哪些婴儿可从中获益最多等问题的思考。例如,坦桑尼亚的一项研究表明,从呼吸建立到脐带结扎,每延迟10s(最多2min),死亡率和/或NICU住院率就会降低20%(Ersdal et al.,2014)。

新生儿出生后立即结扎脐带可能会对心血管功能产生不利影响,最初认识到这一点是基于Dawson列线图提供的信息(Dawson et al.,2010a,2010b)。绘制这些列线图的目的是描述健康足月和早产新生儿的正常心率和氧合,以便为出生后立即需要复苏的婴儿提供目标范围。他们在研究中发现50%的正常健康足月儿在出生后1min的心率是低于100次/min的(Dawson et al.,2010b)。这个结果令人惊讶,因为这些婴儿都被认为是氧合良好的健康新生儿,不太可能发生化学感受器介导的迷走性心动过缓,据分析这种情况可能是脐带结扎后静脉回流减少所

致(Dawson et al.,2010b)。这一发现促成了论证"在肺通气建立前结扎脐带的做法会导致心输出量显著减少"的相关研究(Bhatt et al.,2013)。近期,有两项研究探索了新生儿保持"脐带完整"状态接受复苏操作的可行性。这两项研究都发现新生儿的心率比Dawson列线图中预计的要快得多(Blank et al.,2018;Brouwer et al.,2018)。这表明:①立即结扎脐带的不良影响比预期的要大得多(使心率和心输出量下降);②基于生理学的脐带结扎的新生儿需要新的列线图。

尽管当前的指南建议不需要复苏的健康足月儿应该采用DCC(Perlman et al.,2015),但实际上这些新生儿从中的获益是最少的。根据目前有关PBCC的科学证据,可能从中获益最多的是那些出生后难以建立肺通气的新生儿(Hooper et al.,2015b)。在这些新生儿中,PBF不能很好地增加,左心室前负荷也不能很好地维持。这样的新生儿包括极早产儿和肺发育不全的婴儿,他们在生后很难建立肺充气,且出生时存在肺血管床发育不良。其他可能从中获益的新生儿还包括那些出生时因宫内缺氧而表现为肌张力低下和呼吸暂停的婴儿(见下文)。

在出生后的DCC过程中,血液从胎盘向新生儿净流入的现象目前尚无可靠的科学解释,但是了解其中涉及的机制很重要。因为如果不知道其中的原因,就很难识别危险因素或进行预防。可能的机制包括子宫收缩、重力作用、随PBF增加的肺血容积增加以及吸气引起的胸膜腔内压降低,但这些解释都尚未得到科学的证实(Hooper and Kluckow,2018)。

缺少胎盘输血的合理解释并不能证明它不会发生,而可能是因为我们对其理解还不够准确。实际上,有关胎盘输血的争论完全集中在出生后新生儿体内血容量的增加,而忽略了胎儿在产程期间(即分娩发动直至出生前)的血容量会发生什么样的变化。这是很重要的一点,因为通常我们假设胎儿血容量在出生前保持不变,出生后由于胎盘输血而突然增加。但实际上也有可能是子宫收缩造成胎儿躯干屈曲,导致分娩过程中胎儿的血液流入胎盘而使血容量减少(Harding et al.,1990)。因此,出生后的"胎盘输血"可能只是使血液重新回到婴儿体内,使两个循环再次达到平衡状态而已。这就可以解释为什么剖宫产后胎盘输血相对不明显,同时也为DCC提供了更具说服力的论点。或许,与其说新生儿得到了

额外的、会增加高胆红素血症风险的血容量和红细胞,不如说这是在收回分娩过程中暂时丢失的原本属于胎儿的血容量和红细胞。

练习 21

问题

　1. 脐带挤压(umbilical cord milking,UCM)是否能带来和脐带延迟结扎(DCC)同样的益处?

答案

　1. 视情况而定,UCM 和 DCC 均可将一定的血容量转移至新生婴儿。UCM 转移血容量的潜力更大,但也会导致动脉压和血流量的巨大变化,从而可能造成伤害。这可以解释为何胎龄小于 28 周的早产儿接受 UCM 使脑室内出血的可能性增加。已有研究表明,当婴儿仍连接在脐带上时也是可以进行复苏操作的,但关于需要紧急复苏时是否具有充分理由用 UCM 来替代 DCC 的问题仍存在争议。

　UCM 是指用拇指和另一手指挤压脐带,然后沿着脐带滑动,迫使血液从脐带进入婴儿体内。根据不同情况,可以在脐带结扎之前或之后进行一次或多次挤压。UCM 已经被提议作为 DCC 的替代方案,可以在更短的时间内为婴儿提供胎盘输血(Katheria et al.,2018)。这被认为是可取的,因为如果婴儿需要某种形式的复苏,这样做既能使婴儿获得胎盘输血,又能将婴儿迅速转移到复苏台上(Katheria et al.,2014,2017)。尽管有临床证据表明 UCM 效果优于立即结扎脐带,但最近的一项研究却提出了一些担忧(Blank et al.,2017)。当脐带未结扎并被挤压多次时,脐带挤压的手法决定是否有净血容量转移至新生儿体内(Blank et al.,2017)。挤压脐带必然导致脐带血管短暂闭塞,因此每一次挤压脐带都会产生动脉压和脑血流量变化,这样的变化和立即结扎脐带是相似的(图 1.7),而重复挤压就会重复这样的血流变化(Blank et al.,2017)。其他有待解决的问题还包括,如果不止一次地挤压脐带,血液在压力的作用下进入婴儿的静脉循环,细胞碎片和细胞因子会被释放到新生儿循环中。

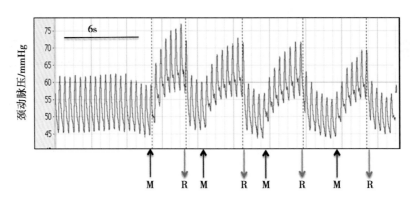

图 1.7　连续四次脐带挤压后颈动脉压的变化。每一次脐带挤压都用 M 表示,而每次挤压后脐带释放的血容量用 R 表示。请注意,每次脐带挤压后颈动脉压都大幅增加

　UCM 是基于“DCC 最主要的好处就是胎盘输血”这样的观点所提出的,但这显然是错误的。就像生后立即结扎脐带一样,如果在肺充气建立之前挤压脐带,静脉回心血量和心输出量就会减少,因为每次经脐带挤压进入新生儿的血容量仅仅是脐静脉血流的一小部分。关于 UCM 和 DCC 的争论主要围绕在具体时间点和需要尽快启动复苏的情景(Katheria et al.,2017)。但如果认为 UCM 能够在短时间内达到 DCC 的效果,可能会减少人们对发展围产期复苏团队这个更重要问题的关注。连着脐带进行复苏可能是最为有效的方法,但需要一个复苏小组来安排协调解决相关问题。

练习 22

问题

　1. 连着脐带进行复苏的过程中,婴儿的体温会受到怎样的影响?

答案

　1. 虽然还未被佐证,但有科学研究提示,在脐带完整的情况下维持新生儿体温所需的外部热量比

脐带结扎后所需的更少。

新生儿在产房内的体温管理是很重要的,特别是早产儿。根据婴儿是足月或早产,可以选择擦干婴儿、用干毛巾代替湿毛巾、使用辐射加热器以及给婴儿戴帽子等措施来减少散热(Weiner et al.,2018)。此外,早产儿通常用保鲜膜包裹以进一步减少散热和维持体温。虽然目前还不清楚 DCC 期间体温管理是否会成为一个问题,但从逻辑上讲,所有目前采用的维持体温方法也都适用于 DCC 的婴儿。事实上,已经或正在为此目的开发的"复苏台"就包括了加热垫或头顶辐射加热器来维持婴儿的体温(Brouwer et al.,2018)。与之类似,在那些没有使用复苏台的研究中,婴儿被放置在母亲腿上的加热垫上完成复苏(Blank et al.,2018)。

不过,如果连着脐带进行复苏,婴儿的体温控制可能会更稳定而不易迅速降低,因为胎盘仍在母体内,所以通过胎盘输血进入婴儿体内的血液是经过母体加温的。另一方面,考虑到温暖的胎盘血液对维持婴儿体温起到的作用,如果把生后立即结扎脐带的婴儿的保温方法用于 DCC 婴儿,可能会增加体温过高的风险。

窒息婴儿的管理

从法医学的角度来看,"出生窒息"通常是指窒息的最严重形式。但从生理学的现实角度来看,围产期窒息则是一个连续的概念,程度轻重不等,持续时间也长短不一。但不论严重程度如何,对围产期窒息的初始生理反应都是相同的,既往研究已对其有了清晰的描述(Dawes,1968)。最初,由化学感受器介导的迷走神经受累,诱发心动过缓、呼吸暂停、血压轻度升高和肢体运动抑制,同时伴有心输出量的重新分配以增加心脏和大脑的血流量及氧供(Reuss and Rudolph,1980)。随着窒息时间的延长,根据氧合受损的严重程度,婴儿表现不同反应。如果氧合下降不那么严重,流向心脏和大脑的血流量就会增加,维持这些重要器官的氧输送,从而维持其功能,血流量的增加与血氧含量的下降非常吻合(器官供氧量=血氧含量×器官血流量)(Reuss and Rudolph,1980)。这种代偿性反应非常有效,胎儿可得以存活几天、几周甚至几个月,但可能引起胎儿非匀称性生长受限。另外,胎儿的呼吸抑制和活动减少也有助于减少总氧耗量,从而维持心脏和大脑的氧输送(Rurak and Gruber,1983)。

病例 2

急性胎盘早剥的孕妇经阴道分娩一足月儿。分娩后,产科医生通过触诊脐带检测到新生儿心率为 20 次/min。

练习 23

问题

1. 对严重窒息的婴儿进行心肺复苏时,保持脐带完整具有什么生理学方面的优势?

答案

1. 如果窒息婴儿出生后立即进行脐带结扎,这会减少心输出量(因为低阻力胎盘循环中断),并干扰新生儿对窒息的适应以及代偿性保护大脑和心肌的能力。然而,在脐带结扎之前给窒息婴儿进行肺通气在技术上比较复杂,需要特殊的设备,并且该做法尚未得到证实。

在大多数产科管理良好的发达国家,最常见的是不那么严重的轻度窒息的婴儿。他们表现为呼吸暂停,心动过缓,肌张力低下或消失,初始 Apgar 评分较低。这些婴儿出生时无法启动自主呼吸(缺氧导致呼吸抑制),根据目前的指南建议,应立即结扎脐带并转移到稳定的台面进行复苏(Perlman et al.,2015)。然而,该方法的正确性是值得怀疑的。如前所述,重新分配心输出量来增加脑血流量是保护大脑避免缺氧的生理反应(Reuss and Rudolph,1980)。在 PBF 尚未增加的情况下,结扎脐带会减少心输出量(Bhatt et al.,2013),这会破坏新生儿适应窒息和维持对心脏及大脑供氧的能力,从而增加缺氧缺血性脑病的风险。从本质上讲,它使婴儿无法启动心输出量重新分配这一主要的防御机制来对抗缺氧。

另一方面,在脐带结扎之前进行肺通气虽然是复杂的,但是具有理论上的优势。它避免了因结扎脐带及将婴儿转移到复苏台所带来的复苏延迟,也避免了在 PBF 增加前结扎脐带而造成的心输出量减少。它使婴儿能够维持相对稳定的心输出量,有助于氧合的恢复,同时又避免了窒息后的反弹性高血压和脑过度灌注(见下文)。不管有什么好处,迄今为止的所有生理学证据都表明,新生儿专家常说的"通气是新生儿复苏的关键"是高度准确的,并且最新证据也表明在通过脐带结扎将母婴分离之前应先建立肺通气。

如果窒息严重,则流向心脏和大脑的血流量不足以维持这些器官的供氧,这会导致心肌收缩能力和心输出量逐渐降低,进而导致血压降低(Klingenberg et al.,2012)。最终,血压下降,血流停止,而心脏的电活动还可以持续一段时间(Sobotka et al.,2015)。从科学角度讲,尚不清楚肺部通气不足的状态维持多久才会导致心脏功能无法恢复,继而需要胸外按压和肾上腺素。新生羔羊在平均动脉压低于20mmHg 之前进行肺通气,可以快速恢复心脏功能(Klingenberg et al.,2012;Polglase et al.,2017),但当血压低于20mmHg 时,需要肾上腺素、胸外按压和机械通气才能恢复心脏功能(Sobotka et al.,2015)。由于此时心输出量已经很低,此时结扎脐带对心输出量的影响很小,这就提出了重度窒息时连着脐带复苏究竟是否有益的问题。事实上值得争论的是,把低阻力的胎盘循环仍保留在整个系统中可能会阻碍胸外按压时的血液回流,因为舒张压的上升非常有限。最近的科学研究表明,保持完整的脐带进行复苏对自身循环的恢复并没有影响,但是能够防止复苏成功后的反弹性高血压和脑过度灌注(Polglase et al.,2017)。这是因为低阻力胎盘循环可以作为一个压力释放阀使压力的变化更为平稳。这可能是非常重要的,因为窒息后血压过度反弹会使脑循环血管显著扩张,从而增加脑内微血管出血(Polglase et al.,2017)。

然而,在脐带完整的情况下对严重窒息的新生儿进行复苏时,一定要知道什么时候结扎脐带是安全的。交感神经兴奋后会引起反弹性高血压,这种反应的持续时间是有限的(最多 10min),如果在该反应结束以后结扎脐带,可以获得最佳效果。但是如果在该反应高峰结扎脐带,造成伤害的可能性会增加(Polglase et al.,2017)。这是因为在高血压的情况下,结扎脐带会突然增加体循环血管阻力,继而进一步延长高血压的持续状态(Polglase et al.,2017)。在这种情况下,比较谨慎的做法或许是延迟结扎脐带,直至心率降低、交感神经反应有所减弱。

小结

婴儿一出生,呼吸系统和心血管系统会迅速发生非常复杂的巨变,这使得"如何为之提供最适帮助"这一问题同样变得很复杂。于是便产生了几个问题,比如:"为什么在产房用相对简单的措施来帮助婴儿,而 NICU 内的常用措施要复杂得多?"尽管

我们通常会认为这种区别是由于产房和 NICU 的不同设备配置,但随着我们对过渡期生理学的理解不断提高并更好地认识到复苏的复杂性以及各种操作对婴儿(尤其是早产儿)造成伤害的可能性,这种理由便完全不成立了。也许我们应该改变对新生儿复苏的思维方式,转而发展全面的围产期复苏团队,专注于帮助婴儿从胎儿期过渡到新生儿期,而不是在他们成为新生儿后再对他们进行复苏。同样,标准化复苏方法不太可能适用于所有婴儿。婴儿出生时所处的具体情况各自不同,从胎儿到新生儿的过程是从一种状态到另一种状态的非常复杂的延续过程。因此,他们可能需要不同类型和程度的帮助,我们需要采用更好的方法来评估和帮助婴儿度过这些不同的阶段。例如,起初的干预应集中在气道液体的清除上,因为只有在肺充气建立以后才能开始气体交换,它也有助于提升肺血流量和维持心输出量。随着充满气道的液体逐渐被气体所取代,干预策略应顺应肺力学的迅速而显著的变化。此外,肺部得到充气后,肺内液体就积聚到了肺组织内,这种变化有可能产生一系列的后果。认识到这一点,尤其是了解积聚的液体如何影响肺力学并存在再次回到气道的风险,对我们实施复苏是非常重要的。

虽然无创呼吸支持可以降低肺损伤的风险,但其效果并不完全等同于气管插管下的正压通气。而且无创呼吸支持的效率在很大程度上依赖于自主呼吸的存在。如果需要 IPPV 辅助通气,必须保证喉部是开放的,这样气体才能够进入下气道。因此,应考虑刺激呼吸的措施,如给予氧气和咖啡因,而避免抑制呼吸的因素,如缺氧。此外,由于鼻咽部显著增加了无效腔容积,而且在正压通气下,这一无效腔容积可进一步扩大,无创通气时可能需要比气管插管下更大的潮气量才能保证足够的气体交换。

几十年来,人们一直认为新生儿复苏的关键是肺通气。通气当然是至关重要的,甚至在 50 年或更久之后,仍是新生儿复苏策略的最核心部分,但或许这一术语可以稍加修改,变成"肺充气和通气",以便更好地反映肺充气在刺激肺血流量增加和维持过渡期心输出量方面的重要作用。这传递了一个微妙的信息,即新生儿复苏不仅仅是建立肺换气,它还会触发心血管系统的过渡。因此,正如之前所指出的,肺充气和通气的建立是首要的,甚至应该先于脐带结扎和母婴分离。

(朱佳骏　邓俊　译)

推荐阅读

Begley CM, Gyte GML, Devane D, et al. Active versus expectant management for women in the third stage of labour. *Cochrane Database Syst Rev*. 2011;(11):CD007412.

Berger PJ, Smolich JJ, Ramsden CA, et al. Effect of lung liquid volume on respiratory performance after caesarean delivery in the lamb. *J Physiol*. 1996;492:905-912.

Bhatt S, Alison B, Wallace EM, et al. Delaying cord clamping until ventilation onset improves cardiovascular function at birth in preterm lambs. *J Physiol*. 2013;591:2113-2126.

Bland RD, McMillan DD, Bressack MA, et al. Clearance of liquid from lungs of newborn rabbits. *J Appl Physiol Respir Environ Exerc Physiol*. 1980;49:171-177.

Blank D, Rich W, Leone T, et al. Pedi-cap color change precedes a significant increase in heart rate during neonatal resuscitation. *Resuscitation*. 2014;85:1568-1572.

Blank DA, Badurdeen S, Omar FKC, et al. Baby-directed umbilical cord clamping: a feasibility study. *Resuscitation*. 2018;131:1-7.

Blank DA, Polglase GR, Kluckow M, et al. Haemodynamic effects of umbilical cord milking in premature sheep during the neonatal transition. *Arch Dis Child Fetal Neonatal Ed*, 2018; 103(6):F539-F546.

Brouwer E, Knol R, Vlasman PE, et al. Physiology based cord clamping in preterm infants using a new purpose built resuscitation table; a feasibility study. *Arch Dis Child Fetal Neonatal Ed*. (in press), 2018. doi:10.1136/archdischild-2018-315483.

Crawshaw JR, Kitchen MJ, Binder-Heschl C, et al. Laryngeal closure impedes non-invasive ventilation at birth. *Arch Dis Child Fetal Neonatal Ed*. 2018;103(2):F112-F119.

Crossley KJ, Allison BJ, Polglase GR, et al. Dynamic changes in the direction of blood flow through the ductus arteriosus at birth. *J Physiol*. 2009;587:4695-4704.

Darwin E. *Zoonomia* (vol 3). London: 1801.

Dawes GS. *Fetal and Neonatal Physiology*. Chicago: Year Book Inc; 1968.

Dawson JA, Kamlin CO, Vento M, et al. Defining the reference range for oxygen saturation for infants after birth. *Pediatrics*. 2010a;125:e1340-1347.

Dawson JA, Kamlin CO, Wong C, et al. Changes in heart rate in the first minutes after birth. *Arch Dis Child Fetal Neonatal Ed*. 2010b;95:F177-F181.

Dekker J, Hooper SB, Martherus T, et al. Repetitive versus standard tactile stimulation of preterm infants at birth - a randomized controlled trial. *Resuscitation*. 2018;127:37-43.

Dekker J, Hooper SB, van Vonderen JJ, et al. Caffeine to improve breathing effort of preterm infants at birth: a randomized controlled trial. *Pediatr Res*. 2017a;82:290-296.

Dekker J, Martherus T, Cramer SJE, et al. Tactile stimulation to stimulate spontaneous breathing during stabilization of preterm infants at birth: a retrospective analysis. *Front Pediatr*. 2017b;5:61.

Egan EA, Olver RE, Strang LB. Changes in non-electrolyte permeability of alveoli and the absorption of lung liquid at the start of breathing in the lamb. *J Physiol*. 1975;244:161-179.

Ersdal HL, Linde J, Mduma E, et al. Neonatal outcome following cord clamping after onset of spontaneous respiration. *Pediatrics*. 2014;134:265-272.

Finer NN, Carlo WA, Walsh MC, et al. Early CPAP versus surfactant in extremely preterm infants. *N Engl J Med*. 2010;362: 1970-1979.

Gaertner VD, Flemmer SA, Lorenz L, et al. Physical stimulation of newborn infants in the delivery room. *Arch Dis Child Fetal Neonatal Ed*. 2018;103:F132-F136.

Gao Y, Raj JU. Regulation of the pulmonary circulation in the fetus and newborn. *Physiol Rev*. 2010;90:1291-1335.

Harding R, Bocking AD, Sigger JN. Upper airway resistances in fetal sheep: the influence of breathing activity. *J Appl Physiol*. 1986;60:160-165.

Harding R, Hooper SB. Regulation of lung expansion and lung growth before birth. *J Appl Physiol*. 1996;81:209-224.

Harding R, Hooper SB, Dickson KA. A mechanism leading to reduced lung expansion and lung hypoplasia in fetal sheep during oligohydramnios. *Am J Obstet Gynecol*. 1990;163: 1904-1913.

Hooper SB: Role of luminal volume changes in the increase in pulmonary blood flow at birth in sheep. *ExpPhysiol*. 1998;83: 833-842.

Hooper SB, Fouras A, Siew ML, et al. Expired CO2 levels indicate degree of lung aeration at birth. *PLoS One*. 2013;8:e70895.

Hooper SB, Harding R. Fetal lung liquid: a major determinant of the growth and functional development of the fetal lung. *Clin Exp Pharmacol Physiol*. 1995;22:235-247.

Hooper SB, Kitchen MJ, Wallace MJ, et al. Imaging lung aeration and lung liquid clearance at birth. *FASEB J*. 2007;21: 3329-3337.

Hooper SB, Kluckow M. Cardiovascular effects of delayed cord clamping. In: Seri I, Kluckow M, eds. *Hemodynamics and Cardiology*. 3rd ed. Philadelphia: Elsevier; 2018:67-82.

Hooper SB, Polglase GR, Roehr CC. Cardiopulmonary changes with aeration of the newborn lung. *Paediatr Respir Rev*. 2015a;16:147-150.

Hooper SB, Polglase GR, te Pas AB. A physiological approach to the timing of umbilical cord clamping at birth. *Arch Dis Child Fetal Neonatal Ed*. 2015b;100:F355-360.

Hooper SB, Te Pas AB, Kitchen MJ. Respiratory transition in the newborn: a three-phase process. *Arch Dis Child Fetal Neonatal Ed*. 2016;101:F266-F271.

Hooper SB, Te Pas AB, Lang J, et al. Cardiovascular transition at birth: a physiological sequence. *Pediatr Res*. 2015c;77:608-614.

Jain L, Dudell GG. Respiratory transition in infants delivered by cesarean section. *Semin Perinatol*. 2006;30:296-304.

Jain L, Eaton DC. Physiology of fetal lung fluid clearance and the effect of labor. *Semin Perinatol*. 2006;30:34-43.

Jobe AH. The new bronchopulmonary dysplasia. *Curr Opin Pediatr*. 2011;23:167-172.

Jobe AH, Hillman N, Polglase G, et al. Injury and inflammation from resuscitation of the preterm infant. *Neonatology*. 2008;94:190-196.

Katheria A, Blank D, Rich W, et al. Umbilical cord milking improves transition in premature infants at birth. *PLoS One*. 2014;9:e94085.

Katheria A, Hosono S, El-Naggar W. A new wrinkle: umbilical cord management (how, when, who). *Semin Fetal Neonatal Med*. 2018;23(5):321-326.

Katheria AC, Brown MK, Rich W, et al. Providing a placental transfusion in newborns who need resuscitation. *Front Pediatr*. 2017;5:1.

Klingenberg C, Sobotka KS, Ong T, et al. Effect of sustained inflation duration; resuscitation of near-term asphyxiated lambs. *Arch Dis Child Fetal Neonatal Ed*. 2013;98:F222-F227.

Kluckow M, Hooper SB. Using physiology to guide time to cord clamping. *Semin Fetal Neonatal Med*. 2015;20:225-231.

Knol R, Brouwer E, Vernooij ASN, et al. Clinical aspects of incorporating cord clamping into stabilisation of preterm infants. *Arch Dis Child Fetal Neonatal Ed*. 2018;103:F493-F497.

Lang JA, Pearson JT, Binder-Heschl C, et al. Increase in pulmonary blood flow at birth: role of oxygen and lung aeration. *J Physiol*. 2016;594:1389-1398.

Lang JA, Pearson JT, Binder-Heschl C, et al. Vagal denervation inhibits the increase in pulmonary blood flow during partial lung aeration at birth. *J Physiol*. 2017;595:1593-1606.

Lang JA, Pearson JT, te Pas AB, et al. Ventilation/perfusion mismatch during lung aeration at birth. *J Appl Physiol (1985)*. 2014;117:535-543.

Lista G, Boni L, Scopesi F, et al. Sustained lung inflation at birth for preterm infants: a randomized clinical trial. *Pediatrics*. 2015;135:e457-464.

McCall KE, Davis PG, Owen LS, et al. Sustained lung inflation at birth: what do we know, and what do we need to know? *Arch Dis Child Fetal Neonatal Ed*. 2016;101:F175-180.

McDonald SJ, Middleton P, Dowswell T, et al. Effect of timing of umbilical cord clamping of term infants on maternal and neonatal outcomes. *Cochrane Database Syst Rev*. 2013;(7):CD004074.

McGillick EV, Lee K, Yamaoka S, et al. Elevated airway liquid volumes at birth: a potential cause of transient tachypnea of the newborn. *J Appl Physiol (1985)*. 2017;123:1204-1213.

Miserocchi G, Poskurica BH, Del Fabbro M. Pulmonary interstitial pressure in anesthetized paralyzed newborn rabbits. *J Appl Physiol*. 1994;77:2260-2268.

Morley CJ, Davis PG. Continuous positive airway pressure: scientific and clinical rationale. *Curr Opin Pediatr*. 2008;20:119-124.

Morley CJ, Davis PG, Doyle LW, et al. Nasal CPAP or intubation at birth for very preterm infants. *N Engl J Med*. 2008;358:700-708.

Nieves A, Cozzo A, Kosoff Z, et al. 3D airway model to assess airway dead space. *Arch Dis Child Fetal Neonatal Ed*. 2019;104:F321-F323. doi:10.1136/archdischild-2018-315621

Olver RE, Ramsden CA, Strang LB, et al. The role of amiloride-blockable sodium transport in adrenaline-induced lung liquid reabsorption in the fetal lamb. *J Physiol*. 1986;376:321-340.

Olver RE, Walters DV, Wilson M. Developmental regulation of lung liquid transport. *Annu Rev Physiol*. 2004;66:77-101.

Perlman JM, Wyllie J, Kattwinkel J, et al. Neonatal resuscitation: 2010 International Consensus on Cardiopulmonary Resuscitation and Emergency Cardiovascular Care Science with Treatment Recommendations. *Pediatrics*. 2010;126:e1319-1344.

Perlman JM, Wyllie J, Kattwinkel J, et al. Part 7: Neonatal Resuscitation: 2015 International Consensus on Cardiopulmonary Resuscitation and Emergency Cardiovascular Care Science With Treatment Recommendations. *Circulation*. 2015;132:S204-241.

Polglase GR, Blank DA, Barton SK, et al. Physiologically based cord clamping stabilises cardiac output and reduces cerebrovascular injury in asphyxiated near-term lambs. *Arch Dis Child Fetal Neonatal Ed*. 2018;103:F530-F538.

Polglase GR, Morley CJ, Crossley KJ, et al. Positive end-expiratory pressure differentially alters pulmonary hemodynamics and oxygenation in ventilated, very premature lambs. *J Appl Physiol*. 2005;99:1453-1461.

Polglase GR, Tingay DG, Bhatia R, et al. Pressure versus volume-limited sustained inflations at resuscitation of premature newborn lambs. *BMC Pediatr*. 2014;14:43.

Polglase GR, Wallace MJ, Grant DA, et al. Influence of fetal breathing movements on pulmonary hemodynamics in fetal sheep. *Pediatric Res*. 2004;56:932-938.

Praud JP, Canet E, Bureau MA. Chemoreceptor and vagal influences on thyroarytenoid muscle activity in awake lambs during hypoxia. *J Appl Physiol* 1992;72(3):962-969.

Ramachandrappa A, Jain L. Elective cesarean section: its impact on neonatal respiratory outcome, *Clin Perinatol* 2008;35:373-393.

Reuss ML, Rudolph AM. Distribution and recirculation of umbilical and systemic venous blood flow in fetal lambs during hypoxia. *J Dev Physiol*. 1980;2:71-84.

Rudolph AM. Fetal and neonatal pulmonary circulation. *Annu Rev Physiol*. 1979;41:383-395.

Rudolph AM. Distribution and regulation of blood flow in the fetal and neonatal lamb. *Circ Res*. 1985;57:811-821.

Rurak DW, Gruber NC. Increased oxygen consumption associated with breathing activity in fetal lambs. *J Appl Physiol*. 1983;54:701-707.

Schilleman K, van der Pot CJ, Hooper SB, et al. Evaluating manual inflations and breathing during mask ventilation in preterm infants at birth. *J Pediatr*. 2013;162:457-463.

Schmölzer GM, Hooper SB, Wong C, et al. Exhaled carbon dioxide in healthy term infants immediately after birth. *J Pediatr*. 2015;166:844-849.e1-3.

Schmolzer GM, Kamlin OC, O'Donnell CP, et al. Assessment of tidal volume and gas leak during mask ventilation of preterm infants in the delivery room. *Arch Dis Child Fetal Neonatal Ed*. 2010;95:F393-397.

Siew ML, Te Pas AB, Wallace MJ, et al. Surfactant increases the uniformity of lung aeration at birth in ventilated preterm rabbits. *Pediatr Res*. 2011;70:50-55.

Siew ML, te Pas AB, Wallace MJ, et al. Positive end expiratory pressure enhances development of a functional residual capacity in preterm rabbits ventilated from birth. *J Appl Physiol*. 2009a;106:1487-1493.

Siew ML, Wallace MJ, Kitchen MJ, et al. Inspiration regulates the rate and temporal pattern of lung liquid clearance and lung aeration at birth. *J Appl Physiol*. 2009b;106:1888-1895.

Sobotka KS, Hooper SB, Allison BJ, et al. An initial sustained inflation improves the respiratory and cardiovascular transition at birth in preterm lambs. *Pediatr Res*. 2011;70:56-60, 2011.

Sobotka KS, Polglase GR, Schmolzer GM, et al. Effects of chest compressions on cardiovascular and cerebral hemodynamics in asphyxiated near-term lambs. *Pediatr Res*. 2015;78:395-400.

Soltani H, Hutchon DR, Poulose TA. Timing of prophylactic uterotonics for the third stage of labour after vaginal birth. *Cochrane Database Syst Rev*. 2010;(8);CD006173.

te Pas AB, Davis PG, Hooper SB, et al. From liquid to air: breathing after birth. *J Pediatr* 2008;152:607-611.

te Pas AB, Kitchen MJ, Lee K, et al. Optimizing lung aeration at birth using a sustained inflation and positive pressure ventilation in preterm rabbits. *Pediatr Res*. 2016;80:85-91.

te Pas AB, Siew M, Wallace MJ, et al. Effect of sustained inflation length on establishing functional residual capacity at birth in ventilated premature rabbits. *Pediatr Res*. 2009a;66:295-300.

te Pas AB, Siew M, Wallace MJ, et al. Establishing functional residual capacity at birth: the effect of sustained inflation and positive end expiratory pressure in a preterm rabbit model. *Pediatr Res*. 2009b;65:537-541.

Tingay DG, Rajapaksa A, Zannin E, et al. Effectiveness of individualized lung recruitment strategies at birth: an experimental study in preterm lambs. *Am J Physiol Lung Cell Mol Physiol*. 2017;312:L32-L41.

Tingay DG, Rajapaksa A, Zonneveld CE, et al. Spatiotemporal aeration and lung injury patterns are influenced by the first inflation strategy at birth. *Am J Respir Cell Mol Biol*. 2016;54:263-272.

Trillo G, von Planta M, Kette F. ETCO2 monitoring during low flow states: clinical aims and limits. *Resuscitation*. 1994;27:1-8.

van Vonderen JJ, Hooper SB, Hummler HD, et al. Effects of a sustained inflation in preterm infants at birth. *J Pediatr*. 2014a;165:903-908.e1.

van Vonderen JJ, Hooper SB, Krabbe VB, et al. Monitoring tidal volumes in preterm infants at birth: mask versus endotracheal ventilation. *Arch Dis Child Fetal Neonatal Ed*. 2015b;100: F43-F46.

van Vonderen JJ, Narayen NE, Walther FJ, et al. The administration of 100% oxygen and respiratory drive in very preterm infants at birth. *PLoS One*. 2013;8:e76898.

Weeks A, Bewley S. Improbable, but plausible, research study: a randomised controlled trial of premature cord clamping vs. neonatal venesection to achieve routine prophylactic neonatal red cell reduction. *J R Soc Med*. 2018;111: 270-275.

Weiner GM, Hooper SB, Davis PG, et al. Respiratory and cardiovascular support in the delivery room. In: Bancalari E, Keszler M, Davis PG, eds. *The Newborn Lung*. 3rd ed. Philadelphia: Elsevier; 2018:173-195.

Yao AC, Moinian M, Lind J: Distribution of blood between infant and placenta after birth, *Lancet* 2:871-873, 1969.

第 2 章

围产期缺氧缺血

Abbot R. Laptook

围产期窒息是一种极具挑战性的状况,虽然能导致新生儿脑病,但可以通过亚低温治疗予以缓解。这与其他导致新生儿脑病但无法治疗的病因是不同的,如脑发育异常、脑卒中、先天性感染、致畸因素的暴露和脑出血等。为确保治疗的有效性,亚低温需要在生后早期开始,通常是出生后 6 小时内,这是根据多项临床试验的结果得出的结论(Azzopardi et al. ,2009;Gluckman et al. ,2005;Jacobs et al. ,2011;Shankaran et al. ,2005;Simbruner et al. ,2010)。对临床医生而言,这意味着他们需要熟谙围产期窒息的相关内容,了解其临床表现、稳定状态、诊断标准、干预措施及亚低温治疗策略等。本章中提出的病例就是为了解决其中的一些问题。对于许多医疗干预的问题,现有数据可指导我们哪些不应该做,但并不一定代表最优策略,认识到这一点是非常重要的。

围产期窒息是很复杂的情况,很难将窒息的生理学概念转化为简单的临床定义。窒息是一种气体交换障碍,其特征是缺氧和高碳酸血症。窒息引起脑损伤的核心发病机制是缺血和脑血流量减少。因此使用"围产期缺氧缺血"一词来替代窒息。缺血的原因是气体交换障碍,其严重程度取决于缺氧和/或高碳酸血症的持续时间和程度。继发于窒息的神经系统临床表现为脑病,不一定伴有惊厥。气体交换严重异常的情况下,出现缺氧、高碳酸血症和缺血等生理紊乱,并与脑病的发生及其严重程度相关。而当气体交换的异常程度不那么严重时,上述生理紊乱与脑病之间的关联并不那么明显。我们用于评估胎儿状况(胎心率监测,超声,多普勒超声,头皮 pH,脐血血气)、测定胎儿或新生儿脑血流量的工具是较为有限的。鉴于缺氧和缺血在组织损伤发病机制中的重要性,缺氧缺血性脑病(hypoxic-ischemic encephalopathy,HIE)与围产期窒息这两个概念经常被互换使用。

围产期窒息后的稳定

病例 1

病例摘要: 女婴,37^{+4} 周,出生体重 3 720g,母亲 39 岁,G6P3,入院时胎动减少,胎心率监测提示胎儿心率异常,产前实验室检查除了提示 B 族链球菌定植外其余无明显异常;母亲未临产,胎膜完好,头位。行急诊剖宫产,术中破膜后发现羊水胎粪污染。新生儿出生后无活力,擦干全身辐射床保温后,肢体仍松软,并有发绀,无自主呼吸。复苏措施包括正压通气,因肤色欠佳、氧饱和度(SpO$_2$)低而给予 100% 的氧气,但 SpO$_2$ 始终维持在 40% ~ 45%。婴儿仍然肌张力低下,1-5-10-15 分钟的 Apgar 评分分别为 1-4-5-6 分。在出生后 22 分钟被转移到 NICU。脐静脉血气:pH 7.06,PO$_2$ < 20mmHg,PCO$_2$ 68.2mmHg,碱剩余(base excess,BE)-11.9mmol/L。脐动脉血气:pH 6.89,PO$_2$ < 20mmHg,PCO$_2$ 110.0mmHg,BE -14.3mmol/L。该女婴入院时生命体征:心率为 152 次/min,呼吸频率为 40 次/min,血压为 51/24mmHg,平均动脉压为 33mmHg,腋温为 37.0℃。经检查,婴儿有轻微的自主运动,呼吸与呼吸机同步,脉搏微弱,毛细血管充盈时间延长,胸骨左缘闻及粗糙杂音。入院时血糖浓度为 151mg/dL,血细胞比容为 47%。

练习 1

问题

1. 生后 90 分钟，入 NICU 后首次动脉血气：pH 7.07，PCO_2 65mmHg，PO_2 23mmHg 和 BE −11.7mmol/L。存在上述病史的新生儿目标 PCO_2 应该是多少？

 A. 20~30mmHg

 B. 31~40mmHg

 C. 41~50mmHg

 D. >50mmHg

2. 下列哪个氧饱和度范围最适合该婴儿的稳定？

 A. 85%~89%

 B. 96%~100%

 C. 80%~84%

 D. 92%~98%

3. 该婴儿入住 NICU 并初步稳定后，应使用的体核温度是多少？

 A. 36℃

 B. 37℃

 C. 33.5℃

 D. 36.5~37.5℃

4. 该婴儿入住 NICU 后逐步稳定的过程中，维持怎样的血糖浓度范围是合适的？

 A. >150mg/dL

 B. 50~80mg/dL

 C. 30~45mg/dL

 D. 100~150mg/dL

5. 由于入院时临床评估发现该婴儿存在低灌注和低血压，需要扩容，因此建立外周静脉通路。在这种情况下，应用下列哪种液体最合适？

 A. 未配型的 O 型、Rh 阴性浓缩红细胞，紧急输血

 B. 10% 葡萄糖

 C. 生理盐水

 D. 5% 白蛋白

6. 扩容以后，患儿的灌注和血压得到改善。最初的胸部 X 线检查显示右侧气胸，导致纵隔移位。压力支持通气下，吸气峰压为 30cmH₂O，PEEP 8cmH₂O，患儿胸廓抬动理想。生后 150 分钟时复查动脉血气：pH 为 7.39，PCO_2 35.2mmHg，PO_2 30mmHg，BE −4.4mmol/L。但 SpO_2 值仍只有 50% 左右，且导管前后无差异。基于脐血血气分析，该新生儿应进行神经系统评估以确定是否需要亚低温治疗，下列操作中，顺序正确的是什么？

 A. 根据需要调整呼吸机参数，并进行胸腔穿刺。若 SpO_2 无改善则进行超声心动图检查，然后进行神经系统评估

 B. 首先进行亚低温治疗，然后处理肺部疾病及可能发生的心脏受累问题

 C. 使用镇痛药前先进行神经系统评估，然后给予镇痛，行右侧胸腔闭式引流，行超声心动图检查排除先天性心脏病，最后考虑启动亚低温治疗

 D. 行超声心动图检查、给予镇痛、右侧气胸穿刺引流、评估亚低温治疗

7. 这个新生儿需要预防性应用抗惊厥药吗？如果需要，应选择什么药物？

 A. 需要，苯巴比妥

 B. 不需要

 C. 需要，左乙拉西坦

 D. 需要，劳拉西泮

答案

1. C。在产前就发生了气体交换障碍的新生儿，动脉血二氧化碳分压（$PaCO_2$）对于出生后的稳定是极为重要的。脑血管对 $PaCO_2$ 的变化非常敏感。在灌注压不变的情况下，$PaCO_2$ 的升高会导致脑血管扩张和脑血流量（cerebral blood flow，CBF）的增加。相反，$PaCO_2$ 的降低会减少 CBF（Rosenberg et al.，1982）。窒息后的新生儿发生低碳酸血症或高碳酸血症的风险都比较高，这主要是因为窒息后呼吸驱动功能受损，还可能伴发呼吸系统疾病（如胎粪吸入）或通过呼吸来代偿代谢性酸中毒。如果存在代谢性酸中毒的代偿性过度通气，则临床上不太容易将 $PaCO_2$ 调节到理想范围。来自新生儿研究协作网的相关数据分析了中度或重度 HIE 患儿生后 12 小时内的低碳酸血症与 18~22 月龄的预后之间的关系（Pappas et al.，2011）。结果表明，最低 $PaCO_2$ < 35mmHg 和 PCO_2 在 35mmHg 以下的累计暴露时间均与死亡率或 18~22 月龄时的残疾率相关（图 2.1）。CoolCap 试验中类似的分析也证实了低碳酸血症和不良预后之间的关系。因此，答案 A 和 B 不正确，但 PCO_2 过高也有风险。在缺氧缺血后，$PaCO_2$ > 50mmHg 可能会对脑血管造成意想不到的

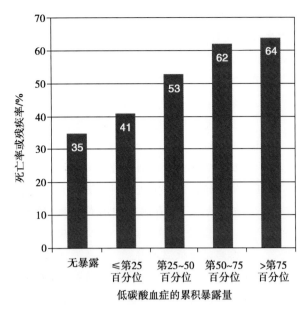

图2.1　死亡率或残疾率随着低碳酸血症累积暴露量的增加而增加。低碳酸血症的累积暴露量等于35mmHg与采样的 PCO_2 的差值和 PCO_2 低于35mmHg的持续时间的乘积（From Pappas A，Shankaran S，Laptook AR，et al：Hypocarbia and adverse outcome in neonatal hypoxic-ischemic encephalopathy，*J Pediatr* 158：752-8 e1，2011）

后果。

2. D。与低碳酸血症的影响相比，动脉血氧分压和氧饱和度（SpO_2）与窒息后结局的关系并不那么明确。目标 SpO_2 的设置需要在这两者之间达到平衡：既避免过低的 SpO_2 导致组织供氧减少，又要避免过高的 SpO_2 加剧氧化损伤（Thornton et al.，2017）。答案A到C不能反映出这种平衡。一项回顾性队列研究分析了前亚低温治疗时代的数据，结果表明，严重的高氧血症（$PaO_2 > 200mmHg$）显著增加了2岁时儿童死亡、脑性瘫痪、感觉神经障碍的概率（Klinger et al.，2005）。

3. D。新生儿复苏指南（American Academy of Pediatrics and American Heart Association，2016）推荐的体核温度为 36.5~37.5℃。与产房和NICU内的任何其他患病新生儿一样，在考虑特殊治疗前，稳定生命体征应该始终是首要目标。有报告提出，对于经过复苏且预期后续需要亚低温治疗的晚期早产儿和足月儿，可关闭产房内的辐射台进行被动降温。但是，复苏只是决定进行亚低温治疗的证据之一。如图2.2所示，被动降温是一种无效的方法，并且可能导致体温过低，引起潜在的风险（Akula et al.，2015）。

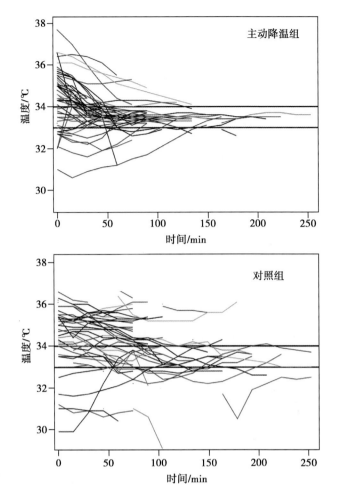

图2.2　在转运过程中启动亚低温治疗新生儿的体核温度曲线，包括主动降温（上图）和被动降温（对照组，下图）两组。目标温度范围为 33~34℃（水平线），每位患者用一条单独的折线表示，从启动转运开始（时间0）到抵达提供亚低温治疗的中心（From Akula VP，Joe P，Thusu K，et al：A randomized clinical trial of therapeutic hypothermia mode during transport for neonatal encephalopathy，*J Pediatr*，166：856-61 e1-2，2015）

4. B。围产期窒息可引起低血糖或高血糖。从临床资料很难判断异常血糖水平是否加剧窒息后脑损伤，这也反映了回顾性队列分析的局限性。然而，在脑缺血的动物实验中，低血糖对脑功能障碍的短期标志物（如 ATP 浓度，图 2.3）（Laptook et al.，1992）的影响大于高血糖。对 CoolCap 试验的分析得出了与上述动物实验一致的结果，正常血糖水平的婴儿在 18 月龄时的死亡率或残疾率最低，高血糖组次之，低血糖组则最高（Basu et al.，2016）。

5. C。在没有失血的情况下，并没有通过输注红细胞或全血来进行扩容的适应证。另外，即使是未进行交叉配型的血源，获得血源也是需要时间

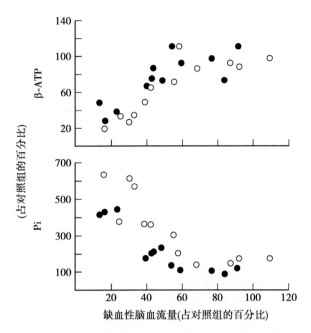

图 2.3 新生仔猪脑缺血后（x 轴，缺血性脑血流量，以占对照组血流量的百分比表示），在高血糖和低血糖条件下（分别用实心符号和空心符号表示），其脑组织中 β-ATP 和 Pi（无机磷）浓度的变化。发生低血糖的动物不能像高血糖动物一样维持 ATP 浓度。Pi 是 ATP 的分解产物，与 ATP 呈反比关系（From Laptook AR，Corbett RJ，Arencibia-Mireles O，et al：Glucose-associated alterations in ischemic brain metabolism of neonatal piglets，*Stroke* 23：1504-11，1992）

的。扩容制剂通常会在生理盐水和 5% 白蛋白之间选择。最近的一项综述发现，几乎没有数据支持 5% 白蛋白比生理盐水更有优势（Shalish et al.，2017）。脐动脉血气 pH 6.89 的存在严重气体交换障碍的患儿，可能会发生毛细血管渗漏。生理盐水和 5% 白蛋白都会渗入组织间隙，但是使用白蛋白可能会加重渗漏，因为进入组织间隙的白蛋白会进一步带走水分。与生理盐水或 5% 白蛋白相比，输注浓缩红细胞可减少渗出，但由于需要耗费时间等待血源以及缺乏交叉配血，因此仍不建议使用。考虑到窒息后可能出现心肌功能障碍，扩容需谨慎进行。

6. C。该患儿出生近 3 小时，需要决定是否进行亚低温治疗。但是 SpO₂ 一直在 50% 左右，应优先解决气胸以缓解低氧血症。一个重要的问题是镇痛药的使用，它可以显著改变意识水平、肌张力、自主活动等神经系统表现。虽然可以采用胸腔细针穿刺术来避免在治疗气胸时使用镇痛药，但在正压通气时，特别是在平均气道压较高时，气胸很容易复发。在启动亚低温治疗前先进行超声心动图检查是比较

理想的，因为既往关于亚低温治疗的研究对象都是无重大出生缺陷的患儿。该患儿神经系统检查提示中度脑病，给予芬太尼，放置右侧胸腔闭式引流管，超声心动图提示超过体循环压力的肺动脉高压，随后开始亚低温治疗。

7. B。仅有有限的资料支持抗惊厥药的预防性应用。其中大部分依据来自一项小样本随机试验（n=40），该试验是为了研究围产期窒息后的新生儿接受 40mg/kg 的苯巴比妥是否可降低惊厥的发生率并改善预后（Hall et al.，1998）。结果显示惊厥发作有减少的趋势（27%，P=0.11），并且 3 岁时的预后显著改善（P=0.003）。但上述研究样本量很小，且超过 20% 的入选新生儿未完成研究方案或未接受随访。因此关于抗惊厥药预防性应用是否有益，目前并未达成共识。不过，监测惊厥是围产期窒息后护理的一个组成部分，因为不管是临床发作（Glass et al.，2009）还是电生理性发作（Azzopardi et al.，2009）的惊厥都与不良预后相关。

诊断——两个病例的对比

病例 2

病例摘要 A：男婴，36 周出生，出生体重 2 610g。母亲 43 岁，G2P1，无妊娠并发症，入院前 1 小时出现严重腹痛和胎动减少，评估显示胎儿心动过缓，需要紧急剖宫产。母亲未临产，未破膜。出生后患儿无活力，无自主运动，呼吸费力，最初心率 60 次/min，但生后 1 分钟时测不到。复苏措施包括正压通气、气管插管、胸外按压和气管内以及后续脐静脉导管内肾上腺素应用。生后 1-5-10-15 分钟的 Apgar 评分分别为 0-0-3-4 分。脐静脉血气分析：pH 6.91，PCO₂ 72mmHg，PO₂ 28mmHg，BE −19.5mmol/L。脐动脉血气：pH 6.75，PCO₂ 96.4mmHg，PO₂＜20mmHg，BE＜−20mmol/L。分娩时发现胎盘早剥。出生 2.5 小时应用 NICHD 改良的 Sarnat 评分法对神经系统进行评估，诊断为中度脑病，此后不久开始亚低温治疗。

病例摘要 B：女婴，40⁺³ 周出生，出生体重 3 440g。母亲 37 岁，G2P1，到达医院时已经临产。孕期健康状况良好，妊娠评估为低风险。当注意到羊水被胎粪污染时产程已经进入阴道分娩。患儿出

生时无活力,但因事先并未预料到,故儿科医生未在场。给予初始保暖、擦干及刺激后,产科工作人员开始正压通气。儿科团队在出生 2 分钟时到达并且被告知羊水胎粪污染,但间歇性胎心率监测尚正常。新生儿的肌张力很低,肤色不理想,自主呼吸弱。尝试气管插管下吸引胎粪,但未见胎粪吸出,拔除气管插管。因自主呼吸弱,需要 60% 的吸入气氧浓度 (FiO_2),予再次气管插管。心率一直大于 100 次/min,1-5-10-15 分钟 Apgar 评分分别为 2-2-4-6 分。脐静脉血气:pH 7.20,PCO_2 41.2mmHg,PO_2<20mmHg,BE −11.7mmol/L。无法获取脐动脉样本。

进入 NICU 后,该患儿灌注不良,建立血管通路后给予生理盐水 10mL/kg,患儿平均动脉压一直高于 40mmHg。血糖正常,并且 1 小时内的动脉血气:pH 7.29,PCO_2 19.2mmHg,PO_2 72.8mmHg,BE −14.6mmol/L,血细胞比容 51%,白细胞计数 31.5×10^9/L,血小板计数 367×10^9/L。出生 2.5 小时应用 NICHD 改良的 Sarnat 评分法对神经系统进行评估,诊断为中度脑病。患儿双眼能睁开但对外界无反应,肢体活动过多且无法通过安慰和/或制动而减少,重复的吸吮样动作持续了 1 小时以上,间歇性强直,上肢尤为明显。此后不久开始亚低温治疗。

练习 2

问题

1. 哪些临床标准表明需要进行神经系统检查来评估是否进行亚低温治疗?
   A. 在出生时使用正压通气 5 分钟,无论新生儿酸碱状态如何
   B. 生后 60 分钟内 BE 低于−7mmol/L
   C. 5 分钟 Apgar 评分<7 分
   D. 生后 60 分钟内 pH<7.0 或 BE<−16mmol/L

2. 哪个阶段的脑病会出现病例 B 的临床表现(双眼能睁开但对外界无反应,肢体活动过多且无法通过安慰和/或制动而减少)?
   A. 中度脑病
   B. 轻度脑病
   C. 重度脑病
   D. 无

3. 在很多亚低温的临床试验中,如果符合临床/生化标准且神经系统检查提示中度或重度脑病,则将振幅整合脑电图(amplitude-integrated electroencephalogram,aEEG)作为第三层纳入标准。以下哪一项 aEEG 结果应该开始亚低温治疗(图 2.4)?
   A. C,D 和 E
   B. A,B 和 C
   C. D 和 E
   D. B 和 C

4. 上述病例采用亚低温治疗是否合适?
   A. 仅病例 A 合适
   B. 仅病例 B 合适
   C. 两个都不适合
   D. 两个都适合

5. 下列哪些情况和之后的脑病相关,应进行评估?
   A. 脑结构(畸形,脑卒中,出血)
   B. 感染(败血症,脑膜炎,肺炎,单纯疱疹病毒感染)
   C. 产妇用药/麻醉
   D. 电解质和/或矿物质失衡
   E. 先天性代谢缺陷
   F. 以上所有

答案

1. D。所有针对围产期窒息的亚低温治疗的临床试验均采用分层方法确定纳入标准(表 2.1)。表中罗列的临床和/或生理标准是确定新生儿是否需要进行神经系统评估的初始步骤。临床和/或生化指标是第一层纳入标准,目的是识别出那些很可能在临近分娩时经历了气体交换障碍的新生儿。答案 D 是 NICHD 牵头的亚低温治疗试验中的纳入标准(Shankaran et al.,2005);其他研究采用相似的或略有不同的标准。当没有血气结果或只存在轻度酸中毒时,还需要参考其他标准(如围产期事件、10 分钟以上的持续低 Apgar 评分或生后 10 分钟内需要机械通气)。接下来是神经系统检查,可能的情况下完善 aEEG,确定是否发生了中度或重度脑病,这其实是评估围产期事件造成的影响。最新研究发现,通过脐血血气筛查结合 pH≤7.10 的阈值来启动神经系统检查,可以识别出更多中度或重度脑病的患儿,但其代价是需要筛查更多的婴儿(Vesoulis et al.,2018)。出生后应尽快确定是否需要进行亚低温治疗,一般应在出生 6 小时内。

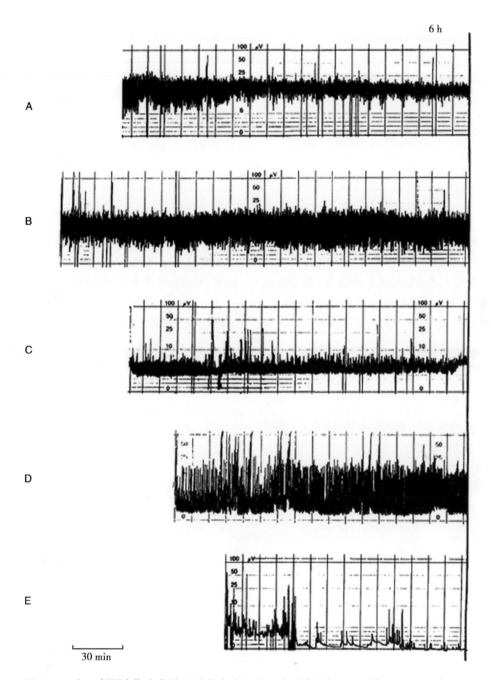

图 2.4　对 47 例围产期窒息的足月儿在出生后 6 小时内进行 aEEG 描记。aEEG 表示原始脑电图通道的半对数图，经过放大、带通滤波、压缩和平滑处理。脑电图采集后的处理过程创建了一条脑电图活动带，可以通过电压标准（上、下边界）和其他模式特征来识别。图中显示的模式：A. 连续正常电压；B. 一名接受了苯巴比妥治疗婴儿的连续正常电压；C. 连续极低电压模式；D. 暴发抑制模式；E. 低平，以等电位模式为主（From Hellström-Westas L, Rosén I, Svenningsen NW：Predictive value of early continuous amplitude integrated EEG recordings on outcome after severe birth asphyxia in full term infants, *Arch Dis Child Fetal Neonatal Ed* 72：F34-8, 1995）

表 2.1　神经系统初步评估的临床和/或生理学标准

作者	胎龄/周	标准
Gluckmana （Gluckman et al., *Lancet* 2005;365;663-670）	≥36	60 分钟内酸中毒（pH<7.0 或 BE<-16mmol/L），或 10 分钟 Apgar 评分≤5 分或需要持续复苏
Shankaran （Shankaran, *NEJM* 2005;353;1574-1584）	≥36	60 分钟内酸中毒（pH<7.0 或 BE<-16mmol/L，或 酸中毒（pH 7.01~7.15 或 BE -10~-15.9mmol/L）+急性围产期 事件+Apgar 评分≤5 分或生后 10 分钟内需持续机械通气
Simbrunera （Simbruner, *Pediatrics* 2010;126;e771-778）	≥36	满足以下标准中的一项： 10 分钟 Apgar 评分<5 分,10 分钟时需要持续复苏,60 分钟内 pH <7.0,或 BE<-16mmol/L
Jacobsa （Jacobs, *Arch Pediatr Adol Med*, 2011; 165; 692-700）	≥35	满足以下标准中的两项： 10 分钟 Apgar 评分<5 分,10 分钟时需要持续复苏,60 分钟内 pH <7.0,或 BE<-12mmol/L

2. B。表 2.2 列出了通过神经系统症状体征对脑病进行分度的改良 Sarnat 评估法。轻度脑病的典型特征是过度警觉状态，可表现为易激惹、正常的肌张力、牵张反射亢进、刺激后或激惹时肌张力增高、吸吮力弱、拥抱反射亢进、瞳孔散大和心动过速

（Sarnat and Sarnat,1976）。窒息后新生儿神经系统检查的一个重要特征是，新生儿可能混合出现包括正常、轻度、中度和重度脑病的多种表现（Natarajan et al.,2018）。应根据患儿特异性的神经系统表现，并结合临床研究结果或指南来确定脑病的程度。

表 2.2　改良的 Sarnat 脑病分度标准

类别	脑病分度		
	轻度	中度	重度
意识水平	高度警觉,易激惹,尖锐的哭声	嗜睡	昏迷
自主活动	正常或减少	减少	无自主活动
姿势	远端关节轻度屈曲	完全伸展,远端屈曲	去大脑强直
肌张力	正常或略有增高	减退或亢进（局灶性或全身性）	弛缓或僵直
原始反射			
吸吮反射	弱	弱或微弱	无
拥抱反射	过度亢进,激发阈值降低	不完全	无
自主神经功能			
瞳孔	瞳孔散大	瞳孔收缩	瞳孔散大,无反应
心率	心动过速	心动过缓	变异心率
呼吸	过度通气	周期性呼吸	需要呼吸支持,可能有自主呼吸

3. A。图 C、D 和 E 的描记结果分别代表连续极低电压、暴发抑制和电压低平（大多为等电位）。当这些描记结果发生在围产期窒息后的最初 6 小时内，它们与神经系统不良预后有关（Hellstrom-Westas et al.,1995）。CoolCap 试验（Gluckman et al.,2005）和 TOBY 试验（Azzopardi et al.,2009）采用的标准略有不同。纳入标准包括 aEEG 中度异常（上边界电压>10μV，下边界电压<5μV）、严重异常（上边界电压<10μV）或有惊厥发作。

4. D。病例 A 很明显是在一个没有并发症的妊

娠中发生了一个前哨事件，随后出现胎儿酸中毒，需要复苏，最终发展为脑病。由于这是一个急性事件，因此很可能还处在围产期窒息后 6 小时的时间窗内，进行亚低温治疗是合适的。进一步排查其他器官功能障碍和其他病因的做法是合理的，同时还要收集更多的资料以检查大脑功能的完整性（一系列的神经系统检查，EEG，MRI）。病例 B 更具挑战性，因为之前并未发现前哨事件或任何胎儿问题。这个病例说明了在出生 60 分钟内进行脐血和/或新生儿血液血气分析对于客观评估气体交换障碍的重要

性。在生后 6 小时内,临床团队已得到患儿存在宫内气体交换障碍的证据,结合出生时需要复苏的病史,以及之后表现出没有其他病因的中度脑病,综合上述信息,启动亚低温治疗是合适的,因为这是一项有效且能够被新生儿很好耐受的治疗。不过,该患儿现有的资料比较有限,至关重要的是收集更多信息来支持缺氧缺血性脑病的诊断。分娩结束后通过与产科同事的进一步交流得知,胎儿期的健康状况存在着更多的不确定性。这也强调了与产科同事进行病史回顾的重要性。

5. F。详见问题 4 的答案分析。

围产期窒息后的管理

病例 3

病例摘要:女婴,出生体重 2 420g,胎龄 34^{+1} 周,在一个 Ⅱ 级医院 NICU 出生,母亲是 19 岁的初产妇,因未足月的长时间胎膜早破(prolonged and premature rupture of membranes,PPROM)而住院治疗,已应用倍他米松。此外,该产妇存在 B 族链球菌定植,且在分娩前已接受 7 天的抗生素治疗,因为 PPROM 开始诱导分娩。分娩时第二产程延长,随后阴道分娩,脐带很紧地绕在颈部,分娩过程中只能把它剪断。新生儿出生时无活力,予持续正压通气 3 分钟后改为 CPAP 支持,并被转移至 NICU。1-5-10 分钟 Apgar 评分分别为 2-4-8 分。脐静脉血气:pH 7.33,PCO_2 42mmHg,BE −3.7mmol/L。脐动脉血气:pH 7.15,PCO_2 77mmHg,BE −3.6mmol/L。最初的稳定措施包括高流量鼻导管吸氧,FiO_2 50%,应用 16 小时后撤离。该患儿存在低灌注、低血压(31/12mmHg),血糖为 72mg/dL。生后 90 分钟的血气:pH 7.15,PCO_2 39mmHg,PO_2 136mmHg,BE −14.5mmol/L。置入脐静脉导管,予生理盐水 10mL/kg 扩容,循环及血压改善。入院体格检查发现头部变形,头顶部瘀斑和头颅血肿。最初肌张力低、活动少,但新生儿很容易唤醒,并且原始反射正常。开始抗生素治疗,白细胞计数无明显异常,血细胞比容为 38.7%,血小板计数为 232×10^9/L。母亲和新生儿血型均是 O 型、Rh 阳性,并且直接抗球蛋白试验阴性。

练习 3

问题

1. 对于存在围产期缺氧缺血风险的新生儿,应

监测哪些参数评估器官系统功能障碍?

A. 中枢神经系统

B. 无须监测。根据该患儿的脐血血气,并没有客观证据表明存在气体交换障碍

C. 中枢神经系统,血液,肾,肝,肺,代谢和心功能

D. 中枢神经系统和心肺功能

2. 围产期窒息后的新生儿除一系列神经系统检查外,还应考虑完善哪些影像学/生理检查来获取更多信息?

A. 脑电图

B. 计算机体层成像(CT)

C. 磁共振成像

D. A,B 和 C

E. A 和 C

3. 围产期窒息后,全血细胞计数结果中最常见的异常表现是什么?

A. 贫血

B. 白细胞减少

C. 血小板减少

D. 有核红细胞增多

4. 该患儿每天需多少"维持量"的晶体液?

A. 50mL/(kg · d)

B. 150mL/(kg · d)

C. 60~80mL/(kg · d)

D. 80~100mL/(kg · d)

Ⅱ 级 NICU 诊疗过程:生后 16 小时,患儿头皮出现更多的瘀斑,同时变得更肿了;神经系统检查发现患儿易激惹且伴有异常的肢体活动,被认为是神经易激惹和/或脑病。复查血细胞比容为 27.9%,血小板计数降至 155×10^9/L。计算机体层成像(CT)显示一个大的头皮血肿伴软组织肿胀和一个小的左侧幕上硬脑膜下血肿可能,灰质-白质分界不清。开始输注红细胞,因患儿易激惹给予苯巴比妥 20mg/kg。生后 24 小时,患儿出现异常动作和疑似惊厥发作的凝视,随后转运至 Ⅲ/Ⅳ 级 NICU。

5. 该患儿是否经历了围产期窒息?

A. 否,因为脐血的血气结果不存在代谢性酸中毒

B. 是,因为生后 90 分钟的血气显示代谢性酸中毒

C. 目前没有足够的信息得出此结论

Ⅲ/Ⅳ 级 NICU 诊疗过程:生后 30 小时入院时的体格检查显示生命体征稳定,头部有明显的瘀斑

和跨越骨缝的凹陷性水肿,FiO_2 为 30% 的高流量鼻导管吸氧下,仍有轻度吸气性凹陷,腹部柔软,无肝脾肿大。该患儿在被搬动时表现为易激惹、四肢肌张力增高、躯干肌张力降低、间歇性眼球震颤和双眼凝视。下肢脚踏车样动作在制动后就能停止。尿量<1mL/(kg·h),血液检查显示血钠 134mmol/L,血钾 6.0mmol/L,总 CO_2 10mmol/L,血尿素氮(BUN)23mg/dL,肌酐(Cr)1.7mg/dL,血钙 7.1mg/dL,血磷 10.2mg/dL,葡萄糖 84mg/dL,天冬氨酸转氨酶(AST)508IU/L,丙氨酸转氨酶(ALT)136IU/L,白蛋白 3.0g/L,乳酸 9.7mmol/L,血细胞比容 32% 和血小板 $69×10^9$/L。外周血涂片未见明显异常。在接下来的 24 小时内,新生儿仍然少尿,血钠下降到 124mmol/L,血钾无变化,BUN 和 Cr 上升到 41mg/dL 和 2.7mg/dL,代谢性酸中毒变得更加明显(末梢血血气:pH 7.16,PCO_2 23.4mmHg,BE −18.6mmol/L)。输液量减少到 40mL/(kg·d),开始输注血小板,腹部超声无明显异常,脑电图显示背景异常,无惊厥发作。超声心动图提示严重的左右心室收缩功能障碍,射血分数为 25%~30%,右心室压力同体循环水平相当,严重的三尖瓣反流和轻微的二尖瓣反流。

6. 低钠血症的原因是什么?
    A. 过多补液导致稀释性低钠血症
    B. 抗利尿激素分泌失调综合征
    C. 急性肾小管坏死
    D. 先天性肾上腺皮质增生症
    E. 与早产有关的近端肾小管重吸收钠减少所致的钠丢失

7. 该患儿贫血和血小板减少的最可能原因是什么?
    A. 弥散性血管内凝血
    B. 溶血性贫血
    C. 帽状腱膜下出血
    D. 腹膜后血肿

8. 该患儿转移至Ⅲ级 NICU 以后发生代谢性酸中毒的最可能病因是什么?
    A. 肾实质损伤
    B. 缺氧缺血继发的心肌受累
    C. 先天性代谢缺陷
    D. 与早产有关的碳酸氢盐消耗所致的肾小管性酸中毒

9. 当该患儿转入Ⅲ/Ⅳ级 NICU 以后可以提供怎样的神经保护性治疗?
    A. 亚低温治疗
    B. 重组人促红素
    C. 氙气
    D. 造血干细胞
    E. 别嘌醇
    F. 以上都不是

答案

1. C。当临床怀疑出现缺氧缺血事件时,对多器官功能障碍的监测是需要的,因为心输出量被重新分配,减少了非关键器官(肾、胃肠道、肝、肌肉、皮肤)的灌注,以保证"关键"器官(胎儿的大脑、心脏、肾上腺以及胎盘)的血流量(Cohn et al.,1974)(图 2.5)。根据不同的脏器特点,可以有预见性地对器官功能障

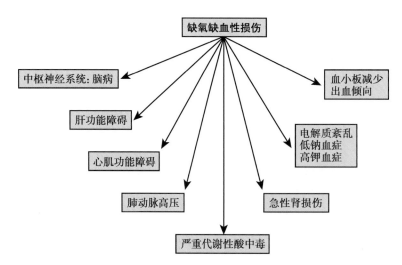

图2.5　围产期窒息导致气体交换障碍,如果持续时间过长或程度严重,可导致临床上重要的缺氧缺血性损伤并累及机体其他器官和系统。发生缺氧缺血后典型的血流动力学代偿反应是心输出量的重新分配,即减少相对不重要脏器(肾、胃肠道、肌肉等)的灌注,以维持重要脏器(大脑、心脏、肾上腺、胎盘)的血流。能否成功代偿取决于许多变量,如胎儿生长情况、合并的炎症情况和其他伴发事件

碍进行监测(如,根据肺部情况的临床过程)或通过特异性的检查项目进行评估(如肌酐、尿量、血小板计数等)。脐血血气未提示代谢性酸中毒,给人的初步印象可能是没有发生气体交换障碍。但是,脐带很紧地缠绕在胎儿颈部,这可能使脐带受到挤压。分娩过程中的血气可能无法反映胎儿的真实状况。生后90分钟时的血气(BE −14.5mmol/L)以及最初的灌注不良和低血压支持患儿发生过气体交换障碍。缺氧缺血后,BE 的这种变化通常被称为乳酸从组织中"洗脱"。

2. E。脑电图是一种非常敏感但非特异性的工具,它可以提供特定事件或疾病对大脑产生影响的相关信息。脑电图通过评估相关电活动特征(幅度、连续性、频率)、电活动对称性、成熟度和发作模式等信息对临床检查进行补充(图2.6)。大脑 MRI 是评估新生儿脑损伤的发生、分布范围和损伤程度的最佳影像学模式。在不同时间点进行的大脑 MRI 检查中,对评估最有帮助的序列是不同的。一般来说,弥散加权成像在发生缺氧缺血事件后的最初 3~5天能提供更多信息,而传统的 T₁ 和 T₂ 成像则在 7天后更为有用(American College of Obstetricians and

Gynecologists and American Academy of Pediatrics, 2014)。然而,在缺乏前哨事件的情况下,常常并不能确定缺氧缺血事件发生的确切时间。

3. C。随机试验表明,与常规保温相比,接受亚低温治疗的新生儿中血小板减少更为常见(Jacobs et al.,2013)。有研究报道,与对照组相比,亚低温治疗的新生儿血液中总的白细胞和中性粒细胞计数减少,但该研究的新生儿样本量仅为 65 例(Jenkins et al.,2013)。

4. A。出生时血流动力学不稳定,可能需要扩容以确保缺氧缺血后有足够的血容量。一旦新生儿的血流动力学稳定后,应限制晶体液的补液量,因为经历缺氧缺血事件的新生儿不论是否接受亚低温治疗,肾功能不全都是很常见的。在得到更多有关肾功能和/或抗利尿激素分泌失调综合征(syndrome of inappropriate secretion of antidiuretic hormone, SI-ADH)的信息之前,限液的做法是较为谨慎合理的。

5. C。诊断围产期窒息的挑战之一是没有一个特异性的诊断性检查。如美国妇产科医师协会/美国儿科学会出版的 *Neonatal Encephalopathy and Neurologic Outcome*(American College of Obstetricians and

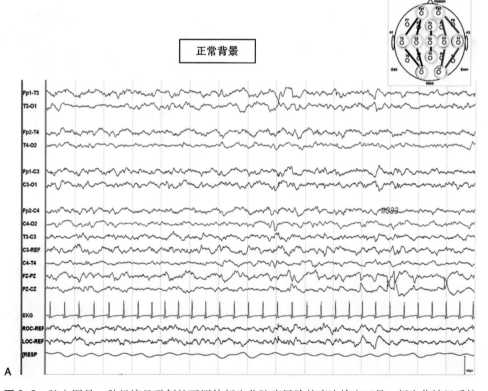

图2.6 脑电图是一种经济且无创的可评估新生儿脑病风险的床边检查工具。新生儿神经系统检查的异常表现可能是微妙的,脑电图可以通过背景活动评估是否有脑病发生(图 A 和 B),但无法提供脑病的病因。脑电图是诊断惊厥发作的"金标准"(图 C)。临床上可疑的惊厥发作往往与脑电图证据并不一致,而惊厥的发生与否可直接影响脑病的预后

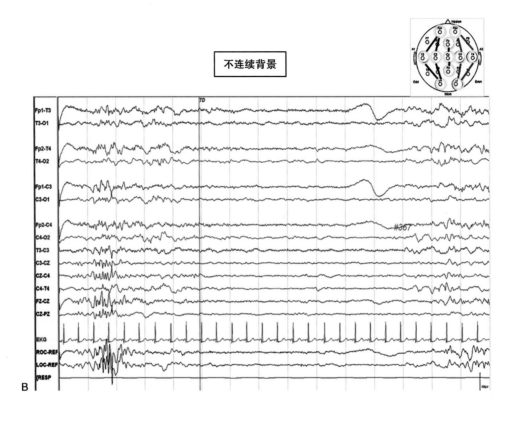

不连续背景

B

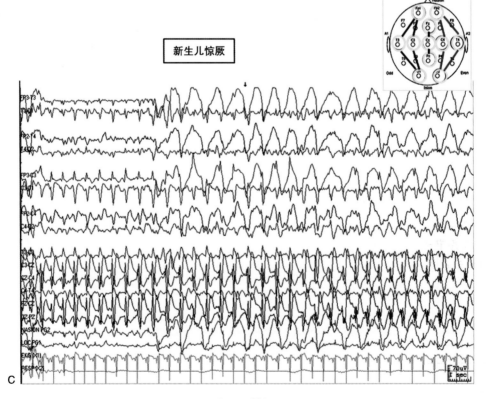

新生儿惊厥

C

图 2.6（续）

Gynecologists and American Academy of Pediatrics, 2014)中所述,需要一系列数据才能有比较大的把握去诊断围产期窒息。如果有明确的前哨事件(有并发症的妊娠和分娩、突发腹痛、完全性胎盘早剥、急产、新生儿需要复苏、胎儿酸中毒和脑病等),那么围产期窒息的诊断相对容易。在本病例中,围产期窒息是作为鉴别诊断考虑的,但是同时也需要考虑颅内出血或血细胞比容下降相关的其他疾病。本例新生儿的神经系统异常表现在生后 24 小时内逐渐进展。

6. C。肌酐浓度的持续升高支持急性肾小管坏死。SIADH 可发生在窒息后,但很难解释肌酐升高的情况。血和尿渗透压测定有助于排除 SIADH。尿液分析的作用常常被忽视。

7. C。帽状腱膜下出血并非缺氧缺血事件的特异性表现,但该患儿的实验室检查和影像学检查都符合该诊断。患儿可能有大量血液进入帽状腱膜下导致血容量丢失,并大量消耗凝血因子,从而进一步加剧出血。应当严密监测头围。另外还需考虑弥散性血管内凝血(DIC)引起的出血,但是外周血涂片并不支持该诊断。小的硬脑膜下血肿在阴道分娩的新生儿中较为常见。

8. B。所有选项都可以导致代谢性酸中毒,但在缺氧缺血事件导致中枢神经系统功能障碍的情况下,首先考虑心肌功能障碍。另外,先天性代谢缺陷也是一个重要的鉴别诊断(如线粒体病),但这一类疾病非常罕见。

9. F。该患儿于生后 30 小时被送入 Ⅲ/Ⅳ 级 NICU,已经超过了开始亚低温治疗的经典的 6 小时窗口期,并且超过了被认为有一定疗效的晚期亚低温治疗的 6~24 小时窗口期(Laptook et al.,2017)。其他有应用前景的神经保护疗法包括重组人促红素、褪黑素、吸入氙气、干细胞和大麻素(Martinello et al.,2017),尽管其中一些疗法已经开始进行随机试验,但目前尚缺乏足够的证据支持。

亚低温治疗

病例 4

病例摘要:男婴,出生于 Ⅲ 级 NICU,出生体重 3 910g,胎龄 40[+3] 周,母亲 27 岁,G4P2。胎龄评估基于孕 9 周时的超声检查,因胎龄已经足月,给予诱导分娩。胎儿在分娩时心率较低(105~110 次/min),但胎心的中度变异和自发加速尚正常。随着产程的进展,检测到胎心晚期减速现象,于是决定使用胎头吸引加速分娩。分娩时发现脐带紧绕颈部。新生儿出生时无自主呼吸,肌张力低下,无自主活动,对刺激无反应。复苏措施包括正压通气 4 分钟,随后气管插管,心率上升至 100 次/min,SpO₂ 升高,但肤色和灌注仍较差。1-5-10-15 分钟的 Apgar 评分分别为 0-3-4-4 分。随后该婴儿被转运至 NICU。脐静脉血气:pH 7.21,PCO₂ 50.0mmHg,PO₂ 50.9mmHg,BE − 8.1mmol/L。脐动脉血气:pH 6.82,PCO₂ 110.0mmHg,PO₂ 32.3mmHg,BE −17.7mmol/L。

入住 NICU 时,该患儿灌注不良,低血压,平均压为 20mmHg,并且需要呼吸机支持。初始血糖浓度为 12mg/dL,随即建立血管通路,并给予葡萄糖(200mg/kg)和生理盐水(20mL/kg)。初次血常规提示血细胞比容为 31%,白细胞计数为 9.3×10⁹/L(白细胞分类正常),血小板为 171×10⁹/L,有核红细胞占 12% 和网织红细胞占 4.1%。送检血培养后开始抗生素应用。生后 60 分钟的第一次血气分析:pH 6.88,PCO₂ 28.8mmHg,PO₂ 78.1mmHg,BE −20mmol/L。生理盐水扩容后开始输注红细胞。胎儿血红蛋白酸洗脱试验阴性。生后 90 分钟用 NIHCD 改良的 Sarnat 评分进行神经系统评估,提示重度脑病,在生后 2 小时开始亚低温治疗。

练习 4

问题

1. 对围产期窒息的新生儿进行全身亚低温治疗时,合适的目标体核温度是多少?
　　A. 33.0℃
　　B. 34.5℃
　　C. 32.0℃
　　D. 33.5℃

2. 亚低温治疗时把体温降至目标体核温度持续多长时间是最恰当的?
　　A. 60 小时
　　B. 120 小时
　　C. 96 小时
　　D. 72 小时

3. 亚低温治疗后怎样的复温速度是最恰当的?
　　A. 超过 2 小时
　　B. 0.5℃/h
　　C. 24 小时以上
　　D. 48 小时以上

4. 亚低温治疗最常见的并发症/实验室异常结果是什么？

    A. 肾功能衰竭

    B. 持续性肺动脉高压

    C. 肝功能障碍

    D. 寒战

    E. 血小板减少

答案

1. D。在第一批亚低温治疗的研究中使用的降温幅度非常接近，这个温度是从新生儿的临床前研究和预试验中推断出来的。在临床试验中，全身亚低温用 33.5℃，头部亚低温用 34.5℃（Azzopardi et al.，2009；Gluckman et al.，2005；Jacobs，2011；Shankaran et al.，2005；Simbruner et al.，2010）。新生儿亚低温试验结果表明，虽然亚低温治疗减少了 18~24 月龄时的死亡率或残疾率，但仍有 40% 以上的患儿出现了死亡或残疾。目前尚不清楚将温度降至更低是否可以进一步改善预后。NICHD 的新生儿研究协作网随后进行了一项随机试验，将治疗温度冷却至 33.5℃ 与 32.0℃ 进行比较（Shankaran et al.，2014，2017）。结果表明，与 33.5℃ 相比，冷却至 32.0℃ 并没有改善预后。这些结果与在大鼠新生幼崽中进行的平行研究结果一致（Wood et al.，2016）。

2. D。在最初的亚低温试验中，基于胎羊的临床前研究结果，采取的降温时间均为 72 小时。为了研究"更长低温时间是否有更好的效果"，新生儿研究协作网也设计了一项随机试验，对"更长的低温时间"做了相关研究。结果表明，和持续低温 72 小时相比，持续 120 小时的低温并没有改善结局（表 2.3）。这些结果与在胎羊中进行的平行研究一致（Davidson et al.，2015）。

表 2.3　经过不同方案亚低温治疗的 HIE 婴儿 18~22 月龄时的结局

结局	33.5℃ 下 72h *n*=92	32.0℃ 下 72h *n*=84	33.5℃ 下 120h *n*=93	32.0℃ 下 120h *n*=78
死亡或残疾	29.3%	34.5%	34.4%	28.2%
死亡	9%	18%	19%	19%
残疾	23%	20%	19%	11%

胎龄≥36 周的围产期窒息后发生中度或重度 HIE 的婴儿随机给予不同方案的亚低温治疗，评估 18~22 月龄时死亡或残疾的结局。残疾是指程度严重且包括下列任何一种：贝利Ⅲ认知评分<70 分，大运动功能分级系统评分 3~5 分，或神经感觉缺陷（听力，视力）。

3. B。关于如何给新生儿复温的资料很少。大多数临床试验采用了 0.5℃/h 的复温速度。快速复温（1~2 小时内）可能会改变除了脑功能以外的心肺血流动力学，但目前尚无客观资料支持这一观点。

4. E。总样本量超过 1 500 例的 11 项随机对照试验提示，对围产期窒息后发生了中度或重度脑病的足月或晚期早产儿实施亚低温治疗，降低了 18 月龄时死亡或重大神经发育障碍的综合结局[相对危险度（relative risk，RR）0.75，95% 置信区间 0.68~0.83]（Jacobs et al.，2013）。临床试验中患儿对亚低温治疗的耐受性良好，但血小板减少和窦性心动过缓较为多见。血小板减少可以通过输注血小板来治疗。围产期窒息后，一定程度的肾损伤和急性肾小管坏死很常见，但亚低温治疗并没有增加其发生率。

住院诊疗过程：尽管给予了血液制品、晶体液和碳酸氢钠输注等积极的液体管理，但碱剩余的负值一直没有得到纠正。应用多巴胺和多巴酚丁胺后，血压有所上升。超声心动图显示心脏结构正常，没有肺动脉高压，但心脏充盈不足。患儿持续少尿并出现水肿。在生后 36 小时内，血小板计数降至 68×10^9/L，胃管、气管插管、脐部和外周静脉穿刺部位都有出血，并且血液制品替代治疗效果不佳。已送检疱疹病毒的聚合酶链反应（polymerase chain reaction，PCR）测定，并开始给予阿昔洛韦治疗。头颅超声检查提示大脑结构正常，没有出血迹象。经与家长沟通后，继续给予重症监护管理。胎盘检查提示绒毛成熟延迟，伴有间质核碎裂的散在绒毛膜绒毛和广泛的散在分布的无血管绒毛，符合胎儿血管灌注不良表现。

问题

5. 临床团队担心可能出现颅内出血。该患儿最合适的影像学检查是什么？

    A. 床边头颅超声检查

    B. 磁共振成像

    C. 计算机体层成像（CT）

    D. 头颅摄片

6. 观察到患儿间歇性的咂嘴和吸吮活动，生命体征没有变化。下一步恰当的措施是什么？

    A. 给该患儿服用抗癫痫药，并逐渐增加剂量直至症状减轻

    B. 大脑影像学检查

    C. 开始给予镇静催眠药

D. 进一步观察,如果这样的异常动作继续出现,则开始给予抗惊厥药并进行 EEG 和/或 aEEG

7. 出现下列哪项并发症应考虑停止亚低温治疗?

A. 血小板减少

B. 持续性肺动脉高压

C. 肾功能衰竭

D. 弥散性血管内凝血伴临床出血及新发颅内大出血

E. 尽管应用多种抗癫痫药仍出现持续惊厥(无论是临床还是脑电图)

答案

5. A。床边头颅超声检查。通常,MRI 是确定损伤范围和损伤程度的首选影像学方法。尽管可以在亚低温治疗的同时行 MRI 检查(Boudes et al. , 2015),但即使 NICU 有相关设备,亚低温治疗中的危重婴儿也很难被转运到 MRI 扫描仪旁。此外,MRI 图像采集通常需要 30 分钟。而超声检查则可在床边完成,无须移动危重新生儿。尽管超声检查更容易发现脑中央部位的病变,对周围区域检测能力相对较弱,但通常较大的有临床意义的病灶是比较容易探查的。

6. D。当不确定这样的动作是否是异常的且没有证据表明这样的动作会损害心肺功能时,采用"静观其变"的策略是合适的。由于围产期窒息是新生儿惊厥的最常见原因(Glass et al. ,2016),如果症状持续存在,已经排除了其他异常,而即刻又无法进行脑电图监测时,直接开始抗癫痫治疗是比较合理的。无论是否观察到惊厥发作,EEG 或 aEEG 监测都应作为接受亚低温治疗的新生儿常规检查的一部分,尤其是考虑到一些亚临床惊厥的存在。与亚低温前时代比较,围产期窒息新生儿惊厥的发生率是相似的,但越来越多的数据显示,亚低温治疗改变了惊厥发作的特点(惊厥的总负担降低且发作持续时间缩短)。脑电图监测尤其适用于正在接受亚低温治疗的新生儿,因为他们可能处于药物镇静中。aEEG 虽然有效,但相对容易漏诊那些持续时间较短的惊厥发作(Boylan et al. ,2015)。对于这些问题的关注为新生儿神经重症监护室的发展提供了理论基础,对新生儿脑损伤也更加重视(Van Meurs et al. ,2018)。

7. D。在严格的随机试验中,亚低温治疗是唯一能减少 18~22 月龄死亡或致残风险的神经保护疗法。我们在考虑停止一种明确有效的治疗时,叫停必须是因为它具有很高的致死或致残风险,并且无法通过积极的支持治疗来解决。而答案中的其他几个选项都不符合这一点。

亚低温疗法中的争议

病例 5

病例摘要:女婴,胎龄 37^{+1} 周,出生体重 2 630g。母亲 31 岁,G2P2,妊娠期无并发症,直至分娩前 1 天出现妊娠高血压症状。除 B 族链球菌定植外,产前实验室检查无其他阳性结果。因高血压开始诱导分娩,因胎心率异常而行急诊剖宫产。分娩过程中破膜,新生儿出生时无活力,无自主呼吸,无自主运动,也未听到心率。复苏措施包括擦干、吸引、刺激、T 组合正压通气和气管插管。1-5-10-15 分钟的 Apgar 评分分别为 0-5-5-6 分,之后新生儿被转运至 NICU。脐动脉血气:pH 6.75, PCO_2 > 110mmHg, PO_2 < 20mmHg,BE<−20mmol/L。

转至 NICU 后,腋温为 35.6℃,其余生命体征平稳(心率 146 次/min,呼吸频率 60 次/min,血压 61/32mmHg)。灌注是良好的,但仍然根据脐动脉血气分析结果给予 10mL/kg 的生理盐水。血糖浓度和全血细胞计数无明显异常。稳定后,于生后 2 小时用 NICHD 改良的 Sarnat 评分法进行神经系统检查(Shankaran et al. ,2005)。检查显示除拥抱反射减弱和需要机械通气(有自主呼吸)外,其他均正常。

练习 5

问题

1. 是否应在出生后 6 小时内开始亚低温治疗?

A. 是,因为脐血血气和神经系统异常与 MRI 脑损伤表现相关

B. 是,因为这种程度的胎儿酸中毒总是与脑损伤有关

C. 否,因为没有来自临床试验的数据支持亚低温治疗对这样的新生儿有益

D. 是,因为神经系统疾病很可能会进展,并且新生儿会在出生 6 小时后表现为中度或重度脑病

2. 如果该新生儿接受亚低温治疗,持续时间应该是多久?

A. 72 小时

B. 24 小时

C. 12 小时

D. 48 小时

3. 如果进行了亚低温治疗,是否有任何诊断性试验可以帮助指导亚低温治疗的持续时间?

A. 弥散加权成像

B. 质子和磷磁共振波谱

C. 近红外光谱

D. 测定血浆脑特异性蛋白质水平(S100b,泛素羧基末端水解酶-L1,白介素-1,白介素-6,肿瘤坏死因子)

E. 神经系统检查

F. 脑电图

G. 以上都不是

答案

1. C。临床实践是不断变化的,确实有许多中心选择为那些没有中度或重度脑病的新生儿也提供亚低温治疗(Oliveira et al.,2018),但并没有临床试验的证据支持。用亚低温治疗轻度脑病(不符合中度或重度脑病)患儿的相关报道包括:轻度脑病患儿(和没有使用亚低温治疗的患儿比较)出现 MRI 相关脑损伤(Walsh et al.,2017),6 小时后新生儿脑病继续进展的可能性,亚低温被认为是一种利大于弊且患儿耐受良好的治疗,等等。但目前该领域还有许多是未知的,包括对轻度脑病的定义缺乏共识、尚缺乏儿童早期神经发育结局的资料,且可能因不必要的治疗带来潜在的弊端(如影响了母婴同室、母乳喂养、睡眠方式等)。一项前瞻性观察性队列研究表明,患有轻度脑病的新生儿虽然也有 MRI 异常表现,但其发生率低于之前回顾性研究中的报道率(Prempunpong et al.,2018)。一项有随访资料的小型队列研究表明,轻度脑病的新生儿在近学龄时的发育结局相对较差(Murray et al.,2016)。目前尚不清楚亚低温治疗能否改变学龄期预后。

2. A。关于亚低温治疗持续时间的唯一循证资料来自一项随机临床试验,该研究表明 72 小时的亚低温治疗时间优于 120 小时(Shankaran et al.,2017)。很少有关于亚低温持续治疗时间小于 72 小时的数据。临床前研究的资料表明,与 48 小时的亚低温治疗相比,72 小时的治疗效果更好(Davidson et al.,2018)。一项小型队列研究提示,在轻度脑病新生儿早期停止亚低温治疗后,可观察到脑损伤(Lally et al.,2018)。

3. G。围产期研究的首要任务是找到那些能实时指导治疗的方法。尽管答案中列出的许多内容有助于判断预后,但没有一个是可用于指导治疗方案的。

（朱佳骏　徐春彩　译）

推荐阅读

Akula VP, Joe P, Thusu K, et al. A randomized clinical trial of therapeutic hypothermia mode during transport for neonatal encephalopathy. *J Pediatr*. 2015;166:856-61.e1-2.

American Academy of Pediatrics, American Heart Association. *Textbook of Neonatal Resuscitation*. Elk Grove Village, IL: American Academy of Pediatrics; 2016.

American College of Obstetricians and Gynecologists, American Academy of Pediatrics. *Neonatal Encephalopathy and Neurologic Outcome*. 2nd ed. Washington, DC: American College of Obstetricians and Gynecologists; 2014.

Azzopardi DV, Strohm B, Edwards AD, et al. Moderate hypothermia to treat perinatal asphyxial encephalopathy. *N Engl J Med*. 2009;361:1349-1358.

Basu SK, Kaiser JR, Guffey D, et al. Hypoglycaemia and hyperglycaemia are associated with unfavourable outcome in infants with hypoxic ischaemic encephalopathy: a post hoc analysis of the CoolCap Study. *Arch Dis Child Fetal Neonatal Ed*. 2016;101:F149-F155.

Boudes E, Tan X, Saint-Martin C, Shevell M, Wintermark P. MRI obtained during versus after hypothermia in asphyxiated newborns. *Arch Dis Child Fetal Neonatal Ed*. 2015;100:F238-F42.

Boylan GB, Kharoshankaya L, Wusthoff CJ. Seizures and hypothermia: importance of electroencephalographic monitoring and considerations for treatment. *Semin Fetal Neonatal Med*. 2015; 20:103-108.

Cohn HE, Sacks EJ, Heymann MA, Rudolph AM. Cardiovascular responses to hypoxemia and acidemia in fetal lambs. *Am J Obstet Gynecol*. 1974;120:817-824.

Davidson JO, Draghi V, Whitham S, et al. How long is sufficient for optimal neuroprotection with cerebral cooling after ischemia in fetal sheep? *J Cereb Blood Flow Metab*. 2018;38:1047-1059.

Davidson JO, Wassink G, Yuill CA, et al. How long is too long for cerebral cooling after ischemia in fetal sheep? *J Cereb Blood Flow Metab*. 2015;35:751-758.

Glass HC, Glidden D, Jeremy RJ, Barkovich AJ, Ferriero DM, Miller SP. Clinical neonatal seizures are independently associated with outcome in infants at risk for hypoxic-ischemic brain injury. *J Pediatr*. 2009;155:318-323.

Glass HC, Shellhaas RA, Wusthoff CJ, et al. Contemporary profile of seizures in neonates: a prospective cohort study. *J Pediatr*. 2016;174:98-103.e1.

Gluckman PD, Wyatt JS, Azzopardi D, et al. Selective head cooling with mild systemic hypothermia after neonatal encephalopathy: multicentre randomised trial. *Lancet*. 2005;365:663-670.

Hall RT, Hall FK, Daily DK. High-dose phenobarbital therapy in term newborn infants with severe perinatal asphyxia: a randomized, prospective study with three-year follow-up. *J Pediatr*. 1998;132:345-348.

Hellström-Westas L, Rosén I, Svenningsen NW. Predictive value of early continuous amplitude integrated EEG recordings on outcome after severe birth asphyxia in full term infants. *Arch Dis Child Fetal Neonatal Ed*. 1995;72:F34-F38.

Jacobs SE, Berg M, Hunt R, Tarnow-Mordi WO, Inder TE, Davis PG. Cooling for newborns with hypoxic ischaemic encephalopathy.

Cochrane Database Syst Rev. 2013;(1):CD003311.

Jacobs SE, Morley CJ, Inder TE, et al. Whole-body hypothermia for term and near-term newborns with hypoxic-ischemic encephalopathy: a randomized controlled trial. Arch Pediatr Adolesc Med. 2011;165:692-700.

Jenkins DD, Lee T, Chiuzan C, et al. Altered circulating leukocytes and their chemokines in a clinical trial of therapeutic hypothermia for neonatal hypoxic ischemic encephalopathy*. Pediatr Crit Care Med. 2013;14:786-795.

Klinger G, Beyene J, Shah P, Perlman M. Do hyperoxaemia and hypocapnia add to the risk of brain injury after intrapartum asphyxia? Arch Dis Child Fetal Neonatal Ed. 2005;90:F49-F52.

Lally PJ, Montaldo P, Oliveira V, et al. Residual brain injury after early discontinuation of cooling therapy in mild neonatal encephalopathy. Arch Dis Child Fetal Neonatal Ed. 2018;103(4):F383-F387.

Laptook AR, Corbett RJ, Arencibia-Mireles O, Ruley J. Glucose-associated alterations in ischemic brain metabolism of neonatal piglets. Stroke. 1992;23:1504-1511.

Laptook AR, Shankaran S, Tyson JE, et al. Effect of therapeutic hypothermia initiated after 6 hours of age on death or disability among newborns with hypoxic-ischemic encephalopathy: a randomized clinical trial. JAMA. 2017;318:1550-1560.

Martinello K, Hart AR, Yap S, Mitra S, Robertson NJ. Management and investigation of neonatal encephalopathy: 2017 update. Arch Dis Child Fetal Neonatal Ed. 2017;102:F346-F358.

Murray DM, O'Connor CM, Ryan CA, Korotchikova I, Boylan GB. Early EEG grade and outcome at 5 years after mild neonatal hypoxic ischemic encephalopathy. Pediatrics. 2016;138:e20160659.

Natarajan G, Laptook A, Shankaran S. Therapeutic hypothermia: how can we optimize this therapy to further improve outcomes? Clin Perinatol. 2018;45:241-255.

Oliveira V, Singhvi DP, Montaldo P, et al. Therapeutic hypothermia in mild neonatal encephalopathy: a national survey of practice in the UK. Arch Dis Child Fetal Neonatal Ed. 2018;103(4):F-388-F390.

Pappas A, Shankaran S, Laptook AR, et al. Hypocarbia and adverse outcome in neonatal hypoxic-ischemic encephalopathy. J Pediatr. 2011;158:752-758.e1.

Prempunpong C, Chalak LF, Garfinkle J, et al. Prospective research on infants with mild encephalopathy: the PRIME study. J Perinatol. 2018;38:80-85.

Rosenberg AA, Jones Jr MD, Traystman RJ, Simmons MA, Molteni RA. Response of cerebral blood flow to changes in Pco2 in fetal, newborn, and adult sheep. Am J Physiol. 1982;242:H862-H866.

Sarnat HB, Sarnat MS. Neonatal encephalopathy following fetal distress. A clinical and electroencephalographic study. Arch Neurol. 1976;33:696-705.

Shalish W, Olivier F, Aly H, Sant'Anna G. Uses and misuses of albumin during resuscitation and in the neonatal intensive care unit. Semin Fetal Neonatal Med. 2017;22:328-335.

Shankaran S, Laptook AR, Ehrenkranz RA, et al. Whole-body hypothermia for neonates with hypoxic-ischemic encephalopathy. N Engl J Med. 2005;353:1574-1584.

Shankaran S, Laptook AR, Pappas A, et al. Effect of depth and duration of cooling on deaths in the NICU among neonates with hypoxic ischemic encephalopathy: a randomized clinical trial. JAMA. 2014;312:2629-2639.

Shankaran S, Laptook AR, Pappas A, et al. Effect of depth and duration of cooling on death or disability at age 18 months among neonates with hypoxic-ischemic encephalopathy: a randomized clinical trial. JAMA. 2017;318:57-67.

Simbruner G, Mittal RA, Rohlmann F, Muche R. Systemic hypothermia after neonatal encephalopathy: outcomes of neo.nEURO.network RCT. Pediatrics. 2010;126:e771-e778.

Thornton C, Baburamani AA, Kichev A, Hagberg H. Oxidative stress and endoplasmic reticulum (ER) stress in the development of neonatal hypoxic-ischaemic brain injury. Biochem Soc Trans. 2017;45:1067-1076.

Van Meurs KP, Yan ES, Randall KS, et al. Development of a NeuroNICU with a broader focus on all newborns at risk of brain injury: the first 2 years. Am J Perinatol. 2018;35(12):1197-1205.

Vesoulis ZA, Liao SM, Rao R, Trivedi SB, Cahill AG, Mathur AM. Re-examining the arterial cord blood gas pH screening criteria in neonatal encephalopathy. Arch Dis Child Fetal Neonatal Ed. 2018;103(4):F377-F382.

Walsh BH, Neil J, Morey J, et al. The frequency and severity of magnetic resonance imaging abnormalities in infants with mild neonatal encephalopathy. J Pediatr. 2017;187:26-33.e1.

Wood T, Osredkar D, Puchades M, et al. Treatment temperature and insult severity influence the neuroprotective effects of therapeutic hypothermia. Sci Rep. 2016;6:23430.

第 3 章

液体和电解质管理

Pamela Isabel Good　　John M. Lorenz　　Richard A. Polin

液体和电解质管理在任何极早产儿和重症新生儿的初期处理中都是十分重要且充满挑战的。从胎儿向新生儿过渡的过程中伴随着液体和电解质动态平衡的巨大改变。出生前,胎儿有持续且稳定的液体和电解质供应,其稳态的维持主要依赖于母亲和胎盘的功能。出生以后,新生儿很快就需要依靠自身力量去维持液体和电解质的稳态。对比宫内,出生后暴露在宫外环境中的新生儿,其水和电解质的得失变化极为明显,并且他们的自身反馈调节能力较弱。更重要的是,新生儿出生后细胞外液(extracellular fluid,ECF)容量明显减少。在极早产儿中,宫内外环境的转变还伴随钾离子平衡的显著变化:钾从细胞内液(intracellular fluid,ICF)转移到ECF。新生儿生后早期液体和电解质的管理目标并非是维持液体和电解质的平衡,而是保证其平稳变化而不至于对机体造成危害。

胎儿的液体平衡

胎儿通过胎盘接受所有生长所需的水分。胎盘水平衡是由广泛存在于女性生殖道内的水孔蛋白调节的。尽管净水流量相对较小(Faichney et al.,2004),但胎儿、羊水和母体循环之间交换的水量很大(图3.1)。

在妊娠早期,胎儿约95%的成分是水,绝大多数存在于细胞外液空间。随着妊娠的进展,由于体内固体物质(蛋白质、脂肪和矿物质)的积累,总体水所占的百分比降低(图3.2*)。由于胎儿后期的生长是通过细胞增大而非细胞分裂来实现的,因此,作为体重的一部分,细胞外液空间逐渐减少而细胞内液有所增加。足月胎儿的平均体液为3 000mL,其中

---

*根据版权授权要求,本书部分图、表和框须在文中保留原文,相应译文参考书末第343页。

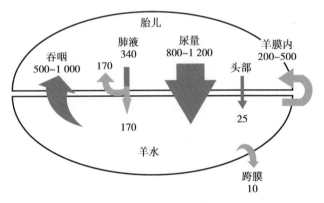

图 3.1　妊娠晚期胎儿和羊水之间交换的水量,单位为 mL/d(From Gilbert WM,Brace RA:Amniotic fluid volume and normal flows to and from the amniotic cavity. *Semin Perinatol* 17:150-157,1993)

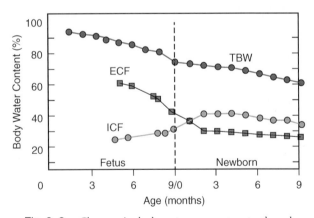

Fig. 3.2　Changes in body water compartments through advancing gestational age and postnatally. (Reproduced with permission from Friis,HB:Body water compartments in children:changes during growth and related changes in body composition,*Pediatrics* 28:169-181,1961 by the AAP.)

1 000mL 为细胞内液,350mL 为血管内液。在胎儿期,尿量很大,至足月妊娠时可达 1 000mL/d。

在生长异常的胎儿中,身体成分会出现紊乱。例如,大于胎龄儿(large for gestational age infant,LGA)的总脂肪和矿物质含量较高,但瘦体重较小

（Hammami et al.，2001）。而在生长受限的胎儿中，总体液则会增加（与生长正常的胎儿相比）。这反映了生长受限人群的蛋白质和矿物质累积量是减少的（Hohenauer and Oh，1969），而到足月时，脂肪组织的含量也显著少于生长正常的胎儿。

新生儿体内的水和钠离子平衡

早产儿在出生后第一周体重一般会下降 5% ~ 12%（Bauer and Versmold，1989；Lorenz et al.，1982；

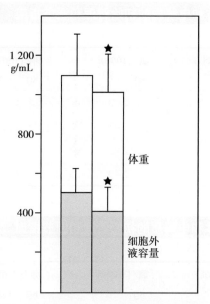

图 3.3　极早产儿出生后体重和细胞外液容量的变化（From Bauer K，Versmold H：Postnatal weight loss in preterm neonates less than 1 500 grams is due to isotonic dehydration of the extracellular volume，*Acta Paediatr Scand Suppl* 360：37-42，1989）

Shaffer et al.，1987）。尽管体重下降可能和热量摄入不足有关，但大量研究显示更主要的原因是出生后 ECF 的减少（Bauer and Versmold，1989；Bauer et al.，1991；Hartnoll et al.，2000；Heimler et al.，1993；Shaffer et al.，1986；Shaffer and Meade，1989）（图3.3）。以下资料提示 ECF 的减少是生理性的：

- 尽管水和钠的摄入量存在巨大的个体差异，但仍会发生 ECF 的减少（Lorenz et al.，1982；Shaffer and Meade，1989）
- 即使通过补充热量/蛋白质使体重下降不那么明显，仍会发生 ECF 的减少（Heimler et al.，1993）
- 当体重恢复到出生体重后，每千克体重的 ECF 容量仍稳定在较低水平（Singhi et al.，1995）
- ECF 减少幅度过小可能与更高的发病率相关（Bell and Acarregui，2008；Costarino et al.，1992；Hartnoll et al.，2000）

水、钠经肾脏排出

全身的水钠负平衡与 ECF 减少有关。在大多数新生儿，生后最初几天 ECF 减少造成的水钠排出并不是一个逐渐变化的过程。事实上，大部分极低出生体重儿出生后 1 周内都有特征性的水钠适应性变化，而且这一过程和水、电解质的摄入量并不相关（Bidiwala et al.，1988；Costarino et al.，1985；Lorenz et al.，1982；Lorenz et al.，1995）。这一过程通常可分为三个阶段。表3.1 总结了每个阶段水电解质平衡、ECF 容量和肾功能的情况。表3.2 至表3.4 总结了生后 1 月内水、钠、钾的推荐摄入量。

表 3.1　极早产儿出生后肾功能、体液和电解质的变化

状况	利尿前期	利尿/利钠期	平衡期
年龄	出生至生后 2 天	生后 1~5 天	出生 2~5 天后
尿量	少	突然大量增加	减少，然后与摄入量有关
钠排出	少量	突然大量增加	减少，然后与摄入量有关
钾排出	少量	突然大量增加	减少，然后与摄入量有关
水平衡	<摄入量-IWL	明显负平衡	和钠离子平衡相关
钠离子平衡	负平衡	明显负平衡	稳定，然后随着生长处于正平衡
钾离子平衡	负平衡	明显负平衡	稳定，然后随着生长处于正平衡
ECF 容量	稳定或轻度下降	突然明显下降	和钠离子平衡相关，随着生长逐渐增加
肌酐清除率	低	突然明显增加	轻度下降，随着肾功能的成熟逐渐增加

ECF，细胞外液；IWL，不显性失水。

表 3.2　适于胎龄儿裸露于 50% 湿度和中性温度的暖箱中液体和电解质的初始管理和调节指南

过渡阶段（出生后第 3~5 天）

体重/g	体重下降占 BW 百分比	水/(mL· kg^{-1}·d^{-1})	钠/(mmol· kg^{-1}·d^{-1})	氯/(mmol· kg^{-1}·d^{-1})	钾/(mmol· kg^{-1}·d^{-1})
≤1 000	10	90~140	0~1	0~1	0
1 001~1 500	8~10	80~120	0~1	0~1	0~1
1 501~2 000	6~8	70~100	0~1	0~1	0~1
>2 000	6~8	60~80	0~1	0~1	0~1

BW，出生体重。

表 3.3　适于胎龄儿裸露于 50% 湿度和中性温度的暖箱中液体和电解质的初始管理和调节指南

稳定阶段（出生后第 5~14 天）

体重/g	体重下降占 BW 百分比	水/(mL· kg^{-1}·d^{-1})	钠/(mmol· kg^{-1}·d^{-1})	氯/(mmol· kg^{-1}·d^{-1})	钾/(mmol· kg^{-1}·d^{-1})
<1 000	0	80~120	2~3	2~3	1~2
1 001~1 500	0	80~120	2~3	2~3	1~2
1 501~2 000	0	80~120	2~3	2~3	1~2
>2 000	0	80~120	2~3	2~3	1~2

BW，出生体重。

表 3.4　适于胎龄儿裸露于 50% 湿度和中性温度的暖箱中液体和电解质的初始管理和调节指南

生长阶段（出生 14 天后）

体重/g	体重增加/ (g·kg^{-1}·d^{-1})	喂养量/(mL· kg^{-1}·d^{-1})	钠/(mmol· kg^{-1}·d^{-1})	氯/(mmol· kg^{-1}·d^{-1})	钾/(mmol· kg^{-1}·d^{-1})
≤1 000	15~20	150~200	3~5	3~5	2~3
1 001~1 500	15~20	150~200	3~5	3~5	2~3

新生儿生后 12~48 小时内，不论摄入量多少，尿量一般都比较少，约 0.5~3mL/(kg·h)。在这一利尿前期，钠和钾的排出水平比较低，水分丢失的主要途径是不显性失水（insensible water loss，IWL）。同时围产期较低的肾小球滤过率（glomerular filtration rate，GFR）限制了新生儿排出水和电解质的能力。

随着利尿/利钠期的开始，尿中排出的水和钠突然大量增加，且和水钠的摄入量以及之前的 ECF 减少并不相关。利尿/利钠期初期，由于水的负平衡较钠的负平衡更为明显，血钠浓度常较前升高。新生儿体重下降主要发生在这个阶段。因为大量水和钠离子刺激远端肾小管分泌钾离子，导致尿钾排出增加，所以血钾浓度随之下降。当 ECF 下降到一定程度并维持稳定后，尿量和尿中电解质的排出逐渐减少，并且排出量开始随着摄入量相应变化。

新生儿生后利尿/利钠期的这种水钠负平衡和 ECF 的减少也许意味着胎儿肺液的排出，这些肺液在分娩前和刚出生时是通过肺泡腔和肺间质吸收的。

钾离子

即使在没有外源性摄入也没有肾功能衰竭的情况下，极早产儿生后血清钾离子（K$^+$）水平在最初 24~72 小时内也会升高（Lorenz et al.，1997；Sato et al.，1995）。这是 K$^+$ 从 ICF 转移至 ECF 的结果，而这些早产儿的尿量通常正常（非少尿性高钾血症）。这种 K$^+$ 转移的幅度和早产的程度直接相关。非少尿性高钾血症在胎龄 30~32 周以后的新生儿中很少出现（Sato et al.，1995）。而在出生体重小于 1 000g 或孕 28 周前出生的早产儿中则相当常见

（Fukada et al. , 1989；Gruskay et al. , 1988；Lorenz et al. , 1997；Shaffer et al. , 1992；Stephano et al. , 1993）。不过，如果母亲使用产前皮质激素、出生后加强营养，可降低超低出生体重儿发生非少尿性高钾血症的风险（Omar et al. , 2000）。

葡萄糖

随着出生时的脐带结扎，来自母体对葡萄糖和其他营养物质的供应终止，新生儿开始自己产生葡萄糖。因此在生后最初的 45~90 分钟会出现血清葡萄糖浓度急剧下降（Heck and Erenberg，1987；Metzger et al. , 2010；Srinivasan et al. , 1984）。为了应对血清葡萄糖浓度的降低，新生儿体内的肾上腺素、去甲肾上腺素和胰高血糖素水平明显上升，同时胰岛素水平相应下降。虽然这些糖代谢相关激素的逆向调节并不如成人那样强烈，但仍可以从糖原储备中动员葡萄糖并保证葡萄糖生成。早产儿和足月儿的平均葡萄糖利用速度为 4~8mg/（kg·min）（Bier et al. , 1977；Sunehag et al. , 1993）。当存在早产、围产期应激或胎儿生长受限时，新生儿可能发生内源性葡萄糖生成不足，从而无法维持正常的血清葡萄糖浓度。为保证糖原储备和预防低血糖发生，根据葡萄糖的利用速度给予相应的葡萄糖外源性补充是非常有必要的（Tryala，1994）。

早产儿肝脏对胰岛素的反应较迟钝，且胰岛素代谢清除率较快，因此容易在补充外源性葡萄糖的过程中出现高血糖（Farrag et al. , 1997）。

病例 1：低钠血症

Ms. G 在妊娠 25 周时因宫缩发动而住院。她接受了两剂倍他米松治疗，并在产前监护室进行监测。在妊娠 26 周的时候，她分娩了一名 750g 的男婴。男婴出生后被置于辐射床上，用塑料薄膜覆盖，气管插管，置入脐动静脉导管，然后被转移到 85% 相对湿度的暖箱中监护。开始输注含糖液体，输液量为 120mL/（kg·d）。[Na$^+$] 在出生后 8 小时测定为 137mmol/L，16 小时为 133mmol/L，24 小时为 131mmol/L。第二天早晨，该男婴的尿量为 0.9mL/（kg·h），体重 755g。

练习 1

问题

1. 该男婴为何出现低钠血症？

2. 应采取哪些措施来纠正？

3. 生后早期补钠量应为多少？

答案

1. 血清钠浓度取决于总体水和钠含量。极低出生体重儿在进入利尿期之前（利尿前期），由于尿量减少（见下文）及尿钠浓度低，钠的损失很低。尿钠丢失的范围为 1~3mmol/（kg·d）（Bidiwala et al. , 1988）。因此，血清钠浓度主要受总体水的变化而影响。在利尿前期（生后最初 24~36 小时），尿液的产生量和尿流速最低，仅 0.5~3mL/（kg·h）（Lorenz，1995）。从粪便中丢失的水分也很少。不显性失水是主要的水分丢失途径。当开始静脉输液时，临床医生必须估计不显性失水量，并根据每个患儿的情况个体化调整输液量。该婴儿的尿量相对较少，血清钠含量下降，体重轻度增加（约 1%）。大多数新生儿在出生后第二天体重会减轻，但该婴儿的体重却增加了，说明该婴儿的补液量超过失水量，导致了低钠血症。此外，随着血管内容量的增加，钠的排泄会随着心房钠尿肽的释放而增加。

2. 因为该婴儿实际的不显性失水量比预计的更少，所以应减少该婴儿的补液量。减少 20mL/（kg·d）的总液体量是比较合适的。

3. 不需要补钠，因为新生儿在完成从宫内到宫外转变的过程中，需要减少 ECF 容量，使得细胞外液中的钠浓缩。

病例 1（续）

补液量从 120mL/（kg·d）降至 100mL/（kg·d）。第二天，该婴儿的尿量增加到 3.5mL/（kg·h）；当前体重为 720g。血清[Na$^+$]为 138mmol/L。当我们在早查房时讨论了极低出生体重儿生理性 ECF 减少的问题后，儿科住院医师询问该婴儿是否因补液量过多而干扰了这一过程。曾有一些随机对照试验对早产儿生后早期宽松液体策略与限制性液体策略的相关风险进行了研究。一项基于这些研究的荟萃分析显示，在接受较高输液速度的新生儿中，坏死性小肠结肠炎和动脉导管未闭的发病率显著增加，这些新生儿因输液过多而体重很少或没有下降。输入液体较少的新生儿，其体重下降幅度较大，但脱水情况并未明显增加（Bell and Acarregui，2014）。

病例 2：高钠血症

Ms. Y 在妊娠 28 周进行常规产检时被发现高血

压和严重的先兆子痫。她被送入产科病房,接受了两剂倍他米松治疗。在妊娠28⁺⁶周时产下了一名900g的女婴。新生儿在辐射床上接受复苏,用塑料薄膜将其包裹,然后置入相对湿度为80%的暖箱中。给予持续气道正压通气(continuous positive airway pressure,CPAP)支持,并置入脐动静脉导管。出生当天,输注10%葡萄糖液100mL/(kg·d)。第二天,由于尿量较少,血清[Na⁺]为132mmol/L,输液量维持在100mL/(kg·d)不变;该婴儿的体重没有变化。生后2天,婴儿的尿量增加到5.5mL/(kg·h),血清[Na⁺]为147mmol/L。体重变为820g。

练习2

问题

1. 该新生儿为何会出现高钠血症?

2. 你预计未来几天该新生儿的液体和电解质情况以及体重会发生怎样的变化? 之后几周呢?

3. 液体疗法应如何调整?

答案

1. 该婴儿已经开始利尿,这导致水和钠的丢失增加。大多数极低出生体重儿在生后24~48小时开始进入这一阶段。在利尿期的早期,失水量通常超过失钠量,从而导致血钠水平升高。随着利尿期的持续,肾小球滤过率显著上升,钠排泄分数增加。钠排泄分数的增加最终会降低血清钠浓度。因此,在利尿期早期,失水超过失钠,血清[Na⁺]升高(Bidiwala et al.,1988)。该病例所描述的婴儿随着尿量迅速增加,血清钠水平升高,她的体重在1天内减少了9%。因此,综合分析,说明利尿期早期的特点为失水超过失钠。

2. 极低出生体重儿的利尿期持续时间因人而异,可从生后24~48小时内的任意时刻开始,持续至生后72~96小时(Bidiwala et al.,1988)。在接下来的几天里,可以预计水的负平衡将继续存在,但在之后的利尿期,尿钠丢失将导致净的负钠平衡(Bidiwala et al.,1988;Lorenz,1996)。在利尿期之后,新生儿会逐渐稳定下来,在这个阶段水钠的平衡则更依赖于水钠的摄入量。

3. 利尿期应密切监测血钠浓度。大多数情况下,虽然刚开始血钠浓度是升高的,进入利尿期后钠排泄分数显著增加,血钠会下降。通常不需要增加液体输注速率,除非血钠浓度超过150mmol/L。应密切监测新生儿的体重、尿量和血电解质,因为在整个利尿期,补液量都需要根据监测的实际水平进行调整,而在进入稳定期后则可以减少监测次数。应限制钠的摄入量,直至血清[Na⁺]稳定或在利尿期出现血清[Na⁺]下降。

病例3:高钾血症

Ms. Z在妊娠23周时因早产入院。产程进展迅速,她分娩了一名男婴,分娩前未接受皮质激素的治疗。婴儿出生体重500g,在辐射床上对其进行复苏,予塑料薄膜包裹、气管插管,然后置入相对湿度为80%的暖箱中。置入脐动静脉导管后开始补糖补液治疗,起始输液量为140mL/(kg·d)。该新生儿体温正常,灌注良好,平均动脉压为25mmHg。生后初始12小时的尿量为1.8mL/(kg·h)。出生8小时[K⁺]上升至6.9mmol/L,生后24小时为7.8mmol/L。

练习3

问题

1. 血钾为何会升高?

2. 该新生儿发生非少尿性高钾血症的危险因素是什么?

3. 该新生儿高钾血症的最佳治疗方案是什么?

答案

1. 生后1~3天内,所有体重低于1 500g的新生儿血钾浓度都会随着钾从细胞内转移到细胞外而升高。在超低出生体重儿中,血清钾可以显著升高。非少尿性高钾血症与红细胞钠钾ATP酶活性低下和肾小球滤过率降低有关(Stefano et al.,1993;Gruskay et al.,1988)。这种生理性异常现象被称为非少尿性高钾血症,因为血钾升高了,但尿量却是正常的。

2. 该新生儿发生非少尿性高钾血症的主要危险因素是极度不成熟和缺乏产前皮质激素治疗。从细胞内转移到细胞外的钾离子的量与婴儿的胎龄成反比。有研究表明,如未常规使用产前皮质激素治疗,体重不足1 000g或胎龄28周之前出生的早产儿中,30%~50%会出现非少尿性高钾血症(Omar et al.,2000)。

3. 高钾血症的治疗至关重要,因为高钾血症导致的心律失常可能是致命的。治疗的一个目标是通过胰岛素、葡萄糖和/或沙丁胺醇将钾转移回细胞内。也可以应用离子交换树脂（Kayexalate）来促进钾的排泄，但是疗效不理想，并且存在较大的风险（见下文）。其他治疗还包括静脉注射钙剂以缓解高钾血症引起的心律失常。关于非少尿性高钾血症治疗策略的随机对照研究很少。但有证据表明，在缩短高钾血症持续时间方面，胰岛素和葡萄糖的疗效优于直肠内离子交换树脂（Kayexalate）的应用（Malone，1991；Yassen et al.，2008）。此外，也有使用离子交换树脂后发生高钠血症（Filippi et al.，2004）、脑室内出血、坏死性小肠结肠炎（Rugulotto et al.，2007）和肠梗阻伴穿孔（Bennett et al.，1996）的报道。因此，用离子交换树脂来治疗高钾血症已不再作为推荐方案。相较于单独使用葡萄糖和胰岛素，联合沙丁胺醇吸入治疗能更迅速地降低血钾（Singh et al.，2002）。这两种治疗方法似乎都比较安全，没有明显副作用，但相关研究的样本量都很小（Vegmal and Ohlsson，2012）。较合理的治疗方法是在启动胰岛素和葡萄糖输注的同时开始吸入沙丁胺醇。在调整胰岛素输注速率时，必须密切监测血糖浓度。

病例4：不显性失水

Ms. Z 妊娠25周时因胎膜早破入院，入院后接受了两剂倍他米松治疗，自然分娩25周的女婴。新生儿生后出现肌张力低下、呼吸暂停和发绀。立即将其置于辐射床上保暖，经气管插管和胸外按压复苏，并置入脐静脉导管，随后将婴儿放置在相对湿度为40%的暖箱中，连接温湿化的呼吸机管路进行机械通气。生后早期开始用10%葡萄糖溶液进行补液治疗，补液量为120mL/（kg·d）。该新生儿的出生体重为650g。生后24小时其尿量为0.5mL/（kg·h）。10小时后，她的体重为615g。生后24小时血钠浓度从136mmol/L上升到146mmol/L。

练习4

问题

1. 该婴儿的血钠浓度为何会升高？

2. 该婴儿不显性失水量相对较高的危险因素是什么？

3. 请计算该婴儿的显性和不显性失水量。

4. 有哪些策略可以减少不显性失水？

答案

1. 该婴儿仍处于利尿前期，因此，不能用利尿期水分排出增加来合理解释血钠的升高。血钠升高是由于大量的不显性失水。

2. 有许多因素会影响不显性失水，包括婴儿的胎龄、日龄、暖箱的相对湿度、吸入气体的湿度和环境温度等。早产儿的不显性失水主要表现为经皮水分丢失，在生后1~2天尤为明显（表3.5）。该婴儿胎龄25周，因此具有经皮不显性失水明显增加的高危因素（Agren et al.，1998）。出生后她曾在一个开放式的辐射床上接受了长时间的复苏抢救，然后被放置在相对湿度仅为40%的暖箱中。由于环境湿度低，因此具有经皮水分丢失增加的高风险。在静脉输液时应考虑到这一点。

表3.5 经皮水分丢失与胎龄及日龄的关系		
胎龄/周	出生体重/kg	不显性失水/（mL·kg^{-1}·d^{-1}）[a] 日龄<1,3,7,14,21,28
25~27	0.860	128,71,43,32,28,24
28~30	1.340	42,32,24,18,15,15
31~36	2.110	12,12,12,9,8,7
37~41	3.600	7,6,6,6,6,7

[a] 在50%相对湿度下进行测量（From Lorenz JM：Maintenance fluid requirements. In Polin RA，Spitzer A，editors：Fetal and neonatal secrets，2nd ed，Philadelphia，2007，Hanley & Belfus，pp 154-190. From data from Hammarlund K，Sedin G，Strömberg B：Transepidermal water loss in newborn infants Ⅷ. Relation to gestational age and postnatal age in appropriate and small for gestational age infants，*Acta Paediatr Scand* 72：721-728，1983）。

3. 水分丢失表现为显性失水（以尿液和粪便的形式）和不显性失水（经皮肤和肺蒸发丢失）两种形式。当新生儿没有开始经口喂养时，其粪便失水是最少的，而且极低出生体重儿没有出汗现象。因此，可根据尿量估算显性失水量。该婴儿的尿量为0.5mL/（kg·h），因此，显性失水量为8mL。当已知新生儿在一定时间内的总液体摄入量、尿量和体重变化时，可用以下公式估计不显性失水量：不显性失水量=摄入量-排出量-体重变化。本例中，新生儿每天摄入120mL/kg液体，并在24小时内排尿8mL，新生儿体重下降了35g，所以不显性失水=161mL/（kg·d）。

4. 可以采取适当方法来尽量减少不显性失水。最大限度减少经皮水分丢失将对降低不显性失水量起到关键作用。较高的环境湿度可以减少皮肤蒸发失水。在复苏时将早产儿用塑料薄膜覆盖会提高周围的环境湿度。复苏结束后将早产儿转入高湿度环境中也很重要。暖箱湿度最高可设置为90%，这时经皮肤丢失的水分大约仅是湿度为50%时丢失水分的十分之一（Agren et al.，1998；Hammarlund et al.，1983）。在出生后的第一周，应逐渐降低暖箱内的湿度，使皮肤逐渐成熟。产前应用皮质激素已被证明可以减少不显性失水。由于呼吸道丢失的水分约占不显性失水总量的25%，因此吸入加温湿化气体可以减少呼吸道的不显性失水。

病例5：肾功能评估

生长受限的女婴在32周时经阴道自然分娩出生，体重1 000g。母亲接受了两剂倍他米松，为了能够完成产前皮质激素的治疗，同时还应用吲哚美辛抑制宫缩。分娩时母亲有发热和绒毛膜羊膜炎。目前新生儿生后1天，在湿化的暖箱中接受CPAP支持。给予120mL/（kg·d）的全肠外营养液，含氨基酸2.5g/kg，并开始微量肠内喂养。氨苄西林和庆大霉素抗感染治疗。出生当天，新生儿的血清肌酐为1mg/dL。生后24小时，血电解质提示[Na$^+$]为139mmol/L，[K$^+$]为4.4mmol/L，BUN为22mg/dL，肌酐为1.1mg/dL，尿量为1mL/（kg·h）。

练习5

问题

1. 该新生儿肾功能是否受损？
2. 新生儿肾损伤的危险因素有哪些？
3. 在接下来的几天里，你认为血清肌酐会发生什么变化？几周呢？
4. 还有哪些指标可用于评估肾功能和肾损伤？

答案

1. 儿童和成人都是通过测定血清肌酐来评估肾功能的。肾功能受损的传统定义为血肌酐和含氮废物（血尿素氮）浓度升高。然而，解读新生儿的血清肌酐水平是极具挑战性的。刚出生不久的肌酐值实际上反映的是母体的肌酐水平（Lao et al.，1989）。此外，肾小球滤过的肌酐可以在近端小管中被重新吸收。因此，在超低出生体重儿中，血清肌酐水平在生后会有一个升高的过程，容易发生对肾功能的低估（Guignard and Drukker，1999）。一旦母体肌酐被

清除，新生儿体内的肌酐则取决于其自身肌肉，因为肌酐是肌肉肌酸和磷酸肌酸的降解产物。肌肉质量因性别、胎龄和婴儿体重而异。生后最初几天，足月儿肾小球滤过率迅速上升，肌酐清除率增加，血清肌酐值下降。在早产儿中，由于其功能性肾小球数量少，肾小球滤过率增加慢，因此滤过单位减少（Cain et al.，2010）。在小胎龄早产儿中，血清肌酐浓度在生后前几天升高，然后在数周内下降，直到达到平衡（图3.4）。肌酐初始升高的程度和达到平衡所需的时间取决于胎龄。大多数早产儿的血清肌酐增加幅度更大，达到平衡所需的时间也更长（Bateman et al.，2015）。本病例新生儿在生后第一天血清肌酐值略有增加，这可能是正常的。但需要数天到数周的时间来追踪，以确保血清肌酐值逐渐下降至平衡的合理变化。

2. 肾毒性药物的应用是肾损伤的已知危险因素。本病例中，胎儿时期应用的吲哚美辛和出生后应用的庆大霉素都具有肾毒性。早产和低出生体重也是肾损伤的危险因素，这可能与早产和胎儿生长受限导致肾单位数量减少相关（Selewski et al.，2015）。

3. 根据临床医生推断，该新生儿的血清肌酐会在接下来的几天内下降，在出生后5~6周达到平衡（Bateman et al.，2015）。

4. 有几个很有前景的与肾功能和肾损伤相关的生物标志物或许对新生儿人群比较实用。血清半胱氨酸蛋白酶抑制剂C（简称"胱抑素C"）是一种低分子量的蛋白质，由肾小球过滤并由肾小管代谢。它由所有有核细胞产生，因此不依赖于肌肉质量。患有急性肾损伤的早产儿尿胱抑素C升高，并且该变化可比肌酐变化提前24小时出现，这个特点使其成为早产儿肾损伤的一项富有前景的生物标志物（Hanna et al.，2016）。有研究表明，联合血清胱抑素C和肌酐可以更精确地评估妊娠31~37周的晚期早产儿的肾功能（Abitbol et al.，2014）。尿中性粒细胞明胶酶相关脂质运载蛋白（neutrophil gelatinase-associated lipocalin，NGAL）是肾小管上皮损伤的生物标志物，并已在接受心脏修复的先天性心脏病患儿中作为肾损伤的早期标志物进行了研究。早产儿中可以检测到尿NGAL，当其患有急性肾损伤时，NGAL指标升高（Hanna et al.，2016）。但这也与患儿的炎症状态相关，因此很难将其解释为肾损伤的唯一标志物（Suchojad et al.，2015）。

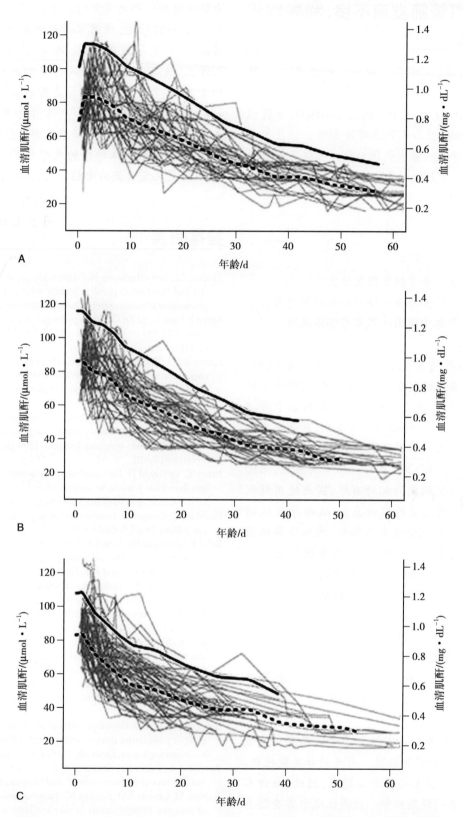

图 3.4 无急性肾衰竭危险因素的早产儿在生后 10 天内血清肌酐水平随胎龄的变化
（From Bateman DA，Thomas W，Parravicini E，et al：Serum creatine concentration in very-low-birth-weight infants from birth to 34-36wk postmenstrual age，Pediatric Research 77：696-702，2015）

病例6：支气管肺发育不良、利尿剂和电解质紊乱

胎龄25周出生的早产儿现纠正胎龄37周。他生后立即气管插管，持续需要间歇正压通气，最大吸气峰压为30cmH$_2$O，呼气末正压为5cmH$_2$O，呼吸机频率为25次/min，吸入气氧浓度为25%。该早产儿近3周一直在口服呋塞米利尿治疗。实验室检查提示电解质[Na$^+$]为130mmol/L，[K$^+$]为3.2mmol/L，血清氯浓度为88mmol/L。

练习6

问题

1. 这些电解质异常的原因是什么？
2. 长期使用呋塞米会出现哪些电解质异常？
3. 在这个群体中使用呋塞米有哪些风险？

答案

1. 这些电解质紊乱多数是由呋塞米引起的。呋塞米是一种强效的利尿剂，它能抑制髓袢升支粗段中Na$^+$-K$^+$-2Cl$^-$共转运体的功能。正如题中所描述的情况，长期使用袢利尿剂如呋塞米，可导致严重的电解质紊乱。正常情况下，25%的钠在肾小管髓袢升支粗段被Na$^+$-K$^+$-2Cl$^-$共转运体重新吸收，而远端肾单位重吸收钠的能力相对有限，因此使用袢利尿剂的患者会出现大量的尿钠丢失，从而导致低钠血症。氯的重吸收也受呋塞米抑制，远端肾单位因水钠输送增加，刺激钾的分泌，从而导致低氯血症和低钾血症。远端肾单位因钠和氯的滤过增加而出现肾小管分泌氢的增加，从而引起代谢性碱中毒，进而加重由低氯血症和低钾血症引起的代谢性碱中毒。正常情况下，髓袢内腔是带正电荷的，这为钙和镁的重吸收形成了梯度差。这种梯度随着Na$^+$-K$^+$-2Cl$^-$共转运体的抑制而降低，因此，钙和镁的重吸收减少，导致低钙血症和低镁血症（Ramanathan，2008）。

2. 尿中钠、钾和氯丢失增加导致该患者出现低钠血症、低钾血症和低氯血症。应开始补充氯化钾。必须特别注意钾，它主要位于细胞内，因此，血钾水平是机体钾储备的晚期指标。代谢性碱中毒会随着低氯血症和低钾血症的纠正而消失，很少需要早期进行治疗。应根据钠的总摄入量来减少液体摄入量，或减少呋塞米给药频率，这些是必要的。然而，评估全身钠含量是否足够是非常困难的，需要反复进行。如果是严重的低钠血症，可以补充钠盐，直至血钠恢复到一个更安全的水平。

3. 如前所述，呋塞米导致尿钙丢失增加，在某些情况下可导致肾钙盐沉着症（Gimpel et al.，2010）。呋塞米也是早产儿感觉神经性耳聋的危险因素，尤其是与氨基糖苷类药物联合使用时（Borradori et al.，1997）。

- 液体和电解质紊乱在早产儿中是很常见的现象
- 了解围产期液体稳态的生理学将使身体成分的显著变化变得更为平稳

（纪凤娟 译）

推荐阅读

Abitbol CL, Seehefrunvong W, Galarza MG, et al. Neonatal kidney size and function in preterm infants: what is a true estimate of glomerular filtration rate? *J Pediatr*. 2014;164(5):1026-1031.e2.

Agren J, Sjors G, Sedin G. Transepidermal water loss in infants born at 24 and 25 weeks of gestation. *Acta Paediatr*. 1998; 87:1185-1190.

Bateman DA, Thomas W, Parravicini E, et al. Serum creatinine concentration in very-low-birth-weight infants from birth to 34–36 wk postmenstrual age. *Pediatr Res*. 2015;77(5): 696-702.

Bauer K, Bovermann G, Roithmaier A, et al. Body composition, nutrition, and fluid balance during the first two weeks of life in preterm infants weighing less than 1500 grams. *J Pediatr*. 1991;18:615-620.

Bauer K, Versmold H. Postnatal weight loss in preterm neonates less than 1500 g is due to isotonic dehydration of the extracellular volume. *Acta Paediatr Scand Suppl*. 1989;360:37-42.

Beardsall K, Dunger D. Insulin therapy in preterm newborns. *Early Hum Devel*. 2008;84:839-842.

Bell EF, Acarregui MJ. Restricted versus liberal water intake for preventing morbidity and mortality in preterm infants. *Cochrane Database Syst Rev*. 2008;(1):CD000503.

Bell EF, Acarregui MJ. Restricted versus liberal water intake for preventing morbidity and mortality in preterm infants. *Cochrane Database Syst Rev*. 2014;(1):CD000503.

Bennet LN, Myers TF, Lambert GH. Cecal perforation associated with sodium polystyrene sulfonate-sorbitol enemas in a 650 gram infant with hyperkalemia. *Am J Perinatol*. 1996;13: 167-170.

Bidiwala KS, Lorenz JM, Kleinman LI. Renal function correlates of postnatal diuresis in preterm infants. *Pediatrics*. 1988;82: 50-58.

Bier DM, Leake RD, Haymond MW, et al. Measurement of true glucose production rates in infancy and childhood with 6, 6-dideuteroglucose. *Diabetes*. 1977;26:1016-1023.

Borradori C, Fawer CL, Buclin T, et al. Risk factors of sensorineural hearing loss in preterm infants. *Biol Neonate*. 1997;71:1-10.

Bottino M, Cowett RM, Sinclair JC. Interventions for treatment of neonatal hyperglycemia in very low birth weight infants. *Cochrane Database Syst Rev*. 2011;(10):CD007453.

Bueva A, Guignard JP. Renal function in preterm neonates. *Pediatr Res*. 1994;36:572-577.

Cain JE, Di Giovanni V, Smeeton J, et al. Genetics of renal hypoplasia: insights into the mechanisms controlling nephron endowment. *Pediatr Res*. 2010;68:91-98.

Choker G, Gouyton JB. Diagnosis of acute renal failure in very preterm infants. *Biol Neonate*. 2004;86:212-216.

Costarino AT, Baumgart S, Norman ME, et al. Renal adaptation to extrauterine life in patients with respiratory distress syndrome. *Am J Dis Child*. 1985;139:1060-1063.

Costarino AT, Gruskay JA, Corcoran L, et al. Sodium restriction versus daily maintenance replacement in very low birth weight premature neonates: a randomized, blind therapeutic trial. *J Pediatr*. 1992;120:99-106.

Dimitriou G, Kavvadia V, Marcou M, et al. Antenatal steroids and fluid balance in very low birthweight infants. *Arch Dis Child Fetal Neonatal Ed*. 2005;90:F509-F513.

Faichney GJ, Fawcett AA, Boston RC. Water exchange between the pregnant ewe, the foetus and its amniotic and allantoic fluids. *J Comp Physiol B*. 2004;174:503-510.

Farrag HM, Nawrath LM, Healey JE, et al. Persistent glucose production and greater peripheral sensitivity to insulin in the neonate vs. the adult. *Am J Physiol*. 1997;273:E86-E93.

Filippi L, Cecchi A, Dani C, et al. Hypernatraemia induced by sodium polystyrene sulphonate (Kayexalate) in two extremely low birth weight newborns. *Paediatr Anaesth*. 2004;14:271-275.

Fletcher MA, Brown DR, Landers S, et al. Umbilical arterial catheter use: report of an audit conducted by the Study Group for Complications of Perinatal Care. *Am J Perinatol*. 1994;11:94-99.

Fukada Y, Kojima T, Ono A, et al. Factors causing hyperkalemia in premature infants. *Am J Perinatol*. 1989;6:76.

Fuloria M, Friedberg MA, DuRant RH, et al. Effect of flow rate and insulin priming on the recovery of insulin from microbore infusion tubing. *Pediatrics*. 1998;102:1401-1406.

Gilbert WM, Brace RA. Amniotic fluid volume and normal flows to and from the amniotic cavity. *Semin Perinatol*. 1993;17:150-157.

Gimpel C, Krause A, Franck P, et al. Exposure to furosemide as the strongest risk factor for nephrocalcinosis in preterm infants. *Pediatr Int*. 2010;52:51-56.

Grammatikopoulos T, Greenough A, Pallidis C, et al. Benefits and risks of calcium resonium therapy in hyperkalaemic preterm infants. *Acta Paediatr*. 2003;92:118-127.

Gruskay J, Costarino AT, Polin RA, et al. Nonoliguric hyperkalemia in the premature infant weighing less than 1000 grams. *J Pediatr*. 1988;113:381-386.

Guignard JP, Drukker A. Why do newborn infants have a high plasma creatinine? *Pediatrics*. 1999;103:e49.

Hammami M, Walters JC, Hockman EM, et al. Disproportionate alterations in body composition of large for gestational age neonates. *J Pediatr*. 2001;138:817-821.

Hammarlund K, Nilsson GE, Oberg PA, et al. Transepidermal water loss in newborn infants. Relation to ambient humidity and site of measurement and estimation of total transepidermal water loss. *Acta Paediatr Scand*. 1977;66:553-562.

Hammarlund K, Sedin G, Stromberg B. Transepidermal water loss in newborn infants VIII. Relation to gestational age and post-natal age in appropriate and small for gestational age infants. *Acta Paediatr Scand*. 1983;72:721-728.

Hanna M, Brophy PD, Gianonne PJ, et al. Early urinary biomarkers of acute kidney injury in preterm infants. *Pediatr Res*. 2016;80:218-223.

Hartnoll G, Bétrémieux P, Modi N. Randomized controlled trial of postnatal sodium supplementation on oxygen dependency and body weight in 25–30 week gestational age infants. *Arch Dis Child Fetal Neonatal Ed*. 2000;82:F19-F23.

Hays SP, Smith EO, Sunehag AL. Hyperglycemia is a risk factor for early death and morbidity in extremely low birth-weight infants. *Pediatrics*. 2006;118:1811-1818.

Heck LJ, Erenberg A. Serum glucose values during the first 48 hours of life. *J Pediatr*. 1987;110:119-122.

Heimler R, Doumas BT, Jendrzejcak BM, et al. Relationship between nutrition, weight change, and fluid compartments in preterm infants during the first week of life. *J Pediatr*. 1993;122:110-114.

Hohenauer L, Oh W. Body composition in experimental intrauterine growth retardation in the rat. *J Nutr*. 1969;99:358-361.

Hu PS, Su BH, Peng CT, et al. Glucose and insulin infusion versus kayexalate for early treatment of non-oliguric hyperkalemia in very-low-birth-weight infants. *Acta Paediatr Taiwan*. 1999;40:314-318.

Jackson JK, Derleth DP. Effects of various arterial infusions solutions on red blood cells in the newborn, *Arch Dis Child Fetal Neonatal Ed*. 2000;83:F130-F134.

Karlowicz MG, Adelman RD. Nonoliguric and oliguric acute renal failure in asphyxiated term neonates. *Pediatr Nephrol*. 1995;9:718-722.

Lao TT, Loong EP, Chin RK, et al. Renal function in the newborn. Newborn creatinine related to birth weight, maturity and maternal creatinine. *Gynecol Obstet Invest*. 1989;28:70-72.

Lorenz JM, Kleinman LI, Ahmed G, et al. Phases of fluid and electrolyte homeostasis in the extremely low birth weight infant. *Pediatrics*. 1995;96:484-489.

Lorenz JM, Kleinman LI, Kotagal UR, et al. Water balance in very-low-birth-weight infants: relationship to water and sodium intake and effect on outcome. *J Pediatr*. 1982;101:423-432.

Lorenz JM, Kleinman LI, Markarian K. Potassium metabolism in extremely low birth weight infants in the first week of life. *J Pediatr*. 1997;131:81-86.

Lynch SK, Lemley KV, Polak MJ. The effect of dopamine on glomerular filtration rate in normotensive, oliguric premature neonates. *Pediatr Nephrol*. 2003;18:649-652.

Malone TA. Glucose and insulin versus cation-exchange resin for the treatment of hyperkalemia in very low birth weight infants. *J Pediatr*. 1991;118:121-123.

Metzger BE, Persson B, Lowe LP, et al. Hyperglycemia and adverse pregnancy outcomes study: neonatal glycemia. *Pediatrics*. 2010;126:e1545-e1552.

Miall LS, Henderson MJ, Turner AJ, et al. Plasma creatinine rises dramatically in the first 48 hours of life in preterm infants. *Pediatrics*. 1999;104:e76.

Oca MJ, Nelson M, Donn SM. Randomized trial of normal saline versus 5% albumin for the treatment of neonatal hypotension. *J Perinatol*. 2003;23:473-476.

Ohlsson A, Hosking M. Complications following oral administration of exchange resins in extremely low-birth-weight infants. *Eur J Pediatr*. 1987;146:571-574.

Omar SA, DeCristofaro JD, Agarwal BI, et al. Effects of prenatal steroids on water and sodium homeostasis in extremely low birth weight neonates. *Pediatrics*. 1999;104:482-488.

Omar SA, DeCristofaro JD, Agarwal BI, et al. Effect of prenatal steroids on potassium balance in extremely low birth weight neonates. *Pediatrics*. 2000;106:561-567.

Prins I, Plotz FB, Uiterwaal CS, et al. Low-dose dopamine in neonatal and pediatric intensive care: a systematic review. *Inten Care Med*. 2001;27:206-210.

Ramanathan R. Bronchopulmonary dysplasia and diuretics. *NeoReviews*. 2008;9:c260-c269.

Rugolotto S, Gruber M, Solano PD, et al. Necrotizing enterocolitis in a 850 gram infant receiving sorbitol-free sodium polystyrene sulfonate (Kayexalate): clinical and histopathologic findings. *J Perinatol*. 2007;27:247-249.

Sato K, Kondo T, Iwao H, et al. Internal potassium shift in premature infants: cause of nonoliguric hyperkalemia. *J Pediatr*. 1995;126: 109-113.

Selewski DT, Charlton JR, Jetton JG, et al. Neonatal acute kidney injury. *Pediatrics*. 2015;136:e463-e473.

Shaffer SG, Bradt SK, Hall RT. Postnatal changes in total body water and extracellular volume in preterm infants with respiratory distress syndrome. *J Pediatr*. 1986;109:509-514.

Shaffer SG, Kilbride HW, Hayes LK, et al. Hyperkalemia in very low birth weight infants. *J Pediatr*. 1992;121:275-279.

Shaffer SG, Meade VM. Sodium balance and extracellular volume regulation in very low birth weight infants. *J Pediatr*. 1989;115:285-290.

Shaffer SG, Quimiro CL, Anderson JV, et al. Postnatal weight changes in low birth weight infants. *Pediatr*. 1987;79:702-705.

Singh DS, Sadiq HF, Noguchi A, et al. Efficacy of albuterol inhalation in treatment of hyperkalemia in premature infants. *J Pediatr*. 2002;14:16-20.

Singhi S, Sood V, Bhakoo ON, et al. Composition of postnatal weight loss and subsequent weight gain in preterm infants. *Indian J Med Res*. 1995;101:157-162.

So KW, Fok TF, Ng PC, et al. Randomised controlled trial of colloid or crystalloid in hypotensive preterm infants. *Arch Dis Child Fetal Neonatal Ed*. 1997;76:F43-F46.

Srinivasan G, Pildes RS, Cattamanchi G, et al. Plasma glucose values in normal neonates: a new look. *J Pediatr*. 1984;105: 114-119.

Stefano JL, Norman ME. Nitrogen balance in extremely low birth weight infants with nonoliguric hyperkalemia. *J Pediatr*. 1993;623:632-635.

Stonestreet BS, Rubin L, Pollak A, et al. Renal functions of low birth weight infants with hyperglycemia and glucosuria produced by glucose infusions. *Pediatrics*. 1980;66:561-564.

Suchojad A, Tarko A, Smertka M. Factors limiting usefulness of serum and urinary NGAL as a marker of acute kidney injury in preterm newborns. *Ren Fail*. 2015;37:439-445.

Sunehag A, Ewald U, Larsson A, et al. Glucose production rate in extremely immature neonates (<28 weeks) studied with use of deuterated glucose. *Pediatr Res*. 1993;33:97-100.

Tyrala EE, Chen X, Boden G: Glucose metabolism in the infant weighing less than 1100 grams. *J Pediatr*. 1994;125: 283-287.

Vegmal P, Ohlsson A. Interventions for non-oliguric hyperkalemia in preterm neonates (Review). *Cochrane*. 2012;1-20.

Yassen H, Khalaf M, Dana A, et al. Salbutamol versus cation-exchange resin (kayexalate) for the treatment of nonoliguric hyperkalemia in preterm infants. *Am J Perinatol*. 2008;25: 193-197.

第 4 章

葡萄糖代谢

David H. Adamkin

简介

早在 60 年前，Cornblath 和 Reisner 就发现新生

儿低血糖是新生儿发病和死亡的一个重要原因，但那时候对新生儿低血糖的定义和治疗措施仍不甚清楚。低血糖是新生儿护理中最常遇到的问题之一。

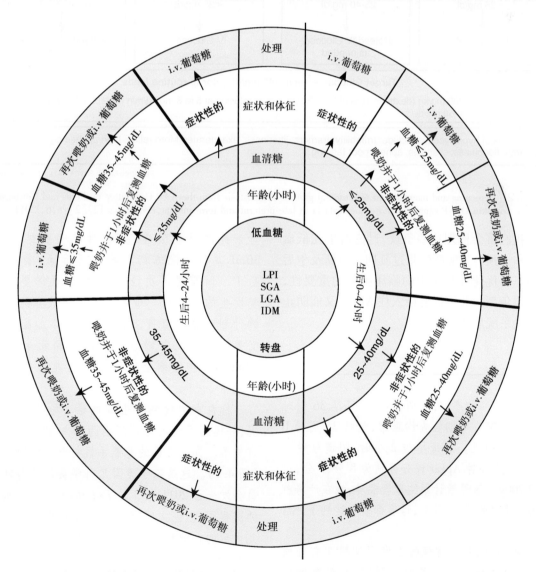

图 4.1　出生后血糖稳态的"血糖转盘"示意图（LPI，晚期早产儿；SGA，小于胎龄儿；LGA，大于胎龄儿；IDM，糖尿病母亲婴儿；i. v.，静脉注射）

我们做出干预决定的血糖水平主要基于专家建议而非循证依据。事实上，关于需要治疗的新生儿血糖阈值，目前还缺乏已经达成共识的定义。

而共识的缺乏实际上会进一步导致临床医生的困惑。例如，美国儿科学会（American Academy of Pediatrics，AAP）胎儿与新生儿委员会和儿科内分泌学会（Pediatric Endocrine Society，PES）这两个儿科组织提供了关于新生儿低血糖治疗的专家建议，但给出的血糖干预阈值是两个不同的范围（图4.1和图4.2*）。

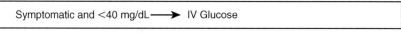

Screening and Management of Postnatal Glucose Homeostasis in Late Preterm and Term SGA, IDM/LGA Infants

[(LPT) Infants 34-36$_{6/7}$ weeks and SGA (screen 0-24 hrs): IDM and LGA ≥34 weeks (screen 0-12 hrs)]

Symptomatic and <40 mg/dL ⟶ IV Glucose

ASYMPTOMATIC

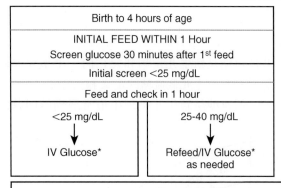

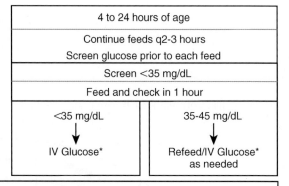

Birth to 4 hours of age	4 to 24 hours of age
INITIAL FEED WITHIN 1 Hour Screen glucose 30 minutes after 1st feed	Continue feeds q2-3 hours Screen glucose prior to each feed
Initial screen <25 mg/dL	Screen <35 mg/dL
Feed and check in 1 hour	Feed and check in 1 hour
<25 mg/dL → IV Glucose* / 25-40 mg/dL → Refeed/IV Glucose* as needed	<35 mg/dL → IV Glucose* / 35-45 mg/dL → Refeed/IV Glucose* as needed

Target Glucose screen ≥45 mg/dL prior to routine feeds

*Glucose dose = 200 mg/kg (dextrose 10% at 2 mL/kg) and/or IV infusion at 5 to 8 mg/kg/min (80-100 mL/kg/d) to achieve plasma glucose 40-50 mg/dL.

Symptoms of hypoglycemia include: Irritability, tremors, jitteriness, exaggerated Moro reflex, high-pitched cry, seizures, lethargy, floppiness, cyanosis, apnea, poor feeding.

Pediatrics March 2011, COFN, AAP, Adamkin

Fig. 4.2 Screening and management of postnatal glucose homeostasis from the AAP Committee on Fetus and Newborn. (From Adamkin DH: Postnatal glucose homeostasis in late-preterm and term infants, *Pediatriics* 127[2]:576, 2011).

本章我们将会梳理这些争议，讨论新生儿低血糖的筛查和干预。了解新生儿过渡期低血糖及生后血糖的稳态对优化儿科医生的临床决策的重要性，这样既可避免新生儿因低血糖入住NICU，又能防止其发生神经系统后遗症。

病例1

一位34岁的初产妇，孕期无并发症，孕36周时因分娩发动入院。孕期检查均正常，包括35周时B族链球菌筛查阴性。胎膜早破2小时，阴道分娩一男婴，1分钟、5分钟Apgar评分分别为8分、9分，出生体重2 700g。该母亲计划纯母乳喂养，她在产房就尝试了第一次母乳喂养，随后，母婴都被转运到了产后病房。

生后4小时，护士常规检查发现该婴儿有轻微震颤，用床边试纸法进行了血糖测定，血糖数值为36mg/dL，婴儿看上去一般状况良好。护士建议

母亲再次母乳喂养，并在母乳喂养结束后添加30mL足月儿配方奶。她告诉母亲，喂完配方奶后1小时需要再次检测血糖，以确保婴儿没有反复发生的低血糖。母亲因不得不放弃纯母乳喂养的计划而非常沮丧，她有些质疑添加配方奶是否必要。喂完配方奶后1小时复测新生儿血糖为52mg/dL，护理单上也没有新生儿震颤症状的再次记录。

你在家中接到护士的电话。她告知你上述情况，并提到了新生儿母亲因为添加配方奶的事而非常失落。你用自己的智能手机打开"血糖转盘"软件（图4.1）。这是基于美国儿科学会胎儿与新生儿委员会发表于2011年3月*Pediatrics*的临床报告制作的流程图，该论文研究的内容是晚期早产儿和足月儿生后的血糖稳态情况（图4.2）。

---

* 根据版权授权要求，本书部分图、表和框须在文中保留原文，相应译文参考书末第343页。

练习 1

问题

1. 该晚期早产儿应该在 4 小时内筛查血糖吗？

2. 该婴儿有症状吗？该婴儿的血糖水平（<40mg/dL）需要立即干预吗？

3. 该婴儿需要在用试纸法检测血糖的同时送检血标本至化验室检测血浆葡萄糖浓度吗？

4. 应该让婴儿继续接受母乳喂养吗？还有其他选择吗？

5. 相比于配方奶喂养，纯母乳喂养下婴儿的血浆葡萄糖浓度会更低吗？

答案

1. 是，该婴儿是晚期早产儿，具有新生儿低血糖的高危因素，应该尽早筛查。

2. 是，震颤可能是低血糖的症状。因为新生儿低血糖的症状是非特异性的，这些症状经常出现在血糖正常但有其他问题的新生儿身上。血糖正常的新生儿和患有各种其他疾病的新生儿同样可能出现抖动现象。此外，测得同样低水平血糖的新生儿也可能不伴有临床症状（"无症状的低血糖"）。因此，症状并不是用来区别血糖正常与否的必要条件。

3. 如果有可疑症状且试纸法测定的血糖<40mg/dL，那么应该立即送检标本至化验室检测血浆葡萄糖水平。

4. 是。继续母乳喂养是可行的，因为症状非常轻微，实际上这样的血糖水平也还是可以接受的。其他的策略包括使用葡萄糖凝胶或捐赠人乳喂养。

5. 相比于配方奶喂养，纯母乳喂养下婴儿的血糖值可能更低。

出生后，正常新生儿的血浆葡萄糖浓度会下降至低于胎儿期的普遍水平。这是从宫内到宫外正常过渡的一部分。通过一系列因素的触发，婴儿会激活其内分泌和代谢系统，使机体成功完成这一过渡期的适应。如果功能不成熟或疾病等因素导致无法顺利过渡，或因代谢底物供应受限，就可能对新生儿的大脑功能造成损害，甚至导致神经系统后遗症。低血浆葡萄糖水平可能提示了这一过程的发生，但其本身并不是诊断性的。什么是"低"呢？低到多少的血糖算"太低"？在什么低血糖水平会导致大脑结构或功能不可逆的改变？

病例 2

一足月适于胎龄的男婴，经选择性剖官产出生，其

母 30 岁，孕 3 产 2，孕期无殊。生后 1-5-10 分钟 Apgar 评分分别为 6-7-8 分。婴儿在产房里似乎有"湿肺"，短暂接受了鼻导管吸氧。生后 3 分钟氧饱和度正常，呼吸困难好转。由于产房的发绀病史，在生后 30 分钟入住健康婴儿室时，这名外观良好的婴儿接受了床边试纸法葡萄糖测定，血糖值为 27mg/dL。随后送检了血浆葡萄糖，结果为 29mg/dL。在生后 1.5 小时给婴儿喂了配方奶，2 小时复测血糖，血糖值为 39mg/dL。

练习 2

问题

1. 该婴儿有必要做初次的床边血糖筛查吗？

2. 应该在什么时候行低血糖筛查？这个婴儿的低血糖筛查是在血浆葡萄糖的生理最低点进行的吗？

答案

1. 初次筛查不是必需的，因为该婴儿没有症状，并且还没有喂奶。

2. 在高危人群中，低血糖的筛查应该在第一次喂奶后。是，该样本的采集在生后 1 小时内，应该是代表了血浆葡萄糖值的生理最低点。

生后血糖稳态和过渡期新生儿低血糖

启动生糖过程来维持血糖稳态是胎儿从宫内向宫外生活过渡的一个重要的生理过程。这一过程可能会出现障碍，使血糖稳态受到破坏，从而发生新生儿低血糖。胎儿依赖于经母亲胎盘转运而来的葡萄糖、氨基酸、游离脂肪酸、酮体和甘油作为其能量来源。在孕期的大部分时间里胎儿血糖的正常低限大约是 54mg/dL（3mmol/L），在正常情况下胎儿自身不产生葡萄糖。

胎儿循环中胰岛素和胰高血糖素的比值在调节葡萄糖的消耗和能量储存的平衡中起着重要作用。胎儿这一比值较高，通过调节相应通路上的肝酶活性而促进糖原合成并抑制糖原分解（图 4.3）。因

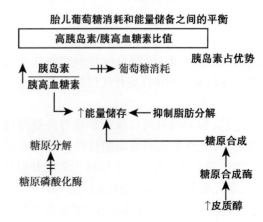

图 4.3　胎儿维持合成代谢状态以促进能量储存

此,在胎儿体内糖原合成增加,糖原分解则被最小化。在胎儿期的最后 30% 时间里,肝糖原水平迅速上升,这和循环中的胰岛素及皮质醇水平的上升有关。较高的胰岛素/胰高血糖素比值也能抑制脂肪分解,促使能量以皮下脂肪的形式储存。这些肝糖原和皮下脂肪的储存就是出生早期过渡阶段维持血糖稳态的重要原料(图 4.3)。

出生后来自脐血的葡萄糖供应突然中断,导致原本依赖母亲葡萄糖供应的胎儿在血糖调节上发生巨大变化。有许多的生理变化可使新生儿维持血糖稳态(图 4.4)。出生后儿茶酚胺水平立即上升,刺激胰高血糖素的分泌。因此,胰岛素/胰高血糖素比值降低。该比值很重要,因为它对宫内胎儿和出生后新生儿适应葡萄糖供应减少的过程都起到了促进作用。

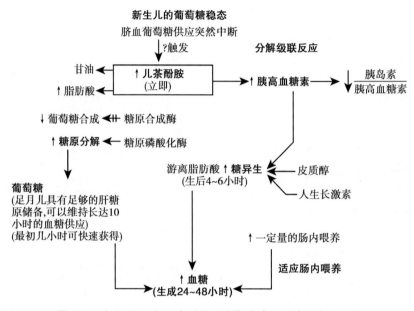

图 4.4 　出生至生后 24 小时的过渡期内建立血糖稳态的过程

出生后,糖原合成酶失活,而糖原磷酸化酶被激活,就会促进糖原分解,抑制糖原合成,这和宫内胎儿的情况恰恰相反。糖原中葡萄糖的释放为新生儿在分娩后的最初几个小时提供了一个快速可用的葡萄糖来源。据估计,足月儿储备的肝糖原可以为生后最初 10 个小时提供充足的葡萄糖。其他共同参与维持血糖稳态的一些机制也很重要(图 4.4)。

出生后维持血糖稳态的另一重要途径是糖异生。较高的胰岛素/胰高血糖素比值在出生后可以诱导糖异生所需要的酶。儿茶酚胺水平的迅速上升促使游离脂肪酸释放,同时也使甘油和氨基酸的水平上升。生后 4~6 小时,足月儿便已具备显著的糖异生能力。

出生后,如果没有从口服或静脉等外源性途径补充葡萄糖,肝脏生成的葡萄糖就是满足婴儿需求的最主要的葡萄糖来源。为了维持正常的肝脏葡萄糖生成,婴儿必须具备以下条件:

● 足够的糖原储备和糖异生前体(脂肪酸、甘油、氨基酸、乳酸)

● 足够的糖原生成和糖异生所需的肝酶水平

● 内分泌系统功能正常(反调节激素、人生长激素、皮质醇)

缺乏上述任何条件之一,都可能打破血糖稳态,造成新生儿低血糖。

一直以来都认为,生后 3 天内早产儿的血糖水平低于足月儿,且早产儿能更好地耐受较低的血糖水平。造成这种错误观念的原因是既往早产儿在出生后最初几天往往是处于禁食状态的,因此观察到的血浆葡萄糖水平也较低。现在由于生后早期就开始静脉输液或肠内喂养,并没有观察到早产儿这样一个较低的血糖水平。然而,早产儿在生后的最初数小时,血糖下降较足月儿更为显著,这意味着他们对宫外生活的适应能力更弱。早产儿糖异生的能力非常有限,这可能与相关酶的活性不成熟有关。

AAP 推荐的血糖筛查和处理

AAP 用我们上述提及的出生后的生理性变

化和机体的反应来确定血糖的干预范围,并考虑了无症状婴儿从出生到生后 4 小时(过渡期),以及 4 小时至 24 小时的血糖上升变化过程(图 4.2)。AAP 将其命名为生后血糖稳态的筛查与处理,而并没有用低血糖这一名词。这强调了解决婴儿适应过渡期的问题,而不是推荐需要治疗的葡萄糖水平的绝对值。前者看上去似乎更符合逻辑。

　　AAP 关于出生后血糖稳态的观点是,出生时婴儿的血糖浓度约为母亲血糖浓度的 70% ,并在出生 1 小时后迅速降至谷值 20 ~ 25mg/dL(图 4.5 和图 4.6)。健康新生儿和所有新生哺乳动物出生后都存在这一血糖谷值。这种血糖水平是暂时的,并在出生几小时或几天内开始上升。这一现象被认为是对宫外生活正常适应过程的一部分,有助于建立出生后的血糖稳态。与成人相比,新生儿生后 48 小时内较低的血糖浓度对其有什么好处吗? 出生后不久,葡萄糖浓度的下降可能会刺激生存所需的生理过程,包括通过糖异生和糖原分解促进葡萄糖的产生。此外,葡萄糖浓度的降低促进了脂肪的

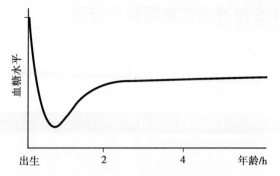

图 4.5　生后最初几个小时内,从胎儿至新生儿的血糖水平的转变(From Srinivasan G,Pildes RS,Cattaman G:Plasma glucose values in normal neonates:a new look,*J Pediatr* 109[1]:114-117,1986)

氧化代谢,刺激了食欲,可能有助于婴儿适应快速喂养周期。

　　对生后最初几个小时的过渡期,AAP 指南采用的是较低范围的血糖参考值,而不是胎儿和新生儿数据的平均值(图 4.6)。它还强调临床查体和婴儿一般状况的重要性。AAP 还研究了是否存在可靠的提示神经损伤的低血糖标准(发生脑损伤的血糖临界阈值)。但目前尚无明确定论。

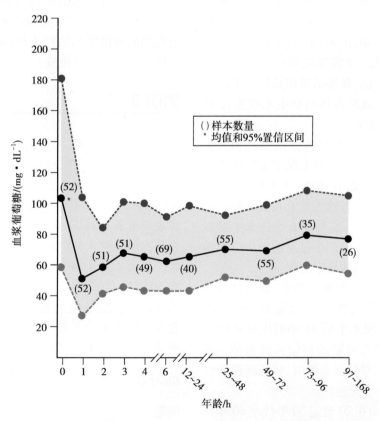

图 4.6　围产期未出现任何并发症的足月适于胎龄儿的血浆葡萄糖水平(Adapted from Srinivasan G,Pildes RS,Cattaman G:Plasma glucose values in normal neonates:a new look,*J Pediatr* 109[1]:115,1986;and Marconi AM,Bozetti P,Ferraro MM,et al:Relationship of maternal fetal glucose concentrations in the human from midgestation until term,*Metabolism* 37[4]:358-363,1988)

PES 推荐的血糖筛查和管理

在 AAP 指南发表后，儿科内分泌学会（PES）通过分析不同血糖水平下的代谢和激素反应，对过渡期的新生儿低血糖进行了详细描述（表4.1）。该策略被儿科内分泌学常规采纳，用以评估较大婴儿和儿童的低血糖。这也有助于解释 AAP 和 PES 这两个组织在各自建议中的不同之处。PES 关注的是发生代谢负反馈调节时的葡萄糖浓度，它被用来定义血糖浓度的"安全"下限。

表 4.1 　生后血糖治疗目标：PES		
无先天性低血糖疾病的高危儿	0~48 小时	>50mg/dL
	>48 小时	>60mg/dL
怀疑先天性低血糖疾病且需要静脉输注葡萄糖治疗的低血糖	任何时候	>70mg/dL
PES 根据以下关于成人特定葡萄糖浓度影响的观察结果设置了上述阈值：		
55~65mg/dL	大脑葡萄糖的利用受限	
50~55mg/dL	神经源性症状（心悸、震颤、焦虑、出汗、饥饿、感觉异常）出现	
<50mg/dL	认知功能受损（神经低血糖症，表现为意识混乱、抽搐、昏迷）	

PES，儿科内分泌学会。

Adapted from Stanley C, Rozance P, Thornton MB, et al: Reevaluating transitional neonatal hypoglycemia: mechanism and implications for management, *J Ped* 166:1-6, 2015.

这一特殊时期发生在所有哺乳动物生后最初48小时，并非人类独有。它的特点是出现相对的高胰岛素血症（过渡性高胰岛素血症）、较低的酮体水平、不适当的糖原储存以及较低的平均血糖水平，血糖的谷值为 55~65mg/dL。这与先天性高胰岛素血症较为相似，均表现为抑制胰岛素分泌的血糖阈值降低。这个 55~65mg/dL 的范围，是谷值的平均水平，刚好与成人和较大儿童发生低血糖神经系统症状的阈值相同。基于这一观察结果和其他相关的代谢特点，PES 认为这个血糖范围是新生儿在生后48小时内必须要维持的水平。

PES 进一步认为，这一血糖范围是成人和较大儿童激活神经内分泌及代谢机制来保护大脑所需的血糖水平。PES 还发现，在出生72小时左右，新生儿的血糖水平会上升到与较大儿童和成人相近的水平。因此 PES 的结论是，这种伴有酮体水平抑制及对胰高血糖素和肾上腺素产生过度血糖反应的高胰岛素血症就是低酮性高胰岛素血症。

当这种短暂的高胰岛素血症结束，葡萄糖刺激胰岛素分泌的功能变得成熟后，血浆葡萄糖水平便上升至70mg/dL。在婴儿生后48小时内很难区分新生儿暂时性低血糖与可疑的持续性低血糖。因此，PES 建议在诊断持续性低血糖时，将任何诊断性评估都推迟到生后 2~3 天进行。

PES 的记录还显示在 20 世纪 50 年代至 60 年代（当时婴儿生后通常禁食 8~27 小时），正常新生儿的血糖浓度非常稳定（平均值为 57mg/dL），且不受初始喂养时间或喂养间隔的影响。这使得人们未能意识到喂养确实会对那些低血糖的婴儿产生影响。尽管看上去生后的血糖变化是一个自然调节的过程，但对那些最容易发生低血糖的婴儿来说并非如此。

现在，对于如何处理无症状低血糖新生儿这一基本问题仍然没有最佳答案。我们既要避免对出生后处于正常过渡期低血糖的新生儿采取过度治疗，又要防止对有病理性、危险性和/或严重代谢性疾病前兆的低血糖婴儿治疗不足，如何平衡这两者的风险仍是一项巨大的挑战。

病例 3

一名足月妊娠、无产前保健，没有胎儿窘迫征象的 21 岁初产妇紧急分娩，你被呼叫参与复苏。胎膜早破 10 小时，新生儿出生后 1 分钟和 5 分钟的 Apgar 评分分别为 6 分和 7 分。该男婴是巨大儿，在产房表现为活力好，无明显胎粪污染。该母亲不清楚自己在怀孕前或怀孕期间是否有任何的血糖水平异常。婴儿体重 4 240g，身长和头围位于生长曲线的第 50 百分位。生后 1 小时患儿表现为对喂养不感兴趣，吸吮无力。在生后 6 小时即下一次喂奶之前，他表现出嗜睡和抖动。添加足月配方奶喂养，但他吃得并不好。床边测血糖为 10mg/dL。

练习 3

问题

1. 该婴儿出生后存在哪些低血糖的危险因素？
2. 该婴儿应该在什么时候喂奶？
3. 第一次低血糖筛查应该在何时进行？
4. 为什么会出现症状？

5. 该婴儿在生后 6 小时应该如何护理？

6. 如果在生后 48 小时内得到治疗并纠正，该婴儿在生后 6 小时的低血糖水平会引起他的脑损伤吗？

答案

1. 这个婴儿是非匀称型巨大儿，头围和身长较小，所以你考虑产妇有妊娠糖尿病。母亲患有糖尿病在 AAP 和 PES 的指南中都是新生儿低血糖的危险因素。

2. 这个婴儿在产房内表现为有活力，因此尽管是巨大儿，他也可以在生后的第一个小时内喂奶。没有理由立即筛查血糖，因为没有表现出低血糖症状。

3. 该婴儿应该在第一次喂奶后 30 分钟进行血糖筛查，因当时吃奶表现得不感兴趣且吸吮无力。

4. 这个婴儿很可能患有高胰岛素血症。此外，直到生后 6 小时再次喂奶时出现症状，他只接受过一次少量的喂奶，这很可能提示奶量不足。

5. 该症状性低血糖婴儿需要立即输注葡萄糖。

6. 不会，目前除了长时间有症状的低血糖伴惊厥发作会增加神经损伤的风险外，其他发生脑损伤的可能性还未知（框 4.1*）。

BOX 4.1　Conditions That Should Be Present Before Considering That Long-Term Neurologic Impairment Might Be Related to Neonatal Hypoglycemia

1. Blood or plasma glucose concentrations below 1mmol/L (18 mg/dL). Such values definitely are abnormal, although if transient there is no study in the literature confirming that they lead to permanent neurologic injury.
2. Persistence of such severely low glucose concentrations for prolonged periods (hours, > 2-3 hours, rather than minutes, although there is no study in human neonates that defines this period)
3. Early mild-to-moderate clinical signs (primarily those of increased adrenalin [epinephrine] activity), such as alternating central nervous system (CNS) signs of jitteriness/tremulousness versus stupor/lethargy or even brief convulsion, that diminish or disappear with effective treatment that promptly restores the glucose concentration to the statistically normal range (>45 mg/dL)
4. More serious clinical signs that are prolonged (many hours or longer), including coma, seizures, respiratory depression and/or apnea with cyanosis, hypotonia or limpness, high-pitched cry, hypothermia, and poor feeding after initially feeding well; these are more refractory to short-term treatment
5. Concurrence of associated conditions, particularly persistent excessive insulin secretion and hyperinsulinemia with repeated episodes of acute, severe hypoglycemia with seizures and/or coma (although subclinical, often severe, hypoglycemic episodes occur in these conditions and might be just as injurious)

From Rozance P, Hay W: Hypoglycemia in newborn infants: features associated with adverse outcomes, *Biol Neonate* 90:84, 2006.

---

* 根据版权授权要求，本书部分图、表和框须在文中保留原文，相应译文参考书末第 344 页。

低血糖的定义

文献或临床实践中并不存在统一的低血糖定义。20 世纪 50 年代中期首次出现新生儿低血糖的病例报道，这些病例表现出明显的临床症状，经常出现惊厥，并且血糖水平都低于 20～25mg/dL（1.1～1.4mmol/L）。将血糖水平提升至 40mg/dL（2.2mmol/L），症状很快消失。如今距离把 40mg/dL 作为低血糖的"关键"阈值又过去了 60 年，我们对出生后影响血糖稳态的代谢紊乱和基因缺陷等内容的认识已经有了显著的提高。不过，随着这方面知识的增长，我们对新生儿的血糖水平做出进一步思考：到底多低的血糖才算太低？

在目前的教科书中，并没有对低血糖的定义达成共识，推荐范围从 18mg/dL（1mmol/L）到 70～100mg/dL（3.8～5.5mmol/L）都有。有趣的是，在过去 40 年里，用来定义新生儿低血糖的血糖水平越来越高（图 4.7）。最简单的定义可能就是"当超过某一血糖水平时低血糖相关症状便消失的血糖值"。除此临床情况以外的低血糖定义就更为复杂了。

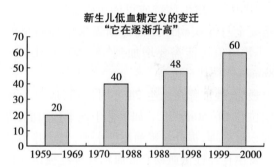

图 4.7　在过去的 40 年，血浆葡萄糖的浓度被认为可以反映低血糖

干预阈值

低血糖提示葡萄糖的供应和利用的失衡，这可能是由多种不同的血糖调节机制导致的（框 4.2）。在 2000 年，Cornblath 提出了新生儿低血糖的干预定义。干预阈值是需要采取措施的适应证，而不是疾病的诊断。他利用现有的临床和实验资料对新生儿正常血糖值的低限进行定义。他相信新生儿在特定的年龄和特定的情况下可以安全地耐受这一水平的血糖。

Cornblath 最初建议在生后 24 小时内，配方奶喂养的健康足月儿或晚期早产儿（胎龄 34～37 周）的

框 4.2　新生儿低血糖的发病机制

葡萄糖的过度利用	葡萄糖的产生不足或底物缺乏
• 高胰岛素血症：IDM、红细胞增多症、LGA、SGA、胰岛细胞或其他内分泌疾病	• 喂养不足或延迟开奶或未通过肠外营养补充足够的热量
• LBW 和 SGA 婴儿体温调节的热量消耗增加	• 葡萄糖或脂肪代谢的激素调节异常：下丘脑、垂体和周围性内分泌紊乱
• 肌肉活动过多导致热量消耗增加：呼吸困难时呼吸做功增加，药物戒断，CNS 兴奋	• 代谢功能暂时性发育不成熟导致葡萄糖或其他生糖物质产生不足
• 循环或呼吸系统疾病使能量代谢从有氧途径转换为无氧途径：低氧血症、低血压、通气不足、感染性休克	• 葡萄糖合成的前体或其他生糖物质的储备不足
• 需要葡萄糖的组织所占比重较高：在 SGA 中脑肝比较大	• 脑内葡萄糖转运蛋白缺陷：缺氧缺血后、遗传性葡萄糖转运蛋白缺陷
• 先天性代谢缺陷导致游离脂肪酸、酮体、甘油、氨基酸、乳酸等糖异生的来源不足	• 与高胰岛素血症相关的疾病情况下，循环中较高的胰岛素水平使葡萄糖合成，糖原分解，肝糖原释放受到抑制
• 急性脑损伤导致脑内葡萄糖利用增加：惊厥、中毒、脑膜炎、脑炎、急性脑损伤后的高代谢状态（缺氧缺血、外伤、出血）	

CNS，中枢神经系统；IDM，糖尿病母亲婴儿；LBW，低出生体重；LGA，大于胎龄儿；SGA，小于胎龄儿。
From Cornblath M，lchord R. Hypoglycemia in the neonate，*Semin Perinatol* 24(2)：138，2000.

血糖干预阈值是 30～36mg/dL。如果血糖在一次喂奶后或反复降到干预阈值以下，他建议应把静脉血糖水平提高为 45mg/dL 以上。这并不意味着单纯较低的血糖水平就可以导致神经发育异常。他还建议，在患病、低出生体重或可能由败血症、缺氧或其他重要全身性疾病导致葡萄糖需求增加的早产儿中，干预阈值可能需要增加到 45～50mg/dL（2.5～2.8mmol/L），甚至更高。

最后，他推荐在出生 24 小时以后，应将干预阈值定位在 40～50mg/dL。如果低于该干预阈值，提示需要积极处理，提升血浆葡萄糖水平，但这并不表示就会发生神经性低血糖或低血糖性神经损伤。任何日龄和胎龄的新生儿如果反复出现血浆葡萄糖水平低于 20～25mg/dL，都应接受静脉补糖治疗，并规律地监测血糖，以确保这么低的血糖水平没有再持续或反复出现。

如果低血糖持续或反复存在，可能会导致急性全身反应或神经系统后遗症。Cornblath 强调不可能对每一个婴儿都定义其需要干预的血浆葡萄糖水平。因为对于能够引起损害的低血糖水平及其持续时间并不确定，而不同胎龄的大脑对这种损害的敏感性目前也知之甚少。他强调对每一个个体而言，严重的低血糖从来都不能仅用一个统一的简单数据来进行定义。相反，这个指标对每一个个体都是独特的，并会随着他们的生理成熟状态和病理状况的影响而变化。它可以定义为：当输送至靶器官（如大脑）的葡萄糖不足时，个体对其表现出独特反应时的

血糖浓度。

我们应该通过临床评估而不是仅根据血糖水平来进行治疗。和无症状低血糖相比，已经出现神经系统症状的婴儿需要尽快提高血糖水平，不论其具体的血糖水平是多少。

美国国立卫生研究院关于新生儿低血糖的知识和研究需求大会对干预阈值进行了总结：所谓的干预阈值可以有效指导临床采取合理的干预措施，然而，并没有相关的证据证实如果在干预阈值时不采取措施会显著增加发病率。同样，也没有证据说明采取了干预措施后能改善预后。所有已经发表的研究都是比较任意武断地仅采用了某个单一的血糖水平或某一血糖范围来定义，且只是为了分析或分组而为之。

解决 AAP 和 PES 所推荐血糖干预阈值不同的问题

最近，AAP 又公布了他们关于出生后血糖稳态的干预流程指南（图 4.2）。与此同时，PES 发表了对过渡期低血糖的重新评估方案（表 4.1）。最近一篇名为"不完美的建议"的社论对这两个组织的策略进行了比较。

AAP 的临床报告并没有包括所有的早产儿，而是重点关注了晚期早产儿、足月儿中的小于胎龄儿和大于胎龄儿以及糖尿病母亲婴儿等高危儿。当然，有症状的婴儿都要接受筛查。该流程不包括胎龄 34 周以下的早产儿，这基于这样一种假设：这一

胎龄阶段的早产儿更不成熟,绝大多数将在 NICU 接受常规筛查。PES 指南则扩大了筛查范围,不仅包括症状性婴儿和与 AAP 指南一致的高危人群,还建议纳入那些经历围产期应激(出生窒息、因胎儿窘迫而剖宫产出生)的婴儿,母亲先兆子痫、胎粪吸入综合征、早产或过期产、有遗传性低血糖家族史、先天性综合征或有异常查体表现的婴儿(框 4.3)。PES 没有给出筛查时间。其治疗的目标人群包括:生后 48 小时内血糖低于 50mg/dL 和需要接受静脉输液但血糖低于 60mg/dL 的婴儿。它强调了密切监测的必要性,以防遗漏 48~72 小时后的持续性低血糖病例(框 4.4 和框 4.5)。PES 报告的一个重要关注点是通过最优化策略在高危婴儿出院前诊断出持续性低血糖综合征。

　　AAP 指南只适用于出生 24 小时以内的婴儿。出生后 4 小时内血糖在 25~40mg/dL 或出生 4~24 小时血糖在 35~45mg/dL 是 AAP 的干预阈值。出生 48 小时后,血糖水平会上升,到生后 72~96 小时,血糖水平应该与较大儿童类似。

　　对于喂养后血糖仍低于干预阈值的婴儿,AAP 指南推荐的治疗方案是基于个体化危险因素评估和婴儿体格检查结果所得出的。对于需要静脉输液的婴儿,目标血糖应超过 45mg/dL。

　　比较清晰明了的是,在所有的指南中,为筛查设定的葡萄糖阈值越严格,检测就做得越频繁,越容易识别出无症状性低血糖。这有可能导致新生儿重症监护病房住院率增高和无症状婴儿的母婴分离,并阻碍母乳喂养的建立。

框 4.3　低血糖风险增加的新生儿

低血糖的风险(PES)
1. 有症状性低血糖的新生儿
2. 有围产期应激的新生儿
   - 出生缺氧/缺血、因胎儿窘迫剖宫产
   - 母先兆子痫/子痫或高血压
   - 胎儿生长受限(小于胎龄儿)
   - 胎粪吸入综合征、胎儿成红细胞增多病、红细胞增多症、低体温
3. 先天性综合征(如贝-维综合征)、异常的身体特征(如面部中线畸形、小阴茎)
4. 有遗传性低血糖的家族史
5. 大于胎龄儿
6. 早产或过期产
7. 糖尿病母亲婴儿

From Thornton PS,Stanley CA,De Leon DD,et al:Recommendations from the Pediatric Endocrine Society for Evaluation and Management of Persistent Hypoglycemia in Neonates,Infants,and Children. *JPeds* 167:(6):238-245,2015.

框 4.4　持续性低血糖的分类

高胰岛素血症
婴儿持续性高胰岛素血症性低血糖
- 散发的
- 家族聚集性的
- 局灶性 β 细胞腺瘤
- 高氨高胰岛素血症
贝-维综合征

内分泌紊乱
全垂体功能减退症
生长激素缺乏
促肾上腺皮质激素缺乏
肾上腺皮质功能不全
胰高血糖素缺乏
肾上腺素缺乏

糖原贮积症(GSD)
葡萄糖-6-磷酸酶缺乏症(GSD Ⅰ型)
脱支酶缺乏症(GSD Ⅲ型)

糖异生障碍
果糖 1,6-二磷酸酶缺乏症
丙酮酸羧化酶缺乏
磷酸烯醇丙酮酸羧化激酶缺乏

脂肪酸氧化障碍
肉碱-脂酰肉碱转位酶缺乏症
超长链酰基辅酶 A 脱氢酶缺乏症
长链酰基辅酶 A 脱氢酶缺乏症
中链酰基辅酶 A 脱氢酶缺乏症
多种酰基辅酶 A 脱氢酶缺乏症

氨基酸和有机酸代谢紊乱
枫糖尿病
丙酸血症
甲基丙二酸血症
异戊酸血症
多种羧化酶缺乏
3-羟基-3-甲戊二酸单酰辅酶 A 合成酶缺乏症

线粒体疾病
3-甲基戊烯二酸尿症

糖基化障碍
系统性疾病
肝衰竭
充血性心力衰竭

Uhing MR and Kleigman:Glucose,calcium,and magnesium. In Fanaroff AA and Fanaroff JM:*Klaus & Fanaroff's care of the high-risk neonate*,ed 6,2012,Elsevier,p 295.

框 4.5　出院前应排除持续性低血糖的新生儿

- 伴有严重低血糖的新生儿(如,有症状的低血糖发作或需要静脉注射葡萄糖治疗的低血糖)
- 第 3 天仍无法持续维持餐前血糖浓度>50mg/dL 的新生儿
- 有遗传性低血糖的家族史
- 先天性综合征(如面部中线畸形、小阴茎)

对低血糖和脑损伤的生理反应

目前还没有简单的方法来研究新生儿葡萄糖供应不足是否是导致急性神经损伤的一个原因。血糖水平只是葡萄糖不足的一个指标，要确定葡萄糖不足时还应考虑其他因素，包括脑血流量、脑内葡萄糖利用速率、大脑能否摄入和分解其他底物，另外还应考虑低血糖持续时间以及是否存在其他临床并发症。不过，血浆或全血的葡萄糖水平可能是临床上唯一能够获得的用以评估葡萄糖不足及治疗效果的实验室指标。通过仔细的体格检查评估低血糖的症状和体征（框 4.6），特别是神经系统的异常，有助于鉴别那些代偿充分的低血糖患儿。图 4.8 显示了在评估低血糖婴儿时必须考虑的很多因素（神经元的燃料经济学）。婴儿的临床体格检查是 AAP 倡导的方法中的重要内容。

框 4.6　新生儿低血糖的症状和体征

一般表现
哭声异常
纳差
低体温
出汗

神经系统表现
震颤和抖动
肌张力低下
易激惹
嗜睡
惊厥

心肺功能紊乱
发绀
皮肤苍白
呼吸过速
呼吸暂停
心脏停搏

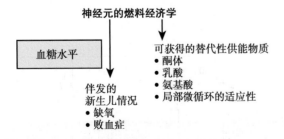

神经元的燃料经济学

血糖水平

可获得的替代性供能物质
● 酮体
● 乳酸
● 氨基酸
● 局部微循环的适应性

伴发的
新生儿情况
● 缺氧
● 败血症

由于定义神经元燃料充足性的复杂性，血糖的严格的阈值概念受到挑战

临床查体比血糖水平更重要

图 4.8　影响中枢神经系统能量供应（包括血糖水平）的因素

当脑内血糖代谢速率改变时，机体可以通过其他能量代谢的底物来适应这种变化，这是机体对低血糖的另一重要的神经保护性反应。低血糖时大脑内燃料的最佳替代物是乳酸。动物实验显示乳酸通过三羧酸循环代谢可对低血糖起代偿作用。乳酸可以在葡萄糖耗竭期间为神经元提供能量。脑内的糖原储存于星形胶质细胞，这是发挥神经保护作用的另一个重要来源。

人类的大脑似乎有能力代谢酮体。因此，几乎可以确定大脑利用酮体供能是新生儿发生低血糖时的另一种神经保护形式。在健康的足月新生儿中，血浆酮体水平在生后 2~3 天上升至峰值，并且当血糖浓度较低时酮体会进一步升高。不过，早产儿并没有相似的酮体变化，提示早产儿利用酮体的能力似乎较弱。有证据表明，如果低血糖时补充配方奶作为干预措施，早期的生酮作用会受到抑制。

大脑不同区域对低血糖的敏感性具有很大差异，从而导致脑损伤的形式和分布区域也存在差异。不过，关于这些损伤的相关报道并不统一。一些动物和人类新生儿的影像学研究提示脑内对低血糖的敏感区域包括枕部、纹状体、扣带回和海马。然而，最近的临床和影像学研究发现，具有显著临床症状的低血糖婴儿的脑损伤更加多样化。一项纳入 35 例症状性低血糖的足月儿（86% 的婴儿血糖水平 < 35mg/dL 且伴有惊厥）的磁共振成像（MRI）检查发现，损伤范围累及白质、深部灰质神经核和皮层等区域。因此，MRI 应作为症状性低血糖的常规检查，以便发现脑损伤。

然而，必须强调的是这些研究中的研究对象是重症和长时间低血糖伴有脑病的婴儿。目前对于那些较轻的低血糖和非症状性低血糖引起的脑损伤还缺乏影像学证据。

识别新生儿低血糖的危险因素

AAP 关于低血糖管理的指南针对的人群包括晚期早产儿（胎龄 34~36[+6] 周）、糖尿病母亲婴儿（IDM）和小于或大于胎龄足月儿（SGA 和 LGA）。虽然它并不反对对其他高危人群进行筛查，但它把重点放在最有可能出现无症状低血糖的新生儿身上。在 AAP 指南发布后不久，有一篇发表的论文根据 AAP 定义（血糖浓度低于 47mg/dL）前瞻性地观察了低血糖的发生率。约 75% 的患者在生后 48 小时内进行了血糖筛查，其中 51% 血糖 < 47mg/dL，19% 血糖 < 36mg/dL，这样的结果肯定了 AAP 将重

点放在这些患儿上的必要性。这部分受试者中低血糖发生率高于其他研究数据，因为用了更高的血糖水平来定义低血糖。在这项研究中，37% 的新生儿在 3 次正常的常规血糖筛查结果后出现首次低血糖，6% 则在出生 24 小时以后出现首次低血糖。这表明低血糖筛查持续的时间应比以前研究中的更长，且三次正常的筛查结果可能是不够的。该研究还发现，四组之间在低血糖发生的时间、严重程度和发生率方面没有差异。但问题是，该研究的初衷并不是证明某一低血糖阈值比其他阈值的定义更有效。

病例 4

一 37 岁的孕妇，G4P4，分娩一名 3 400g 的男婴，出生 1 分钟、5 分钟 Apgar 评分均为 9 分。孕产过程中均未出现并发症。这位母亲之前已成功母乳喂养了另外 3 个孩子。产后 45 分钟，她在产房给该婴儿进行了第一次母乳喂养。喂奶后婴儿在床边测得的血糖为 27mg/dL。

练习 4

问题

1. 该婴儿应该进行低血糖筛查吗？
2. 低血糖筛查应该在喂奶后立即进行吗？
3. 母乳喂养和配方奶喂养的婴儿葡萄糖稳态有何不同？
4. 如果使用 PES 推荐的标准，它会改变治疗低血糖的干预阈值吗？它能解决喂养问题吗？

答案

1. 该婴儿不具备任何产后需要血糖筛查和管理的高危因素，更重要的是没有症状。
2. 生后 4 小时内的血糖筛查应在喂奶后半小时进行。之后的筛查应在喂奶前进行，以便进行最佳的管理。
3. 母乳喂养的婴儿具有更高的酮体水平，这是大脑主要的替代性代谢燃料，有助于节约葡萄糖。AAP 建议在婴儿出生的第一个小时内开始母乳喂养，随后间隔 2~3 小时喂一次，以促进母乳喂养和维持血糖水平。PES 指出，母乳喂养的婴儿在生后最初几天从初乳中摄取的热量很少。然而，尽管婴儿仍处于相对禁食状态，血糖的平均水平却非常稳定。因此 PES 得出结论，血糖水平不受喂养的影响。
4. 使用平均（PES）血糖值与较低范围（AAP）

血糖值，肯定会使得无症状婴儿血糖干预阈值的解读存在显著差异。对于血糖水平较低的患儿，喂养更为重要，并且受初始喂养时间和喂养时间间隔的影响。

低血糖婴儿的神经系统结局

如前所述，AAP 指南在过渡期的最初几个小时使用的是较低的血糖范围，而不是胎儿和新生儿数据的平均值。它还强调临床查体和婴儿状况的重要性。AAP 还研究了神经发育的数据，以确定是否存在任何明确的引起神经性低血糖的血糖水平（发生脑损伤的血糖临界阈值）。

关于无症状低血糖新生儿的最佳管理策略目前仍然没有答案。临床上存在两种情况，即对于新生儿出生后正常过渡期低血糖进行过度治疗，或对病理性的、具有风险性和/或严重代谢性疾病可能的低血糖治疗不足，如何平衡这两种情况仍然是一个挑战。

神经发育结局的研究方法是寻找与脑损伤或新生儿神经性低血糖相关的血糖临界阈值。在成人，这个阈值是 50mg/dL。神经性低血糖是指大脑葡萄糖供应不足时的血糖水平。在新生儿中这个阈值并不清楚。1988 年英国发表的一项多中心营养学研究对神经发育结局的研究方法产生了深远影响。这项研究旨在探索婴儿早期饮食与认知结果的相关性，评估了 661 例出生体重低于 1 850g 的婴儿血糖水平，最初每天监测血糖，随后改为每周监测，直到出院。他们发现，低于 47mg/dL 的临界血糖可以可靠地预测不良后果。血糖低于这一水平的累计天数与婴儿校正 18 月龄时的智力和运动发育分数下降密切相关。当这些儿童作为一项大型研究的一部分在 7~8 岁时再次接受评估，研究者发现了类似的结果，但差异不是那么显著。自此，这些发现对发达国家的新生儿管理产生了深远的影响。47mg/dL 这一数值已经成为世界范围内的标准，并作为健康的足月适于胎龄儿的临界阈值金标准，尽管上述研究其实根本没有纳入足月婴儿。作者自己在后来写的一封信中表示，"用观察性研究方法是很难提供因果关系的，当这样的观察性研究提出了假设或合理的临床问题时，就可以促进未来开展更多的研究和随机对照试验。"

距离上述英国的研究将近 25 年后，有了另一项前瞻性试验，研究对象为胎龄 32 周以下的婴儿，在生后 10 天内每天监测其血糖水平。其中 47 例婴儿在生后 10 天内至少有 3 天血糖低于 47mg/dL。和血糖正常的对照组相比，这些婴儿在两岁时的神经发育或残疾发生率都没有发现差异。81% 的研究对象在 15 岁时接受再次评估，他们的智商和对照组儿乎相同。即使包括了连续 4 天血糖浓度低于 47mg/dL 或三次血糖浓度低于 36mg/dL 的婴儿，上述评估结果也没有改变。他们认为"没有任何证据表明，在生后最初 10 天内反复出现的低血糖（<47mg/dL）会对早产儿造成危害"。但是这项研究并不意味着低血糖不会对早产儿造成损害。

低血糖儿童及其远期发育研究团队开展的研究包括系列的随访和经葡萄糖传感器的皮下连续监测。其中一个大型的前瞻性队列研究观察了具有低血糖风险的足月儿和晚期早产儿，其危险因素分类与 AAP 的相同。低血糖被定义为血糖浓度低于 47mg/dL。404 例高危婴儿（晚期早产儿、SGA 和 LGA 以及 IDM）中 53% 出现了低血糖。研究者发现，低血糖并没有增加 2 岁时神经感觉障碍的风险。他们通过盲法进行了间质血糖的持续监测，发现间歇性监测遗漏了 25% 的低于 47mg/dL 的低血糖发作。即便使用了积极的治疗措施（包括葡萄糖凝胶），仍有近 25% 的婴儿经历了长达 5 小时的 47mg/dL 以下的低血糖。不过，即使是那些被间歇性监测所遗漏的、当然也没有得到治疗的低血糖婴儿，其神经损害的风险也没有增加。值得注意的是，低血糖治疗后出现的高血糖与神经发育障碍有关。那些在出生 48 小时内，血糖水平长时间在 54~72mg/dL 的中心范围以外的婴儿预后更差。

在随后的一项研究中，McKinlay 等利用间歇性采样和间质连续监测的方法评估了 614 例具有低血糖风险的足月儿和晚期早产儿。该项研究包括没有低血糖的婴儿，以及已治疗和未治疗的低血糖婴儿，低血糖的定义为血糖低于 47mg/dL。对这些婴儿进行筛查和治疗的目标是维持血糖浓度在 47mg/dL 以上。令人惊讶的是，只有在间质连续监测中才检测到了长时间的低血糖。几乎四分之一的婴儿有过低血糖发作，但在间歇性抽样中没有检测到。其中 25% 未被发现的低血糖在婴儿生后一周内持续了 5 个小时以上。

研究报道了 4 个亚组的孩子在 2 岁时神经感觉障碍或处理问题障碍的情况。分组包括从未发生过低血糖的对照组、有任何低血糖发作组、持续超过 3 天的低血糖组、严重低血糖（<36mg/dL）组。结果发现低血糖和 2 岁时的神经发育结局之间没有相关性。然而，4.5 岁时的随访数据显示，那些遭受不止一次低血糖发作的婴儿存在执行功能障碍，但这仅在连续血糖监测中发现，而在间歇采样中没有发现。

阿肯色州报道的一项独特的围产期队列研究纳入了 1 400 例婴儿，在他们出生后的最初几小时内进行单次血糖水平的检测，然后 10 岁时进行评估。单次的过渡期低血糖与该州四年级读写和数学考试成绩有关。第二次的血糖值也做了记录，但没有再进一步的测定了。关注的血糖范围是 30~45mg/dL 之间。暂时性低血糖分别定义为 35mg/dL、40mg/dL、45mg/dL 时的发生率分别为 6.4%，10.3%，19.3%。研究发现，曾经发作单次低血糖（定义为低于 40mg/dL，在 3 小时内缓解）的婴儿 10 岁时具备熟练读写和计算能力的可能性降低 50%。该组婴儿代表了一年内出生的所有新生儿，所以他们大多是晚期早产儿和足月儿。关于低血糖管理策略的信息很少，也没有母乳喂养率的报告。低血糖暴露组婴儿有可能随后还发生了更多的低血糖，因为我们只测量了前两次血糖水平，而高危儿第一周内反复出现低血糖是很常见的。

到目前为止，还没有理由去假定过渡期的新生儿低血糖和随后的学习成绩不佳之间有因果关系。短暂的低血糖可能是其他围产期问题的体现，包括异常宫内发育的不良事件。

阿肯色州的研究表明一过性低血糖可能与 10 岁时较差的学习成绩有关，那我们现在是否应该考虑对所有新生儿进行全面筛查？只有当筛查试验对预后有影响时，那样的筛查才是合理的。阿肯色州研究中对短暂性低血糖的诊断发生在生后 90 分钟，但实际结果需要在这之后 30 分钟才能获得。第二次测量是在第一次筛查后 70 分钟或出生 3 小时后进行的。任何干预措施都不能缩短暴露于这一短暂低血糖的时间。

一些研究已经评估了外源性葡萄糖或早期喂养是否可以防止低血糖的发生。Coors 和 Hegarty 等的研究中给予有低血糖风险的新生儿预防性葡萄糖凝胶治疗以提高初始血糖浓度。Coors 等的研究发现，预防性补充葡萄糖凝胶并没有减少新生儿短暂性低血糖或因低血糖入住 NICU 的发生率。但 Hegarty 等的研究表明，葡萄糖凝胶可降低低血糖和入住 NICU 的发生率。一封给编辑的信总结道："给所有新生儿提供外源性葡萄糖或许适用于绝大多数足月新生儿，甚至是许多未接受外源性葡萄糖摄入而正常哺乳的晚期早产儿。新生儿出生后立即对葡萄糖浓度的下降做出反应，糖原分解迅速增加，随后是糖异生的过程，肝脏释放内源性葡萄糖，分解脂肪为葡萄糖提供替代燃料。这是正常的生理过程，在动物界特别是哺乳动物中很常见。但提供外源性葡萄糖很可能会干扰这种对葡萄糖浓度下降的正常生理反应。"

胎儿与新生儿委员会的临床报告为高危晚期早产儿（胎龄 34~36^{+6} 周）和足月儿的低血糖筛查及后续处理提供了实用的指南。该报告并没有确定任何可能导致脑损伤的血糖浓度的具体数值或范围，而只是在面对一个尚缺乏循证依据却需要指导方案的问题时，给出了一些切实可行的实际方案。显然，从神经学数据来看，还有很多方面需要研究，且目前这些建议都只是基于专家意见。AAP 指南已经说明了这是在缺乏完整相关证据的情况下提供的指导方案。

需要筛查的婴儿

孕期和分娩过程中完全正常且没有任何症状的健康足月儿无须进行血糖筛查。只有具有临床表现或已知高危因素的婴儿才需要常规的血糖筛查。AAP 的临床报告没有包括所有的早产儿，只重点关注了晚期早产儿。这是由于大部分更不成熟的早产儿都将在过渡监护病房或新生儿重症监护室接受治疗，在那里已经常规进行了血糖筛查。

由于血浆葡萄糖的稳态需要生酮作用和糖异生来维持正常的能量代谢速度，因此新生儿低血糖通常发生在那些糖异生或生酮作用受损的婴儿，比如胰岛素生成过多、反调节激素生成异常、底物供应不足或脂肪酸氧化障碍等。新生儿低血糖常发生于小于胎龄儿、糖尿病母亲婴儿和晚期早产儿。也包括大于胎龄儿，因为通过标准葡萄糖耐量试验难以排除母亲糖尿病或母亲高血糖（糖尿病前状态）。

许多母亲和胎儿状况都可能使婴儿处于新生儿低血糖的危险中（框 4.2）。在 AAP 的临床报告中，假设这些状况常常是伴有临床表现的，那么对出现这些临床表现的婴儿应该进行血糖监测，并完成血浆葡萄糖水平的测定（框 4.6）。

何时筛查

对于伴有低血糖相关临床症状（框 4.6）的婴儿（即症状性婴儿），应尽快测定其血浆葡萄糖水平（几分钟内，而不是几小时内）。新生儿出生后的血糖水平在 1~2 小时内可降低至 30mg/dL 或更低，然后逐渐上升至稳定水平，一般生后 12 小时上升为 45mg/dL 以上。约 5%~15% 的正常新生儿血糖水平低于 40~45mg/dL。关于血糖筛查的最佳时机及时间间隔的研究数据非常有限。在刚出生后的血糖下降期，对任何婴儿都进行早期血糖测定是不合适的，因为正常的生理性下降和异常的低血糖是难以区分的。幸运的是，即使没有早期肠内营养摄入，血糖在 3 小时内也会逐渐回升。即使是低血糖高危儿，如果没有症状也最好避免在生后 2 小时内测量血糖。真正的危险在于，此时所进行的测定会成为"做了便应验"的预言。尚未有研究发现，在生后几个小时内生理性血糖稳态建立期的无症状性低血糖会对婴儿造成伤害。

对于肠内喂养，血糖水平呈现循环式反应。喂奶后约 1 小时达到峰值，在下一次喂奶前又降至谷值。由于血糖监测的目的是发现血糖的最低水平，因此在下一次喂奶前监测血糖是最有意义的。

AAP 指南推荐对高危儿的筛查频率和持续时间应基于每一个个体的特殊高危因素。出生 24 小时后，如果血浆葡萄糖水平持续低于 45mg/dL，应继续在喂奶前重复筛查。

血糖的实验室检测

快速准确的血糖检测是新生儿血糖管理的基础。理想的检测方法应该是快速、准确、便宜的，且仅需少量血样。不幸的是，目前市场上的仪器和方法在检测新生儿低血糖上都无法同时满足以上所有要求。当新生儿出现可疑的低血糖时，必须立即用实验室酶学的方法（葡萄糖氧化酶法、己糖激酶法或脱氢酶法）之一来确定血浆或全血的葡萄糖水平。血浆的葡萄糖水平一般比全血高 10%~18%，因为血浆含水量较高。

尽管实验室检测是测量血糖的最准确方法，但因为不能快速得到结果，所以不能对低血糖进行快速诊断，这有可能延误干预和治疗。床边试纸法也可使用，但前提是操作规范，且医生对这些仪器检测结果准确性上的不足有清楚的认识。床边的血糖仪器主要用来对血糖水平进行快速而方便的评估。尽管这些检测结果也被用于临床决策，但存在一些不足之处。目前还没有床边检测法能在较低的血糖范围中表现得足够可靠和准确,因此不可作为低血糖筛查的唯一方法。试纸法测定结果和实际的血浆葡萄糖水平可能相差 10~20mg/dL,而这一差距在血糖水平较低时更为明显。

由于床边快速检测方法的局限性,必须立即送实验室检测全血或血浆的葡萄糖水平来证实。标本放置时间过长会导致检测结果低于实际水平,因为红细胞会消耗血浆内的葡萄糖。将血标本放于含有糖酵解抑制剂如氟化物的试管可避免这一问题。在等待实验室检测结果的同时,不应拖延对可疑低血糖新生儿的治疗。但并没有证据说明这样的治疗可以减轻神经系统后遗症。

低血糖的临床症状

新生儿低血糖的临床症状都是非特异性的,包括很多在其他疾病患儿身上都普遍存在的局部或全身症状(框 4.6)。低血糖的临床征象可以视为血糖过低所致的全身性表现(如阵发性发绀、呼吸暂停、易激惹、吸吮无力和喂养困难)和/或中枢神经系统葡萄糖缺乏的表现(神经性低血糖,如意识水平改变、震颤、易激惹、嗜睡、惊厥、拥抱反射亢进、昏迷)。

神经性低血糖的临床表现包括所有急性脑病的症状。昏迷和惊厥可出现在长时间低血糖(血浆或全血葡萄糖浓度低于 10mg/dL)或反复低血糖发作的患儿身上。

由于避免大脑能量缺乏是最关键的目标,应重点关注患儿的神经系统症状。如果是单纯的低血糖,在静脉输糖后数分钟至数小时临床症状就应缓解。Cornblath 等建议关注以下三个特点:①血糖水平低;②具有低血糖的症状;③血糖水平恢复正常后临床症状立即消失。

持续性低血糖

一些新生儿可在生后 48 小时内通过各种临床特征被确定为具有严重低血糖高风险的新生儿。也有其他的婴儿在出生 48 小时后才被识别出这样的风险(框 4.4)。导致上述高风险的疾病不仅包括罕见的导致婴儿遗传性低血糖的疾病,如先天性高胰岛素症或垂体功能减退,还包括那些相对更常见的与出生窒息、胎儿生长受限或先兆子痫相关的新生儿高胰岛素血症(也称为围产期应激性高胰岛素血症)。图 4.9 的流程图显示了如何从 β-羟基丁酸、

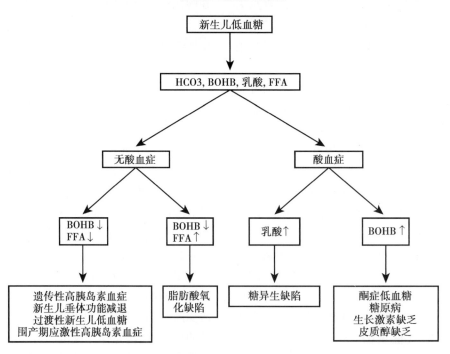

诊断低血糖的代谢线索

图 4.9 流程图显示了如何根据关键样本确定持续性低血糖的主要分类。BOHB,β-羟基丁酸;FFA,游离脂肪酸(From Thornton PS,Stanley CA,DeLeon DD,et al:Recommendations from the Pediatric Endocrine Society for Evaluation and Management of Persistent Hypoglycemia in neonates,infants,and children,*J Pediatr* 167:238-245,2015)

游离脂肪酸和生长激素的关键样本中确定持续性低血糖疾病的主要类别。

为了提高这些持续性低血糖综合征的检出率，比较明智的做法是结合使用 AAP 和 PES 的建议。出生 24 小时内根据 AAP 的推荐进行处理，24~48 小时使用 45mg/dL 作为干预阈值，这样相对比较合理。对于需要静脉输液的伴或不伴症状的低血糖婴儿，或者 72 小时后血糖仍处于低血糖临界值（根据 PES 建议，经过几次正常的喂奶，血糖应在 65~70mg/dL 以上）的婴儿，应推迟出院。不过还需要更多关于诊断持续性低血糖发生率和准确性的数据来支持这一策略。

葡萄糖凝胶治疗低血糖

"Sugar Babies"研究的二次分析中，低血糖婴儿被随机分配到 40% 的葡萄糖凝胶组或安慰剂组。当婴儿接受凝胶后，根据母亲的喜好分别尝试直接母乳喂养、泵乳母乳喂养、配方奶喂养或混合喂养。给予口腔凝胶后 30 分钟测定葡萄糖浓度来评估婴儿对口腔凝胶（葡萄糖或安慰剂）和喂养的反应。

给予凝胶治疗后，所有低血糖发作时血糖浓度平均升高了 11.7mg/dL。接受葡萄糖凝胶治疗婴儿的血糖浓度比接受安慰剂凝胶的婴儿增加幅度提高了 3.0mg/dL。与未接受配方奶喂养的婴儿相比，配方奶喂养的婴儿，无论是否混合部分母乳，血糖浓度都有较大的增加（3.8mg/dL）。此外，对葡萄糖凝胶的反应不受配方奶反应的影响，表明配方奶喂养相对于葡萄糖凝胶是"叠加"效应而不是"协同"效应。

一篇纳入了两项研究、总样本量为 312 例的 Cochrane 综述得出以下结论：与安慰剂凝胶相比，40% 葡萄糖凝胶治疗减少了治疗低血糖所致的母婴分离事件，并增加了出院后完全母乳喂养的可能性。没有证据表明葡萄糖凝胶会增加新生儿期或 2 岁时的不良反应。因此口服葡萄糖凝胶应被考虑作为新生儿低血糖的一线治疗。

结论

我们需要通过严谨的长期研究来比较治疗阈值，以确定对过渡期低血糖进行早期积极治疗是否会影响预后。另外，无症状婴儿出生 4 小时后的治疗阈值也需要类似的研究。在获得相关研究结果之前，目前只能以专家意见为主。

在新生儿，目前的证据似乎不支持使用某一特定葡萄糖浓度来确定神经性低血糖。我们无法预测，达到这个临界水平是否会发生急性或慢性不可逆的神经损伤。葡萄糖凝胶治疗有助于增进母婴亲密接触和促进母乳喂养，避免新生儿入住 NICU。

正如过去所示，当涉及新生儿低血糖的管理时，其应对措施越多，引发的问题似乎会越多。

（孙苓　译）

推荐阅读

Adamkin DH. Committee on Fetus and Newborn. Clinical report—postnatal glucose homeostasis in late-preterm and term infants. *Pediatrics*. 2011;127:575.

Adamkin DH. Neonatal hypoglycemia. *Semin Fetal Neonatal Med*. 2017;22(1):36-41.

Adamkin D, Polin R. Imperfect advice: neonatal hypoglycemia. *J Peds*. 2016;176:195-196.

Boluyt N, van Kempen A, Offringa M. Neurodevelopment after neonatal hypoglycemia: a systematic review and design of an optimal future study. *Pediatrics*. 2006;117:2231-2243.

Burns C, Rutherford M, Boardman J, et al. Patterns of cerebral injury and neurodevelopmental outcomes after symptomatic hypoglycemia. *Pediatrics*. 2008;122(1):65-74.

Cornblath M, Ichord R. Hypoglycemia in the neonate. *Semin Perinatol*. 2000;24(2):136-149.

Cornblath M, Hawdon JM, Williams AF, et al. Controversies regarding definition of neonatal hypoglycemia: suggested operational thresholds. *Pediatrics*. 2000;105(5):1141-1145.

Harris DL, Alsweiler JM, Ansell JM, et al. Outcome at 2 years after dextrose gel treatment for neonatal hypoglycemia: follow-up of a randomized trial. *J Pediatr*. 2016;170:54-9.e1-2.

Harris DL, Battin MR, Weston PJ, et al. Continuous glucose monitoring in newborn babies at risk of hypoglycemia. *J Pediatr*. 2010;157(2):198-202.e1.

Harris DL, Weston PG, Signal M, et al. Dextrose gel for neonatal hypoglycaemia (the Sugar Babies Study): a randomized, double-blind, placebo-controlled trial. *Lancet*. 2013;382:2077-2083.

Hay W, Raju TNK, Higgins RD, et al. Knowledge gaps and research needs for understanding and treating neonatal hypoglycemia: workshop report from Eunice Kennedy Shriver National Institute of Child Health and Human Development. *J Pediatr*. 2009;155(5):612-617.

Hay WW, Adamkin DH, Harding JE, et al. Letter to the editor: The postnatal glucose concentration nadir is not abnormal and does not need to be treated. *Neonatology*. 2018;114:163.

Kaiser JR, Bai S, Rozance PJ. Newborn plasma glucose concentration nadirs by gestational-age group. *Neonatology*. 2018;113(4):353-359.

Kaiser JR, Bai S, Gibson N, et al. Association between transient newborn hypoglycemia and fourth-grade achievement test proficiency: a population-based study. *JAMA Pediatr*. 2015;169(10):913-921.

Inder T. Commentary: how low can I go? The impact of hypoglycemia on the immature brain. *Pediatrics*. 2008;122(2):440-441.

Lucas A, Morley R, Cole TJ. Adverse neurodevelopmental outcome of moderate neonatal hypoglycemia. *Br Med J*. 1988;297:1304-1308.

McKinlay CJD, Alsweiler JM, Anstice NS, et al. Association of neonatal glycemia with neurodevelopmental outcomes at

4.5 years. *JAMA Pediat.* 2017;171(10):972-983.

McKinlay CJD, Alsweiler JM, Ansell JM, et al. Neonatal glycemia and neurodevelopmental outcomes at 2 years. *NEJM.* 2015; 373:1507-1518.

Platt MW, Deshpande S. Metabolic adaptation at birth. *Semin Fetal Neonatal Med.* 2005;10(4):341-350.

Rozance PJ, Hay WW. Hypoglycemia in newborn infants: features associated with adverse outcomes. *Biol Neonate.* 2006;90:74-86.

Srinivasan G, Pildes RS, Cattamanchi G. Plasma glucose values in normal neonates: a new look. *J Pediatr.* 1986;109:114-117.

Stanley CA, Rozance PJ, Thornton PS, et al. Re-evaluating "transitional neonatal neonatal hypoglycemia": mechanism and implications for management. *J Peds.* 2015;166(6):1520-1525.e1.

Thornton PS, Stanley CA, De Leon DD, et al. Recommendations from the Pediatric Endocrine Society for Evaluation and Management of Persistent Hypoglycemia in Neonates, Infants, and Children. *J Peds.* 2015;167(6):238-245.

Tin W, Brunskill G, Kelly T, et al. 15 year follow-up of recurrent "hypoglycemia" in preterm infants. *Pediatrics.* 2012;130(6): 1497-1503.

Wight NE. Hypoglycemia in breastfed neonates. *Breastfeed Med.* 2006;1(4):253-262.

Williams AF. Neonatal hypoglycemia: clinical and legal aspects. *Semin Fetal Neonatal Med.* 2005;10(4):363-368.

第 5 章

新生儿高胆红素血症

Michael Kaplan　Cathy Hammerman

简介

新生儿黄疸是新生儿期最常见的问题。超过 60% 的健康足月儿会在生后 1 周内出现肉眼可见的黄疸，母乳喂养儿的比例则更高。通常机体的调节机制能够成功地将血清总胆红素（serum total bilirubin，STB）控制在生理范围内，这是一个对身体没有毒性的水平。事实上，生理性的 STB 水平甚至是有益的，具有抗氧化作用。

偶尔 STB 水平会上升，发展为显著的高胆红素血症。并不是所有的高胆红素血症都是危险的，但如果 STB 水平持续上升，则可能需要光疗来防止 STB 进一步升高，预防潜在的胆红素神经毒性。在罕见情况下，STB 会上升至极高的水平，导致胆红素神经毒性。在这种情况下，胆红素（尤其是游离胆红素）有可能进入中枢，特别是累及基底节和听神经组织，引起急性胆红素脑病，甚至发展为慢性胆红素神经毒性所致的手足徐动型脑瘫（核黄疸）。

本章的重点并不是全面地探讨新生儿高胆红素血症的处理，而是结合一些高胆红素血症的背景知识，以及若干真实的病例来进行讨论。读者可以将自己代入其中，想象自己在管理这个病例，自己在做出诊疗决定。这些病例有助于开展深度的讨论，且讨论的重点将集中在临床工作日常会面临的那些问题。

血清总胆红素：究竟代表什么？

病例 1

胎龄 36 周的健康新生儿生后 24 小时，婴儿室常规查房，发现他的 STB 为 15mg/dL。教授问住院医师这一 STB 数值意味着什么。

练习 1

问题

1. 你认为下列哪个答案是正确的？
   A. 第一位住院医生在小时胆红素列线图上进行标记，因为该数值超过了第 95 百分位，该住院医生认为患儿发生了溶血
   B. 第二位住院医生考虑到这是一个晚期早产儿，胆红素结合能力尚不成熟，因而 STB 升高
   C. 第三位住院医生认为 STB 水平较高是多因素的，溶血和胆红素产生增加都是 STB 上升的原因

答案

1. C。第三位住院医生所认为的 STB 升高是由多个生理性或病理性因素所致的观点是正确的。在任何时间点，和 STB 数值相关的都不可能是单一因素。STB 水平代表的是多种因素综合的结果。第一位住院医师的回答是不正确的，尽管溶血可能存在，但他没有考虑胆红素清除方面的因素。同样，第二位住院医生正确考虑到了这是一个晚期早产儿，胆红素结合能力不足是一个因素，但忽视了潜在的溶血的因素。

STB：精妙的平衡

胆红素生成和清除之间的平衡

任何一个新生儿在任何时间点的 STB 都反映了血红蛋白分解产生胆红素以及胆红素清除的综合情况。新生儿从肠道中吸收胆红素（即肠肝循环），进一步增加了胆红素清除的负担。如果这两方面能够维持平衡，STB 可能上升至生理性水平，但不会对一个健康的没有溶血的足月儿造成危险。

缺乏上述的平衡

如果上述平衡被打破,胆红素的生成超过了清除,就会发生高胆红素血症。严重溶血或未成熟的胆红素结合能力并不是发生高胆红素血症的必要条件。例如,婴儿血型为 A 型,母亲血型为 O 型,直接抗球蛋白试验阳性,可以认为发生溶血,会产生大量的胆红素,但如果该婴儿的胆红素结合和清除能力良好,并不一定会发展为严重的高胆红素血症。另一方面,中度溶血合并尿苷二磷酸葡萄糖醛酸转移酶(UGT1A1)的活性不成熟(这是很有可能发生于晚期早产儿的情况),就会打破上述平衡,从而引起高胆红素血症。另一种打破平衡的原因可能是胆红素结合系统的功能不全,例如克纳综合征。

可以用水龙头放水的情形来形容这一现象。如果水池的下水系统功能正常,虽水龙头持续放水,但有可能并不会使水池的水位上升。如果下水系统部分堵塞,即使水龙头没有完全开放,也有可能使水池的水位迅速上升。Kaplan 等曾经用"生成-结合指数"对这一概念进行数学性描述,以此说明在任何时间点,STB 都是胆红素产生和结合两方面共同作用的结果。血中碳氧血红蛋白浓度是反映血红素分解的精确指标。血清总的结合胆红素(反映肝细胞内结合的胆红素)也被作为该指数的一部分。该指数上升提示胆红素生成和清除的平衡被破坏,且失衡程度越来越严重。

另外显而易见的是,在评估一个高胆红素血症的婴儿时,导致胆红素生成增加以及胆红素结合能力下降的因素都应加以考虑。由于血液学的指标并不能可靠地反映新生儿的溶血,要鉴别和胆红素生成增加或清除增加有关的一些情况就变得比较困难。这些情况包括血红素分解增加(溶血)、UGT1A1 不成熟、肠道内的胆红素重吸收入血。UGT1A1 不成熟可表现为 *UGT1A1* 基因启动子出现(TA)$_n$ 的多态性,导致基因表达减少,酶活性减低(吉尔伯特综合征)。喂奶不足可以使肠蠕动减慢,通过肠肝循环重吸收的胆红素增加。表 5.1 总结了导致上述失衡,使 STB 升高的各种影响因素。

表 5.1　在任何特定的时间点影响 STB 平衡的因素
溶血增加
胆红素结合酶(UGT1A1)功能不成熟
UGT1A1 编码基因启动子(TA)$_n$ 多态性导致基因表达减少,酶活性降低(和成人的吉尔伯特综合征有关)
肠肝循环

STB 可以预测胆红素的神经毒性吗?

尽管在新生儿高胆红素血症的管理中,STB 被当作一种工具,用于判断是否需要光疗或换血,但实际上,STB 对于胆红素相关的神经系统结局的预测价值很小。虽然一个健康的、不伴有溶血的足月儿在 STB<25mg/dL 的情况下是不太可能出现神经毒性的,但实际上并没有一个确切的 STB 水平可以用于预测是否导致神经毒性。当然,并不是每一个极重度高胆红素血症的婴儿都会发展为手足徐动型脑瘫。例如,在一项研究中纳入了 140 例 STB>25mg/dL 的新生儿,经过光疗或换血治疗,并随访至 5 岁,发现这些新生儿和随机对照组的临床结局并无差异。围产协作项目的资料经过再次分析显示,STB 的峰值和以后的智商(intelligence quotient, IQ)并无关系。不过这两项研究都显示直接抗球蛋白试验阳性的患儿预后较差。同样,埃及开罗一家儿童医院收治的 249 名新生儿 STB≥25mg/dL,入院时的 STB 水平和急性胆红素脑病之间并没有关联。不过,具有溶血风险的婴儿,如 Rh 血型不合、ABO 血型不合、败血症,发生急性胆红素脑病的 STB 阈值会比其他没有危险因素的婴儿更低。

如果 STB 不是胆红素神经毒性的良好预测指标,那么什么才是?

血清游离胆红素的预测价值

一些研究提示,不论在早产儿还是足月儿,游离胆红素的比例可能是比 STB 更精确的胆红素神经毒性(包括手足徐动型脑瘫和感觉神经性耳聋)的预测指标。将游离胆红素比例作为光疗或换血的适应证可以使临床判断时少一些猜测的成分,并可以更好地识别出那些具有脑损伤风险的婴儿。不过,目前临床上还无法常规检测游离胆红素,STB 仍是管理新生儿高胆红素血症最常用的实验室指标。

定义

黄疸和高胆红素血症

有时候,黄疸和高胆红素血症两个术语被不正确地混用。

黄疸是指由于血清中胆红素的渗透,巩膜、皮肤和黏膜呈现黄色。高胆红素血症是指测得的血清或经皮胆红素水平超过了正常范围。

小时胆红素列线图

对于胎龄≥35周的婴儿,高胆红素血症的定义是STB水平超过了相应年龄小时胆红素列线图的第95百分位(图5.1*)。该列线图可以反映生后1周内胆红素水平的动态变化,从而摒弃了以前用某一固定的STB标准来定义高胆红素血症的做法。这样,如果一个婴儿生后12小时的STB为10mg/dL,就可以定义为高胆红素血症,而生后48小时同样的STB水平就没有特别的意义。

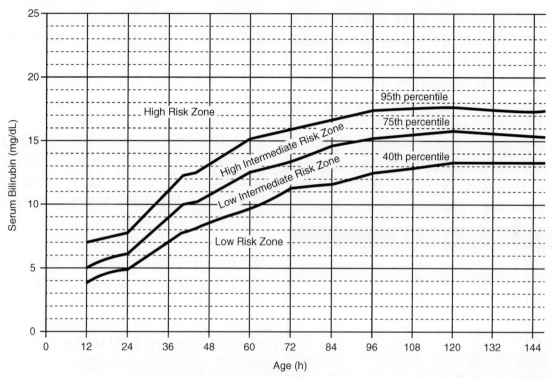

Fig. 5.1 Nomogram for designation of risk in 2840 well newborns at ≥36 weeks' gestational age with birth weight of ≥2000g or ≥35 weeks' gestational age and birth weight of ≥2500g based on the hourspecific serum bilirubin values. (Reproduced with permission from Bhutani VK, Johnson L, Sivieri EM, Predictive ability of a predischarge hour specific bilirubin for subsequent significant hyperbilirubinemia in healthy term and near-term newborns. *Pediatrics*; 103;6-14,1999.)

该定义的变异

根据2004年美国儿科学会(AAP)的指南,胎龄较小或具有高胆红素血症危险因素的新生儿很可能在STB水平低于第95百分位时就应该接受光疗了。因此很多接受治疗的新生儿实际上并没有达到高胆红素血症的诊断标准。为了指导光疗,可将该定义改为STB超过小时胆红素列线图的第75百分位或STB低于光疗适应证1mg/dL时就可以开始光疗。

胆红素脑病和核黄疸

急性胆红素脑病和核黄疸这两个术语经常被互换使用,尽管AAP建议应对这两种情况加以区分(AAP,2004)。急性胆红素脑病指胆红素神经毒性的急性表现,见于极重度高胆红素血症期间或不久后。以后可能会发生手足徐动型脑瘫,但也有报道,如果给予合适的治疗,这一阶段还是可逆的。

核黄疸指胆红素神经毒性引起的慢性和永久性临床后遗症,是胆红素沉积于颅内目标神经核团所致。

胆红素产生和代谢的生理学

对胆红素生理学基本概念的理解是临床处理高胆红素血症所必需的。因为相关的详细内容在教科书上可以得到,这里就只给出一个大纲,作为本章节的一个基本概念。新生儿胆红素代谢的生理学有其特殊性,使其容易发展为高胆红素血症。

A. 胆红素的形成

大部分血红素都来源于在网状内皮细胞系统被破坏的红细胞,少部分来源于血红素蛋白,如肌红蛋白的转化。血红素经过血红素加氧酶-1分解形成胆

---

* 根据版权授权要求,本书部分图、表和框须在文中保留原文,相应译文参考书末第344页。

绿素,再进一步分解成胆红素。这一胆红素成分被称为非结合胆红素或间接胆红素。新生儿的红细胞比较大,寿命比成人的短。因此,新生儿的血红素负荷相对较大,产生的胆红素也较多。

B. 胆红素和血清白蛋白结合;游离胆红素

为了便于转运至肝脏,间接胆红素和血清白蛋白结合。基于我们目前对胆红素神经毒性的病理生理学的理解,这一步是非常重要的。一旦胆红素分子和白蛋白结合,就不能通过血脑屏障,也就不会产生神经毒性了。如果白蛋白上的结合位点饱和了,胆红素不能与之相结合,就产生了游离胆红素。游离胆红素可以进入脑细胞,引起神经毒性损害。能够增加游离胆红素形成的潜在原因会使神经毒性的风险增加,因此在对高胆红素血症患儿进行评估时必须引起警惕。表 5.2 中列出了游离胆红素形成的一些原因。

表5.2　游离胆红素增加的原因
低白蛋白血症
过多的溶血,即使白蛋白水平正常
代谢性酸中毒
体温过低
败血症
药物,如磺胺类抗生素
早产(可能的原因)

C. 胆红素摄取

和摄取有关的基因

摄取胆红素进入肝脏的步骤是由有机阴离子转运蛋白 1B1(*SLCO1B1*,也叫 *OATP2*)控制的。这一转运蛋白的基因多态性会引起基因的不同表达,可能会影响胆红素的动力学和代谢。比如,在台湾新生儿中,*SLCO1B1* * *1b* 的表达和新生儿高胆红素血症相关,尤其是同时存在 *UGT1A1* 的变异时。同样,美国的研究显示,*SLCO1B1* * *1b* 和 G-6-PD A-的协同表达也和高胆红素血症相关。

D. 胆红素的结合和清除

UGT1A1 的重要性

胆红素摄取进入肝脏后,间接胆红素和葡萄糖醛酸结合,形成水溶性的胆红素单葡糖醛酸酯和胆红素二葡糖醛酸酯。这些复合物就是结合胆红素或直接胆红素。控制这一结合过程的酶就是 UGT1A1。UGT 酶活性不成熟是足月儿和早产儿出现高胆红素血症的重要原因。足月儿的 UGT 活性仅成人水平的 1%,早产儿则更低。酶发育不成熟所致的胆红素结合缓慢是新生儿胆红素清除过程中的瓶颈,也是大部分新生儿出现不同程度黄疸的原因。

胆红素结合过程的基因控制

对于血清胆红素水平和高胆红素血症的基因调控机制已经有了越来越多的了解。在此无法对所有这些基因在胆红素代谢中的作用展开讨论。由于 UGT1A1 在临床上具有重要意义,因此仅对该酶的基因调控进行介绍。

UGT1A1 由 *UGT1A1* 基因编码,定位于 2 号染色体的长臂的 3 区 7 带。该基因包含非编码的启动子区域和编码区。启动子区域的多态性,如(TA)$_n$ 多态性,可以使正常结构的酶表达下降,引起吉尔伯特综合征。另一方面,编码区发生突变,导致酶的结构异常,使其失去结合能力或结合能力明显降低,可见于克纳综合征。几个突变或多态性同时表达,或环境因素相互影响都对新生儿高胆红素血症的病理生理产生基因调控。葡萄糖-6-磷酸脱氢酶(glucose-6-phoshate dehydrogenase,G-6-PD)缺乏症患儿就是这方面的一个范例,G-6-PD 缺乏本身在环境因素的影响下启动溶血过程,*UGT1A1* 的多态性(*UGT1A1* * 28)又进一步加剧高胆红素血症。

E. 胆红素排泄入肠道和肠肝循环

直接胆红素通过胆汁分泌进入肠道,随粪便排出体外。结肠内的 β-葡糖醛酸糖苷酶可以使胆红素葡糖醛酸酯分解,使胆红素可以被重吸收进入血液,加重体内胆红素负荷。延迟肠内喂养会抑制肠动力,减少胆红素的排出,使更多胆红素被重吸收。

溶血:高胆红素血症和胆红素神经毒性的危险因素

由于 UGT1A1 的功能普遍不成熟,几乎所有新生儿的胆红素结合都不充分。考虑到胆红素产生-结合之间的平衡,溶血就成了很多新生儿发生高胆红素血症的原因。

ABO 同种免疫性溶血

病例 2

婴儿 AB 为足月出生,母亲血型为 O 型 Rh 阴性。患儿进入婴儿室时护士就注意到他的皮肤呈黄色。医生认为仅有轻度黄疸，可以忽略。有一个老练的护士还是在他生后 12 小时给他查了血清总胆红素，结果为 9.2mg/dL。医生对此表示"并不是太高"。第二天（生后 28 小时），STB 上升至 15mg/dL。

练习 2

问题

1. 你应该做什么？
   A. 观察该婴儿，24 小时后再次复查 STB
   B. 将该婴儿置于强光疗下，4~6 小时后复查 STB
   C. 开始光疗并准备换血

答案

1. B。不过，从一开始对该婴儿的处理就是不正确的。如果 O 型 Rh 阴性母亲所生的婴儿血型是 A 型或 B 型，则婴儿具有高胆红素血症的高风险。严重高胆红素血症的第二个危险因素是生后很短时间就出现了黄疸，STB 显著高于第 95 百分位。选项 A 和 C 都是不正确的。由于 ABO 同种免疫性溶血的婴儿在强光疗和静脉注射免疫球蛋白（intravenous immunoglobulin，IVIg）的应用下 STB 能够得到控制，因此这个时候还不需要进行换血。

光疗开始后 1 小时，其他实验室检查结果回报：婴儿血型是 B 型 Rh 阳性，直接抗球蛋白试验强阳性，血红蛋白为 120g/L，血细胞比容为 36%，网织红细胞占 6%。生后 24 小时内就出现黄疸和高胆红素血症的新生儿若伴有贫血和网织红细胞升高，提示发生了溶血。

强光疗 6 小时后，复测 STB 是 18.3mg/dL。

问题

1. 现在该怎么办？
   A. 继续光疗，12 小时后再复查 STB
   B. 换血
   C. 给予 IVIg 1g/kg

免疫性溶血性贫血时静脉注射免疫球蛋白（IVIg）

答案

1. 笔者在临床中会选择 C。选项 A 不正确，因为存在溶血时，等待 12 小时后胆红素水平有可能上升至一个危险的程度。选项 B 可能是个可靠的选择，不过，根据笔者的经验，ABO 血型不合的婴儿接受 IVIg 后，需要换血的机会明显减少。IVIg 能有效

防止 ABO 溶血患儿的 STB 进一步上升，减少换血需求。在其他同种免疫性溶血如 Rh，抗 c 或抗 E，IVIg 治疗效果会差一些，但也有助于赢得时间使患儿在换血前 STB 上升速度放慢。正如在碳氧血红蛋白研究中所示的，IVIg 可以减慢溶血的速度（碳氧血红蛋白是血红素分解代谢的敏感指标）。在 2004 年 AAP 的指南中，推荐 IVIg 用于治疗免疫介导的溶血。

事实上，该婴儿对 IVIg 治疗有反应，STB 没有进一步上升，换血得以避免。根据笔者的经验，对 ABO 溶血患儿的积极处理策略包括：①对 O 型血母亲所生婴儿应高度重视；②通过肉眼观察或经皮胆红素测定等方法识别早期黄疸；③根据 AAP 指南的推荐给予强光疗；④尽管光疗可以减少 ABO 溶血患儿的换血需求，但如果 STB 继续上升则应该给予 IVIg。

溶血使相关的胆红素神经毒性风险增加

通常认为，和其他高胆红素血症患儿相比，溶血病患儿发生胆红素神经毒性的风险更高。在 Rh 溶血的患儿，STB 在 20~24mg/dL 时就可能发生胆红素脑病和核黄疸。如果是没有溶血的健康足月儿，在这一 STB 水平还很少有神经毒性之虞。溶血使胆红素神经毒性风险增加的机制目前尚不清楚。一般认为游离胆红素可以进入血脑屏障，而溶血时游离胆红素的生成显著增加。不过，截至目前，这一点并没有得到阐明。在短时间内快速产生大量胆红素，比如发生溶血时，胆红素来不及分布到组织中，STB 就迅速上升。

一些研究的结果支持溶血会增加胆红素神经毒性的严重程度。土耳其的一项研究中，直接抗球蛋白试验阳性的 ABO 或 Rh 溶血患儿和直接抗球蛋白试验阴性的对照组相比，IQ 较低，神经系统异常的发生率较高。挪威在 60 年代也观察到了相似的结果，直接抗球蛋白试验阳性且 STB>15mg/dL 持续 5 天以上的男婴，其 IQ 低于整体人群。在黄疸和婴儿喂养研究中，直接抗球蛋白试验阳性且 STB>25mg/dL 的婴儿的 IQ 显著低于直接抗球蛋白试验阴性的高胆红素血症患儿。最后，对围产协作项目的资料进行再次分析，发现直接抗球蛋白试验阳性且 STB≥25mg/dL 的婴儿 IQ 较低。

近来，美国、加拿大、英国、爱尔兰、丹麦的核黄疸病例报告显示，溶血（不论是否为同种免疫性）是高胆红素血症的重要病因。溶血，包括 ABO 溶血（直接抗球蛋白试验阳性或阴性）和 G-6-PD 缺乏症在发生高胆红素血症的确切病因中居首。尽管西方国家中 Rh 血型不合溶血病所占比例较低，但在发展

中国家仍是一个突出的问题。另一方面,由于移民和旅游的便捷性,近年中东难民进入西方国家等因素也使得 G-6-PD 缺乏症不再局限于一些特定地域的国家,因此全球都应对此引起重视。

AAP 指南对于溶血病患儿的推荐

在 2004 年的 AAP 指南中,特别强调了溶血新生儿的识别。早期(<24 小时)出现黄疸或 STB 迅速上升(在小时胆红素列线图上,所处的百分位明显上升)的新生儿都应考虑发生了溶血。同样,血型不合且直接抗球蛋白试验阳性和其他溶血性疾病包括 G-6-PD 缺乏症是发生严重高胆红素血症的重要危险因素。尽管在同种免疫性溶血时,血常规有助于发现溶血,但在溶血和非溶血的婴儿之间其数值范围有可能重叠,生后早期血常规对于识别溶血病的敏感性是不够的。G-6-PD 缺乏症更是有可能在溶血导致 STB 水平显著升高时,其血红蛋白和血细胞比容仍在正常范围。

在同种免疫性溶血或 G-6-PD 缺乏症等明显溶血时,AAP 高胆红素血症委员会推荐采用更积极的方法来管理,包括在较低的胆红素水平就开始光疗或换血。一些常见的引起溶血的原因见表 5.3。

表 5.3　溶血增加的常见或重要的原因
A. 免疫因素
ABO 溶血
Rh 溶血(在西方国家已经不是主要问题了,但发展中国家依然常见)
一些罕见的免疫情况 抗 c,抗 C 抗 e,抗 E 抗 Kell 抗 Duffy 抗 Kidd
B. 非免疫因素 红细胞酶的缺乏 　G-6-PD 缺乏 　丙酮酸激酶缺乏 　其他罕见的红细胞酶缺乏
红细胞膜缺陷 　遗传性球形红细胞增多症 　椭圆形红细胞增多症 　卵圆形红细胞增多症 　口形红细胞增多症 　固缩红细胞增多症
血红蛋白病 　不稳定性血红蛋白病
全身性疾病 　败血症 　出血(头颅血肿、瘀斑、肾上腺出血、硬脑膜下出血)

G-6-PD 缺乏症:核黄疸的重要原因

病例 3

男婴 GP 为足月出生,父母最近才从希腊移民来美国。他们的前一个孩子也出生在美国,曾接受光疗。该婴儿生后 48 小时出院时,STB 为 11mg/dL(小时胆红素列线图上第 75 百分位),已经成功建立母乳喂养。

练习 3

问题

1. 你对父母有什么建议?
   A. 根据 2004 年的 AAP 指南,2~3 天内去儿科医生处随访
   B. 评估该婴儿不具备高胆红素血症危险因素,生后 2 周去儿科医生处随访
   C. 该婴儿具有显著高胆红素血症的高风险,48 小时内就应该去儿科医生或其他专业人员处就诊(若患儿出现黄疸则应该提前就诊)

答案

1. 以上都不对。基于前一个孩子需要光疗以及该家庭来自地中海区域,该婴儿具有严重高胆红素血症的高风险。负责办理出院的医生没有意识到这些危险因素。另外,该婴儿的 STB 已经处于中高危区。基于这些危险因素,这一母乳喂养的男婴(这些也是危险因素)应在 24 小时内复查胆红素水平。应教会父母怎样识别黄疸以及婴儿出现黄疸时他们应该怎么做。

生后 5 天,该婴儿变得嗜睡,拒乳。父母打电话给儿科诊所,被告知最近的可预约时间是第二天下午 2 点。在婴儿出现抽搐后,父母将他送到急诊室。前台护士说:"这孩子的肤色看起来像个万圣节南瓜!"在候诊时,婴儿出现呼吸暂停,需要气管插管,人工通气,并给予苯巴比妥治疗。一个半小时后得到 STB 报告是 35mg/dL。该婴儿被收住入院,建立静脉通路,开始抗生素治疗和光疗。已经叫了换血的血源,但由于技术原因,3 个小时后才拿到血。

急性胆红素脑病:换血还是不换血?

问题

1. 在等待换血的血源时,医生们对这一已经出现胆红素脑病症状(嗜睡、拒乳、呼吸暂停、惊厥)的

病例再行换血的效果展开了讨论。

  A. 一位医生认为胆红素脑病会造成不可逆的神经损害（核黄疸），既然如此，为什么还要给已经受损的患儿实行一项具有潜在风险的操作呢？

  B. 另一医生认为只要通过强光疗和换血把 STB 及时降下来，胆红素脑病的早期症状能够逆转，最终有部分婴儿可以发育正常。

答案

  1. 第二个医生是对的。已经有一些研究发现，即使已经出现胆红素脑病的症状，只要通过换血把 STB 及时降下来，胆红素的神经毒性还是可以逆转的。AAP 指南（2004）推荐对于已经出现急性胆红素脑病症状的新生儿应立即进行换血。在等待换血的血源时先给予强光疗是正确的做法。

  在该病例到达急诊室 7 小时后通过脐静脉置管进行换血。换血前采集标本送检 G-6-PD 的检测，发现水平很低，提示 G-6-PD 缺乏症。进一步询问病史，发现邻居为父母提供的传统地中海食物中含有蚕豆。该患儿可能通过母乳喂养暴露于蚕豆的代谢物。该患儿现在已经 7 岁，有严重的手足徐动型脑瘫。

G-6-PD 缺乏症所致的严重高胆红素血症：不可预测也不可预防

  AAP 认为核黄疸应该是可以预防的。不过，G-6-PD 缺乏症可能是导致该目标无法实现的一个重要原因。G-6-PD 缺乏症患儿有时会出现急性发作的严重黄疸，STB 成指数式上升。这种情况很大程度上是无法预测无法预防的，即使采取了所有的预防措施，避免了所有已知的可能触发溶血的危险因素的暴露，溶血仍有可能发生。不过，如果能够早期诊断，对家长进行充分的宣传教育，就有可能在高胆红素血症的早期，出现胆红素脑病症状之前，或在胆红素脑病症状初期，给予积极的治疗，从而有可能使胆红素脑病发生逆转。

  那么到底哪里出错了呢？该患儿在医院以及出院后的社区诊所都没有得到医生的正确评估和处理。美国的很多儿科医生认为 G-6-PD 缺乏症是流行于中东和地中海区域的疾病，在自己的工作中缺乏认识。结果，大部分州都没有开展这一疾病的筛查。尽管该疾病的地域分布主要包括中非、西非、地中海区域、中东和部分亚洲，但由于人口的流动性加大，散发的 G-6-PD 缺乏症患者分布十分广泛。另

外，约 12% 的非裔美国男性是 G-6-PD 缺乏症患者。在美国的核黄疸登记系统中，125 例患者中超过 20% 的基础疾病是 G-6-PD 缺乏症，说明其在引起胆红素神经毒性的疾病中的占比是很高的。同样，加拿大、英国和爱尔兰也报道了 G-6-PD 缺乏症引起极重度高胆红素血症和核黄疸的情况。表 5.4 中列出了美国具有 G-6-PD 缺乏症风险的不同人群。

表 5.4　美国具有 G-6-PD 缺乏高风险的人群
种族
非裔美国人
意大利后裔
希腊后裔
来自中东、印度、东南亚和中国的移民
西班牙裔犹太人，特别是起源于中东的移民
中非和西非移民
巴西移民

G-6-PD 缺乏症筛查会有帮助吗？

  该婴儿的父母应该被告知他们的种族是发生 G-6-PD 缺乏症的高风险人群。如果该婴儿出生在希腊，G-6-PD 缺乏症作为国家筛查项目的内容之一会进行常规的筛查，而且即使在得到筛查结果之前，家长就会接受相关预防知识的教育。一些 G-6-PD 缺乏症发生率较高的国家报道，在开展了新生儿筛查和家长宣教项目以后，核黄疸的病例数有所下降。在美国，除了华盛顿哥伦比亚特区和宾夕法尼亚州，其他州并不会对健康新生儿进行这一疾病的筛查。不过，在美国也正在对是否值得开展这一筛查项目进行讨论。筛查并不能预防急性溶血，但是知道他们的孩子是 G-6-PD 缺乏症患儿，结合对家长的宣教，可以使家长以及社区医生知晓，并在发生溶血时尽快将患儿转至医学中心尽早接受有效的治疗。因为有这么多出院时健康的新生儿在 5 天左右由于胆红素脑病再次入院，开展 G-6-PD 缺乏症的筛查应该是很重要的，得到结果后可以在新生儿从产科出院前就对家长进行宣教。最近在俄亥俄州克利夫兰进行的研究发现这一方法是可行的。在笔者工作的中心，针对 G-6-PD 缺乏症高风险的目标种族人群的筛查项目已经开展了几十年。

  尽管 G-6-PD 缺乏症患儿溶血的诱发因素经常是无法明确的，但应该告知父母避免进食蚕豆，避免用樟脑丸存放的衣物，也不能在未经医生指导的情况下使用某些药物。应该告知诊所内其他同事，如

果父母发现孩子黄疸来就诊应立即接诊,而不能预约至次日。同样,急诊室的前台护士已经发现该婴儿肤色非常黄,就应该意识到情况紧急,需立即呼叫医生。即刻送检 STB,并开始强光疗,不能因等待 STB 结果而延误。对这些细节的关注有助于预防永久性的胆红素神经毒性。

G-6-PD 缺乏症所致的中度高胆红素血症:潜在的高危情况

一些 G-6-PD 缺乏症患儿的高胆红素血症程度不是那么严重。我们不知道这种情况的自然病程是怎样的,因为尽管有一些患儿需要换血,但大部分都只接受了光疗,且对光疗具有良好的反应。这种中度高胆红素血症的病理生理包括血红素分解增加(如碳氧血红蛋白的研究所示)和胆红素结合减少,后者主要是由于 *UGT1A1* 基因启动子的多态性,和吉尔伯特综合征相关。这些患儿具有严重高胆红素血症的风险,因为如果患儿接触了溶血触发因素或早产儿胆红素结合能力进一步降低时,就会加剧胆红素生成和结合的失衡。

G-6-PD 试验的假阴性

如果是急性溶血期间,即使是严重的 G-6-PD 缺乏症患儿,G-6-PD 试验也可能出现假阴性结果。原因是溶血发生时,本身 G-6-PD 酶活性较低的衰老红细胞被破坏,而留下的年轻红细胞 G-6-PD 酶活性较高。这样的新生儿也应该作为 G-6-PD 缺乏症患儿进行管理。要获得准确的 G-6-PD 试验结果,一般要等到出生几个月,新的红细胞再生以后。另一个选择是基因分析,但不是那么便捷。

在 G-6-PD 的定量检测中,女性杂合子也可以表现出模棱两可的结果。因为 X 染色体非随机失活后,其表现型可以处于低水平缺乏到正常水平之间。对于高危种族女性,即使 G-6-PD 酶活性处于中等甚至正常水平,在评估和治疗高胆红素血症时,也应将其视为 G-6-PD 缺乏。

严重新生儿高胆红素血症的临床效应

核黄疸:从来不该发生的事件?

核黄疸被认为是可以预防的情况。不过,虽然制订了一些综合性的指南,在美国、加拿大和其他西方国家(包括英国、南非、以色列、挪威、荷兰)等具有完善医疗保健系统的西方国家,核黄疸依然有所发生。在没有良好卫生保健系统的低收入和中等收入国家,核黄疸就更不少见。尽管在发达国家,核

黄疸的发生率相对于出生的数量来说是相对很低的,但胆红素的神经毒性是永久性、持续性的,对患儿、家庭和社会产生重要影响。极重度高胆红素血症和核黄疸的发生率在工业化国家是不同的。丹麦的核黄疸发生率约 1/64 000(1994—1998),英国约 1/79 000(1994—2003),以色列约 1/150 000,加拿大 1/43 000,美国加利福尼亚州约 0.44/100 000。在加拿大,重度高胆红素血症的发生率从 2002—2002 年的 1/2 480 下降至 2011—2013 年的 1/8 352,发生率显著下降的原因是从 2007 年加拿大开始推行高胆红素血症的管理指南,医生们对高胆红素血症的认识也显著提高了。

胆红素毒性表现为急性胆红素脑病(或核黄疸),或胆红素听神经病以及胆红素所致神经功能障碍(bilirubin-induced neurologic dysfunction,BIND),大部分读者可能都没有遇见过。另一方面,儿科医生和新生儿科医生花费大量的时间来预测、监护、治疗新生儿高胆红素血症,以防止 STB 达到神经毒性水平。尽管对胆红素神经毒性进行详细讨论超出了本章节的范围,我们仍会简要叙述那些暴露于很高水平 STB 的新生儿的临床表现。

急性胆红素脑病

急性胆红素脑病的早期表现包括原本情况良好的新生儿开始严重嗜睡、喂养困难。这些症状都是非特异性的,但如果同时存在严重黄疸,就应该怀疑脑病,立即开始治疗。伸肌痉挛会导致角弓反张和颈部后仰。随后肌张力过高和过低可能交替出现,哭声经常高尖。眼球向上凝视受限,出现"落日眼"。还可出现发热、惊厥、呼吸暂停和死亡。

和急性胆红素脑病相关的"核黄疸面容"如图 5.2 所示。面容特征包括:落日眼(向上凝视受限),眼睑退缩,面部肌张力障碍。这些特征综合在一起,导致该婴儿的表情看起来像是受了惊吓,感到恐惧的或焦虑的。第四个特征,即目光游离,也可能出现。认识这些特殊的面部特征有助于识别胆红素脑病患儿。

慢性手足徐动型脑瘫:核黄疸

核黄疸的临床表现是胆红素沉积于基底节神经组织所致。其四联征包括:

- 肌肉控制异常,肌张力和运动表现为典型的手足徐动型脑瘫
- 听觉加工障碍,伴有或不伴有听力减退

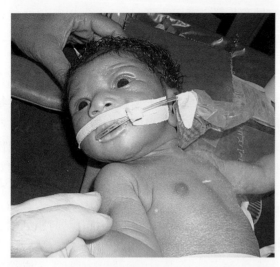

图 5.2　急性胆红素脑病患儿的核黄疸面容,注意落日眼、眼睑退缩、面部肌张力障碍,这使得患儿看起来一副受惊的表情(Photograph courtesy Tina Slusher,MD,from that physician's personal collection,taken in Nigeria with mother's permission)

- 眼球运动障碍,向上凝视受限
- 牙釉质发育异常

加利福尼亚州报道的 25 例核黄疸患儿向我们展现了这一慢性后遗症的情景。72% 是男性,平均年龄(7.8±3.9)岁,60% 完全不能行走,只有 16% 可以独立行走。52% 可以自行进食,12% 需要营养管。36% 具有严重精神发育迟缓或严重残疾。32% 没有表现为精神发育迟缓。20% 伴有癫痫。严重的视力障碍见于 25% 的患者,严重的听力障碍见于 56% 的患者。仅 36% 具有正常听力。32% 存在运动痉挛,12% 存在共济失调,12% 存在运动障碍,8% 存在肌张力低下。

轻微胆红素脑病和听神经病

胆红素所致神经功能障碍(BIND)

胆红素脑病并不总是表现为典型的核黄疸的慢性过程。在一些患儿,BIND 可导致轻微胆红素脑病。和典型的核黄疸相比,这些患儿的损伤相对较轻,但无疑也是胆红素神经毒性所致。BIND 的神经系统表现包括轻微的听力障碍、听觉加工障碍(即听神经病/不同步)、视运动麻痹、言语障碍、认知障碍。听力减退和听神经病可能是独立存在的,也可能是和核黄疸的其他症状并存的。也可能会出现明显认知障碍。

听神经病/不同步

高胆红素血症相关的听神经病并不是简单的感觉神经性耳聋,而是脑干和神经水平的听觉功能障碍。尽管耳蜗毛细胞是完整的,但听神经组织或脑内听觉中枢受累。在功能上,听神经病或不同步是以脑干听觉诱发电位(brainstem auditory evoked potential,BAEP)的丧失或异常为特点的,内耳功能正常。在这些病例中,利用听性脑干反应(检查神经组织的功能)进行听力筛查是可以发现异常的。不过,耳声发射检查反映的是内耳毛细胞的功能,其结果有可能是正常的,听神经病就可能漏诊。如听力图所显示的那样,受累的患儿也许能够听到,能够对声音有正确反应,但他们对语言的理解力是有缺陷的。认识胆红素听神经病具有重要的临床意义,因为对于这些患儿已经有了人工耳蜗的成功先例。

晚期早产

病例 4

胎龄 36 周的男婴,母乳喂养,生后 48 小时出院,出院前的 STB 为 11.0mg/dL。母亲和婴儿的血型都是 O 型 Rh(+)。父母都是白色人种。

练习 4

问题

1. 在对该婴儿的评估中,下列哪个医生的做法是正确的?

A. 第一位医生对此并不担心,因为他认为 STB"并不是太高"。他觉得该婴儿的黄疸是非溶血性的

B. 他的同事则相反,认为该婴儿具有高胆红素血症的危险因素,需要密切观察

每一个 STB 数值都应该在胆红素列线图上予以标记

答案

1. B。第一位儿科医生没有在胆红素列线图上记录该婴儿的 STB,如果他这么做了就能够看到该婴儿的 STB 处在第 75 百分位(中高危区的起始标准)。根据生后第 1 周胆红素水平的动态变化特点,必须在胆红素曲线上把每一次的 STB 值进行标记。

生后 24 小时 11.0mg/dL 已经处于第 95 百分位以上的高危区,生后 48 小时 11.0mg/dL 则处于第 75 百分位,生后 72 小时 11.0mg/dL 处于第 40 百分位,即低危区的边缘。每一百分位曲线代表了婴儿发展为高胆红素血症的不同潜在风险。除了实际的 STB 水平,在小时胆红素列线图上所处的百分位越高,发展为高胆红素血症的风险也越大。因此,应该检测一次以上的 STB,以便评估 STB 的变化趋势。如果 STB 的变化趋势和曲线相平行则可以放心,如果 STB 上升至更高的百分位线,提示该婴儿有可能存在溶血,且随后可能发展为高胆红素血症。尽管列线图上的低中危区和低危区(<第 75 百分位)一般被认为发展为高胆红素血症的风险很低或较低,但这并不一定是完全正确的。最近的研究显示,在很多情况下,因高胆红素血症再次入院的新生儿在出院前的胆红素筛查中呈假阴性结果。例如,以色列的一项研究中报道了 143 例再入院的新生儿,4.2% 出院前的 STB 水平低于第 40 百分位(低危区),28% 处于低中危区(第 41~75 百分位)。这些研究结果支持每一例新生儿在出院后数天内由医务人员进行随访(AAP 推荐),以便发现那些黄疸程度加深而家长又未能察觉的情况。

在这一病例,儿科医生没考虑到危险因素。如前所述,和足月儿相比,胎龄≤37 周的新生儿胆红素结合能力是比较低的。即使是胎龄相对较小的足月儿(37~38 周),胆红素结合能力也是偏低的,其发展为高胆红素血症的风险也高于胎龄>38 周的新生儿。有研究显示,综合胎龄和出院前的 STB 水平可以很好地预测后续发展为高胆红素血症的可能性。母乳喂养和男性使该病例的高胆红素血症风险进一步增加。

第二位医生是正确的。尽管并不需要强制性地把该婴儿留在医院里进行观察,但他需要在出院后 1~2 天内接受专业医生的评估。下文中会讨论该婴儿的黄疸是否为溶血所致。

早产相关的黄疸

和足月儿相比,早产儿更容易出现黄疸,且程度更重。STB 的峰值大约出现于生后第 5 天。早产儿容易出现黄疸的主要原因是 UGT1A1 的酶活性尚未成熟。和足月儿相比,可能较低的胆红素水平就会对早产儿产生神经毒性。对任何出现肉眼可见的黄疸的早产儿都应密切监测。

晚期早产儿相关的黄疸

晚期早产(胎龄 34~36^{+6} 周)是发展为新生儿重度高胆红素血症的另一个重要危险因素。胆红素结合能力不成熟使黄疸的程度进一步加剧。晚期早产合并其他危险因素(如 G-6-PD 缺乏症),就可能使黄疸加深。如果把晚期早产儿当成足月儿一样对待,比如提前出院、缺乏恰当的随访,就有可能导致高胆红素相关的并发症。

"非溶血性黄疸":确实如此吗?

如果新生儿高胆红素血症没有已知的确切的发病因素,一些儿科医生会称之为"非溶血性黄疸"。虽然有些病例确实是非溶血性黄疸,比如母乳性黄疸或克纳综合征,但把这些病例归为非溶血性黄疸容易让人对潜在的胆红素神经毒性放松警惕。存在溶血并不能断定该新生儿的黄疸或高胆红素血症一定是溶血所致,相反,没有明确的病因也并不能完全排除溶血在黄疸发病中的作用。内源性一氧化碳(CO)的产生能够准确反映血红素分解的情况。通过内源性 CO 的研究发现,很多新生儿即使没有明确的溶血性疾病,其黄疸也和溶血有一定关系。在一项多国家多中心的校正环境 CO 后的呼气末 CO 浓度(ETCOc)的研究中,Stevenson 等报道,1 370 例婴儿的 ETCOc 均值为(1.48±0.49)ppm(1ppm = 0.000 1%)。120 例 STB 水平>第 95 百分位的婴儿 ETCOc 明显高于其他婴儿[(1.81±0.59)ppm vs. (1.45±0.47)ppm,$P<0.000\ 1$]。

不过,胆红素产生过多并不是发生高胆红素血症的必要条件,一些胆红素产生较多的新生儿并未发生高胆红素血症,而一些胆红素产生并不多的新生儿反而发生。这些发现证实,任何时候胆红素的产生和清除都同时和 STB 相关。其他关于 ETCOc 和血中碳氧血红蛋白的研究也发现,在很多新生儿,内源性 CO 的产生增加提示血红素分解增加,即使并没有明确的溶血的其他诊断依据。这就说明,很多高胆红素血症的婴儿确实存在一定程度的血红素分解增加,具有胆红素神经毒性的潜在风险。Christensen 等应用新一代测序技术,在一些以前被认为是特发性黄疸的病例上有了新的发现,明确了溶血性疾病的诊断。因此,在高胆红素血症时,即使缺乏明确的溶血的证据,也不能直接将其定义为"非溶血性"。这样做可以避免过于盲目的判断,而不至于忽略了胆红素神经毒性的潜在风险。

最近,无创性 ETCOc 床边监测仪器的开发使得存在溶血的婴儿能够被检出,从而避免了极重度高胆红素血症和胆红素神经毒性。ETCOc 的检测联合 STB 或经皮胆红素可以帮助我们判断某一新生儿高胆红素血症的基础病理生理机制究竟是溶血还是其他疾病。Bhutani 等在最近的研究中得出结论:高水平的 ETCOc 提示体内存在溶血,而高水平的 STB 结合正常的 ETCOc 则提示胆红素结合能力低下。

胆红素结合减少和新生儿高胆红素血症

胆红素结合减少可以是造成高胆红素血症的独立因素,也可以和胆红素产生增加同时存在。表 5.5 中列出了一些因胆红素结合减少引起高胆红素血症的主要原因。

表 5.5 胆红素结合减少的高胆红素血症的原因
早产
晚期早产
甲状腺功能减退症
幽门狭窄
吉尔伯特综合征
克纳综合征 I 型、II 型

吉尔伯特综合征

吉尔伯特综合征是一良性疾病,在 6% 的成人中可导致轻度的非结合胆红素升高。肝脏摄取胆红素的能力以及 UGT 酶活性都下降。在吉尔伯特综合征患者,UGT1A1 的结构正常,但基因的表达下降,导致功能低下。这是因为受累的是基因的非编码区,而不是编码区。在白色人种,基因表达下降的原因是 UGT1A1 启动子区域的 TATAA 框重复出现 TA(通常是 TA_7,偶尔是 TA_8,而不是野生型的 TA_6)。TA_7 的启动子基因多态性和重度高胆红素血症并不相关,但可能会合并其他的危险因素。

Kaplan 等发现 G-6-PD 缺乏症和 TA_7 的启动子多态性存在剂量相关性,当这两种因素同时存在时,STB>15mg/dL 的机会就明显增加。在亚洲人群,G-6-PD 缺乏症和 UGT1A1 编码区的突变同时存在也可以导致明显的高胆红素血症。遗传性球形红细胞增多症和 TA_7 的启动子多态性之间也存在相似的关联。

母乳喂养和母乳性黄疸

病例 5

足月男婴,父母是第二代表兄妹,出生后母乳喂养。生后第 3 天,STB 为 20mg/dL。光疗后 STB 有所下降,然后便出院了。3 天后,因 STB 升至 23mg/dL 而再次入院。

练习 5

问题

1. 最可能的诊断是什么?

答案

1. 在这一时间点,最可能的诊断是母乳性黄疸。母乳性黄疸发生于生后最初几天。缺乏正确的哺乳技术,乳房肿胀,乳头破裂,奶量过少,过度疲劳是部分母亲不能有效母乳喂养的原因。在婴儿方面,晚期早产儿常不能有效地吸吮。这些因素导致母乳喂养不能成功建立,脱水,胎粪排出延迟,肠肝循环增加,从而使体内的胆红素负荷增加。

母乳性黄疸一般发生于出生 3～5 天以后,UGT1A1 基因的突变(包括 TA_7 的启动子多态性或 G71R 突变)和母乳喂养新生儿的高胆红素血症有关。程度较重的新生儿峰值甚至为 20～30mg/dL,且没有明显的溶血或疾病的证据。终止母乳喂养,改为配方奶 1～3 天后,STB 通常可以下降。不过,一般并不推荐停母乳,除非 STB 水平已经达到危险程度。重新开始母乳喂养后,STB 通常不会上升。大部分母乳性黄疸的婴儿可以不给予其他干预而仅仅观察。但如果黄疸长时间不退,必须先明确不存在其他病理情况,需考虑肝功能、甲状腺功能和尿培养等辅助检查。

该婴儿再次入院后,重复多次光疗。实验室检查提示血常规正常,直接胆红素为 0.3mg/dL,甲状腺功能正常,未发现感染的证据。母婴血型都是 A 型 Rh 阳性,直接抗球蛋白试验阴性。

问题

1. 下一步应该做什么?

   A. 显然这不是溶血,不需要进一步的检查和干预

   B. 母乳喂养儿出现非结合性高胆红素血症提示母乳性黄疸,应停止母乳喂养

   C. 注意家族史:父母是第二代表兄妹。考虑进行克纳综合征的相关检查,对该婴儿用光疗进行治疗,防止 STB 升高至神经毒性水平

克纳综合征

答案

1. C。尽管母乳性黄疸是应该考虑的,但通常不会导致再次入院。选项 B 作为该婴儿的早期处理是正确的,但再次入院就不太可能用母乳性黄疸来解释了。该婴儿和他父母都进行了 *UGT1A1* 基因的测序,发现存在和克纳综合征相关的基因编码区的突变,父母是杂合子,该婴儿是纯合子。

克纳综合征 I 型是罕见的常染色体隐性疾病,肝脏 UGT 酶活性几乎完全缺失。在这种情况下,*UGT1A1* 基因的编码区发生了突变,导致该酶的结构性异常,胆红素结合能力低下甚至丧失。如果没有采用光疗来控制 STB 水平,就有可能发生严重的非结合性高胆红素血症和核黄疸。目前该疾病可以通过 *UGT1A1* 基因的测序来进行诊断。肝移植是该疾病唯一确切的治疗手段,不过在一项多中心研究中,21 例中 7 例(33%)患儿在进行肝移植时已经有了不同程度的脑损害。

克纳综合征 II 型比 I 型更常见,通常是良性情况,核黄疸罕见。生后几天就出现非结合性高胆红素血症,禁食、疾病和麻醉等可使黄疸进一步加剧。苯巴比妥可作为简单的临床工具来鉴别 I 型和 II 型。II 型的患儿在口服苯巴比妥后 STB 显著降低,I 型则对苯巴比妥无反应。度过新生儿期以后,就不再有远期核黄疸的风险。

甲状腺功能减退症

先天性甲状腺功能减退的新生儿约10%会出现持续的黄疸,原因为 UGT 的活性降低。这些婴儿需检查甲状腺功能。随着常规代谢性疾病筛查的开展,甲状腺功能减退症在生后几天内就可以得到诊断并开始干预,因此由该疾病所致的黄疸已经不像过去那样常见了。其黄疸的发生机制可能是肝脏摄取减少和配体蛋白水平下降。缺少甲状腺激素可能影响肝酶和转运机制的成熟。

种族背景对新生儿高胆红素血症的影响

病例 6

足月男婴,父母为非裔美国人,没有血型不合。母乳喂养,大体上是健康的。生后 50 小时,出院前的 STB 为 10mg/dL,在小时胆红素列线图上位于第 40 百分位至第 75 百分位之间。

练习 6

问题

1. 下列说法正确的是:

   A. 这是一个足月儿,STB 水平处于低中危区,让他出院是安全的,没有特别的担心

   B. 该婴儿是非裔美国人的后代,出现高胆红素血症的风险很低

   C. 该婴儿具有潜在的高风险,应根据 AAP 指南进行随访,和白色人种婴儿一样对待

答案

1. C。在美国的非洲裔人群中,有一小部分人具有极重度高胆红素血症和核黄疸的危险因素。该婴儿的额外的危险因素包括男性和母乳喂养。直到最近,黑色人种才被认为是高胆红素血症的保护性因素。事实上,2004 年的 AAP 指南就将黑色人种列为高胆红素血症风险降低的情况之一。但是,黑色人种又是容易发展为核黄疸的。在美国核黄疸登记系统中,黑色人种约占 25%;在英国和爱尔兰关于的监测报告中,黑色人种所占比例也很高。这些病例中有部分是由于 G-6-PD 缺乏症,其他因素则包括社会经济地位低下等。在西非和中非,核黄疸的发生率是很高的。在加利福尼亚州最近的一项研究中,Wickremasinghi 等证实在黑色人种婴儿中,中度高胆红素血症(STB ≥ 20mg/dL)的发生率较低,STB ≥

25mg/dL 的发生率则和白色人种婴儿一样,危险性高胆红素血症(STB≥30mg/dL)则高于白色人种婴儿。因此把黑色人种婴儿归为低风险是不合适的,选项 A 和 B 都不正确。

和高胆红素血症相关的其他种族因素

其他面临新生儿高胆红素血症风险的人群包括亚裔。其中部分原因可能是 *UGT1A1* 基因 G71R 突变的发生率较高,该突变和亚洲人群的吉尔伯特综合征有关。美洲原住民也是新生儿高胆红素血症的高危人群。

通过出院前评估来预测高胆红素血症

正常情况下,健康的足月儿生后最初几天有一个 STB 水平逐渐上升的过程,其峰值出现于生后第 3~5 天。目前很多国家都在 48 小时左右(甚至更早)让新生儿出院回家,有的甚至更早。这就意味着 STB 达到峰值时,新生儿已经出院在家。这就要求父母或社区的医护人员能够识别新生儿高胆红素血症。因此,必须对每一例新生儿都进行高胆红素血症的风险评估,并确保这些新生儿出院后能够得到随访,以便及时发现高胆红素血症。

出院前筛查的普及

根据 2004 年的 AAP 指南,Maisels 等推荐在出院前进行胆红素水平的筛查,方法可以是检查 STB,也可以是经皮胆红素测定(transcutaneous bilirubinometry,TcB),同时评估新生儿后续出现严重高胆红素血症的风险。这些作者建议采用综合性的评估方法,不仅要明确胆红素水平所处的百分位,还包括胎龄,以及是否存在危险因素。如果出院前胆红素水平所处的百分位越高、胎龄越小、危险因素越多,则后续发展为高胆红素血症的机会越大。这些推荐并不是基于循证证据的,但代表了专家的经验。对显著高胆红素血症最具预测意义的危险因素包括:

- 胎龄较小
- 纯母乳,特别是喂养进行得不顺利,并且体重下降过多
- 生后 24 小时内出现黄疸
- 在小时胆红素列线图上,胆红素水平跨越到更高的百分位曲线

- 溶血
  - 同种免疫性溶血病
  - G-6-PD 缺乏症
- 前一胎同胞有黄疸
- 头颅血肿或瘀斑
- 东亚种族

高胆红素血症随访的实践指南

为了简化筛查程序,使随访计划程式化,Maisels 等制定了出院前筛查的流程图。那些没有达到 AAP 光疗标准的新生儿,根据出院前 STB 或 TcB 水平所处的危险区域、胎龄是否为 35~37 周或≥38 周、是否存在危险因素等情况进行随访。

出院前胆红素筛查假阴性的情况

最近一些研究发现,有些因高胆红素血症再次入院的婴儿,出院前筛查时其胆红素水平处于低危区,提示假阴性的筛查结果。因此,出院前筛查处于低危区也不能完全放松警惕,这些研究的结果支持 2004 版的 AAP 指南中提到的每一例新生儿出院后 2~3 天内都应该接受随访,以评估黄疸的情况。

经皮胆红素测定

经皮胆红素测定(Transcutaneous bilirubinometry,TcB)是无创技术,能即时在床边检测,估计 STB 的水平。目前,该技术已被广泛应用于医院内,在门诊也成功推广。在过去几十年里,目视检查是评估某一新生儿是否需要胆红素检查的主要方法,但准确性很低。TcB 的应用取代了这项带有猜测性的工作。TcB 是筛查工具,但不能完全取代 STB 检测。TcB 技术让闪光照进皮肤和皮下组织,测定黄疸的程度。校正了皮肤颜色和血红蛋白后,就得到一个 STB 的估计值。

虽然尼日利亚的一项研究发现,在非洲黑人新生儿,TcB 结果会高于实际的 STB,但总体上,TcB 测得的胆红素水平往往略低于实际 STB。因此,在 2004 版的 AAP 指南中,Maisels 等建议在下列情况时应该测定 STB:①TcB 已达到所推荐的 STB 光疗水平的 70%;②TcB 超过小时胆红素列线图的第 75 百分位或 TcB 列线图的第 95 百分位;③出院后 TcB>13mg/dL。

TcB 正常值来源于一些人群的研究。图 5.3 是其中一个范例。

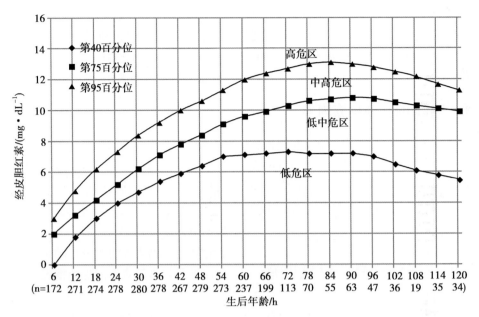

图5.3　经皮胆红素列线图（Reproduced with permission from Bromiker et al：Israel transcutaneous bilirubin nomogram predicts significant hyperbilirubinemia. *J Perinatol* 37［12］：1315-1318，2017）

新生儿高胆红素血症的治疗

胎龄≥35周的新生儿

　　新生儿高胆红素血症的治疗主要包括光疗和换血。图5.4就是AAP的光疗和换血曲线。Maisels等在2004版的AAP指南、2009版的说明中以及Bhutani等在2011年的光疗技术报告中，详细讨论了光疗的适应证、技术、所需设备等问题。这些讨论都是针对胎龄≥35周的新生儿的，且目前仍然适用。光疗适应证不仅指实际STB水平，同时还应考虑测定的时间、STB水平所处的百分位、胎龄以及是否存在危险因素。STB水平所处的百分位越高、胎龄越小、危险因素越多，就应尽早开始治疗。2004版的AAP指南强调，在判断是否符合光疗和换血的适应证时，不应将直接胆红素（结合胆红素）从总胆红素中减掉。但是，如果直接胆红素超过了总胆红素的50%，因为没有很好的资料可以对治疗提供指导，应请相关领域的专家进行会诊。

　　关于光疗，2009版的说明中强调，在决定是否开始光疗或换血时，应考虑到胆红素神经毒性的危险因素。新生儿严重高胆红素血症时如果同时存在神经毒性危险因素，则神经损伤的风险增加。神经毒性的危险因素包括：

- 同种免疫性溶血病
- G-6-PD缺乏症
- 窒息
- 败血症
- 酸中毒
- 白蛋白≤3.0mg/dL

　　该说明还提供了关于管理、光疗和随访的推荐处理流程，强调不仅要考虑胆红素水平，还应考虑胎龄和后续发生高胆红素血症的危险因素（图5.5）。

　　2011年的光疗技术报告中提出可以促进光疗效果的方法包括：

- 选择覆盖血浆胆红素吸收光谱（460~490nm）的蓝绿光
- 辐射照度至少为30μW/（cm² · nm）（用合适波谱范围内经过校正的辐射照度计测定）。该报告还指出，如果辐射照度超过65μW/（cm² · nm），有可能会产生副作用
- 暴露最大体表面积接受照射
- 光疗4~6小时后STB有所下降

　　该技术报告中其他内容还包括动态检测胆红素水平，观察其下降速度。在严重高胆红素血症，光疗应立即启动，在接受光疗的过程中，可同时进行其他管理操作。如果血清胆红素水平有所下降，在喂养、父母拥抱或护理性操作时，光疗可短时间中断。但停止光疗后，应考虑到胆红素水平有可能出现反跳。导致胆红素水平显著反跳的危险因素包括直接抗球蛋白试验阳性、胎龄<37周、生后72小时内就需要光疗。

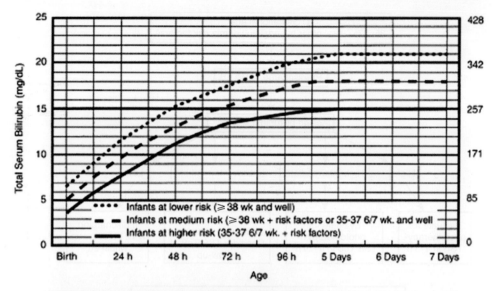

- Use total bilirubin. Do not subtract direct reacting or conjugated bilirubin.
- Risk factors = isoimmune hemolytic disease, G6PD deficiency, asphyxia, significant lethargy, temperature instability, sepsis, acidosis, or albumin < 3.0g/dL (if measured)
- For well infants 35-37 6/7 wk can adjust TSB levels for intervention around the medium risk line. It is an option to intervene at lower TSB levels for infants closer to 35 wks and at higher TSB levels for those closer to 37 6/7 wk.
- It is an option to provide conventional phototherapy in hospital or at home at TSB levels 2-3 mg/dL (35-50mmol/L) below those shown but home phototherapy should not be used in any infant with risk factors.

A

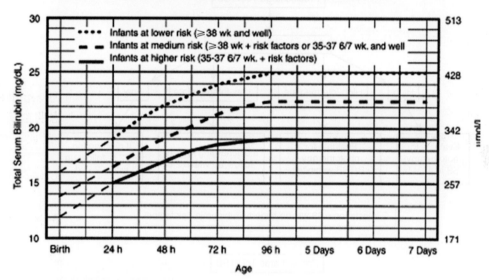

- The dashed lines for the first 24 hours indicate uncertainty due to a wide range of clinical circumstances and a range of responses to phototherapy.
- Immediate exchange transfusion is recommended if infant shows signs of acute bilirubin encephalopathy (hypertonia, arching, retrocollis, opisthotonos, fever, high pitched cry) or if TSB is ≥5 mg/dL (85 μmol/L) above these lines.
- Risk factors - isoimmune hemolytic disease, G6PD deficiency, asphyxia, significant lethargy, temperature instability, sepsis, acidosis.
- Measure serum albumin and calculate B/A ratio (See legend)
- Use total bilirubin. Do not subtract direct reacting or conjugated bilirubin
- If infant is well and 35-37 6/7 wk (median risk) can individualize TSB levels for exchange based on actual gestational age.

B

Fig. 5. 4 * （A）AAP-generated graph of indications for phototherapy for neonates ≥35 weeks'gestation. The graph includes three sets of indications based on gestational age and the presence or absence of risk factors. （Redrawn with permission from American Academy of Pediatrics Subcommittee on Hyperbilirubinemia：Management of hyperbilirubinemia in the newborn infant 35 or more weeks of gestation, *Pediatrics* 114：297-316,2004. ） （B）AAP-generated graph of indications for exchange transfusion for neonates ≥35 weeks'gestation. The graph includes three sets of indications based on gestational age and the presence or absence of risk factors. （Redrawn with permission from American Academy of Pediatrics Subcommittee on Hyperbilirubinemia：Management of hy-perbilirubinemia in the newborn infant 35 or more weeks of gestation, *Pediatrics* 114：297-316,2004. ）

* 根据版权授权要求,本书部分图、表和框须在文中保留原文,相应译文参考书末第 345 页。

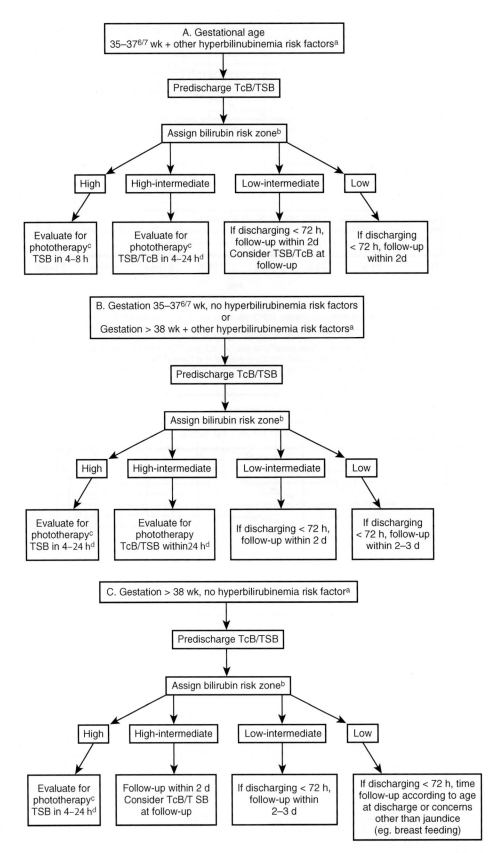

Fig. 5. 5 * Algorithms providing recommendations for management and follow-up according to predischarge bilirubin measurements, gestation, and risk factors for subsequent hyperbilirubinemia. (Reproduced with permission from Maisels et al , Hyperbilirubinemia in the newborn infant > or = 35 weeks gestation: an update with clarifications. *Pediatrics* 124: 1193-1198, 2009.)

胎龄<35 周的早产儿

对于胎龄<35 周的早产儿的高胆红素血症,其管理措施尚未明确。针对不同的胎龄和出生体重,所需要干预的 STB 范围相差很大。最近,有一项相关的草案被提出,尽管缺乏循证的依据,但仍有望把这些早产儿高胆红素血症的管理进一步规范化(Maisels et al. ,2012)(表 5.6)。其他关于早产儿的指南还包括英国、挪威、德国和南非的指南。

表 5.6　早产儿光疗和换血指南		
	光疗	换血
胎龄/周	开始光疗的总胆红素水平/($mg \cdot dL^{-1}$)	总胆红素水平/($mg \cdot dL^{-1}$)
<27	5~6	11~14
28~29^{+6}	6~8	12~14
30~31^{+6}	8~10	13~16
32~33^{+6}	10~12	15~18
34~34^{+6}	12~14	17~19

作者对该表格的推荐还做出了一些补充说明:

1. 所推荐的光疗和换血的 STB 水平并没有很好的证据支持。

2. 不同胎龄组之间的 STB 范围较大,且存在重叠,说明对于这些推荐的数据还存在一定的不确定性。

3. 不论哪个胎龄组,对于胆红素神经毒性风险较高的婴儿,都应该采用 STB 的低限。神经毒性风险包括胎龄小,败血症,临床不稳定,血清白蛋白<2.5g/dL,STB 快速上升提示溶血。

4. 强光疗后 STB 水平仍持续上升达到换血水平为换血的适应证。

5. 出现急性胆红素脑病征象是换血的适应证。

6. 用总胆红素水平来进行评估。不应从总胆红素水平中减掉直接胆红素水平。

7. 评估光疗适应证时应用校正年龄。

8. 胎龄≤26 周的早产儿可考虑预防性光疗。

9. 对于出生体重<1 000g 的早产儿,光疗可能会增加死亡率,因此可以从较低的光照强度开始,如果 STB 持续上升,则逐渐增加光照强度。

低胆红素水平的核黄疸

低胆红素水平的核黄疸发生于早产儿,即胆红素水平低于预期会产生神经毒性的水平或低于光疗或换血的适应证时发生了核黄疸。因此,即使已经严格遵循了目前所用的光疗或换血的指南,这样的情况也是无法预防的。

低胆红素水平的核黄疸过去都是在对早产儿进行尸检的过程中发现的,这些早产儿的胆红素水平并未达到预期能够导致神经毒性的水平。现在也依然会看到一些早产儿血清胆红素水平并没有很高,

但临床上或 MRI 存在核黄疸证据的情况。低胆红素水平的核黄疸被定义为在还未达到推荐的换血阈值的胆红素水平时发生的核黄疸。由于这种情况下的胆红素水平并不高,因此这样的核黄疸很难预防,其后果也很难逆转。尚不清楚在这样较低的胆红素水平下,是什么潜在因素导致了胆红素的神经毒性。目前认为有关的因素包括低白蛋白血症(在病情危重的、不稳定的早产儿中几乎不可避免),以及合并其他中枢神经系统损伤,如脑室内出血、脑室周围白质软化和感染。由于胆红素水平较低时出现这一情况,因此除非把换血的阈值显著降低,否则这是难以避免的。但是,对于临床情况不稳定的早产儿,换血也可能带来潜在的并发症,如感染、出血、血压不稳定和坏死性小肠结肠炎等。

核黄疸的特异性检查

核黄疸的 MRI 表现

核黄疸患儿的典型 MRI 表现包括苍白球、底丘脑核和其他脑干神经核的高信号改变(通常是双侧的)。不过,目前未知的是,这些 MRI 改变是否在所有核黄疸患儿中都会出现,以及和远期预后有怎样的关联。例如,最近加拿大的一项研究提示,有 3 例最初表现为典型核黄疸 MRI 改变的婴儿,随访发现后续的临床和发育方面是正常的。另一方面,同一作者还报道了 2 例早期 MRI 正常的婴儿,但随访却出现了神经发育异常。

脑干听觉诱发电位(BAEP)

由于听神经组织对胆红素毒性非常敏感,BAEP 成为胆红素所致中枢神经系统损伤的早期敏感的检查手段。早期征象包括 III 波和 V 波的潜伏期延长、波幅降低,严重时波形消失,最终所有电活动完全消失。自动听性脑干反应可以在床边完成,可作为严重高胆红素血症患儿听觉功能的快速检查方法。自动听性脑干反应波形消失,或之前已经通过检查,但出现高胆红素血症后不能通过,均提示胆红素的神经毒性。

人工耳蜗

人工耳蜗技术的发展给那些因胆红素神经毒性而听力受累的患儿带来了一些希望。尽管耳蜗本身不受胆红素神经毒性的影响,但人工耳蜗已经有了

成功使胆红素神经毒性导致听力受损的患儿重新恢复听力的先例。其作用机制还不清楚,可能是对听神经的直接刺激使听神经的功能得到改善。Shapiro 和 Popelka 注意到,伴有胆红素听神经病的早产儿对人工耳蜗具有良好的反应,这一发现给该类患儿听觉功能的改善带来了希望。

(马晓路　译)

推荐阅读

American Academy of Pediatrics Subcommittee on Hyperbilirubinemia. Management of hyperbilirubinemia in the newborn infant 35 or more weeks of gestation. *Pediatrics*. 2004;114:297-316.

Amin SB, Saluja S, Saili A, et al. Chronic auditory toxicity in late preterm and term infants with significant hyperbilirubinemia. *Pediatrics*. 2017;140(4):e20164009, 1-8.

Bhutani VK, Johnson L, Sivieri EM. Predictive ability of a predischarge hour-specific serum bilirubin for subsequent significant hyperbilirubinemia in healthy term and near-term newborns. *Pediatrics*. 1999;103:6-14.

Bhutani VK, Stark AR, Lazzeroni LC, et al. Predischarge screening for severe neonatal hyperbilirubinemia identifies infants who need phototherapy. *J Pediatr*. 2013;162:477-482.

Bhutani VK and The Committee on Fetus and Newborn. Technical report: phototherapy to prevent severe neonatal hyperbilirubinemia in the newborn infant 35 or more weeks gestation, *Pediatrics*. 2011;128:e1046-e1052.

Bhutani VK, Maisels MJ, Schutzman DL, et al. Identification of risk for neonatal haemolysis. *Acta Paediatr*. 2018;107(8):1350-1356.

Bromiker R, Bin-Nun A, Schimmel MS, et al. Neonatal hyperbilirubinemia in the low-intermediate-risk category on the bilirubin nomogram. *Pediatrics*. 2012;130(3):e470-475.

Bromiker R, Goldberg A, Kaplan M. Israel transcutaneous bilirubin nomogram predicts significant hyperbilirubinemia. *J Perinatol*. 2017;37(12):1315-1318.

Brooks JC, Fisher-Owens SA, Wu YW, et al. Evidence suggests there was not a "resurgence" of kernicterus in the 1990s. *Pediatrics*. 2011;127:672-679.

Christensen RD, Nussenzveig RH, Yaish HM, et al. Causes of hemolysis in neonates with extreme hyperbilirubinemia. *J Perinatol*. 2014; 34(8):616-619.

Ebbesen F, Bjerre JV, Vandborg PK. Relation between serum bilirubin levels ≥450 μmol/L and bilirubin encephalopathy; a Danish population-based study. *Acta Paediatr*. 2012;101:384-389.

Gamaleldin R, Iskander I, Seoud I, et al. Risk factors for neurotoxicity in newborns with severe neonatal hyperbilirubinemia. *Pediatrics*. 2011;128(4):e925-931.

Hammerman C, Kaplan M, Vreman HJ, et al. Intravenous immune globulin in neonatal ABO isoimmunization: factors associated with clinical efficacy. *Biol Neonate*. 1996;70(2):69-74.

Hansen TW. The role of phototherapy in the crash-cart approach to extreme neonatal jaundice. *Semin Perinatol*. 2011;35:171-174.

Harris MC, Bernbaum JC, Polin JR, et al. Developmental follow-up of breastfed term and near-term infants with marked hyperbilirubinemia. *Pediatrics*. 2001;107:1075-1080.

Johnson L, Bhutani VK, Karp K, et al. Clinical report from the pilot USA Kernicterus Registry (1992 to 2004). *J Perinatol*. 2009; 29(Suppl 1):S25-S45.

Kaplan M, Bromiker R, Hammerman C. Severe neonatal hyperbilirubinemia and kernicterus: are these still problems in the third millennium? *Neonatology*. 2011;100:354-362.

Kaplan M, Hammerman C. Glucose-6-phosphate dehydrogenase deficiency and severe neonatal hyperbilirubinemia: a complexity of interactions between genes and environment. *Semin Fetal Neonatal Med*. 2010;15:148-156.

Kaplan M, Hammerman C. Hereditary contribution to neonatal hyperbilirubinemia. In: Polin RA, Abman SH, Rowitch DH, Benitz WE, Fox WW, eds. *Fetal and Neonatal Physiology*. 5th ed. Philadelphia: Elsevier; 2017:933-942.

Kaplan M, Herschel M, Hammerman C, et al. Hyperbilirubinemia among African American, glucose-6-phosphate dehydrogenase-deficient neonates. *Pediatrics*. 2004;114(2):e213-e219.

Kaplan M, Muraca M, Hammerman C, et al. Imbalance between production and conjugation of bilirubin: a fundamental concept in the mechanism of neonatal jaundice. *Pediatrics*. 2002;110(4):e47.

Kaplan M, Renbaum P, Levy-Lahad E, et al. Gilbert syndrome and glucose-6-phosphate dehydrogenase deficiency: a dose-dependent genetic interaction crucial to neonatal hyperbilirubinemia. *Proc Natl Acad Sci U S A*. 1997;94:12128-12132.

Kaplan M, Kaplan E, Hammerman C, et al. Post-phototherapy neonatal bilirubin rebound: a potential cause of significant hyperbilirubinaemia. *Arch Dis Child*. 2006;91(1):31-34.

Kaplan M, Hammerman C, Bhutani VK. Parental education and the WHO neonatal G-6-PD screening program: a quarter century later. *J Perinatol*. 2015;35(10):779-784.

Kaplan M, Bromiker R, Hammerman C. Hyperbilirubinemia, hemolysis, and increased bilirubin neurotoxicity. *Semin Perinatol*. 2014;38(7):429-437.

Keren R, Luan X, Friedman S, et al. A comparison of alternative risk-assessment strategies for predicting significant neonatal hyperbilirubinemia in term and near-term infants. *Pediatrics*. 2008;121(1):e170-e179.

Kuzniewicz MW, Escobar GJ, Newman TB. Impact of universal bilirubin screening on severe hyperbilirubinemia and phototherapy use. *Pediatrics*. 2009;124:1031-1039.

Lin Z, Fontaine J, Watchko JF. Coexpression of gene polymorphisms involved in bilirubin production and metabolism. *Pediatrics*. 2008;122:e156-162.

Maisels MJ. Neonatal hyperbilirubinemia and kernicterus - not gone but sometimes forgotten. *Early Hum Dev*. 2009;85:727-732.

Maisels MJ, Bhutani VK, Bogen D, et al. Hyperbilirubinemia in the newborn infant > or =35 weeks' gestation: an update with clarifications. *Pediatrics*. 2009;124:1193-1198.

Maisels MJ, Watchko JF, Bhutani VK, et al. An approach to the management of hyperbilirubinemia in the preterm infant less than 35 weeks of gestation. *J Perinatol*. 2012;32:660-664.

Maisels MJ. Managing the jaundiced newborn: a persistent challenge. *CMAJ*. 2015;187(5):335-343.

Manning D, Todd P, Maxwell M, et al. Prospective surveillance study of severe hyperbilirubinaemia in the newborn in the UK and Ireland. *Arch Dis Child Fetal Neonatal Ed*. 2007;92:F342-F346.

Newman TB, Liljestrand P, Jeremy RJ, et al. Outcomes among newborns with total serum bilirubin levels of 25 mg per deciliter or more. *N Engl J Med*. 2006;354:1889-1900.

Nkhoma ET, Poole C, Vannappagari V, et al. The global prevalence of glucose-6-phosphate dehydrogenase deficiency: a systematic review and meta-analysis. *Blood Cells Mol Dis*. 2009;42:267-278.

Oh W, Stevenson DK, Tyson JE, et al. Influence of clinical status on the association between plasma total and unbound bilirubin and death or adverse neurodevelopmental outcomes in extremely low birth weight infants. *Acta Paediatr*. 2010;99: 673-678.

Olusanya BO, Imosemi DO, Emokpae AA. Differences between transcutaneous and serum bilirubin measurements in black African neonates. *Pediatrics*. 2016;138(3):e20160907, 1-10.

Olusanya BO, Slusher TM. Infants at risk of significant hyperbili-rubinemia in poorly-resourced countries: evidence from a scoping review. *World J Pediatr*. 2015;11(4):293-299.

Sgro M, Campbell DM, Kandasamy S, et al. Incidence of chronic bilirubin encephalopathy in Canada, 2007-2008. *Pediatrics*. 2012;130(4):e886-e890.

Sgro M, Kandasamy S, Shah V, et al. Severe neonatal hyperbilirubi-nemia decreased after the 2007 Canadian Guidelines. *J Pediatr*. 2016;171:43-47.

Shapiro SM. Bilirubin toxicity in the developing nervous system. *Pediatr Neurol*. 2003;29:410-421.

Shapiro SM, Popelka GR. Auditory impairment in infants at risk for bilirubin-induced neurologic dysfunction. *Semin Perinatol*. 2011;35(3):162-170.

Stevenson DK, Fanaroff AA, Maisels MJ, et al. Prediction of hyperbilirubinemia in near-term and term infants. *Pediatrics*. 2001;108:31-39.

Strauss KA, Robinson DL, Vreman HJ, et al. Management of hy-perbilirubinemia and prevention of kernicterus in 20 patients with Crigler-Najjar disease. *Eur J Pediatr*. 2006;165:306-319.

Wainer S, Parmar SM, Allegro D, et al. Impact of a transcutaneous bilirubinometry program on resource utilization and severe hy-perbilirubinemia. *Pediatrics*. 2012;129(1):77-86.

Watchko JF, Kaplan M, Stark AR, et al. Should we screen newborns for glucose-6-phosphate dehydrogenase deficiency in the United States? *J Perinatol*. 2013;33(7):499-504.

Watchko JF, Lin Z, Clark RH, et al. Complex multifactorial nature of significant hyperbilirubinemia in neonates. *Pediatrics*. 2009;124(5):e868-e877.

Watchko JF, Maisels MJ. The enigma of low bilirubin kernicterus in premature infants: why does it still occur, and is it preventable? *Semin Perinatol*. 2014;38(7):397-406.

Wennberg RP, Ahlfors CE, Bhutani VK, et al. Toward understand-ing kernicterus: a challenge to improve the management of jaundiced newborns. *Pediatrics*. 2006;117:474-485.

Wickremasinghe AC, Kuzniewicz MW, Newman TB. Black race is not protective against hazardous bilirubin levels. *J Pediatr*. 2013;162(5):1068-1069.

Zipursky A, Paul VK. The global burden of Rh disease. *Arch Dis Child Fetal Neonatal Ed*. 2011;96:F84-F85.

第 6 章

肠外营养

Kendra Hendrickson　Ashley M. Reilly　Jatinder Bhatia　William W. Hay, Jr.

适应证

肠外营养(parenteral nutrition, PN)主要是为不能耐受肠内营养或者存在肠内营养禁忌证的患儿提供营养素(表6.1)。

表6.1　肠外营养的适应证
胎龄<32周和出生体重<1 800g,或
胎龄<35周和出生体重<2 200g,因为某些原因需要延迟开奶或无法顺利增加肠内喂养量
肠道完整性破坏
坏死性小肠结肠炎
肠穿孔
先天性消化道畸形
膈疝
肠道灌注受损
低血压/血流动力学不稳定
缺氧缺血性脑病/亚低温治疗
先天性心脏病
肠动力不足
肠梗阻(胎粪性、手术性或败血症)
先天性巨结肠
肠闭锁
吸收不良
乳糜胸

PN是必要的,但不是肠内营养的唯一替代,除非是完全没有肠内营养可能的婴儿。这种情况是罕见的,通常也只持续短暂的时间,比如存在肠梗阻(肠闭锁或索带压迫),发育畸形(腹裂、严重脐膨出),或早期肠缺血和穿孔。很多婴儿能够接受少量的肠内营养,特别是在梗阻的近端存在造瘘时。PN最常见的适应证之一是早产。胎儿的体格生长、氮和矿物质的积累主要发生于孕晚期。早产儿出生后理想的营养状况是在宫外的生长(生长速度和身体成分)能接近宫内胎儿的生长速度。但出生后达到这样的生长速度是比较困难的。很多早产儿出生后由于营养摄入不足而发生"生长受限",特别是那些肠内营养建立延迟的早产儿。其他原因包括:疾病限制了肠内营养,未及时开始恰当的PN,不能耐受肠内喂养,不正确的喂养策略。

出生时越不成熟、体重越小的早产儿,就越应该在生后第一时间开始PN。为了让早产儿出生后能够延续宫内所获取的营养以维持正常的代谢和生长,很多NICU在药房储备了PN制剂以便24小时内随时可以给早产儿用上。通常生后当天的PN包括能够维持正常血糖水平的葡萄糖溶液和能够防止负氮平衡的氨基酸溶液。

但基于以下两个原因,这种NICU储备的PN配方对于这一阶段早产儿的生长是不够的:第一,这样的配方并不能满足生后即刻的氨基酸和矿物质的代谢需求;第二,生后最初几天,早产儿在生理上和代谢上存在很多不稳定因素,从而导致应激激素生成,干扰蛋白质正平衡和生长。这种NICU库存的PN溶液也不包含脂肪乳,因此无法提供蛋白质合成所需的足量的能量,也无法达到蛋白质正平衡。

练习1

问题

1. 下列哪个病例需要开始应用PN?
   A. 伴有腹裂的足月儿
   B. 26周出生但现在已经1个月的早产儿,伴有腹胀和门静脉积气

C. 26 周出生但现在已经 3 个月的早产儿,伴有乳糜胸

D. 35 周的早产儿,伴有 B 族链球菌败血症和感染性休克

E. 早产儿按计划进行肠内喂养,但由于间歇性喂养不耐受,加奶速度<30mL/(kg·d)

F. 上述所有病例

2. 一例新生儿,接受微量喂养和上述库存的 PN,如果这时没有了外周静脉通路,下列哪项操作是最不可能的?

A. 重新建立外周静脉通路

B. 置入脐静脉导管

C. 外科置入中心静脉导管(Broviac 或 Hickman)

D. 放置经皮中心静脉导管

答案

1. F。见表 6.1。当无法从肠内获得足够的营养素时,就应该启用 PN,特别是在机内处于分解状态时。

2. C。应该尝试建立新的外周静脉通路(peripheral intravenous line,PIV),通常这是最容易的方法。不过,PIV 仅限于短期应用。脐静脉导管(umbilical vein catheter,UVC)是最没有痛苦和侵入性最小的中心静脉通路,如果新生儿的脐静脉此时仍开放,应尝试放置 UVC。持续留置 1~2 周后,UVC 的感染风险增加。如果 UVC 置管不成功或需要长时间的静脉通路,下一步应选择经皮中心静脉导管(percutaneous inserted central catheter,PICC)置管。最后,就是侵入性最大的选择,外科置入中心静脉导管(Broviac 或 Hickman)。尽管感染风险是很低的,但需要外科医生来置入和去除导管,侵入性较大。因此,仅在其他所有方法都行不通或需要长时间静脉通路时才会考虑。表 6.2 罗列了外周和中心静脉通路的区别。

表 6.2　肠外营养输注的途径

特点	外周静脉	中心静脉
优点	经济,容易建立,短期应用首选,置管相关感染的风险低	可输注高渗透压的溶液,能够输入更多营养,可长期应用
缺点	容易移位、滑出、渗液,要求渗透压<1 000mOsm/L,钙的浓度不能太高,提供的营养比较有限(葡萄糖浓度<12.5%)	可发生感染、血栓、血管痉挛、穿孔、心脏压塞、肢体缺血、出血、败血症

病例 1

胎龄 26 周,出生体重 750g 的适于胎龄早产儿,因胎膜早破、宫颈功能不全而剖宫产出生。在产房内经过常规复苏后给予表面活性物质,并予以 6cmH_2O 的 CPAP 支持,吸入气氧浓度为 35%。生后 1 小时,该婴儿的血糖水平为 36mg/dL。通过 UVC 输注 NICU 内储备的 PN 溶液(由 10% 的葡萄糖和 3% 的氨基酸组成)。在送检血培养后,开始抗生素应用。

练习 2

问题

1. 下列关于 PN 和肠内营养的说法哪项是错误的?

A. 出生时正常胎儿的代谢、生长速度和营养需求就中断了,不必常规应用 PN

B. 胎龄越小、越不成熟的早产儿体内营养素(蛋白质、脂肪和糖原)的储备就越少

C. 新生儿对于代谢和营养的需求和相同胎龄的胎儿是一致的,甚至更高

D. 早产儿生后第一周的蛋白质和能量摄入与 18 个月时的神经发育结局相关

2. 下列关于 NICU 内储备的 PN 溶液中葡萄糖和蛋白质供应的说法哪些是正确的?

A. NICU 内储备的 PN 溶液含有 10% 的葡萄糖和 3% 的氨基酸,可无限期存放

B. 如果 NICU 内储备的 PN 溶液以 80mL/(kg·d)的速度输注,就可以提供足够的葡萄糖和氨基酸

C. 鉴于该婴儿已经在静脉输注葡萄糖,无须继续监测血糖浓度

D. 生后 2~3 天开始肠内营养,在这之前无须检测电解质或钙、磷水平

答案

1. A。胎儿的代谢和生长速度并不会因出生就中止,因此生后即开始 PN 是非常重要的。胎龄越小、体重越低的早产儿,体内储存的能够满足代谢需求的营养素(蛋白质、脂肪和糖原)就越少。当肠内营养无法满足正常代谢的需求时,就存在 PN 的适应证。另外,新生儿对于代谢和营养的需求和相同胎龄的胎儿是一致的,甚至更高。因此,新生儿应该获得和同胎龄胎儿一样的营养素以满足正常的代谢和生长。新生儿需要足够的蛋白质和能量来保证神

经系统的发育,这一点上,PN 显得尤其重要。生后第一周充足的蛋白质和能量摄入可以改善 18 个月时的神经发育结局,以及成年后的瘦体重,静息能量消耗水平也更高。

2. B。NICU 内储备的 PN 溶液可以立即应用,但和其他药物一样不能被无限期储存。NICU 内储备的 PN 溶液通常由 10% 的葡萄糖和 3% 的氨基酸混合而成。如果以 80mL/(kg·d)的速度输注,可以提供 5.5mg/(kg·min)的葡萄糖(表 6.3),这对于大部分早产儿来说是合适的。由于不同婴儿对葡萄糖溶液输注的反应性不同,因此应频繁监测血糖水平来确保其维持在正常范围。这一标准化的 NICU 内储备的 PN 溶液能够提供 2.4g/(kg·d)的氨基酸,但仍低于 3.5~4g/(kg·d),达不到胎儿在宫内蛋白质累积和生长所需的量(表 6.4)。NICU 内储备的 PN 溶液通常不能提供钙和磷,但这两种元素在正式的 PN 医嘱开出后应在出生 24~48 小时内开始补充。由于早产儿生后很容易出现电解质紊乱,因此 24 小时内应常规检测电解质、血钙和血磷的水平。

表 6.3　肠外营养的能量及计算

	能量/ (kcal·g⁻¹)	能量分配/%	正常实验室值	浓度和计算
氨基酸	4	8~10		注意:医嘱上注明溶液浓度%(g/dL)或 g/(kg·d) 蛋白质 g/kg×4kcal/g=蛋白质热量 kcal/kg
脂肪乳	10	30~50	甘油三酯<250mg/dL	20% 脂肪乳=20g/dL(0.2g/mL) 10kcal/g×0.2g/mL=2kcal/mL mL/d×2kcal/mL÷kg=kcal/(kg·d) mL/d÷5÷体重(kg)=g/(kg·d) 注意:通常和其他 PN 成分分开,单独输注
葡萄糖	3.4	50~60	血糖 54~106mg/dL	医嘱上注明葡萄糖溶液的浓度%(g/dL) **葡萄糖输注速度的计算** (mL/h×g/dL×1 000mg/g)/(kg×60min/h×100mL/dL)=mg/(kg·min) mL/(kg·d)×g/dL×0.007=mg/(kg·min) mg/(kg·min)×kg÷0.167÷mL/h=% 葡萄糖溶液(g/dL) **能量计算** mL/h×输注时间(h)×g/dL÷100×3.4kcal/g÷kg=kcal/kg

表 6.4　宏量营养素剂量增加方案

来源	初始剂量	增加幅度		目标剂量
		<1 250g	≥1 250g	
氨基酸,g/(kg·d)	2.5~3.5	0.5~1	—	3.5~4
葡萄糖,mg/(kg·min)	4.5~5.5	0.5~1	1.5~2	7~9
脂肪乳,g/(kg·d)	1~2	0.5~1	1.5~2	3~3.5

病例 2

胎龄 28 周,出生体重 1.1kg 的早产儿,生后立即开始输注 NICU 内储备的含有 10% 葡萄糖和 3% 氨基酸的 PN 溶液,输注量为 80mL/(kg·d)。

练习 3

问题

1. NICU 储备的 PN 溶液能够给该早产儿提供多少非蛋白质能量和蛋白质?这样的能量和蛋白质是否足以防止该早产儿出现蛋白质分解?

A. 27kcal/(kg·d)和 2.4g/(kg·d)

B. 40kcal/(kg·d)和 3g/(kg·d)

C. 22kcal/(kg·d)和 4g/(kg·d)

D. 160kcal/(kg·d)和 2g/(kg·d)

2. 关于葡萄糖静脉输注,下列哪种说法是错误的?

A. 如果没有肠内营养,静脉输注的葡萄糖

提供的能量应占总能量的 30%~50%

 B. 静脉输注过多的葡萄糖增加高血糖的发生率和严重度

 C. 葡萄糖输注速度<10mg/(kg·min)时,不会出现葡萄糖不耐受和高血糖

 D. 足月儿的葡萄糖利用速度是 2~4mg/(kg·min),早产儿则为 4~6mg/(kg·min)

答案

 1. A。10% 葡萄糖溶液中含有的葡萄糖浓度为 10g/dL。当输注速度为 80mL/(kg·d)时,提供的能量为 27kcal/(kg·d)[80mL/(kg·d)×10g/dL÷100×3.4kcal/g=27kcal/(kg·d)]。3% 氨基酸溶液中含有的氨基酸浓度为 3g/dL。当输注速度为 80mL/(kg·d)时,提供的氨基酸为 2.4g/(kg·d)。为了防止蛋白质分解,至少需要 1.5g/(kg·d)的氨基酸摄入。因此,虽然仅依靠葡萄糖所提供的能量还无法使这 2.4g/(kg·d)的蛋白质被完全利用并达到正氮平衡,但已经可以防止蛋白质的分解了。

 2. C。足月儿正常的葡萄糖利用速度是 2~4mg/(kg·min),早产儿则为 4~6mg/(kg·min)。如果没有肠内营养,这样的葡萄糖利用速度提供的能量占总能量的 30%~50%。如果葡萄糖输注速度(glucose infusion rate,GIR)超过这一利用速度,容易出现新生儿高血糖。但其他很多原因也和高血糖有关。很多新生儿还伴有应激所致的儿茶酚胺、皮质醇、胰高血糖素水平的急剧上升,从而抑制胰岛素分泌,促进糖原分解和糖异生,降低外周胰岛素的敏感性。静脉输注过多脂肪也可能加剧高血糖,因为脂肪酸在肝脏内进行 β 氧化时会促进糖异生途径的酶的活性上调。大部分早产儿和足月儿在 2~3mg/(kg·min)的 GIR 下,肝脏持续产生葡萄糖。另一方面,即使在早产儿,肝脏生成葡萄糖的过程也不容易被较高的葡萄糖或胰岛素水平所抑制。如果 GIR 达到 5~7mg/(kg·min),就将超过总的葡萄糖利用能力,导致血糖水平进行性上升。如果将 GIR 提升至 8~10mg/(kg·min),几乎所有新生儿都发生高血糖,从而引起 CO_2 产生增多,脂肪生成,甚至发展为伴有炎症和脂肪变性的脂肪肝。即使 GIR≤6mg/(kg·min),早产儿仍有可能发生葡萄糖不耐受,特别是 PN 溶液中只有葡萄糖而不含有氨基酸时。如果同时输注氨基酸,氨基酸可促进胰岛素的分泌和合成代谢(合成蛋白质),从而使血糖降低,减少高血糖的发生。缺少肠内营养也是发生高血糖的原因,因为禁食状态下,可以促进胰岛素分泌的肠促胰岛素分泌受限。超低体重儿非常容易出现高血糖,从而使这一人群总体的营养状况进一步恶化。降低液体的葡萄糖浓度以降低 GIR,减少总的输液量,或增加肠内喂养,都是使血糖回到正常水平的有效方法。

病例 2(续)

 第 2 天正式开出的 PN 医嘱包含:继续 10% 的葡萄糖,氨基酸增加至 4g/(kg·d),脂肪乳从 2g/(kg·d)开始。

练习 4

问题

 1. 为了达到 15~20g/(kg·d)的生长速度,该婴儿的 PN 需要提供多少能量?

  A. 90~100kcal/(kg·d)

  B. 60~80kcal/(kg·d)

  C. 110~130kcal/(kg·d)

  D. 140~160kcal/(kg·d)

 2. 下列关于该婴儿蛋白质需要量的说法哪个是正确的?

  A. 接受 PN 的早产儿需要 2~2.5g/(kg·d)的蛋白质

  B. 体重增长慢的早产儿,蛋白质摄入的推荐量为 4~4.5g/(kg·d)

  C. 早产儿的蛋白质需要量大于足月儿

  D. 蛋白摄入超过 3.5g/(kg·d)可能会导致尿酸和肌酐水平上升

 3. 下列关于 PN 中的氨基酸的说法哪个是正确的?

  A. 生后最初几天就给予 3g/(kg·d)的氨基酸是安全的,可以减少宫外生长迟缓的发生率

  B. 目前 PN 中的氨基酸溶液能够为极不成熟的早产儿提供所有的必需和非必需氨基酸,所提供的配方是最佳的,接近血浆的氨基酸浓度

  C. 提供更多氨基酸,甚至超过生理需要量,能够改善生长和神经发育

  D. 应使用 3% 的氨基酸溶液以避免对血管和红细胞的渗透性损伤

 4. 下列关于静脉脂肪乳的说法,哪个是错

误的?

A. 静脉脂肪乳必须从0.5g/(kg·d)开始

B. 过量的静脉脂肪乳可造成高甘油三酯血症,这是血浆脂肪清除不全的征象

C. 静脉脂肪乳产生的碳和葡萄糖竞争氧化,导致高血糖

D. 将静脉脂肪乳增加至3~3.5g/(kg·d)可提供足量的非蛋白质能量以达到能量正平衡,并促进蛋白质合成和正氮平衡

E. 静脉脂肪乳不含足量的二十二碳六烯酸,达不到正常胎儿宫内这一长链多不饱和脂肪酸的累积量

答案

1. A。提供的能量除了满足基础代谢率、生长所需,还应包括从粪便、尿、皮肤等所丢失的能量。为了达到15~20g/(kg·d)的生长速度,早产儿需要从肠内营养获得110~130kcal/(kg·d)的能量。如果完全依赖PN,90~100kcal/(kg·d)应能够满足生长的需要,因为不需要消耗能量来消化食物和吸收营养,从粪便中丢失的能量也很少。在中性环境温度下能量丢失是最少的,如果保证了环境的湿度,还可以使液体的丢失明显减少(辅助通气吸入经过湿化的空气/氧气可进一步减少液体的丢失)。通过表6.3可计算PN溶液中所含的能量。

2. C。目前所用的氨基酸溶液最初是根据婴儿和儿童的需求来设计的,提供的氨基酸成分接近足月出生的30天日龄的母乳喂养儿。因此,所含的很多氨基酸都不能满足早产儿的需求,特别是必需氨基酸和条件必需氨基酸。在宫内,胎儿的生长速度和蛋白质合成速度决定了胎儿对氨基酸的需求,随着胎龄的增加,这一需求是逐渐减少的。据研究,胎龄24~30周的胎儿需要大约3.6~4.8g/(kg·d)的氨基酸来满足其快速生长的需求。在这一胎龄阶段出生的早产儿,指南推荐平均4g/(kg·d)的氨基酸摄入量以达到宫内的水平。随着胎龄增加,氨基酸的需要量有所下降。例如,胎龄30~36周的氨基酸需要量为2.5~3.5g/(kg·d),胎龄足月时,氨基酸需要量减低为1.5~2g/(kg·d)(即母亲成熟乳汁足量喂养时所提供的蛋白质含量)。这些商品化的氨基酸溶液含有必需氨基酸和条件必需氨基酸,如酪氨酸和牛磺酸。给早产儿提供其相应胎龄需要的氨基酸和充足的能量可以实现正氮平衡,减少体重的丢失,缩短回到出生体重的时间。据估计,如果没有氨基酸的外源性补充,仅输注葡萄糖溶液,新生儿的

内源性蛋白质丢失可达0.5~1g/(kg·d)。在总的能量摄入中,蛋白质供能应达到8%~10%。蛋白质的供能超过相应胎龄需要量的10%是没有必要的,并不能增加蛋白质的累积或体重的增长速度。

3. A。PN溶液中尽早加入氨基酸是安全的,有助于正氮平衡,通过增加胰岛素和胰岛素样生长因子-1(insulin-like growth factor-1,IGF-1)的分泌改善对葡萄糖的耐受性,促进蛋白质合成。最近的研究发现,生后最初几天输注3g/(kg·d)的氨基酸是安全的,且可以降低宫外生长迟缓的发生率。B是不正确的,因为目前的氨基酸溶液并不是专为新生儿设计,并不能满足新生儿的个体化需求,特别是极不成熟的早产儿、宫内生长受限或生理、生化不稳定的新生儿。C也是不正确的,因为目前新生儿所用的氨基酸溶液存在必需氨基酸、条件必需氨基酸和非必需氨基酸的不平衡,而单纯增加氨基酸的摄入并不能改善这种不平衡。可能正是这些限制,使得能够证实"增加生后几天内的氨基酸摄入量可以改善新生儿的生长或神经发育结局"的研究非常有限。另外,增加蛋白质摄入量的同时保证更多的能量摄入(包括葡萄糖和脂肪来源的能量)可以改善神经发育。通过测量头围和磁共振成像检查发现,保证相应胎龄所需的蛋白质摄入有助于脑发育,这一作用甚至延续至青春期。表6.4列出的是常用的早产儿推荐剂量,但在不同NICU的临床实际工作中,这一剂量可能存在较大的差异。生后立即给予4g/(kg·d)的氨基酸并不能改善蛋白质平衡,即使在蛋白质需要量较大的胎龄23~28周的极不成熟早产儿中也是如此。D不正确,浓度不超过5%的氨基酸溶液都可以从中心静脉置管缓慢输注。

4. A。见表6.4。静脉脂肪乳可以从更高的剂量开始,最大剂量为2.5~3.5g/(kg·d)。实际临床中最常用的是从1~2g/(kg·d)开始,以0.5~2g/(kg·d)的速度增加(胎龄越小、越不成熟的早产儿增加速度越慢),最大剂量为3~3.5g/(kg·d)。B是正确的,很多早产儿的脂蛋白脂肪酶活性较低,特别是超低体重儿或极不成熟早产儿,从而导致脂肪清除能力不足。尽管很多中心把200~250mg/dL作为血甘油三酯水平的上限,但并没有发现高甘油三酯水平会引起特别的病理生理改变,只是间接提示脂肪酸的氧化代谢能力有限。C是正确的,因为静脉脂肪乳能够释放足量的脂肪酸,这些脂肪酸产生的碳和葡萄糖竞争线粒体的氧化,从而导致高血糖。同样,静脉输注过多葡萄糖或其他原因所致的高血

糖也会限制脂肪酸的氧化。不过静脉脂肪乳不含肉碱棕榈酰基转移酶（carnitine palmitoyltransferase，CPT），而这个酶是长链脂肪酸转运入线粒体进行氧化所必需的。牛奶和早产儿配方奶都含有 CPT，提示 PN 时需要一定的肠内营养来保证脂肪酸的氧化，以达到能量正平衡。D 是正确的，因为静脉脂肪乳增加为 3~3.5g/（kg·d）对于非蛋白质能量的提供很重要，能更好地达到能量正平衡，促进蛋白质合成和蛋白质正平衡。E 也是正确的，静脉脂肪乳并不含有能满足正常胎儿累积速度的足量的二十二碳六烯酸（docosahexaenoic acid，DHA）。即使是鱼油来源的脂肪乳，虽然含有一定量的 DHA，但依然无法达到胎儿的累积速度。在孕晚期，胎儿体内白色脂肪组织中 n-3 脂肪酸的累积速度为 45~65mg/d（大部分为 DHA）。体重 1kg 的早产儿如果用母乳喂养且奶量达到 180mL/（kg·d），母乳含有 3.7g/dL 的脂肪，其中 0.2%~0.4% 的脂肪酸是 DHA，那么该早产儿每天能得到 13~25mg DHA，显然这是低于胎儿在宫内的水平的。喂养配方中 DHA 含量较高的早产儿视敏度较好，特别是 2~4 月龄时，而且 12 月龄时的 Bayley 精神发育指数和 MacArthur 交流能力评估的表现也更好，但远期结局的研究并未显示补充 DHA 对远期神经发育的任何方面具有明显的益处。因此目前早产儿的喂养配方中缺乏这些必需脂肪酸，但并未发现其远期结局影响，也不知道给早产儿补充足量的必需脂肪酸后对远期发育会有怎样的作用。

病例3

胎龄 29 周的早产儿，接受了 6cmH₂O 的 CPAP，吸入气氧浓度为 30%，呼吸频率为 50~60 次/min，没有呼吸窘迫。目前正在输注 NICU 储备的 PN，同时医生给出了医嘱，将从今晚起换成含有 4g/（kg·d）的氨基酸，10% 的葡萄糖和 2g/（kg·d）的脂肪乳的 PN 配方。肠内喂养从 20mL/（kg·d）开始，采用捐赠母乳，计划在低剂量肠内营养 3 天后，以 30mL/（kg·d）的速度增加奶量。

练习5

问题

1. 下列哪个说法是正确的？
   A. 随着肠内喂养量的增加，静脉输注的氨基酸/葡萄糖/脂肪乳的量可以相应减少

   B. PN 输注加上肠内喂养应保证 4g/（kg·d）的蛋白质摄入，维持血糖 54~106mg/dL（3~6mmol/L），血甘油三酯<250mg/dL

   C. 为了避免氮质血症、高氨血症、毒性氨基酸水平过高可能导致的神经发育不良结局，应将氨基酸输注速度降至 2g/（kg·d）

   D. 为了满足每 30kcal 能量 1g 蛋白质的比例，当蛋白质摄入达到 4g/（kg·d）时，总的能量摄入应增加至 120kcal/（kg·d）或以上

2. 下列哪项是正确的？
   A. 标准的氨基酸溶液中氨基酸的浓度是根据非必需氨基酸进行平衡的

   B. 需要额外的谷氨酰胺静脉制剂来促进蛋白质正平衡并减少感染风险

   C. 日常的 PN 溶液中可加入半胱氨酸，因为对于极不成熟的早产儿来说，在快速生长的过程中，半胱氨酸作为条件必需氨基酸是很重要的

   D. 生后第一天开始，所有 PN 溶液中都应该添加肉碱。不论肠内喂养用的是母乳还是配方奶，肉碱的添加都应该一直持续至 PN 完全撤离

3. 下列关于脂肪乳的说法哪些是正确的？
   A. 大豆来源的脂肪乳包含所有需要的脂肪酸、抗炎性产物，而没有炎症性物质如植物甾醇

   B. 植物甾醇对于脂肪的溶解度来说很重要，因此在所有静脉脂肪乳中都应该添加

   C. 鱼油（完全或部分）来源的静脉脂肪乳含有很高的 n-3/n-6 比例，具有很强的抗炎作用，可以减少 PN 相关胆汁淤积性肝病的发生率，或改善其预后

   D. 已经证实应用混合性静脉脂肪乳可以改善预后

答案

1. B。随着肠内营养逐渐增加，PN 逐渐减少，这一过程中保证生长所需的蛋白质和能量摄入是很重要的。维持足量的蛋白质和能量摄入以满足代谢和生长的需求是至关重要的，但也要调整各种营养素的量以维持正常的营养素水平和代谢产物水平。A 是不正确的，如果静脉氨基酸输注速度下降太快，会使得捐赠母乳所含的蛋白质不足以维持正常的蛋白质平衡，也不足以促进生长，从而导致营养供应不

足。为了拔除中心静脉导管，或由于外周静脉通路建立困难，临床上突然减少 PN 的输注也并不少见。这样就会造成一段时间（几天）的蛋白质和能量摄入不足。C 是不正确的，一些医生对早期较大剂量的氨基酸输注的副作用有所顾虑，因为它有可能引起高氨血症、氮质血症、代谢性酸中毒等，对神经发育造成不良影响。但是绝大部分研究都没有发现这样的不良后果。事实上，随着氨基酸输注剂量的增加，氨基酸氧化产生氨，如果肝脏功能良好，可以通过鸟氨酸循环把氨排出体外，因此血尿素氮（blood urea nitrogen，BUN）和血氨的轻度上升是正常的现象。在可接受的范围内，氨基酸输注剂量的增加与 BUN 和血氨水平的上升并无相关性。不必要的过高的氨基酸输注剂量 [>4g/(kg·d)] 或鸟氨酸循环异常可导致血氨基酸水平异常升高。对于缺氧缺血性损伤后肝肾功能受损的婴儿，在给予较高的氨基酸输注剂量时应注意肝肾对血氨和尿素等清除能力降低所带来的上述问题。实际临床上，静脉输注氨基酸最常见的代谢并发症是一些必需氨基酸和条件必需氨基酸的水平过低，以及蛋白质合成不足，从而达不到蛋白质正平衡。另外，补充适量的静脉氨基酸使并发症减少的例子有很多。比如，补充较大剂量 [4g/(kg·d)] 氨基酸的早产儿慢性肺部疾病发生率低于只补充 3g/(kg·d) 的早产儿，但我们并不清楚究竟是氨基酸还是氨基酸转化的 IGF-1 改善了肺的发育。D 是不正确的，因为蛋白质/能量比是非线性的，也就是说，在代谢能力内的非蛋白质能量摄入并没有一个固定的蛋白质/能量比。需要强调的是，能量摄入达 80~90kcal/(kg·d) 以前，氮的储积确实随着能量摄入的增加而增加，但在能量摄入高的情况下，并不能得到更多的蛋白质正平衡。只有摄入更多蛋白质才能使蛋白质正平衡进一步增加。能量摄入水平较低时，更多能量可以改善蛋白质平衡，但是超过蛋白质平衡所需以后，更多的碳水化合物和脂肪只会导致更多的脂肪累积（表 6.3）。

2. C。对于早产儿来说，半胱氨酸应该是一种必需氨基酸，特别是在胎龄 <33~34 周早产儿的快速生长期间。半胱氨酸对于蛋白质累积很重要，一般每克氨基酸中添加 40mg 盐酸半胱氨酸 [不超过 100mg/(kg·d)]。因为半胱氨酸是以盐酸盐的形式添加的，所以会降低溶液的 pH，增加钙和磷的溶解度。考虑到溶液的稳定性问题，半胱氨酸在最后混合的时候才加入。A 不正确，因为我们并不知道早产儿理想的 PN 溶液。目前，美国有三种 PN 配方，根据现有资料，并不能明确下结论孰优孰劣。用于足月儿和早产儿的儿科配方含有较高浓度的支链氨基酸（亮氨酸、异亮氨酸、缬氨酸），同时把高浓度时具有潜在毒性的甲硫氨酸和苯丙氨酸浓度降低了。新生儿还有一些条件必需氨基酸（谷氨酰胺、精氨酸、酪氨酸、半胱氨酸、甘氨酸、脯氨酸和瓜氨酸），儿科配方里，很多条件必需氨基酸的含量是不够的，不足以维持正常的代谢、蛋白质平衡和生长速度。这些溶液都不含有酪氨酸，但有的产品中可能以 N-乙酰酪氨酸的形式添加，但是并没有证据显示添加 N-乙酰酪氨酸能够改善代谢状况和生长。B 也不正确，谷氨酰胺是血浆和人乳中含量最大的氨基酸，由于添加后会降低 PN 溶液的溶解度，因此在 PN 溶液中并不含有谷氨酰胺。不过，研究并未发现给早产儿补充谷氨酰胺能够降低死亡率、败血症发生率或缩短 NICU 住院时间。因此目前并不推荐谷氨酰胺的静脉补充，而是希望通过肠内喂养的形式来摄入。D 也是不正确的，肉碱也是必需氨基酸，但在目前的新生儿 PN 溶液中也是不包含的。肉碱的主要来源是人乳和早产儿配方。肉碱可以促进长链脂肪酸转运通过细胞线粒体的内膜，使脂肪酸转化为能量，因此非常重要。如果没有膳食来源的肉碱摄入，血浆的肉碱水平会下降。对于长期接受 PN(>2 周) 的新生儿，补充肉碱可以使长链脂肪酸在肝细胞内的 β 氧化增加。但是，即使长链脂肪酸的氧化增加，也没有证据显示能量平衡或蛋白质积累的情况得到改善。

3. C。鱼油来源的脂肪乳能提供 DHA，含有较多 α 生育酚，不含植物甾醇（表 6.5）。在美国，鱼油脂肪乳目前仅限于同情用药或临床研究，通常和其他脂肪乳联合应用以平衡不同脂肪酸的含量。n-3 脂肪酸或极长链不饱和脂肪酸（如 DHA）对大脑和视网膜的发育有好处，因此可能被当作早产儿的条件必需脂肪酸。研究显示，对于伴有 PN 相关肝病（parenteral nutrition-associated liver disease，PNALD）的婴儿或儿童，鱼油脂肪乳可以使肝功能障碍得到逆转或缓解，但所需的鱼油脂肪乳的剂量还不明确，也缺乏大样本量的验证。A 是不正确的，脂肪乳大多来源于大豆油或葵花籽油，含有乳化所需的中性甘油三酯、甘油和磷脂。美国最常用的脂肪乳是大豆来源的，不含有 DHA，只有很少量的 α 生育酚（维生素 E，具有抗炎作用），含有中链脂肪酸和大量的植物甾醇。B 是不正确的。植物甾醇可以激活肝巨噬细胞，引起炎症反应，导致肝细胞损伤和肝硬化。

非大豆来源的脂肪乳植物甾醇含量很低,对于预防或缓解 PNALD 具有重要作用,其重要性甚至超过了鱼油和其他短链(油酸)或长链多不饱和脂肪酸(DHA)及抗炎物质(如 α 生育酚)。D 也是不正确的,混合脂肪乳中亚油酸 n-6 长链脂肪酸含量较高,导致较高的 n-6/n-3 脂肪酸比例。大豆油、橄榄油和鱼油混合而成的脂肪乳含有中链脂肪酸,α 生育酚和较多的 DHA,减少了 n-6 多不饱和脂肪酸的比例,已经在欧洲得到应用,近来美国也有一款产品上市(Smoflipid®)。混合脂肪乳中确实也含有植物甾醇,但是含量比单纯大豆油制剂要低得多。截至目前,还没有明确的证据说明混合脂肪乳可以改善某些预后,特别是在更早开始并更积极推进母乳喂养的情况下,静脉脂肪乳应用的剂量和时间都比以前减少了。

表 6.5　不同脂肪乳成分的比较

成分	Intralipid®	Omegaven®	Smoflipid®
	100%大豆油	100%鱼油	大豆油 30% 橄榄油 25% 中链甘油三酯 30% 鱼油 15%
亚油酸,g/L	88~124	1~7	28~50
亚麻酸,g/L	8~22	<2	3~7
棕榈酸,%	7~14	0.25~1	7~12
油酸,%	19~30	0.6~1.3	29
DHA,mg/L	0	14.4~30.1	2.3
α 生育酚,mg/dL	3.8	15~29.6	16.3~22.5
植物甾醇,mg/L	343	0	48

病例 3(续)

生后 24 小时,一些化验结果回报:血钠浓度为 138mmol/L,钾为 4.2mmol/L,氯为 108mmol/L,碳酸氢盐为 19mmol/L,血糖为 109mg/dL。尿量为 2.2mL/(kg·h)。该婴儿的输液量为 100mL/(kg·d),氨基酸 4g/(kg·d),葡萄糖浓度为 10%,脂肪乳 2g/(kg·d)。

练习 6

问题

1. 液体中需要加入什么电解质?

A. 需要 3mmol/kg 的醋酸钠,2mmol/kg 的醋酸钾

B. 需要 2mmol/kg 的醋酸钠,1mmol/kg 的醋酸钾

C. 无须加钠,需要 2mmol/kg 的醋酸钾

D. 无须加入钠或钾

答案

1. D。表 6.6 总结了矿物质元素的需要量。出生最初几天并不需要钠。所有新生儿出生时细胞外液在体内总液体量的占比都很高,因此钠的含量也较高。生后的利尿过程就是为了排出过多的液体和钠。生后最初几天,如果利尿延迟出现或补充了维持量的钠,可导致支气管肺发育不良的风险增加。另外,病情危重或不稳定的早产儿还可能从动脉置管的维持液中得到钠离子,一些药物(如氨苄西林和肝素)也提供了少量的钠离子。当婴儿开始出现利尿,应该添加钾离子。很多 NICU 会在第一天的 PN 溶液中添加钙,尽管这一做法可能有助于改善心肌收缩能力,但缺乏相关证据。如果只加钙不加磷,这显然是有风险的,可导致低磷血症。

表 6.6　电解质和矿物质的需要量

单位:mmol/(kg·d)

成分	初始剂量	一般需要量	
		<1 000g	≥1 000g
钠	0~1	4~8	3~4
钾	0~1	3~4	2~3
钙	0~2	3.5	3.5
磷	0~1	2~3	2~3
氯	0	2~7	2~7
醋酸	0~1	必要时	必要时

病例 4

胎龄 25 周的早产儿接受了微量肠内喂养和 PN。生后第 5 天的电解质水平:Na⁺ 136mmol/L,K⁺ 4.4mmol/L,Cl⁻ 96mmol/L,HCO₃⁻ 22mmol/dL,血磷 5mg/dL,血糖 95mg/dL。尿量为 2.8mL/(kg·h)。体重降低了 40g。该婴儿的液体摄入量为 127mL/(kg·d),包括 10% 的葡萄糖,4g/(kg·d) 的氨基酸和 2.5g/(kg·d) 的脂肪乳。目前提供的电解质和矿物质包括:磷酸钠 3mmol/kg,醋酸钾 3mmol/kg 和

葡萄糖酸钙 3.5mmol/kg。动脉置管的维持液还提供了额外的 2mmol/kg 的醋酸钠。

练习 7

问题

1. 根据患儿的电解质水平,液体应该怎样调整?
   - A. 增加醋酸钠 2mmol/kg,减少醋酸钾 1mmol/kg
   - B. 将所有的醋酸盐改为氯化物
   - C. 在维持钠和钾的摄入的同时补充更多的氯
   - D. 无须调整

2. 目前钙磷补充的情况如何?
   - A. 不合适,患儿有高磷血症,应立即减少磷的摄入
   - B. 对于生后 5 天来说,尚属合适
   - C. 钙磷比不合适,应调整至 1∶1
   - D. 量和比例都是合适的

3. 生后最初几周的 PN 溶液中常规应包括下列哪些成分?
   - A. 复合维生素和微量元素
   - B. 铁
   - C. 雷尼替丁
   - D. 肝素
   - E. 以上全部
   - F. A 和 D

4. 如果用了复合微量元素制剂(Multitrace),下列哪种微量元素与推荐的需要量不符?
   - A. 硒
   - B. 锰
   - C. 锌
   - D. A 和 C
   - E. 以上全部

5. 现在,PN 溶液中含有 4g/(kg·d)的氨基酸,12.5% 的葡萄糖,3g/(kg·d)的脂肪乳,3mmol/kg 的醋酸钠,1mmol/kg 的氯化钾,2mmol/kg 的磷酸钾,2.6mmol/kg 的葡萄糖酸钙,儿科复合维生素溶液 1.5mL/kg,微量元素溶液(Multitrace)0.2mL/kg 和硒 1.5μg/kg。为了减少肝毒性,应进行怎样的调整?
   - A. 把所有的磷改成磷酸钠,减少锰的摄入
   - B. 去除葡萄糖酸钙
   - C. 去除铜
   - D. 以上全部

答案

1. C。钠和钾都在正常范围,且能满足该婴儿的需求(表 6.6)。利尿期应该已经结束,因此不会再从尿液丢失碳酸氢钠。所以重点应注意在 PN 中补充更多氯离子。醋酸盐和氯化物的摄入量通常是根据比例或百分比来考虑的。对于该婴儿,你可以考虑将动脉置管的维持液改为 0.45% 的氯化钠溶液,这样醋酸和氯的比例就变成 3∶2。

2. D。对于新生儿来说,该血磷水平是正常的。实验室经常给出成人的正常范围,并根据这一范围做出不适合新生儿的判断,例如把该婴儿判断为血磷过高。高危儿生后应很快开始补充钙磷,并保证合适的钙磷比[摩尔比 1∶1,毫克比(1.3~1.7)∶1,毫当量比(1~1.3)∶1],才能达到最好的骨矿物质沉积。鉴于该医嘱用的是 mmol 为单位,这一比例是合适的。钙磷在 PN 溶液中的溶解度取决于温度(温度较高时溶解度较好),氨基酸浓度(浓度较高时溶解度较好),葡萄糖浓度,pH,向溶液中添加钙磷的顺序,钙磷比,以及是否含有脂肪乳。往溶液中增加半胱氨酸可改善蛋白质平衡,降低 pH,提高钙磷的溶解度。这种情况下应测定离子钙,特别是伴有缺氧缺血性损伤时。当钙剂从外周静脉输入时必须注意是否存在液体外渗,钙剂外渗可引起严重的组织坏死。一些 NICU 是不用外周静脉输注钙剂的,除非是急诊的情况,如低钙性惊厥或休克。

从 PN 中补充的钙磷大约能达到宫内矿物质需要量的 60%~70%,由于受溶解度的限制,无法再进一步增加剂量。钙磷增加的目标量见表 6.6。由于宫内钙的沉积主要发生于孕晚期,早产儿出生时就存在相对的骨质减少。伴有宫内生长受限的小于胎龄儿(SGA)在宫内获得的钙磷就更少了,如果出现再喂养综合征,血磷水平可能降至很低。因此在这些婴儿,应注意监测血磷,直至建立足够的营养供应,能够维持稳定的钙磷水平。宫内生长受限患儿出生 3 天左右可能会出现明显的再喂养综合征,引起低磷血症,患儿可表现为呼吸衰竭和神经肌肉功能不全。呼吸衰竭的主要原因可能是缺乏腺苷三磷酸所致的膈肌收缩能力下降。如果标准化的电解质和生化检测套餐不含有血磷,就必须单独开医嘱。

3. F。PN 溶液中的维生素通过儿科复合维生素溶液来提供(表 6.7)。可以添加微量元素,如锌、铜、锰、铬和硒等(表 6.8)。如果通过中心静脉导管输注,PN 溶液中还需要添加肝素 0.5~1U/mL,以维

持静脉置管的通畅性。输注液体中加入肝素也可以使外周静脉维持更长时间。早产儿的铁储备很少,而且婴儿早期本身就容易出现缺铁性贫血。因为担心铁过载以后产生活性氧,影响免疫功能,对于开始补铁的时机还是存在争议的。雷尼替丁已经不再推荐,近年的研究显示,雷尼替丁降低胃内正常的酸度后,肠道内微生物的生长受抑制,而这些微生物对于肠道发育和功能的成熟具有重要意义,它们的生长受抑制后可能会增加早产儿坏死性小肠结肠炎、肺炎的发生率及死亡率。

表 6.7	维生素的需要量	
维生素	复合维生素制剂 1.5~2mL/(kg·d)的含量	推荐摄入量
维生素 A	690~920U/kg	700~1 500U/kg
维生素 D	96~160U/kg	40~160U/kg
维生素 E	2.1~2.8U/kg	2.8~3.5U/kg
维生素 K	60~80μg/kg	10~100μg/kg
维生素 B_1	360~480μg/kg	200~350μg/kg
维生素 B_2	336~560μg/kg	150~200μg/kg
烟酸	5.1~6.8mg/kg	4~6.8mg/kg
维生素 B_6	300~400μg/kg	150~200μg/kg
叶酸	42~56μg/kg	56μg/kg
维生素 B_{12}	0.3~0.4μg/kg	0.3μg/kg
泛酸	1.5~2mg/kg	1~2mg/kg
生物素	6~8μg/kg	5~8μg/kg
维生素 C	24~32mg/kg	15~25mg/kg

表 6.8	PN 中微量元素的需要量	
		单位:μg/(kg·d)
微量元素	新生儿微量元素溶液 0.2mL/(kg·d)的含量	推荐摄入量
铬	0.17	0.05~0.2
铜	20	20
锰	5	1
硒	0	1.5~4.5
锌	300	400

4. E。锌和锰的推荐剂量有所变化(表 6.8),用个体化的补充方案替代 Multitrace 制剂可能是有必要的。Multitrace 制剂中不含硒,必须单独添加。

5. A。白蛋白、血液制品、某些药物和 PN 溶液中都存在铝的污染。早产儿如果需要长期的 PN,由于他们的肾功能很不成熟,无法有效排出铝,铝可能积累在体内并引起毒性反应。葡萄糖酸钙和磷酸盐中铝的含量都比较高,但为了促进骨健康,这些矿物质又是早产儿所必需的。虽然美国食品药品管理局(Food and Drug Administration,FDA)规定了 PN 溶液中铝的最高限,但生产厂家常达不到这一要求。医生应选择铝污染最少的产品,比如磷酸钠优于磷酸钾,但还没有可以替代葡萄糖酸钙的产品。锰具有潜在的神经毒性和肝毒性。锰也是 PN 溶液中常见的污染物。最近的指南已经调低了锰的可接受上限,而这一标准低于微量元素制剂 Multitrace 所提供的量(表 6.8)。在伴有肝功能障碍或胆汁淤积的患儿,不应再补充锰。过去,在 PNALD 的患儿,还推荐不再补充铜。但是有报道指出停止补铜后出现铜缺乏,因此,也有人建议对于长期需要 PN 的患儿,在每半个月一次或每个月一次监测血铜水平的情况下,补充少量的铜。

病例 5

胎龄 24 周,出生体重 650g 的早产儿,通过 PICC 接受 3mL/h 的 PN 输注,内含 10.5% 的葡萄糖,4g/(kg·d)的氨基酸,脂肪乳以 0.45mL/h 的速度输注。动脉置管的维持液为 0.45% 的醋酸钠,以 1mL/h 的速度输注。从昨天开始母乳喂养,2mL/次,每 6 小时喂 1 次。总液体量为 148mL/(kg·d),不包括脂肪乳或低剂量肠内营养。最近一次血糖水平是 135mg/dL。

练习 8

问题

1. 半夜里该婴儿的外周动脉置管必须移除,这种情况下,下一步应该做什么?

　　A. 从 PICC 以 1mL/h 的速度输注 5% 的葡萄糖溶液

　　B. 把喂养量增加至 8mL/次,每 6 小时喂 1 次

　　C. 将 PN 输注速度上调至 4mL/h

　　D. 重新开一组 0.45% 的醋酸钠,和 PN 溶液一起从 PICC 输注

2. 之后,该婴儿体重为 750g,总液体量为 144mL/(kg·d)。肠内喂养量已经增加至 3mL/次,

每 2 小时喂 1 次。应该采用怎样的 PN 输注速度使营养达到最大化?

 A. 4.5mL/h

 B. 4mL/h

 C. 3mL/h

 D. 2mL/h

答案

 1. D。重新开一组 0.45% 的醋酸钠从 PICC 输注,这样可以维持总液体量和之前的 GIR,避免钠的摄入低于原来计算的 2.8mmol/(kg·d)。A 不正确,在输注 PN 溶液的同时加入 5% 的葡萄糖溶液会使 GIR 增加 1.4mg/(kg·min),可能导致高血糖。B 不正确,不遵循患儿的肠内喂养奶量增加计划而随意增加奶量是不正确的。对于刚开始肠内喂养的早产儿也是不可能增加这么多奶量的。C 也不正确,PN 输注速度增至 4mL/h 会使 GIR 增加 2.7mg/(kg·min),氨基酸的量增至 5.3g/(kg·d)。

 2. C。总液体量 144mL/(kg·d)×0.75kg÷24h/d = 4.5mL/h

 喂养量:3mL/次×12 次/d÷24h/d = 1.5mL/h

 因此,PN 的输注速度是:4.5mL/h − 1.5mL/h = 3mL/h

 根据总的液体输注速度来开 PN 医嘱是临床上很常见的做法,该婴儿从 PN 中获得的营养大约是总需要量的 67%,提供的蛋白质是 2.7g/(kg·d)。通过增加 PN 溶液的浓度可以显著增加营养素的供给。不过,也要注意避免供给过多的营养素,特别是同时增加肠内营养量时。另外,当 PN 只占很少的比例时,里面能够加进的营养素又很有限了。最后,还要制订专门的计划,从而在某些特殊情况需要突然中断肠内喂养时恰当地调整 PN 的医嘱。推荐和药师、营养师一起来完成这些工作。

病例 6

 胎龄 28 周的女婴,剖宫产出生,母亲是 25 岁的初产妇。1 分钟、5 分钟 Apgar 评分分别为 5 分和 7 分。出生后需要正压通气,随后在产房内气管插管,给予表面活性物质。出生体重为 820g。她被送入 NICU,接受机械通气,并置入 UVC。

练习 9

问题

 1. 入院时,该婴儿最合适的静脉补液方案是下列哪个?

  A. 10% 的葡萄糖,80mL/(kg·d)

  B. 5% 的葡萄糖和 4% 的氨基酸,100mL/(kg·d)

  C. 10% 的葡萄糖和 3% 的氨基酸,80mL/(kg·d)

  D. 10% 的葡萄糖和 1% 的氨基酸,100mL/(kg·d)

 2. 通过中心静脉置管输注 PN 溶液有什么优势?

  A. 中心静脉置管发生感染并发症的机会低于外周静脉

  B. 中心静脉置管可以输注葡萄糖浓度为 12.5% 的液体,而外周静脉不行

  C. 脂肪乳只能通过中心静脉置管输注

  D. 中心静脉置管需要的肝素剂量低于外周静脉

  E. 中心静脉导管可以一直留置直至出院,需要时随时可以应用

答案

 1. C。该医嘱提供了生后第一天所需的足量的蛋白质[2.4g/(kg·d)]和 GIR[5.6mg/(kg·min)],但这一输注速度尚不足以提供全肠外营养,需要频繁监测血糖,以确保这一 GIR 能够避免低血糖的发生。A 不正确,B 也不正确,因为 GIR 只有 3.5mg/(kg·min),很可能造成低血糖。不过,作为最初的输注速度也是可以的,但一旦测得血糖,就应该根据血糖值进行调整,以确保正常的血糖水平(54~106mg/dL 即 3~6mmol/L)。此外,选项 B 所提供的氨基酸剂量[4g/(kg·d)]对于生后第 1 天来说是过多的。D 不正确,因为提供的蛋白质剂量不足,仅 1g/(kg·d)(表 6.4)。

 2. B。见表 6.2。

病例 6(续)

 生后 72 小时,总液体量增加至 100mL/(kg·d),医嘱开出新的 PN 溶液,包括 10% 的葡萄糖,3g/(kg·d) 的氨基酸和 1g/(kg·d) 的脂肪乳。这一 PN 溶液输注 6 小时后,测得该婴儿的血糖是 250mg/dL。

练习 10

问题

 1. 为了让血糖恢复正常,最应该采取下列哪项

措施?

  A. 将葡萄糖浓度从 10% 降至 3%

  B. 将氨基酸剂量增加至 4g/(kg·d)

  C. 增加静脉脂肪乳的剂量

  D. 用上胰岛素,30 分钟后复测血糖

  E. 降低 PN 输注速度,同时加上一组葡萄糖浓度较低的液体来降低葡萄糖输注速度

答案

  1. E。逐步降低 GIR 通常在几个小时内起效,可以避免由渗透压改变所致的水分进入细胞内。可以通过调整输液的速度或液体的葡萄糖浓度,使 GIR 降低 1~2mg/(kg·min)。增加肠内喂养可以促进肠道分泌肠促胰岛素,从而增加胰岛素的分泌。A 不正确,3% 的葡萄糖浓度会使 GIR 降至 4mg/(kg·min)以下,可能由溶液的渗透压过低引起溶血。B 也不正确,增加氨基酸的量虽然可能使内源性胰岛素分泌增加,导致血糖下降,但不会在短时间内降低血糖。C 也不正确,过多的脂肪乳促进肝脏产生葡萄糖,可能导致高血糖。D 也不正确,可以用胰岛素,但很难滴定剂量,增加了低血糖的风险。

病例 6(续)

  以下是生后第 2 天回报的一些化验结果:Na^+ 145mmol/L,K^+ 4.8mmol/L,Cl^- 118mmol/L,HCO_3^- 18mmol/L,BUN 40mg/dL,肌酐 0.81mg/dL,葡萄糖 127mg/dL,Ca^{2+} 8.1mg/dL,Mg^{2+} 1.8mg/dL,磷 4.1mg/dL,甘油三酯 130mg/dL,总胆红素 7mg/dL,直接胆红素 0.5mg/dL。该婴儿的尿量为 0.8mL/(kg·h)。她的总液体量是 100mL/(kg·d),包括 10% 的葡萄糖,3g/(kg·d)的氨基酸,1g/(kg·d)的脂肪乳。出生以后她的体重没有显著变化。

练习 11

问题

  1. 她的 PN 溶液应该怎样调整?

   A. 把总液体量增至 125mL/(kg·d),葡萄糖浓度增至 12.5%,氨基酸降至 2g/(kg·d),脂肪增至 2g/(kg·d),加入磷酸钾

   B. 可以不调整

   C. 把总液体量增至 125mL/(kg·d),葡萄糖浓度不变,氨基酸增至 3.5g/(kg·d),脂肪不变,加入磷酸钾

   D. 把总液体量降至 80mL/(kg·d),氨基酸增至 3.5g/(kg·d),葡萄糖浓度不变,脂肪增至 2g/(kg·d),加入磷酸钾

   E. 维持总液体量 100mL/(kg·d),葡萄糖浓度降至 7.5%,氨基酸增至 4g/(kg·d),脂肪增至 2g/(kg·d)

  2. 第 2 天应进行哪些实验室检查?

   A. 血液生化指标(Na^+,K^+,Cl^-,CO_2,葡萄糖,Ca^{2+},磷)和甘油三酯

   B. 血液生化指标(Na^+,K^+,Cl^-,CO_2,BUN,葡萄糖,Mg^{2+},Ca^{2+},磷)和肝功能(氨基转移酶和碱性磷酸酶)

   C. 血氨和血脂套餐

  3. 对于该婴儿电解质和矿物质的需要量,下列哪个说法是最正确的?

   A. PN 一旦开始启动,应尽快开始补充钠、铁和钙

   B. 如果血钠低于 130mmol/L,应常规添加钠,如果肾功能良好,应常规添加钾

   C. 当婴儿开始出现利尿,应添加维持剂量的钠,在建立良好的肾功能以前,不应补钾

答案

  1. E。该婴儿血钠水平上升提示不显性失水增加或水分的排出超过了钠的排出。因此,应考虑减少不显性失水的干预措施,但不应该增加总液体量。把氨基酸增加至 4g/(kg·d)可以满足这一胎龄早产儿的需要。BUN 升高至 40mg/dL 可能是尿量减少的征象(或提示蛋白质利用和氧化增加),但仍然在正常范围内,应进一步增加蛋白质摄入。增加氨基酸的量可以使 PN 溶液的 pH 值降低,钙的溶解度增加,从而可以加入更多的钙磷。该婴儿有轻微的高血糖,应降低 GIR,因此在保持总液体量不变的情况下,应该降低液体的葡萄糖浓度。应再次复测血糖。脂肪的剂量应以 0.5~1g/(kg·d)的速度逐渐增加,以满足能量的需求。虽然以这样的速度增加脂肪一般不会使该婴儿轻微的高血糖进一步加剧,但确实也存在这一可能性。

  2. A。在该婴儿建立液体平衡和肾功能逐渐完善的过程中,特别是存在肾功能不全的可能时,需要常规监测血液生化指标。需要复测血糖水平。甘油三酯的水平决定了是否能增加脂肪乳的剂量。只有当直接胆红素水平升高时才需要检查肝功能。当 PN 持续 2 周以上时,需要查肝功能(表 6.9)。

表 6.9　肠外营养过程中的实验室监测

检测项目	开始时	稳定后
血糖	每 4~6 小时 1 次	每天 1~2 次
电解质	每天 1 次,连续 1~4 次	每周 2 次,然后长期 PN 的婴儿每周 1 次
磷	每周 2 次	每周 1 次
钙	每周 2 次	每周 1 次/每 2 月 1 次
甘油三酯	每周 2 次	每周 1 次/每 2 周 1 次
碱性磷酸酶	—	2 周以后每月 1 次
脂肪酸	—	脂肪摄入 <1g/(kg·d) 且体重增长不佳的婴儿应考虑检测
直接胆红素	—	2 周以后

3. C。每一个新生儿出生后都有一个使细胞外液占比下降的利尿过程,在患呼吸窘迫综合征的早产儿,这一利尿过程常延迟到生后 2~3 天才出现。在出现利尿以前,PN 溶液中的钠应限制在 0~1mmol/(kg·d)。利尿期后,当尿量逐渐减少,可以开始补钠。极早产儿的肾小管重吸收功能弱,可能需要补充更多钠来维持正常血钠水平(表 6.6)。由于该婴儿目前尿量较少,在她建立良好的肾功能以前,不应补钾。钙和磷的补充应该从生后 1~2 天开始。

病例 7

生后第 4 天,体重 0.72kg 的早产儿,PN 的总量为 120mL/(kg·d),12.5% 的葡萄糖浓度,含有 3.5g/(kg·d) 的氨基酸,20% 的脂肪乳以 0.5mL/h 的速度 24 小时持续输注。

练习 12

问题

1. 该婴儿从该 PN 溶液中获得的非蛋白质能量是多少?
   - A. 78kcal/(kg·d)
   - B. 80kcal/(kg·d)
   - C. 84kcal/(kg·d)
   - D. 93kcal/(kg·d)
   - E. 125kcal/(kg·d)

2. 假设生后 2 周该婴儿仍需要部分 PN 和肠内喂养,体重增至 0.8kg,他的体重增长目标是多少?
   - A. 10~15g/d
   - B. 15~20g/d
   - C. 30~35g/d
   - D. PN 支持下的婴儿是不可能增长体重的

答案

1. C。根据表 6.3 进行计算。
   - 脂肪乳:(0.5mL/h × 24h × 2kcal/mL)÷ 0.72kg=33kcal/(kg·d)
   - 葡萄糖:120mL/(kg·d)×0.125g/mL× 3.4kcal/g=51kcal/(kg·d)
   - 总能量:33kcal/(kg·d)+51kcal/(kg·d)= 84kcal/(kg·d)

2. B。理想的话,早产儿生后的体重增长速度应该和相同胎龄的胎儿在宫内的增长速度一样。在孕中期至晚期早产儿阶段(约胎龄 36 周),人类胎儿体重的平均增长速度是 17g/(kg·d)。胎龄 27 周时摄入 3.5~4g/(kg·d) 的蛋白质就可以达到 2g/(kg·d) 的蛋白质正平衡[300mg/(kg·d) 的氮积累]以及 17g/(kg·d) 的体重增长。因此,对于体重大约 0.8kg 的 27 周早产儿,目标体重增长速度为 18~25g/(kg·d),即 15~20g/d。

病例 8

胎龄 24 周出生的适于胎龄儿,生后 19 天并发坏死性小肠结肠炎,进行剖腹探查手术,切除 2cm 坏死肠管并造瘘。

练习 13

手术前,记录的体重为 770g,血糖 151mg/dL,没有其他化验结果。目前输注的液体是 10% 的葡萄糖溶液,含有氯化钠 3mmol/dL 和醋酸钾 2mmol/dL,输注速度为 4.3mL/h。

问题

1. 下列哪个 PN 医嘱是最适合该婴儿的?
   - A. 5% 的葡萄糖溶液,2g/(kg·d) 的氨基酸,不加混合脂肪乳 Smoflipid®
   - B. 10% 的葡萄糖溶液,输注速度为 5.1mL/h
   - C. 6% 的葡萄糖溶液,4g/(kg·d) 的氨基酸,1g/(kg·d) 的混合脂肪乳 Smoflipid®
   - D. 8.5% 的葡萄糖溶液,4g/(kg·d) 的氨基酸,2g/(kg·d) 的混合脂肪乳 Smoflipid®

答案

1. D。目前的 GIR 是 9.4mg/(kg·min)，该婴儿有高血糖，并处于应激状态，因此应该将 GIR 降低 1~2mg/(kg·min)。该婴儿具有营养不良的高风险，需要更多能量(用最适的 GIR 和 Smoflipid® 以减少 PNALD 的风险)和蛋白质[4g/(kg·d)的氨基酸]来促进伤口的愈合。

病例 8(续)

术后 8 天开始低剂量肠内营养。1 天后该婴儿出现病情恶化。考虑存在感染，需要高频振荡通气，并继续禁食 4 天。再次开奶 6 天后，因动脉导管未闭结扎而禁食。这段时间造瘘口排出的粪便一直很少。

练习 14

问题

1. 对于该病例，你会考虑哪些和营养支持相关的并发症？

　A. PN 相关的胆汁淤积和肝细胞损伤

　B. 代谢性骨病和贫血

　C. 中心静脉置管相关的血流感染

　D. 短肠综合征和"倾倒"现象

　E. 以上全部

2. 检测了直接胆红素，结果为 3mg/dL。下一步该怎么办？

　A. 重启肠内喂养，继续给予混合脂肪乳 Smoflipid®

　B. 请外科会诊，讨论行肠吻合和关瘘手术

　C. 开始用熊去氧胆酸治疗胆汁淤积，并通过鼻饲补充氯化钠

　D. 开始光疗以降低胆红素水平

　E. 去掉 PN 溶液中的铜和锰

答案

1. E。PN 相关的并发症可以分为代谢性(通常是短期并发症)、肝毒性(长期并发症)、机械性和感染性(短期或长期并发症)(表 6.10)。大多数代谢性并发症可以通过逐步调整 PN 的成分和仔细的监测来预防。中心静脉导管置入过程中的无菌操作以及仔细的维护可以预防感染性并发症，包括更换液体过程中的消毒、尽量减少用中心静脉导管输注其

他药物或血液制品、肠内喂养进展顺利且已经达到 120mL/(kg·d) 时拔除导管等。肝功能障碍(包括 PNALD)的病因是多因素的，在 PN 开始 2 周后即可出现症状。危险因素包括 PN 持续时间、延迟开始肠内喂养、早产的程度。在长期喂养不耐受的超早产的超低出生体重儿、腹裂或脐膨出患儿、严重坏死性小肠结肠炎术后并发短肠综合征的患儿，PNALD 是很常见的。最早出现的生化指标改变是血胆汁酸上升，随后直接胆红素、碱性磷酸酶、γ 谷氨酰转移酶上升，最后氨基转移酶也升高。在细胞水平，表现为胆汁淤积，可进展为门脉纤维化和门脉性肝硬化。有多项策略可以预防或治疗 PNALD，包括限制脂肪乳、PN 循环输注(通常不推荐用于早产儿)、用熊去氧胆酸治疗胆汁淤积，还有最重要的是尽早开始并持续肠内喂养。

表 6.10　肠外营养的并发症		
代谢性并发症	短期并发症	高血糖
		电解质紊乱
		高脂血症
	长期并发症	代谢性骨病
		肠外营养相关肝病
		宫外生长迟缓
		铝中毒
与输注相关的并发症	感染性	败血症
		肝脓肿
	机械性	液体浸润
		液体外渗
		血栓
		心包积液
		胸腔积液
		心律失常

2. A。最有助于防止 PNALD 进展的措施是重新开始肠内喂养，最好是用亲母母乳，其次捐赠母乳，根据耐受情况逐渐增加奶量。肠道重新吻合也许可以解决倾倒问题，改善肠内喂养的耐受性。如果应用的是大豆油来源的脂肪乳，则应减少脂肪乳的剂量，因为大豆油脂肪乳和肝细胞损伤具有显著的相关性。可以改用混合脂肪乳 Smoflipid®(表 6.5)，里面大豆油的含量较低(30%)，含有 15% 的鱼油和 30% 的中链甘油三酯，具有较好的抗炎作用，也更容易代谢。熊去氧胆酸需要口服给药，因此该婴儿目前还无法接受。结合性高胆红素血症一般被

视为光疗的禁忌证。已经不再推荐把 PN 中的铜去除，因为有可能会引起铜缺乏，但还是建议把锰去除。

（马晓路　译）

推荐阅读

Adamkin DH, Radmacher PG. Current trends and future challenges in neonatal parenteral nutrition. *J Neonatal Perinatal Med.* 2014;7:157-164.

Embleton ND, Simmer K. Practice of parenteral nutrition in VLBW and ELBW infants. In: Koletzko B, Poindexter B, Uauy R, eds. *Nutritional Care of Preterm Infants.* Basel: Karger; 2014:177-189.

Embleton ND, Van Den Akker CHP. Early parenteral amino acid intakes in preterm babies: does NEON light the way? *Arch Dis Child Fetal Neonatal Ed Month.* 2018;103:F92-F94.

Balakrishnan M, Jennings A, Przysac L, et al. Growth and neurodevelopmental outcomes of early, high-dose parenteral amino acid intake in very low birth weight infants. *J Parenter Enter Nutr.* 2017;14860711769633.

Balasubramanian H, Nanavati RN, Kabra NS. Effect of two different does of parenteral amino acid supplementation on postnatal growth of very low birth weight neonates, a randomized controlled trial. *Indian Pediatr.* 2013;50:1131-1136.

Cai W, Calder PC, Cury-Boaventura MF, De Waele E, Jakubowski J, Zaloga G. Biological and Clinical Aspects of an Olive Oil-Based Lipid Emulsion-A Review. *Nutrients.* 2018;10(6).

Koletzko B, Goulet O, Hunt J, et al for the Parenteral Nutrition Guidelines Working Group. Guidelines on paediatric parenteral nutrition of the European Society of Paediatric Gastroenterology, Hepatology and Nutrition (ESPGHAN) and the European Society for Clinical Nutrition and Metabolism (ESPEN), Supported by the European Society of Paediatric Research (ESPR). *J Pediatr Gastroenterol Nutr.* 2005;41:S1-S4.

Bhatia J, Mundy C. Nutritional support for the critically ill neonate. In: Cresci GA, ed. *Nutrition for the Critically Ill Patient.* 2nd ed. CRC Press: Taylor and Francis Group; 2015:349-366.

Burattini I, Bellagamba MP, Spagnoli C, et al. Marche Neonatal Network: Targeting 2.5 versus 4 g/kg/day of amino acids for extremely low birth weight infants: a randomized clinical trial. *J Pediatr.* 2013;163:1278-1282.

Collins Jr JW, Hope M, Brown K. A controlled trial of insulin infusion on parenteral nutrition in extremely low birth weight infants with glucose intolerance. *J Pediatr.* 1991;118:921.

Dinerstein A, Neito RM, Solana CL, et al. Early and aggressive nutritional strategies (parenteral and enteral) decreases postnatal growth failure in very low birth weight infants. *J Perinatol.* 2006;26:436-442.

Fivez T, Kerklaan D, Mesotten D, et al. Early versus late parenteral nutrition in critically ill children. *N Engl J Med.* 2016;374:1111-1122.

Forchielli ML, Bersani G, Tala S, Grossi G, Puggioli C, Masi M. The spectrum of plant and animal sterols in different oil-derived intravenous emulsions. *Lipids.* 2010;45(1):63-71.

Groh-Wargo S, Thompson M, Cox JH, et al. *Academy of Nutrition and Dietetics Pocket Guide to Neonatal Nutrition.* 2nd ed. Chicago, Illiniois: Academy of Nutrition and Dietetics; 2016.

Gura KM, Lee S, Valim C, et al. Safety and efficacy of a fish-oil based fat emulsion in the treatment of parenteral nutrition-associated liver disease. *Pediatrics.* 2008;21:e678-e686.

Hawes JA, Lee KS. Reduction in central line-associated bloodstream infections in a nicu: practical lessons for its achievement and sustainability. *Neonatal Netw.* 2018;37:105-115.

Hay Jr WW, Brown LD, Denne SC, et al. Energy requirements, protein-energy metabolism and balance, and carbohydrates in preterm infants. In: Koletzko B, Uauy R, Poindexter B, eds. *Nutritional Care of Premature Infants.* S. Karger AG, pps. 64-81, 2014. (World Rev Nutr Diet. 2014;110:64-81. PMID: 24751622).

Hay Jr WW, Brown LD, Regnault, TRH, et al. Fetal requirements and placental transfer of nitrogenous compounds. In: Polin R, Abman S, Benetz W, et al, eds. *Fetal and Neonatal Physiology.* 5th ed. Philadelphia: Elsevier; 2016:444-458.

Hay Jr WW, Thureen PJ, et al. Early postnatal administration of intravenous amino acids to preterm, extremely low birth weight infants. *J Pediatr.* 2006;148:291-294.

Huston RK, Heisel CF, Vermillion BR, et al. Aluminum content of neonatal parenteral nutrition solutions. *Nutr Clin Pract.* 2017;32:266-270.

Ibrahim HM, Jeroudi MA, Baier RJ, et al. Aggressive early total parental nutrition in low-birth-weight infants. *J Perinatol.* 2004;24:482-486.

Koletzko B, Goulet O. Fish oil containing intravenous lipid emulsion in parenteral nutrition-associated cholestatic liver disease. *Curr Opin Clin Nutr Metab Care.* 2010;13:321-326.

Koletzko B, Poindexter B, Uauy R, eds. *Nutritional Care of Preterm Infants: Scientific Basis and Practical Guidelines.* Vol 110. Basel: Karger & World Rev Nutr Diet; 2014:1-3. doi:10.1159/000358451.

Lapillonne A, Nardecchia S, Carnielli VP, et al. Parenteral nutrition of preterm infants may lead to inadequate phosphorus supply. *J Pediatr Gastroenterol Nutr.* 2016;63:e20-e21.

Mitton SG, Garlick PJ. Changes in protein turnover after the introduction of parenteral nutrition in premature infants: comparison of breast milk and egg protein-based amino acid solutions. *Pediatr Res.* 1992;32:447-454.

Mundy C, Bhatia J. Feeding the premature infant. In: Berdanier CD, Dwyer J, Heber D, eds. *Handbook of Nutrition and Food.* Boca Raton, FL: CRC Press; 2014:279-289.

Nutritional needs of the premature infant. In: Klienman RE, Greer FR, eds. *Pediatric Nutrition.* 7th ed. American Academy of Pediatrics; 2013:83-121.

Osborn DA, Schindler T, Jones LJ, et al. Higher versus lower amino acid intake in parenteral nutrition for newborn infants. *Cochrane Database Syst Rev.* 2018;3:CD005949.

Patel P, Bhatia J. Total parenteral nutrition for the very low birth weight infant. *Semin Fetal Neonatal Med.* 2017;22:2-7. Erratum in *Semin Fetal Neonatal Med.* 2018;23:75.

Poindexter BB, Erenkrantz RA, Stoll BJ, et al. National Institute of Child Health and Human Development Neonatal Research Network. Parenteral glutamine supplementation does not reduce the risk of mortality or late-onset sepsis in extremely low birth weight infants. *Pediatrics.* 2004;113:1209-1215.

Puder M, Valim C, Meisel JA, et al. Parenteral fish oil improves outcomes in patients with parenteral nutrition-associated liver injury. *Ann Surg.* 2009;250:395-402.

Raiten DJ, Steiber AL, Abrams S, et al. Working group reports: evaluation of the evidence to support practice guidelines for nutritional care of preterm infants—the Pre-B project. *Am J Clin Nutr.* 2016;103:648S-678S.

Reynolds RM, Bass KD, Thureen PJ. Achieving positive protein balance in the immediate postoperative period in neonates undergoing abdominal surgery. *J Pediatr.* 2008;152:63-67.

Riera P, Garrido-Alejos G, Cardenete J, et al. Physicochemical stability and sterility of standard parenteral nutrition solutions and simulated Y-site admixtures for neonates. *Nutr Clin Pract.* 2018;33:694-700.

Rollins MD, Scaife ER, Jackson WD, et al. Elimination of soybean lipid emulsion in parenteral nutrition and supplementation with enteral fish oil improve cholestasis in infants with short bowel syndrome. *Nutr Clin Pract.* 2010;25:199-204.

Sengupta A, Lehmann C, Diener-West M, et al. Catheter duration and risk of CLABSI in neonates with PICCs. *Pediatrics.* 2010;125:648-653.

Soden JS, Lovell MA, Brown K, et al. Failure of resolution of portal fibrosis during omega-3 fatty acid lipid emulsion therapy in two patients with irreversible intestinal failure. *J Pediatr.* 2010;156:327-331.

Sol JJ, van de Loo M, Boerma M, et al. NEOnatal Central-venous Line Observational study on Thrombosis (NEOCLOT): evaluation of a national guideline on management of neonatal catheter-related thrombosis. *BMC Pediatr.* 2018;18:84.

te Braake FW, van den Akker CH, Wattimena DJ, et al. Amino acid administration to premature infants directly after birth. *J Pediatr.* 2005;147:457-461.

Terrin G, Passariello A, De Curtis M, et al. Ranitidine is associated with infections, necrotizing enterocolitis and fatal outcome in newborns. *Pediatrics.* 2012;129:e40-e45.

Thureen PJ, Melara D, Fennessey PV, et al. Effect of low versus high intravenous amino acid intake on very low birth weight infants in the early neonatal period. *Pediatr Res.* 2003; 53:24-32.

Vanek VW, Borum P, Buchman A, et al. Novel Nutrient Task Force, Parenteral Multi-Vitamin and Multi–Trace Element Working Group; American Society for Parenteral and Enteral Nutrition (A.S.P.E.N.) Board of Directors: A.S.P.E.N. position paper: recommendations for changes in commercially available parenteral multivitamin and multi-trace element products. *Nutr Clin Pract.* 2012;27:440-491.

Van den Akker CH, Van Goudoever JB. Recent advances in our understanding of protein and amino acid metabolism in the human fetus. *Curr Opin Clin Nutr Metab Care.* 2010;13:75-80.

Vanhorebeek I, Verbruggen S, Casaer MP, et al. Effect of early supplemental parenteral nutrition in the paediatric ICU: a preplanned observational study of post-randomisation treatments in the PEPaNIC trial. *Lancet Respir Med.* 2017;5:475-483.

Vlaardingerbroek H, Veldhorst MA, Sponk D, et al. Parenteral lipid administration to very-low-birthweight infants—early introduction and use of new lipid emulsions: a systematic review and meta-analysis. *Am J Clin Nutr.* 2012;96:255-268.

Vlaardingerbroek H, Vermeulen MJ, Rook D, et al. Safety and efficacy of early parenteral lipid and high-dose amino acid administration to very low birth weight infants. *J Pediatr.* 2013;163:638-684.

Wales PW, Allen N, Worthington P, et al. A.S.P.E.N. Clinical Guidelines. *JPEN J Parenter Enteral Nutr.* 2014;38:538-557.

Xu Z, Harvey KA, Pavlina T, et al. Steroidal compounds in commercial parenteral lipid emulsions. *Nutrients.* 2012;4(8):904-921.

第 7 章

肠内营养

Brenda B. Poindexter Camilia R. Martin

越来越多的证据说明,新生儿早期营养不足会引起短期和长期的后遗症。但是,对高危早产新生儿进行营养支持仍然是医学界的一个挑战。在极不成熟的早产儿,出生后体重增长困难仍然是新生儿重症监护的普遍并发症。本章旨在通过病例的学习来帮助我们复习早产儿肠内营养的需求,掌握提供足够肠内营养的策略,认识到出生后正常生长的重要性。另外,本章强调了那些仍需继续研究从而决定最佳营养支持方案来改善临床预后的领域。

营养素的需求

极低体重(very low birth weight,VLBW)(出生体重<1 500g)儿所需的肠内营养素推荐剂量见表7.1。这一推荐剂量是基于目前的研究证据和专家共识。早产儿生后早期的营养支持方案应联合肠外营养(PN)和肠内营养来满足营养素的需求,避免营养素

缺乏和宫外生长受限(extrauterine growth restriction,EUGR),认识到这一点很重要。为了达到最佳的生长速度和预后所需的营养素需求,强化母乳(亲母母乳或捐赠母乳)是必要的。虽然在超低体重(extremely low birth weight,ELBW)儿要达到这样的营养需求是很有挑战性的,但已有证据显示标准化喂养方案有助于改善预后,包括达到足量肠内喂养的天数、全肠外营养的天数。这些推荐的营养素摄入量是针对大多数稳定的、体重增长的 VLBW 儿,但对于营养素缺乏、伴有疾病因素如支气管肺发育不良(bronchopulmonary dysplasia,BPD)、坏死性小肠结肠炎(necrotizing enterocolitis,NEC)的患儿,需要个体化的方案,从而使其体重增长和线性生长都能达到理想的标准和速度。需要注意的是接受 PN 的婴儿所需的能量较低[$85\sim95kcal/(kg\cdot d)$]。尽管大部分临床医生都专注于每天肠内摄入的容量[$mL/(kg\cdot d)$]或能量[$kcal/(kg\cdot d)$],蛋白质的摄入也是不容忽视的,因为 ELBW 儿蛋白质摄入不足和生长不佳及神经发育的不良结局相关。表7.2比较了不同奶方的蛋白质摄入量。本章后面还会提到,对于母乳,如果在添加营养强化剂之前或经过运输、储存后,错误估计了其中的营养素成分,可能导致营养素摄入不合理(尤其是能量和蛋白质)。

表7.1 极低体重早产儿肠内喂养的营养素推荐量

营养素	按千克天计算	按100kcal 计算
液体	$135\sim200mL$	—
能量	$110\sim130kcal$	—
蛋白质	$3.5\sim4.5g$	$3.2\sim4.1g$
脂肪	$4.6\sim6.6g$	$4.4\sim6g$
碳水化合物	$11.6\sim13.2g$	$10.5\sim12g$
钙	$120\sim200mg$	$109\sim182mg$
磷	$60\sim140mg$	$55\sim127mg$
铁	$2\sim3mg$	$1.8\sim2.7mg$
维生素 D	$400\sim1\ 000U$	—

Adapted from Koletzko B, Poindexter B, Uauy R, editors: *Nutritional Care of Preterm Infants Scientific Basis and Practical Guidelines*, Vol. 110, 2014, World Review of Nutrition and Dietetics Karger.

表7.2 肠内喂养达到150mL/(kg·d)时的蛋白质摄入量

	单位:g/(kg·d)
捐赠母乳(假定 $0.7\sim1g/dL$)	$1.05\sim1.5$
早产母乳(假定 $1.4\sim1.6g/dL$)	$2.1\sim2.4$
早产母乳+母乳强化剂(24kcal/oz)	$3.5\sim4.5$
早产儿配方奶(24kcal/oz)	$3.6\sim4.3$
出院后配方奶(22kcal/oz)	3.1
足月儿配方奶	2.1

oz,盎司,1oz=29.57mL。

肠内营养的启动和推进

病例 1

胎龄 27 周的女婴,出生体重为 635g,因母亲先兆子痫病情恶化剖宫产出生。该患儿在产房内就开始气泡式 CPAP 的支持,吸入气氧浓度<30%。入住 NICU 后立即开始 PN,包括 10% 的葡萄糖和 3g/(kg·d) 的氨基酸,通过脐静脉置管输注。查房时护士问何时该患儿可以开始肠内喂养。

练习 1

问题

1. 下列有关该患儿开始肠内喂养的说法哪些是符合循证医学的?

    A. 肠外营养可为婴儿提供所需的全部营养素,肠内营养应该延迟到该患儿不再具有发生坏死性小肠结肠炎的高危因素时再开始

    B. 必须到脐静脉导管拔除后才能开始喂养

    C. 可以开始喂养经一倍稀释的早产儿配方奶

    D. 今天即开始母乳肠内喂养 [10~20mL/(kg·d)]

答案

1. D。虽然 PN 能够提供足够的能量和相当一部分营养,但还是应该尽早开始肠内喂养。早产儿早期肠内喂养的益处是非常肯定的。相反,长时间的禁食对早产儿出生后的肠道适应不利。如果没有亲母母乳,可以用捐赠母乳,这样肠内喂养就不会被延迟。脐静脉置管不应成为延迟少量肠内喂养的理由。另外,也没有证据支持用经过稀释的奶喂养可以减少 NEC 的风险。

肠内营养的启动

对于临床医生来说,肠内喂养的启动和推进有时候是难以决策的,而且决策的正确与否和一些并发症有关,比如 NEC、晚发型败血症。尽管传统上对 NEC 的恐惧常导致肠内喂养延迟,但大量的证据还是推荐早产儿尽早开始肠内喂养。在新生猪的模型中,延迟肠内喂养导致小肠细胞增殖减少、肠系膜上动脉血流量减少、凋亡增加。

低剂量肠内营养,或称滋养型喂养,以少量喂养 [生后 96 小时内开始,喂养量<24mL/(kg·d),持续

1 周] 为特点,其目的并不是提供机体生长所需的足够能量,而是促进早产儿消化道的结构和功能的成熟。很少有研究比较 ELBW 儿或 VLBW 儿接受低剂量肠内营养和禁食的区别。最近的 Cochrane 综述纳入了 9 项试验,包含了 754 例 VLBW 儿(ELBW 儿的人数很少),研究发现没有证据可以证实低剂量肠内营养的益处或害处,NEC 的发生率也没有差异。

对于 VLBW 儿来说,实施标准化的喂养指南很重要,因为生后 6~48 小时内开始肠内喂养可以改善预后,包括缩短 PN 天数,降低 NEC 发生率,减少晚发型败血症。事实上,从未接受肠内喂养是内科保守治疗的 NEC 进展为需要手术治疗的 NEC 的高危因素之一。

脐血管置管(包括脐动脉置管)并不是禁食的理由。虽然理论上,我们担心脐血管置管会影响小肠的血供,但目前的证据并不支持这点,也未发现在低剂量肠内营养期间并发症有所增加。另外,动脉导管未闭药物治疗期间暂时禁食的传统做法现在也被认为是有问题的。一项随机临床试验发现,在吲哚美辛治疗期间继续 15mL/(kg·d) 的低剂量肠内营养并不增加 NEC 和自发性肠穿孔等并发症的发生率,而且和禁食组相比,能更快达到足量肠内喂养 [120mL/(kg·d)]。

如果可能,应用亲母母乳启动喂养。但也不能因为等待亲母母乳而延迟肠内喂养,等待期间可先使用捐赠母乳。一些临床研究显示,母乳喂养可缩短达到足量肠内喂养的时间,缩短禁食的天数和住院时间。用初乳进行口腔护理并不能代替低剂量肠内营养。

肠内营养的推进

对于 ELBW 儿和 VLBW 儿,以怎样的速度来推进肠内喂养才是正确的,对此并没有统一的共识。增加奶量的速度可能成为危险因素——奶量增加过快可能和 NEC 相关,而增加过慢又会推迟达到足量肠内喂养的时间,使中心静脉置管和 PN 的时间延长。尽早开始肠内喂养或缓慢增加奶量是否会降低 NEC 的发生率?最近的一些系统综述总结了这一问题。一些研究显示,实施标准化的喂养方案有助于降低 NEC 发生率。英国的研究者最近完成了一项关于奶量增加速度的试验(SIFT;NCT01727609),大约 2 800 例 VLBW 儿纳入该多中心研究,随机分为缓慢加奶组 [18mL/(kg·d)] 和快速加奶组 [30mL/

(kg·d)]，直到足量肠内喂养[150mL/(kg·d)]。研究的主要结局是纠正年龄24个月时存活且不伴有中度或重度神经发育异常。该研究的资料还没有正式发表，但它对于明确快速加奶对VLBW儿具有近期的益处且没有潜在的害处是非常关键的。

最近的随机临床试验比较了早期逐步加奶（不经过低剂量肠内营养阶段）和经过4天低剂量肠内营养才开始加奶两种策略对60例ELBW儿的影响。研究的主要结局是生后一个月内达到足量肠内喂养的天数。结果显示随机进入早期加奶组的ELBW儿足量肠内喂养的天数多2天，PN的天数缩短。两组间发生NEC或死亡的不良结局发生率没有差异，但该研究的检验能力还不足以区分两组间NEC发生率的差异。

胎儿生长受限

根据2013年的Fenton生长曲线，该早产儿的出生体重位于第9百分位，属于胎儿生长受限（fetal growth restriction，FGR）。FGR患儿NEC的风险较高，因此通常的做法是延迟肠内喂养。理论上这样做可以使已经缺血的肠道避免进一步损伤，不过，这种做法并没有循证依据。相反，最近一项研究发现，FGR伴脐动脉血流多普勒波形异常的患儿延迟肠内喂养（>48小时）并不会降低NEC的发生率，48小时内开始肠内喂养反而能够最快达到足量肠内喂养，缩短PN持续时间，降低胆汁淤积的发生率。最近一项关于62例生长受限患儿的队列研究显示，早期肠内喂养组更早停PN，更快回到出生体重，且没有增加NEC发生率。

母乳

病例2

产科主任要求你为下列病例进行产前会诊：26岁初产妇，估计胎龄24周，胎膜早破，已经临产，即将分娩。

练习2

问题

1. 以下哪些是你在会诊过程中应该告诉产妇的关于母乳喂养的知识？

　　A. 母乳有助于早产儿抵御感染

　　B. 母乳喂养的早产儿败血症和坏死性小肠结肠炎的发病率低

　　C. 母乳喂养的早产儿神经发育的预后较配方奶喂养的早产儿更好

答案

1. 以上都正确。基于母乳有这么多优点，每一个早产儿都应该接受母乳喂养。美国儿科学会（AAP）和欧洲儿科胃肠病、肝病和营养学会（European Society for Pediatric Gastroenterology，Hepatology and Nutrition，ESPGHAN）最近的政策性文件中都指出，母亲自己的乳汁应该是早产儿最初的饮食。

一些研究阐明了早产儿母亲的乳汁中含有对早产儿有益的免疫成分，包括高浓度的分泌型IgA、溶菌酶、乳铁蛋白和干扰素。亲母母乳喂养还可促进早产儿肠道内有益菌群的定植。在母乳喂养的早产儿，感染、BPD和NEC的发生率下降。另外，最近的观察性研究表明，用母乳喂养的ELBW儿在纠正年龄18~22个月和学龄前期（30个月）时的神经发育结局较好。生后1个月内母乳占总喂养量50%以上的天数与足月时灰质深部核的体积成正比，也与7岁时的认知和运动发育结局具有相关性。另一项研究发现，母乳喂养可以减少从NICU出院至纠正年龄33个月期间的再入院次数。

另外很重要的一点是，一旦告知母亲母乳的诸多优点，母亲们往往会选择挤出母乳来喂给她们的早产宝宝。对于一些危重患儿的母亲，为孩子采集母乳还可以给她们带来一些心理上的安慰。所有护理ELBW儿和VLBW儿的医护人员都应具有相关母乳喂养的知识，并确保所有的母亲得到收集母乳的设备。很多中心都成功地实施了早产儿母乳喂养，并不断改进质量，以提高早产儿母乳喂养率。

病例3　库存的捐赠母乳

听到你与这位母亲的对话后，NICU的护士提出，如果该母亲奶量不足，是否可考虑添加库存的捐赠母乳。

练习3

问题

1. 根据目前的证据，下列哪种说法是正确的？

　　A. 捐赠母乳经过巴氏消毒以减少感染的风险

　　B. 巴氏消毒能保留母乳所有的免疫活性物质

C. 捐赠母乳的营养成分和早产儿母乳的成分相当

D. 接受捐赠母乳的早产儿生长速度和早产儿配方奶喂养儿相似

答案

1. A。当母亲不能提供母乳时，推荐给早产儿喂经过巴氏消毒的捐赠母乳。母乳捐赠者都经过感染性疾病的筛查，捐赠母乳需要巴氏消毒以避免细菌或病毒的污染。捐赠母乳在 NICU 的应用持续增加，北美母乳库协会（Human Milk Banking Association of North America，HMBANA）中母乳库的数量也逐渐增加。这些母乳库接受的捐赠母乳通常来源于足月儿的母亲，所以其中的蛋白质含量比早产儿母亲的乳汁低。大部分 HMBANA 会随机混合 3~5 名母亲的乳汁来减少母乳成分的个体差异，有些还会通过有目的的混合来达到特定的能量或蛋白质密度。对于混合捐赠母乳中宏量营养素的一些研究发现，其蛋白质平均含量低于 1g/dL，能量低于 15kcal/oz（1oz = 29.57mL）。虽然巴氏消毒不会影响捐赠母乳中脂肪酸的含量，但二十二碳六烯酸（DHA）和花生四烯酸（arachidonic acid，ARA）的含量低于以前报道的母乳中的含量。据报道，不同泌乳期的捐赠母乳中蛋白质、氨基酸和脂肪酸含量也差异较大。巴氏消毒会损失一些生物活性物质，如巨噬细胞、中性粒细胞、分泌型 IgA、乳铁蛋白和溶菌酶。尽管巴氏消毒不会影响母乳中寡糖的含量，但亲母母乳和捐赠母乳中这些物质的含量存在显著的差别，其原因尚不清楚。怎样在巴氏消毒后仍最大限度地保留母乳中的有益成分，怎样通过捐赠母乳的混合来达到蛋白质等营养素的最适含量等问题还需进一步的研究。

大量研究评估了接受捐赠母乳喂养的早产儿的生长情况。大部分观察性研究发现，捐赠母乳喂养的早产儿体重增长和线性生长速度较慢。但最近的一些研究发现，如果捐赠母乳经过恰当的强化，也可以保证足够的生长。近年有一项在加拿大 4 家新生儿中心进行的多中心随机试验，让 VLBW 儿在亲母母乳不足的情况下随机接受早产儿配方奶或经强化的捐赠母乳，然后评估纠正年龄 18 个月时的神经发育结局。尽管两组之间的 Bayley 评分没有差异，但捐赠母乳喂养的这一组中认知评分 <85 分（中度损伤）的比例更高。该研究的两组早产儿接受亲母母乳喂养的比例都较高，这可能对研究结果产生了一定影响。另一项大样本的随机试验正在进行中，主要研究对象是只接受少量亲母母乳的 ELBW 儿，以评估捐赠母乳对 ELBW 儿神经发育的影响（NCT01534481）。

病例 4　早产儿母亲的母乳成分

在你完成会诊后不久，体重 710g 的女婴出生了，胎龄 24 周。在医护人员指导下，这位母亲开始用电动奶泵每 3 小时挤奶一次。分娩后 5 天，母亲每天就能挤出约 9oz（约 270mL）的母乳。

练习 4

问题

1. 生后第 1 周，下列哪些关于母乳成分的说法是正确的？

A. 现在母乳中的蛋白质含量低于生后 4 周的母乳

B. 生后 2 周时收集的母乳所含的营养成分都能满足早产儿需要

C. 母乳的钙磷含量较早产儿配方奶更高

答案

1. 以上都不对。为了给早产儿提供合适的营养支持，需要对母乳的营养成分有一个全面的了解。早产儿母亲的母乳成分有别于足月儿母亲的母乳。在泌乳的最初 2 周，早产儿母乳的蛋白质含量约 1.4~1.6g/dL。随着时间的推移，蛋白质含量稳步下降至足月儿母乳水平（平均 1.0g/dL）。尽管早产儿母乳的蛋白质和一些矿物质含量较高，但仍不能满足极不成熟早产儿全部的营养素需求，因此需要对母乳进行强化。在达到足量肠内喂养之前，需要补充 PN 以满足营养素的推荐剂量。

病例 5　母乳的强化

该 24 周的早产儿现在生后 5 天，体重 700g（低于出生体重 10g）。她大约每天接受 60mL/（kg·d）的亲母母乳，其余通过 PN 补充。

练习 5

问题

1. 她的喂养上应做怎样的调整？

A. 改喂早产儿配方奶以达到更好的体重增长

B. 添加母乳强化剂对母乳进行强化

　　C. 不需要做任何改动,体重增加达到了早产儿的标准

答案

　　1. B。添加母乳强化剂(human milk fortifier, HMF)对母乳进行强化。早产儿母乳提供的营养素(包括蛋白质、能量、钠、钙和磷)的量都是不足的,达不到早产儿的需求。为了满足生长的需求,避免骨质减少,有一些母乳强化剂可供选择,包括来源于牛奶的普通 HMF 和来源于人乳的 HMF。如果标准化的 HMF 仍不能满足能量和蛋白质的需求,还有人乳来源的乳脂和液体蛋白质添加剂可供选择。当母乳的量有限时,也可以选择高能量密度的早产儿配方奶。鉴于潜在的感染性并发症的风险,应避免使用粉状产品。在治疗团队中纳入营养师对于制订个体化的强化方案是非常重要的。

　　为了尽量避免营养素的缺乏,达到最佳的生长,推荐对母乳进行早期强化[在肠内喂养达到100mL/(kg·d)以前]。有些专家建议在更低的肠内喂养量[40~60mL/(kg·d)]时就可以添加 HMF 了。一项前瞻性观察性试验比较了出生体重≤1 250g 的早产儿在母乳喂养达到 60mL/(kg·d)后添加普通 HMF 和人乳来源 HMF 后的变化。结果显示,添加人乳来源 HMF 的早产儿体重增长和线性生长均表现更好。在母乳强化过程中,很重要的一点是要考虑到母亲泌乳过程中母乳蛋白质含量的变化,以确保满足早产儿生长的需要。多种营养素的强化可以在短期内得到较好的体重、身长、头围的增长。但这些资料还不足以评估强化剂对远期生长和神经发育结局的作用。

　　随机试验比较了普通 HMF 和人乳来源 HMF 的差别,但由于早产儿同时还接受了部分牛奶来源的早产儿配方奶,研究结果变得非常复杂。捐赠母乳喂养基础上添加人乳来源 HMF 的早产儿中 NEC 发生率低于早产儿配方奶基础上添加普通 HMF 的早产儿。在亲母母乳/捐赠母乳基础上添加不同来源的 HMF 对临床结局(如 NEC)的影响还需要通过更有说服力的研究来进一步评估。

　　最近的一项双盲随机临床试验比较了出生体重低于1 250g 的早产儿添加普通 HMF 和人乳来源 HMF 的区别,发现后者并没有令喂养不耐受的情况得到改善。

病例6　早产儿配方奶

　　胎龄 29 周出生的早产女婴,出生体重 1 250g。现在生后 3 周,母亲的母乳供应量不足,但是她不同意给孩子用捐赠母乳。一位医学生问你适合早产儿的配方奶有哪几种。

练习6

问题

　　1. 下列有关早产儿配方奶的说法哪些是正确的?

　　A. 和人乳一样,乳糖是早产儿配方奶中碳水化合物的主要来源

　　B. 与足月儿配方奶不同,早产儿配方奶中中链甘油三酯占总脂类的 40%~50%

　　C. 早产儿配方奶中的蛋白质大部分是酪蛋白

　　D. 早产儿配方奶中的蛋白质成分与强化后的母乳类似

　　E. 早产儿配方奶中的钙磷含量低于足月儿配方奶

答案

　　1. B 和 D。乳糖在足月儿和早产儿的母乳中均为碳水化合物的唯一来源。但早产儿配方奶的碳水化合物包括 40%~50% 的乳糖和 50%~60% 的多糖(如玉米糖浆粉)。早产儿小肠内乳糖酶活性低,所以适当降低乳糖成分理论上有助于消化。多糖成分易于被 α-葡糖苷酶类(包括蔗糖酶、异麦芽糖酶、麦芽糖酶、葡萄糖淀粉酶)分解,这些酶与乳糖酶不同,它们在早产儿的小肠内含量高,且很快就可接近成人水平。

　　人乳所供能量的 50% 来自脂类。由于早产儿小肠内的脂肪酶和胆盐水平较低,早产儿配方奶含有中链甘油三酯(medium-chain triglyceride, MCT)。另外,现在的大多数配方奶都添加了 DHA 和 ARA,这两种长链多不饱和脂肪酸在母乳中也有,被认为对大脑和视网膜发育至关重要。

　　早产儿配方奶中的蛋白质含量高于足月儿配方奶。标准的早产儿配方奶中蛋白质含量为 3.3~3.6g(按 100kcal 计算)。参照母乳成分,早产儿配方奶也是以乳清蛋白为主。早产儿通常不推荐喂养大豆配方奶,因为这种配方中磷的含量低,可能导致代谢性骨病。另外,大豆配方奶中含有的肌醇六磷酸可干扰铁的吸收。

监测生长和临床结局

　　Fenton 生长曲线和 Olsen 生长曲线是最常用的

两种生长曲线,根据胎龄和出生后的年龄来评估出生后的生长情况。Olsen 生长曲线根据美国的大样本资料绘制,包括胎龄 23~41 周的生长情况,男婴和女婴分别有各自的曲线。Fenton 生长曲线从胎龄 22 周开始到胎龄 50 周,直到和 WHO 生长曲线接轨。当早产儿的年龄超过了 Fenton 生长曲线和 Olsen 生长曲线的范围,就改用 WHO 生长曲线(0~2 岁)或 CDC 生长曲线进行监测。在 WHO 或 CDC 生长曲线上对早产儿进行记录时,应使用校正年龄至 2 岁。关于如何正确监测早产儿的生长一直都是有争议的。对于病情较危重的早产儿,并没有相应的生长曲线来对应其特殊的生长模式,也不清楚这些特殊的生长模式是否可以预测早产儿的健康状况和远期临床结局。

练习 7

问题

1. VLBW 儿出生时为 SGA 的百分比是多少?
   A. 90%
   B. 74%
   C. 22%
   D. 10%

答案

1. C。小于胎龄儿(SGA)通常定义为出生体重低于同胎龄体重的第 10 百分位。应注意,并不是所有早产儿出生时都是 SGA。大样本多中心研究报道,约 22% 的 VLBW 儿和 17% 的 ELBW 儿出生时是 SGA。

最近一项关于出生胎龄<27 周的早产儿的队列研究发现,和非 SGA 相比,SGA 早产儿的死亡率较高,更容易出现生后体重增加困难,更长的机械通气时间,更多的皮质激素应用。另外,SGA 早产儿发生死亡或神经发育迟滞的风险也增加。纠正年龄 24 个月时,SGA 的体重、身长及头围低于第 10 百分位的比例较 AGA 的更高。

出生后生长迟缓——发生率和原因

出生后生长迟缓是极不成熟早产儿的常见并发症。尽管只有 17% 的 ELBW 儿出生时是 SGA,但纠正胎龄 36 周时,大部分孩子的生长情况都不理想。美国国家儿童健康与人类发展研究院(National Institute Of Child Health and Human Development, NICHD)新生儿研究协作网在 2003 年至 2007 年的队列研究中发现,纠正胎龄 36 周时,79% 的 VLBW

儿体重低于第 10 百分位。据 Vermont Oxford 协作网报道,出生后生长迟缓的发生率已经从 2000 年的 64.5% 降至 2013 年的 50.3%。尽管情况有所改善,仍有相当一部分 VLBW 早产儿存在出生后生长迟缓。观察性研究发现,不同的营养支持策略,特别是不同的蛋白质摄入量,对早产儿的生长影响巨大。

练习 8

问题

1. 以下哪项因素与 ELBW 儿出生后生长迟缓有关?
   A. 男性
   B. 生后 28 天仍需要呼吸支持
   C. 坏死性小肠结肠炎
   D. 以上全部

答案

1. D。虽然出生后生长迟缓的风险与出生体重和胎龄成反比,但还有许多因素与住院期间早产儿体重增长不理想有关,包括机械通气持续时间、出生后应用皮质激素、严重的颅内出血/脑室周围白质软化和 NEC。一些疾病本身就与生长速度减慢有关,比如 NEC,这些疾病同时影响营养支持的提供以及营养素的利用。

有很多生长曲线用于评估出生后的生长,包括根据出生后早产儿实际体重增长所绘制的曲线以及根据胎儿宫内生长速度绘制的曲线。在很多 NICU, Fenton 生长曲线和 Olsen 生长曲线是常用的宫内生长曲线,用于监测早产儿的生长状况。Olsen 生长曲线是根据美国的大样本资料绘制,包括胎龄 23~41 周的体重、身长、头围曲线。

病例 7　出生后体重增加不良的后果

胎龄 25 周的早产女婴,目前 11 周龄。出生时,她的体重、身长或头围都位于同胎龄第 50 百分位。她的体重于生后第 10 天恢复至出生体重,生后第 14 天达到足量肠内喂养。纠正胎龄 36 周时,她的体重和体重身长比都在同胎龄的第 10 百分位以下。

练习 9

问题

1. 下列有关该婴儿体重增长的说法哪些是正确的?

   A. 虽然该婴儿之前的体重增长很不理想,在

纠正胎龄 36 周时是 SGA，但她之后很有可能经历一个"追赶生长期"，在纠正年龄 18 个月时达到适于胎龄儿的水平

　　B. 该婴儿的体重增长状况并不理想，但不会影响她的神经发育结局

答案

　　1. 上述均不对。尽管早产儿出生后生长迟缓的发生率已经有所改善，但仍然是一个突出的问题，特别是住院期间发生的生长迟缓，它正好处于发育的关键阶段。住院期间体重和头围增长不佳与不良神经发育预后相关，比如较低的 Bayley 认知评分、中重度脑性瘫痪、严重神经发育受损等。另外，线性生长和神经发育之间的关系逐渐受到重视。在线性生长较好的早产儿，2 岁时的语言、认知和运动评分都较高。因此，对于 NICU 的早产儿，除了每周监测体重，还应监测身长、头围，以便识别和干预生长迟缓。

一些特殊的临床问题

病例 8　支气管肺发育不良

　　出生体重 580g，胎龄 24 周的早产男婴，急产出生，母亲有可疑的绒毛膜羊膜炎。出生后气管插管，使用 3 剂表面活性物质治疗。生后第 2 天，对呼吸支持的要求增加并伴有二氧化碳潴留，由常频通气改为高频振荡通气。生后第 2 天，他以 160mL/(kg·d) 的输注速度接受 PN，其中包含氨基酸 3.5g/(kg·d)，脂肪 4g/(kg·d)，碳水化合物 12.8g/(kg·d)，总能量 94kcal/(kg·d)。生后第 4 天，由于怀疑动脉导管未闭，将液体总量限制为 130mL/(kg·d)，并给予一个疗程的吲哚美辛。第 5 天超声心动图显示动脉导管已经关闭，但他的呼吸状况没有改善。于是开始接受呋塞米治疗。生后第 5 天开始肠内喂养，在接下来的几周，肠内喂养量缓慢增加至足量 130mL/(kg·d)，母乳经 HMF 强化后总能量为 104kcal/(kg·d)。纠正胎龄 28 周时他的体重为 760g，处于 2013 年 Fenton 生长曲线的第 9 百分位。

练习 10

问题

　　1. 对该婴儿的营养管理下一步应如何处理？

　　　　A. 继续目前的处理。虽然该婴儿已经获得所需的能量，但这样危重的患儿出现生长

迟缓是不可避免的。他只是需要更长时间的营养支持来达到较好的生长

　　B. 每天喂 2~3 餐高能量的早产儿配方奶，使他得到更多能量

　　C. 检查并纠正任何电解质紊乱

　　D. 进一步强化母乳，使他得到更多能量

答案

　　1. C 和 D。对于已经发展为 BPD 或具有 BPD 倾向的早产儿来说，他们的营养策略和其他危重新生儿应该是不同的。不过，临床医生必须意识到，对于严重肺部疾病患儿，营养支持策略是临床管理的重要分支，而且其他的治疗策略(如限制液体、应用利尿剂和皮质激素等)会影响营养支持，从而影响到生长。

　　生后最初几天，应尽早开始 PN，以满足早产儿对于宏量营养素推荐剂量的需求。虽然在该婴儿确实是如此处理的，但开始限制液体量以后，PN 的量就减少了，导致摄入的总能量从 94kcal/(kg·d) 降至 85kcal/(kg·d)，碳水化合物的量从 12.8g/(kg·d) 降至 10.4g/(kg·d)。鉴于 PN 中氨基酸和脂肪乳都已达到最大量，如果想要给予更多能量，可考虑增加葡萄糖的输入。只要将葡萄糖的量增加至 13g/(kg·d)，即回到限制液体量之前的水平，就可以将总能量提高至 94kcal/(kg·d)。患儿在限制液体前的 GIR 是 8.3mg/(kg·min)，限制液体并提高葡萄糖浓度后的 GIR 是 9mg/(kg·min)。当然，前提是患儿能够耐受这样的调整。

　　对于长期肺部疾病的患儿，启动和推进肠内喂养的策略也是有别于其他早产儿的。危重患儿可能更容易出现喂养不耐受，需要更长时间才能达到足量肠内喂养。更重要的是，对于患有肺部疾病的危重患儿，肠内喂养的禁忌证并没有定论。

　　与不伴有 BPD 的早产儿相比，严重肺部疾病患儿需要更多能量才能维持正常的生长速度，在疾病慢性期，可能需要 120~150kcal/(kg·d)，甚至更高。如果患儿需要限制液体，或接受利尿剂、皮质激素治疗，应密切监测电解质水平及生长情况。电解质应维持在正常水平，满足每天的蛋白质和能量需求，特别是在限制液体和利尿剂治疗阶段。如果用强化后的母乳(24kcal/oz)喂养，达到足量肠内喂养时的总能量仅为 104kcal/(kg·d)，因此急需供给更多能量以满足其总能量的需求。

　　维生素 D 和铁的推荐剂量和其他早产儿一致。在体重<1 000g 的早产儿，每周三次肌内注射维生素

A 5 000U,持续 4 周,可降低 BPD 发病率,但因为费用昂贵,以及不一定能够获得维生素 A 制剂,目前各中心之间并没有统一实施该方案。

出院后的营养

病例 9　母乳喂养儿出院后的营养

母乳喂养具有明确的益处。之前我们已经讨论了 NICU 内住院早产儿的母乳喂养及母乳强化等问题。

在准备从 NICU 出院回家时,可能仍然需要对母乳进行强化。出院后是否进行母乳强化最终取决于患儿在 NICU 住院期间的生长情况以及出院时体重是否在可接受范围。一般推荐 FGR 或住院期间出现 EUGR 的患儿在出院时补充额外的能量以达到正常的生长。至于需要额外补充多少能量,则根据每个患儿的生长情况来制订个性化方案。关于出院后究竟使用出院后配方奶(postdischarge formula,PDF)还是标准足月儿配方奶,目前的证据并不统一,尽管 PDF 对于 FGR/EUGR 可能更有帮助。

另外,能量补充剂是加入母乳中应用还是单独应用,目前还没有充分的证据。理论上,应选择对母乳喂养的干扰尽可能小的方式。

建议出院前几天就把院内喂养方案换成出院后的喂养方案,以评估患儿是否能够耐受以及喂养方案更改后的生长情况。对患儿家庭进行出院宣教,如果喂养方案不能达到生长目标,则继续进行调整。关于母乳喂养需要持续多久的问题,目前的资料很有限。AAP 对于足月儿的推荐是纯母乳喂养至少 6 个月。这对于早产儿来说可能是个挑战。无疑,母亲是很难长时间地坚持给住院的早产儿提供母乳的。NICU 住院期间以及出院后由母乳喂养支持小组对母亲进行教育指导可能促进母乳喂养率。

病例 10　配方奶喂养儿出院后的营养

GS 是胎龄 29 周的早产男婴,曾患有轻度的呼吸窘迫综合征。纠正胎龄 32 周时可以停止鼻导管吸氧。最近 3~4 周没有发生过呼吸暂停或心动过缓的情况。他目前的纠正胎龄为 37 周,全部用 24kcal/oz 的早产儿配方奶经口喂养,体重增加理想。母亲已停止收集母乳。

练习 11

问题

1. GS 出院后喂哪种奶粉是最合适的?
   A. 标准足月儿配方奶(20kcal/oz)
   B. 标准早产儿配方奶(24kcal/oz)
   C. 要素配方奶
   D. 出院后过渡性早产儿配方奶(22kcal/oz)

答案

1. 可考虑 A 或 D,具体视患儿生长情况以及目前体重相对于纠正胎龄的百分位而定。出院后早产儿不论常规应用标准配方奶还是 PDF 都有相关依据。最近的系统综述发现现有证据并不是一致推荐 PDF 的。事实上,出院后继续应用早产儿配方奶可能使早产儿得到更好的生长指标。理论上,给出生时存在生长受限或出院时一个或多个生长指标低于纠正胎龄第 10 百分位(EUGR)的早产儿应用高能量密度的 PDF 可能有一些益处,可以满足其额外的营养需求。如果应用了 PDF,则应该持续至纠正胎龄 40~52 周。对于体重在第 10 百分位以上但需要额外的能量来维持理想的生长速度的早产儿,高能量密度的配方奶更容易满足营养素的需求目标。

铁和维生素的补充

早产儿生后第一年应补充维生素 D 400U/d。配方奶喂养儿应持续补充至配方奶摄入超过 1 000mL/d。一旦达到这一喂养量,则配方奶提供的维生素 D 已经能够满足每日需求。母乳喂养儿则整年都需要补充。

如果不补充铁剂,早产儿具有缺铁的风险,可能发生相关并发症。不同儿科学术组织对铁缺乏的推荐是不同的。尽管所有专家都认为早产儿出生第一年需要补充铁剂,但其推荐剂量是不同的,最小剂量为 2mg/(kg·d)。如果婴儿以配方奶喂养为主,也许能够达到这一剂量,否则就应该额外补充。补充的制剂可以是单独的铁剂,也可以是和维生素一起的复合剂型。

虽然现在人们开始担心早产儿成年后出现高血压和代谢综合征的风险会增加,但这一观点仍是有争议的,而且并不是所有的早产儿都具有这样的风险。那些 FGR 或 EUGR 的早产儿才具有较高的风险。相反,有足够的证据证明,生后 18 个月内生长迟滞的早产儿,远期神经发育不良结局的风险更大,因此这一阶段,大家对成年后的代谢性疾病关注较少。除非有新的证据支持这一观点,否则应密切监测婴儿期的生长,并通过恰当的营养支持使婴儿达到理想的生长,其体重符合同胎龄生长曲线的正常范围。

关于早产儿住院期间以及出院后的营养需求还需要进一步的研究来明确,营养支持的目的是减少并发症,达到最佳的生长和神经发育。目前尚不清楚该高危人群追赶生长的最佳速度。

病例 11 晚期早产儿出院后的营养

胎龄 35^{+2} 周、出生体重 2 550g 的女婴,阴道分娩,母亲是 32 岁初产妇。生后 48 小时,患儿接受出院前评估。她现在体重 2 346g,较出生体重下降 8%,每 24 小时换 2~3 次尿布,每 2 小时接受母乳喂养一次,不过,她妈妈并不确定她是不是有奶。她的神经系统检查都是正常的,医护人员也没有觉得有什么问题。

练习 12

问题

1. 该婴儿的营养管理和出院计划应包括:
   A. 出院后 48 小时内由儿科医生门诊评估一次
   B. 联系泌乳咨询师
   C. 每 2~4 周密切监测其生长
   D. 补充铁剂
   E. 补充维生素 D

答案

1. 以上全部。上述内容在出院前均应安排妥当,以确保给该晚期早产儿提供恰当的营养支持,减少其再入院的风险。对于早产儿的营养和生长,我们主要关注的是胎龄较小(<34 周)的那部分早产儿。不过现在已经更多地关注晚期早产儿(胎龄 34~36 周)的临床问题和结局,因为这些早产儿占所有早产儿的 70% 以上。已有证据显示,和足月儿相比,这些早产儿在出生后更容易出现体温过低、低血糖、高胆红素血症、呼吸窘迫、喂养困难。有些问题可能要到出院以后才会表现出来,导致这些晚期早产儿再次入院的风险较高。因此,这些婴儿需要针对性的评估、监护和营养方案,以取得理想的生长和良好的结局。

和足月儿相比,晚期早产儿容易出现脑发育异常,特别是大脑灰质的容量会减少,这可能是这一人群远期神经发育不良结局的发生率高于健康足月儿的原因。尽管在晚期早产儿,出生后体重增长不佳和远期神经发育不良结局的关系并未被证实,但在更小胎龄的早产儿身上,这两者的相关性已经明确。

晚期早产儿建立肠内营养后应密切观察,特别是生后早期阶段。这一过程可能在婴儿室完成,也有些医院在新生儿病房和 NICU 制定了相应的肠内营养监测指南,特别是针对胎龄<36 周的晚期早产儿。这些早产儿在 NICU 内接受监护的好处之一是,他们的母亲开始并持续母乳喂养的可能性更大。

和所有其他新生儿一样,母乳是最佳的选择。给予正确的泌乳支持是很重要的,因为晚期早产儿不论在住院时还是出院后,在建立母乳喂养的过程中都会面临更多困难。而且有的喂养问题在住院期间并没有显现,因此可能会被忽略,应鼓励母亲和医护人员多沟通。此外,晚期早产儿发生生长迟缓的可能性也比足月儿更大。如果生长缓慢,应考虑添加额外的能量。

如果家庭首选配方奶喂养,可以使用标准的足月儿配方奶。不过,如果生长不能达到要求,可考虑给予 22kcal/oz 的配方奶来促进生长。关于铁剂和维生素 D 的补充和前面的讨论是一样的。

(马晓路 译)

推荐阅读

Abbott J, Berrington J, Bowler U, et al. The speed of increasing milk feeds: a randomised controlled trial. *BMC Pediatr*. 2017;17(1):39.

Adamkin DH. Postdischarge nutritional therapy. *J Perinatol*. 2006;26(suppl 3):S27-S30; discussion S31-S23.

Aggett PJ, Agostoni C, Axelsson I, et al. Feeding preterm infants after hospital discharge: a commentary by the ESPGHAN Committee on Nutrition. *J Pediatr Gastroenterol Nutr*. 2006;42(5):596-603.

Agostoni C, Braegger C, Decsi T, et al. Breast-feeding: a commentary by the ESPGHAN Committee on Nutrition. *J Pediatr Gastroenterol Nutr*. 2009;49(1):112-125.

Agostoni C, Buonocore G, Carnielli VP, et al. Enteral nutrient supply for preterm infants: commentary from the European Society of Paediatric Gastroenterology, Hepatology and Nutrition Committee on Nutrition. *J Pediatr Gastroenterol Nutr*. 2010;50(1):85-91.

Allen J, Zwerdling R, Ehrenkranz R, et al. Statement on the care of the child with chronic lung disease of infancy and childhood. *Am J Respir Crit Care Med*. 2003;168(3):356-396.

Arslanoglu S, Moro GE, Ziegler EE. Optimization of human milk fortification for preterm infants: new concepts and recommendations. *J Perinat Med*. 2010;38(3):233-238.

Belfort MB, Anderson PJ, Nowak VA, et al. Breast milk feeding, brain development, and neurocognitive outcomes: a 7-year longitudinal study in infants born at less than 30 weeks' gestation. *J Pediatr*. 2016;177:133-139.e131.

Bernstein IM, Horbar JD, Badger GJ, et al. Morbidity and mortality among very-low-birth-weight neonates with intrauterine growth restriction. The Vermont Oxford Network. *Am J Obstet Gynecol*. 2000;182(1 Pt 1):198-206.

Biniwale MA, Ehrenkranz RA. The role of nutrition in the prevention and management of bronchopulmonary dysplasia. *Semin Perinatol*. 2006;30(4):200-208.

Bombell S, McGuire W. Early trophic feeding for very low birth weight infants. *Cochrane Database Syst Rev*. 2009;(3):CD000504.

Callen J, Pinelli J. A review of the literature examining the benefits and challenges, incidence and duration, and barriers to breastfeeding in preterm infants. *Adv Neonatal Care*. 2005; 5(2):72-88; quiz 89-92.

Carlson SJ. Current nutrition management of infants with chronic lung disease. *Nutr Clin Pract*. 2004;19(6):581-586.

Clyman, R., Wickremasinghe A, Jhaveri N, et al. Enteral feeding during indomethacin and ibuprofen treatment of a patent ductus arteriosus. *J Pediatr*. 2013;163(2):406-411.

Colaizy TT, Morriss FH. Positive effect of NICU admission on breastfeeding of preterm US infants in 2000 to 2003. *J Perinatol*. 2008;28(7):505-510.

Corpeleijn WE, Kouwenhoven SM, Paap MC, et al. Intake of own mother's milk during the first days of life is associated with decreased morbidity and mortality in very low birth weight infants during the first 60 days of life. *Neonatology*. 2012; 102(4):276-281.

Dall'Agnola A, Beghini L. Post-discharge supplementation of vitamins and minerals for preterm neonates. *Early Hum Dev*. 2009;85(suppl 10):S27-29.

De Jesus LC, Pappas A, Shankaran S, et al. Outcomes of small for gestational age infants born at <27 weeks' gestation. *J Pediatr*. 2013;163(1):55-60.e1-3.

Ehrenkranz RA. Early nutritional support and outcomes in ELBW infants. *Early Hum Dev*. 2010;86(suppl 1):21-25.

Ehrenkranz RA, Das A, Wrage LA, et al. Early nutrition mediates the influence of severity of illness on extremely LBW infants. *Pediatr Res*. 2011;69(6):522-529.

Fallon EM, Nehra D, Potemkin AK, et al. A.S.P.E.N. clinical guidelines: nutrition support of neonatal patients at risk for necrotizing enterocolitis. *JPEN J Parenter Enteral Nutr*. 2012; 36(5):506-523.

Fenton TR, Nasser R, Eliasziw M, et al. Validating the weight gain of preterm infants between the reference growth curve of the fetus and the term infant. *BMC Pediatr*. 2013;13:92.

Goyal NK, Fiks AG, Lorch SA. Persistence of underweight status among late preterm infants. *Arch Pediatr Adolesc Med*. 2012;166(5):424-430.

Greer FR. Post-discharge nutrition: what does the evidence support? *Semin Perinatol*. 2007;31(2):89-95.

Hair AB, Hawthorne KM, Chetta KE, et al. Human milk feeding supports adequate growth in infants ≤ 1250 grams birth weight. *BMC Res Notes*. 2013;6:459.

Havranek T, Johanboeke P, Madramootoo C, et al. Umbilical artery catheters do not affect intestinal blood flow responses to minimal enteral feedings. *J Perinatol*. 2007;27(6): 375-379.

Hay Jr WW. Strategies for feeding the preterm infant. *Neonatology*. 2008;94(4):245-254.

Horbar JD, Ehrenkranz RA, Badger GJ, et al. Weight Growth Velocity and Postnatal Growth Failure in Infants 501 to 1500 Grams: 2000-2013. *Pediatrics*. 2015;136(1):e84-e92.

Klingenberg C, Embleton ND, Jacobs SE, et al. Enteral feeding practices in very preterm infants: an international survey. *Arch Dis Child Fetal Neonatal Ed*. 2012;97(1):F56-F61.

Koletzko B, Poindexter B, Uauy R. Recommended nutrient intake levels for stable, fully enterally fed very low birth weight infants. *World Rev Nutr Diet*. 2014;110:297-299.

Kuschel CA, Harding JE. Multicomponent fortified human milk for promoting growth in preterm infants. *Cochrane Database Syst Rev*. 2004;(1):CD000343.

Lapillonne A, Griffin IJ. Feeding preterm infants today for later metabolic and cardiovascular outcomes. *J Pediatr*. 2013; 162(suppl 3):S7-S16.

Lapillonne A, O'Connor DL, Wang D, et al. Nutritional recommendations for the late-preterm infant and the preterm infant after hospital discharge. *J Pediatr*. 2013;162(suppl 3):S90-S100.

Leaf A, Dorling J, Kempley S, et al. Early or delayed enteral feeding for preterm growth-restricted infants: a randomized trial. *Pediatrics*. 2012;129(5):e1260-e1268.

McCallie KR, Lee HC, Mayer O, et al. Improved outcomes with a standardized feeding protocol for very low birth weight infants. *J Perinatol*. 2011;31(suppl 1):S61-67.

Morgan J, Bombell S, McGuire W. Early trophic feeding versus enteral fasting for very preterm or very low birth weight infants. *Cochrane Database Syst Rev*. 2013;3:CD000504.

Morgan J, Young L, McGuire W. Delayed introduction of progressive enteral feeds to prevent necrotising enterocolitis in very low birth weight infants. *Cochrane Database Syst Rev*. 2013;5:CD001970.

Morgan J, Young L, McGuire W. Slow advancement of enteral feed volumes to prevent necrotising enterocolitis in very low birth weight infants. *Cochrane Database Syst Rev*. 2013;(3):CD001241.

Mosqueda E, Sapiegiene L, Glynn L, et al. The early use of minimal enteral nutrition in extremely low birth weight newborns. *J Perinatol*. 2008;28(4):264-269.

Moss RL, Kalish LA, Duggan C, et al. Clinical parameters do not adequately predict outcome in necrotizing enterocolitis: a multi-institutional study. *J Perinatol*. 2008;28(10):665-674.

Moya F, Sisk PM, Walsh KR, et al. A new liquid human milk fortifier and linear growth in preterm infants. *Pediatrics*. 2012;130(4):e928-935.

Munakata S, Okada T, Okahashi A, et al. Gray matter volumetric MRI differences late-preterm and term infants. *Brain Dev*. 2013;35(1):10-16.

Neu J. Gastrointestinal development and meeting the nutritional needs of premature infants. *Am J Clin Nutr*. 2007;85(2): 629S-634S.

Niinikoski H, Stoll B, Guan X, et al. Onset of small intestinal atrophy is associated with reduced intestinal blood flow in TPN-fed neonatal piglets. *J Nutr*. 2004;134(6):1467-1474.

O'Connor DL, Gibbins S, Kiss A, et al. Effect of supplemental donor human milk compared with preterm formula on neurodevelopment of very low-birth-weight infants at 18 months: a randomized clinical trial. *JAMA*. 2016;316(18): 1897-1905.

O'Connor DL, Jacobs J, Hall R, et al. Growth and development of premature infants fed predominantly human milk, predominantly premature infant formula, or a combination of human milk and premature formula. *J Pediatr Gastroenterol Nutr*. 2003;37(4):437-446.

O'Connor DL, Kiss A, Tomlinson C, et al. Nutrient enrichment of human milk with human and bovine milk-based fortifiers for infants born weighing <1250 g: a randomized clinical trial. *Am J Clin Nutr*. 2018;108(1):108-116.

O'Connor DL, Unger S. Post-discharge nutrition of the breastfed preterm infant. *Semin Fetal Neonatal Med*. 2013;18(3):124-128.

Olsen IE, Groveman SA, Lawson ML, et al. New intrauterine growth curves based on United States data. *Pediatrics*. 2010;125(2):e214-e224.

Olsen IE, Lawson ML, Ferguson AN, et al. BMI curves for preterm infants. *Pediatrics.* 2015;135(3):e572-e581.

Patole SK, de Klerk N. Impact of standardised feeding regimens on incidence of neonatal necrotising enterocolitis: a systematic review and meta-analysis of observational studies. *Arch Dis Child Fetal Neonatal Ed.* 2005;90(2):F147-F151.

Premer DM, Georgieff MK. Nutrition for ill neonates. *Pediatr Rev.* 1999;20(9):e56-e62.

Ramel SE, Demerath EW, Gray HL, et al. The relationship of poor linear growth velocity with neonatal illness and two-year neurodevelopment in preterm infants. *Neonatology.* 2012; 102(1):19-24.

Salas AA, Li P, Parks K, et al. Early progressive feeding in extremely preterm infants: a randomized trial. *Am J Clin Nutr.* 2018; 107(3):365-370.

Sallakh-Niknezhad A, Bashar-Hashemi F, Satarzadeh N, et al. Early versus late trophic feeding in very low birth weight preterm infants. *Iran J Pediatr.* 2012;22(2):171-176.

Schanler RJ, Lau C, Hurst NM, et al. Randomized trial of donor human milk versus preterm formula as substitutes for mothers' own milk in the feeding of extremely premature infants. *Pediatrics.* 2005;116(2):400-406.

Section on Breastfeeding. Breastfeeding and the use of human milk. *Pediatrics.* 2012;129(3):e827-841.

Senterre T, Rigo J. Optimizing early nutritional support based on recent recommendations in VLBW infants and postnatal growth restriction. *J Pediatr Gastroenterol Nutr.* 2011;53(5): 536-542.

Sisk P, Quandt S, Parson N, et al. Breast milk expression and maintenance in mothers of very low birth weight infants: supports and barriers. *J Hum Lact.* 2010;26(4):368-375.

Stoll BJ, Hansen N, Fanaroff AA, et al. Late-onset sepsis in very low birth weight neonates: the experience of the NICHD Neonatal Research Network. *Pediatrics.* 2002;110(2 Pt 1):285-291.

Stoll BJ, Hansen NI, Bell EF, et al. Neonatal outcomes of extremely preterm infants from the NICHD Neonatal Research Network. *Pediatrics.* 2010;126(3):443-456.

Sullivan S, Schanler RJ, Kim JH, et al. An exclusively human milk-based diet is associated with a lower rate of necrotizing enterocolitis than a diet of human milk and bovine milk-based products. *J Pediatr.* 2010;156(4):562-567.e1.

Tewari VV, Dubey SK, Kumar R, et al. early versus late enteral feeding in preterm intrauterine growth restricted neonates with antenatal doppler abnormalities: an open-label randomized trial. *J Trop Pediatr.* 2018;64(1):4-14.

Tudehope DI. Human milk and the nutritional needs of preterm infants. *J Pediatr.* 2013;162(suppl 3):S17-s25.

Tudehope DI, Page D, Gilroy M. Infant formulas for preterm infants: in-hospital and post-discharge. *J Paediatr Child Health.* 2012;48(9):768-776.

Tyson JE, Wright LL, Oh W, et al. Vitamin A supplementation for extremely-low-birth-weight infants. National Institute of Child Health and Human Development Neonatal Research Network. *N Engl J Med.* 1999;340(25):1962-1968.

Valentine CJ, Morrow G, Fernandez S, et al. Docosahexaenoic acid and amino acid contents in pasteurized donor milk are low for preterm infants. *J Pediatr.* 2010;157(6): 906-910.

Valentine CJ, Morrow G, Reisinger A, et al. Lactational stage of pasteurized human donor milk contributes to nutrient limitations for infants. *Nutrients.* 2017;9(3):E302.

Vohr BR, Poindexter BB, Dusick AM, et al. Persistent beneficial effects of breast milk ingested in the neonatal intensive care unit on outcomes of extremely low birth weight infants at 30 months of age. *Pediatrics.* 2007;120(4):e953-e959.

Vohr BR, Poindexter BB, Dusick AM, et al. Beneficial effects of breast milk in the neonatal intensive care unit on the developmental outcome of extremely low birth weight infants at 18 months of age. *Pediatrics.* 2006;118(1): e115-e123.

Wagner CL, Greer FR. Prevention of rickets and vitamin D deficiency in infants, children, and adolescents. *Pediatrics.* 2008;122(5):1142-1152.

Wemhöner A, Ortner D, Tschirch E, et al. Nutrition of preterm infants in relation to bronchopulmonary dysplasia. *BMC Pulm Med.* 2011;11:7.

Worrell LA, Thorp JW, Tucker R, et al. The effects of the introduction of a high-nutrient transitional formula on growth and development of very-low-birth-weight infants. *J Perinatol.* 2002;22(2):112-119.

Woythaler MA, McCormick MC, Smith VC. Late preterm infants have worse 24-month neurodevelopmental outcomes than term infants. *Pediatrics.* 2011;127(3):e622-e629.

Young L, Morgan J, McCormick FM, et al. Nutrient-enriched formula versus standard term formula for preterm infants following hospital discharge. *Cochrane Database Syst Rev.* 2012;(3):CD004696.

第 8 章

新生儿贫血

Michael J. Stark　　Haresh M. Kirpalani　　Chad C. Andersen

简介

贫血通常用于描述低血红蛋白(hemoglobin,Hb)或低血细胞比容(hematocrit,HCT)。虽然贫血一词在临床医学中的使用并不严格,但其确切含义很难界定,因为它不是非黑即白的。相反,单个 Hb 或 HCT 值的含义是相对的,需要结合临床情况进行解读。

尽管氧能够溶解在液体形态的血液中,但在标准压力和温度下,溶解量不足以满足有氧代谢的需求。血红蛋白是一种位于红细胞中的含铁四聚体蛋白质,它可以将氧分子从肺部转运到细胞,因此能够解决这个问题。

从晚期妊娠开始,一直持续到出生后的前几个月,血红蛋白的分子形式从胎儿型转变为成人型。珠蛋白分子结构的变化,改变了它对氧的亲和力。在生理上,胎儿血红蛋白的独特之处在于它对氧气有很高的亲和力。这使得处于宫内低氧血症环境中的胎儿能够从胎盘母胎界面的母体成人血红蛋白中摄取氧气。出生后,在氧浓度相对正常的环境中,新生儿的红细胞谱系会发生改变,变成亲和力较低的成人血红蛋白。如果婴儿存在遗传风险,那么在这一转变过程中,珠蛋白链合成异常(如地中海贫血)就会表现出来。

不管多大胎龄出生的新生儿,都会发生生理性贫血,提示骨髓最初无法对肾脏产生的促红细胞生成素(erythropoietin,EPO)起反应。与足月儿不同的是,早产儿的贫血往往出现更早,贫血程度更重,持续时间更长。早产儿贫血在早产儿中几乎普遍存在,经常需要输注红细胞。从临床特征上看,往往是一些非常常见的临床表现决定新生儿是否需要输血。目前尚缺乏经过大样本临床随机试验验证的输血指征。早产儿贫血应与"病理性贫血"相区分,后者是红细胞生成或者消耗异常(包括出血和溶血)所导致的。

新生儿通常能很好地耐受贫血,特别是当贫血是一个渐进的,缓慢达到临界水平或阈值的过程时。相比之下,他们对血红蛋白浓度急性快速下降引起的血容量减少(贫血性休克)耐受性要差得多,并且通常需要紧急处理。

本章从氧传递的生理学入手,阐述从宫内环境到宫外环境的发育性过渡,以及血红蛋白-氧亲和力的变化和贫血的病因学基础。最后,本章将低血容量性贫血(总循环血量和血浆容量均减少)与正常容量性贫血(总循环血量恒定或正常,但红细胞容量减少且血浆容量通常增加)分开讨论。我们还提到了可行的治疗方案,包括外源促红细胞生成素和同种异体成人红细胞输注。我们将通过临床问题和病例报告来解释新生儿贫血治疗方法的重要原则。

如何处理新生儿贫血

让我们从一个常见的临床情景开始。如果初级住院医师告诉你一个叫 M 的患儿 Hb 浓度为 85g/L,你该怎么办? 如何系统地处理这一临床问题?

尽管 Hb 水平很重要,但要联系具体的临床实际情况才有意义。因此,仅凭这个单一的数值是不够的,治疗小组在做出进一步处理前还需要获取更多的信息。

胎龄和生后年龄都很重要,低血容量性贫血的临床体征也很重要,例如心动过速、低血压和乳酸升高等。此外,出现症状的时间也可以为诊断提供线索。生后不久就出现的早期贫血通常是由于出血或溶血(典型的为同种免疫性溶血)。血涂片有助于区分这些状况,网织红细胞或有核红细胞计数可用于鉴别亚急性/慢性出血与急性出血。生后第一周出现的贫血通常与生后溶血(生后溶血的患儿也可能合并有胎儿期的溶血)和/或出血有关。在早产儿中,出血可能在临床上很明显(如肺出血)或很隐匿(如颅内出血、肝包膜下出血等)。出生第二周以后出现晚期贫血,它通常是继发于一些基础疾病(如前所述),当然在早产儿也可能是早产儿贫血,在足月儿则可能只是生理性贫血。这之后出现的持续性贫血通常是营养性的或遗传性的(图8.1*)。

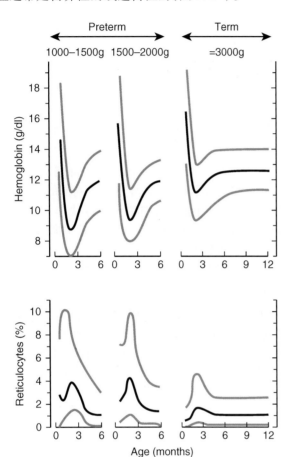

Fig. 8.1　Mean hemoglobin and reticulocyte values in term and preterm infants(Grey＝upper range,black＝lower range of normal)．Infants born preterm become anemic earlier in the postnatal period with hemoglobin concentrations returning to normal later．(From Dallman PR；Anemia or prematurity,*Annu Rev Med* 32：143,1981．)

理解氧传递的生理学特别重要,因为血红蛋白是这一复杂生理过程的组成部分。出于这个原因,我们用了一小段关于生理学的内容来回顾相关基础知识,这将有助于理解本章内容。

氧输送的生理学

氧气从空气进入细胞的过程是由一定的浓度梯

度驱动着从肺泡一路向下进入线粒体的。这个精妙的过程依赖于以下生理过程来达到平衡:肺泡通气,血红蛋白与氧气结合,血流,以及被动扩散。

这一过程确保氧气从肺部输送到组织。氧是有氧代谢和能量生成所必需的。虽然葡萄糖可以在没有氧气的情况下进行代谢,但效率要低得多。例如,一个葡萄糖分子在有氧条件下产生1 270kJ能量,而在无氧条件下产生67kJ能量(Nunn,1987)。Nunn对空气/肺部的高氧分压到组织内较低氧分压的级联变化进行了总结(图8.2)。

第1步:肺泡-内皮细胞界面

根据菲克扩散定律,气体穿过可渗透膜的速率与组织面积和压力梯度成正比,与组织厚度成反比(West,2015)。这一定律在一些病理状态时显得尤为重要。在早产儿原发性表面活性物质缺乏的情况下,肺泡渗出物使肺间质变厚,导致弥散功能受损。

第2步:从肺泡到血液

氧气进入血浆后,迅速扩散穿过红细胞膜,并与红细胞胞质内的血红蛋白结合。正常血红蛋白是由四个亚基(珠蛋白)组成的四聚体,每个亚基都含有一个血红素,血红素在卟啉环中含有一个铁原子。这种复杂的结构本身对红细胞的形状很重要,使红细胞在与氧结合时发生构象变化。总的来说,每克Hb分子可以结合4mol或16g氧气,大约相当于1.39mL/g。血红蛋白对氧的亲和力随着几个重要变量的变化而变化。这些因素包括血红蛋白的结构、有机磷酸盐[2,3-二磷酸甘油酸(2,3-diphospho-glyceric acid,2,3-DPG)],以及其他外源性因素[如温度、pH和CO_2(波尔效应)]。这些相互作用很复杂,但最关键的是每个因素对氧解离曲线所产生的影响。氧解离曲线呈"S"形(非线性),确保在富氧环境中摄取氧,随后在缺氧环境中释放(图8.3)。曲线顶部的平台部分很长,说明很宽的肺泡氧分压范围内对应的都是很高的氧饱和度。相反,中间陡峭的部分代表较低氧分压水平对应的氧饱和度,主要代表较小的毛细血管中的情况,即氧气从血红蛋白上卸载,并且波尔效应(氧解离曲线的右移)变得更重要。

2,3-DPG是一种有机磷酸盐,它与珠蛋白链结合,从而改变血红蛋白和氧的亲和力。红细胞内2,3-DPG的浓度取决于pH,是动态变化的。

---

*根据版权授权要求,本书部分图、表和框须在文中保留原文,相应译文参考书末第347页。

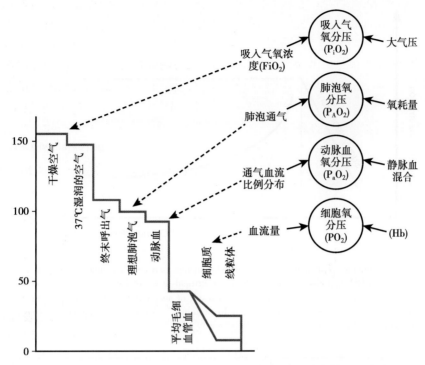

图8.2　从肺泡（P_AO_2）到线粒体（PO_2）氧气浓度梯度逐渐下降的路径示意图（Adapted from Nunn JF：*Applied respiratory physiology*，ed 3，London，1987，Butterworths）

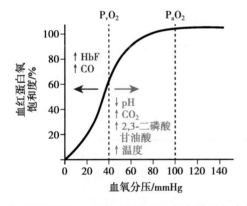

图8.3　温度、2,3-二磷酸甘油酸和二氧化碳对氧离解曲线的影响（From *West's respiratory physiology*，the essentials，ed 10，Philadelphia，2016，Wolters Kluwer）

第3步：氧输送到组织

血流量、血红蛋白浓度和血红蛋白氧饱和度是决定全身氧输送的主要因素。组织氧输送还取决于毛细血管和细胞之间的氧梯度和距离。然而，在距离最短、压力梯度最高的微血管系统，这两个因素的重要性非常有限（Simmonds et al.，2014）。而一个称为临界混合静脉血氧阈值的概念（低于该阈值就将开始无氧呼吸）是很重要的，但特别难以测定，尤其是在新生儿人群（Andersen et al.，2017）。

通过 Hb 浓度和氧饱和度可以得到氧含量（oxygen content），CaO_2 为动脉血氧含量，CvO_2 为静脉血氧含量，具体计算公式如下。

$$CaO_2 = 1.39 \times [tHb - (metHb + HbCO)] \times Hbsat + 0.003 \times PaO_2$$

上式中 tHb 是总的 Hb 浓度，metHb 是高铁血红蛋白浓度，HbCO 是碳氧血红蛋白浓度，1.39 是与 Hb 结合的氧气量。

氧含量的数值代表机体在静脉和动脉中的氧储备。每个新生儿体内的氧含量处于动态的平衡之中，即氧耗量与氧输送及氧摄取之间维持着平衡。这种动态关系在理论上可以用一个简单的图来表示（图8.4）。

静息状态下，几乎所有人的氧输送都是超过氧耗量的，因此达到正氧平衡状态。如果氧输送减少（如缺氧情况下）、消耗增加（如发热等疾病状态下）或两者同时发生，则氧摄取增加（Schulze et al.，1995）。

氧摄取 = 氧耗量/氧输送

但是，氧摄取增加的程度是很有限的，因为必须维持最低的氧浓度梯度（图8.5），而且 Hb 上结合的氧也是有限的。最终，如果组织需氧量超过了氧耗量的代偿阈值，而氧输送又受限（所谓对氧供的依赖）的话，就会发生无氧代谢，随后出现乳酸性酸中毒。

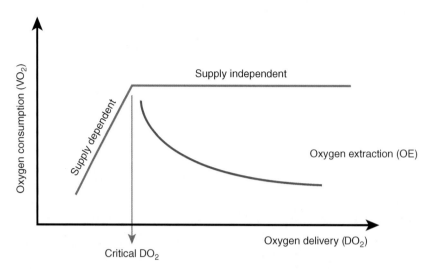

Fig. 8.4 *　Schematic representation of the relationship between systemic oxygen consumption (VO₂), delivery(DO₂), and extraction (OE). The critical or anaerobic threshold can be identified from a change in the gradient of the curve or as a result of accumulation of lactate. (From Andersen CC et al: A theoretical and practical approach to defining "adequate oxygenation" in the preterm newborn, *Pediatr* 139[4]:2,2017).

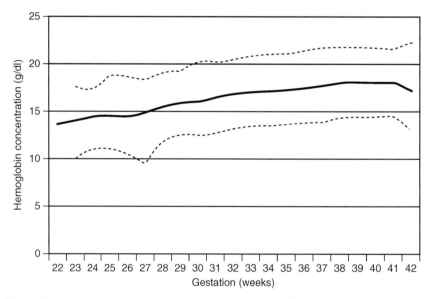

Fig. 8.5 *　Changes in hemoglobin concentration from 22 to 42 weeks' gestation (lines represent the 5th, mean, and 95th percentile). (Adapted from Jopling J, et al: Reference ranges for hematocrit and blood hemoglobin concentration during the neonatal period: data from a multihospital healthcare system, *Pediatr* 123: e333-337, 2009).

氧的输送和消耗之间维持着复杂的动态平衡,由此可见,关于贫血性缺氧的 Hb 阈值是无法用一个简单的数值来定义的。此外,在不同新生儿的不同时间段,该阈值也不应该是固定不变的。事实上,同一新生儿的不同阶段以及不同的新生儿之间的氧输送和氧耗量都是不同的。基于这个原因,大多数临床试验中使用的 Hb 或 HCT 阈值是基于人群的最佳

估计值,而不是基于每一个个体的。理想情况下,个体化的方案会更加科学,尽管目前在实践中还做不到(Andersen,2015)。

红细胞在循环中的流动

一氧化氮(nitric oxide,NO)是微循环中决定血管张力的重要因子,用于维持局部血管舒张与收缩之间的平衡。红细胞以旁分泌的方式利用 NO 信号来改变局部微循环的血管张力。游离血红蛋白能有效地清除 NO,但红细胞内的血红蛋白对 NO 的清除

则缓慢得多。这在血管内溶血（如镰状细胞病）中具有重要的临床意义，因为在这种情况下，游离的 Hb 会更快"清除"NO，使血管发生收缩，从而更加不利于氧输送。相反，去氧血红蛋白可以将亚硝酸盐还原为 NO，从而促进低氧性血管舒张（Owusu et al.，2012）。

正常的血液学参数

血红蛋白

血红蛋白是位于红细胞内的复杂结构。血红蛋白四聚体由四条珠蛋白链组成，每条珠蛋白链围绕一个血红素。血红素是结合氧的活性位点，每个卟啉环中间包含一个铁原子。目前有六种已知的珠蛋白链变体。血红蛋白 F（HbF，又称胎儿血红蛋白），包括两条 α 链和两条 γ 链。它是耐碱的，对氧有很高的亲和力。新生儿体内 50%~85% 的血红蛋白是 HbF，在健康个体中，HbF 将在 3~4 岁前消失。

血红蛋白和珠蛋白链的生成

胎儿血红蛋白浓度随着胎龄的增加而逐渐增加（图 8.5）。ε 链是第一个产生的珠蛋白链（胚胎期），接着很快出现 α 链和 γ 链。胎儿血红蛋白（HbF$\alpha_2\gamma_2$）从妊娠 4~5 周开始产生，随后根据胎龄的不同，占红细胞血红蛋白总量的 70%~90%（图 8.6）。成人血红蛋白（HbA$\alpha_2\beta_2$ 和 HbA$_2\alpha_2\delta_2$）从妊娠 6~8 周开始产生，但直到孕晚期仍保持低水平。出生后，HbF 和 HbA 的水平发生变化，HbF 的水平在 1 岁前下降至 2% 左右。妊娠 10 周时，血红蛋白浓度约为 90g/L，随后在整个孕期不断增加，在孕期最后 6~8 周达到稳定水平。最终，足月儿的 Hb 浓度通常为 160~170g/L。此外，应注意的是，由于出生时存在胎盘输血以及出生后有一个相对脱水的过程，生后早期的 Hb 浓度可能会上升 10~20g/L。

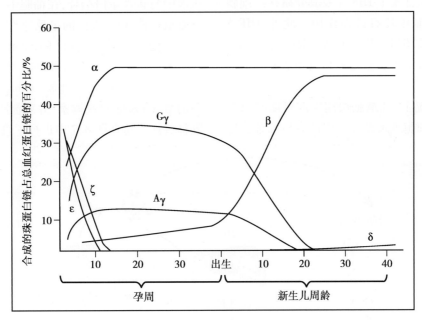

图 8.6　产前和产后早期血红蛋白珠蛋白链合成的发育性变化（Adapted from Rimion DL，editor：*Emery & Rimion's principles and practice of medical genetics*，San Diego，2013，Academic Press，pp 1-44）

血红蛋白与血细胞比容

血红蛋白通常用单位体积内的浓度来表示，即每升或每分升全血内的 Hb 质量（克）。血细胞比容是红细胞的体积占全血容积的比例。在定义贫血或进行输血阈值研究的试验时，这两者均可应用。下列公式用于这两者转换的计算。

$$血红蛋白 = 血细胞比容/3$$

红细胞的成熟由胎儿产生的生长因子进行调节。促红细胞生成素（EPO）是一种 30~39kDa 大小的糖蛋白，与红细胞前体上的特定细胞表面受体结合，是促进胎儿红细胞生成的主要调节物质（Vora and Gruslin，1998）。EPO 不能通过胎盘，由胎儿肝脏产生（Dame et al.，1998）。在孕早期和中期，单核巨噬细胞产生 EPO，这一过程受到包括缺氧诱导因子（hypoxia-inducible factor，HIF）的氧敏感机制的调控。因此，EPO 产生的主要刺激因素是缺氧，伴或不伴贫血。胎儿 EPO 水平出生前一直在增加,其血清浓度通常为 5~100mU/mL,而健康成人的 EPO 浓度为 0~25mU/mL。然而,与足月儿相比,早产儿的骨髓反应性较差,这是导致早产儿贫血的重要因素之一(Brown et al.,1984)。尽管如此,EPO 治疗仍可能具有疗效(见下文)。

红细胞生成的生理学

红细胞生成涉及几个因素,其中最主要的因素是 EPO 和铁平衡。

促红细胞生成素

尽管 EPO 的功能已经得到很好的研究,但根据组织内氧浓度的变化来促进红细胞生成的机制直到最近才得以明确。这被认为是由转录因子家族的缺氧诱导因子(HIF)所介导的,其中以 HIF-A 最为重要。在组织缺氧时,HIF-A 升高,进而刺激 EPO 的生成。基因敲入实验证实了 HIF-A 及其介质在红细胞增多症的病理机制中具有潜在作用。此外,HIF-A 还诱导血管内皮生长因子(vascular endothelial growth factor,VEGF)的表达,这对血管生成和肺泡形成都很重要。

在缺氧的情况下,红细胞快速生成可能导致尚未成熟的有核红细胞进入循环。因此有核红细胞也

被当作胎儿缺氧程度和持续时间的生物标志物(Buonocore et al.,1999)。但从缺氧至循环中出现有核红细胞的反应时间一般超过 24 小时,因此提示的是相对慢性的胎儿缺氧(Christensen et al.,2014)。关于利用缺氧的生理学指标来指导输血的尝试已经进行了很多,比如直接测定 EPO(Meyer et al.,1992)和 VEGF(Tschirch et al.,2009)的水平,以及测定 P50(Hb 氧饱和度 50% 所对应的氧分压)(Wardle et al.,1998)、大脑中组织氧饱和度(Andersen,2015)等更复杂的方法。迄今为止,还没有发现可用于诊断的可靠且可行的方法。

铁平衡

铁是 Hb 分子的关键成分,是 Hb 分子和氧结合的支点。因此,体内的铁平衡对于循环中红细胞的数量具有很重要的意义。有氧存在时,游离铁能快速反应产生活性氧(reactive oxygen species,ROS),在血液中与转铁蛋白结合,在细胞中则与铁蛋白结合。肝脏根据铁-转铁蛋白的量反应性分泌铁调素(hepcidin),随后铁转运蛋白(ferroportin)水平上升。铁转运蛋白可以促使小肠和脾将铁释放入血液循环中。如果缺铁,肝脏会释放 erythroferrone(一种新发现的激素)来抑制铁调素,并刺激十二指肠、脾和肝脏释放铁。这在图 8.7 中进行了总结。

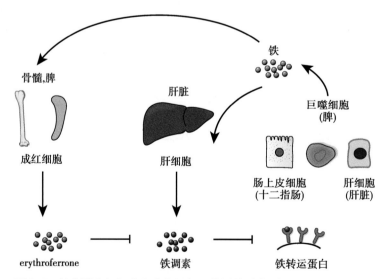

图 8.7　铁代谢和红细胞生成之间相互作用的示意图(From Liang R and Ghaffari S:Advances in understanding the mechanisms or erythropoiesis in homeostasis and disease,*British Journal of Haemoatology* 174:661,2016)

成红细胞增多症的其他影响因素

尽管对这些的详细总结超出了本章的范围,但读者应该意识到,在不久的将来,除了 HIF 之外,许

多其他转录因子的重要意义可能会被发现。其中,forkhead box 03 蛋白(FOX03)可能是最重要的,因为它可以对红细胞在骨髓中成熟的最后阶段进行调节。

胎儿和新生儿正常红细胞参数范围

胎龄对 HCT、Hb、平均红细胞体积（mean corpuscular volume，MCV）和网织红细胞的影响见表 8.1（Christensen，2000）。红细胞指数因胎龄而异，并在生后第一年持续变化。HCT 在孕中期从 30% 增加到 40%，然后在足月时达到 50%～63%。随着延迟脐带结扎的做法成为常规，经常能观察到更高的 HCT（Jopling et al.，2009）。最后，不同采样标本测得的 HCT 和 Hb 是不同的，毛细血管样本的水平相对较高。

表 8.1 血细胞比容、血红蛋白、平均红细胞体积和网织红细胞计数随胎龄的变化

胎龄/周	血细胞比容/%[a]	血红蛋白/(g·dL⁻¹)	平均红细胞体积/fL	网织红细胞/%
18～20[b]	36±3	11.5±0.8	134±9	NR
21～22[b]	38±3	12.3±0.9	130±6	NR
22～23[b]	38±3	12.4±0.9	125±1	NR
24～25	63±3	19.4±1.5	135±0	6.0±0.5
26～27	62±3	19.0±2.5	132±14	9.6±3.2
28～29	60±3	19.3±1.8	131±14	7.5±2.5
30～31	60±3	19.1±2.2	127±13	5.8±2.0
32～33	60±3	18.5±2.0	123±10	5.0±1.9
34～35	61±3	19.6±2.1	122±10	3.9±1.6
36～37	64±3	19.2±1.7	121±12	4.2±1.8
足月	61±3	19.3±2.2	119±9	3.2±1.4

NR，未报道。
[a] 数值以平均数±标准差来表示。
[b] 宫内胎儿。

From Christensen RD：Expected hematologic values for term and preterm neonates. In Christensen RD, editor：*Hematologic problems of the neonate*, Philadelphia，2000，Saunders，p 120.

随着胎龄的增加，红细胞的大小和体积会变小。这种情况出生后一直持续，直到 1 岁时达到成人的水平。MCV 从胚胎期>180fL 减至孕中期的 130～140fL，最后在妊娠结束时减至 115fL。出生时的低 MCV（<第 5 百分位）最常见于 α 地中海贫血或遗传性球形红细胞增多症，但也可能是由于慢性胎母输血（feto-maternal hemorrhage，FMH）或胎胎输血综合征（twin-to-twin transfusion syndrome，TTTS）导致的胎儿缺铁。出生以后，MCV 继续下降，早产儿的下降速度更快，因此到 1 岁时平均 MCV 通常为 82fL。

红细胞的形状和变形能力也存在显著差异。新生儿的红细胞具有较高的平均红细胞血红蛋白浓度（mean corpuscular hemoglobin concentration，MCHC），大约从胎龄 32 周到成年一直维持在 330～340g/L。有几种疾病会影响红细胞体积，这是因为存在血红蛋白压缩的情况，例如遗传性球形红细胞增多症、ABO 血型不合或微血管病性溶血性贫血。这些疾病都会导致 MCHC 升高，因为红细胞表面积减少而血红蛋白浓度保持稳定（相对浓缩）。

早产儿的红细胞寿命通常为 35～50 天，而足月儿为 60～90 天，成人为 120 天（Pearson，1967）。红细胞变形能力是体内红细胞寿命的一个特别重要的决定因素。红细胞变形能力主要由三个因素控制：表面积/体积关系、细胞质黏度以及胎儿和新生儿红细胞膜的内在差异。由于糖酵解和戊糖磷酸途径的差异，胎儿和新生儿红细胞对氧化损伤也更敏感（Bracci et al.，1988）。氧化损伤会导致谷胱甘肽不稳定性增加、海因茨小体形成、高铁血红蛋白血症，并在严重缺氧和/或酸中毒的情况下发生溶血（Perron，2012）。

由于出生后组织氧合的急剧增加，血红蛋白合成率和红细胞生成率都较低。红细胞寿命缩短以及随着生长血容量增加导致的血浆稀释进一步加剧了这种情况。虽然网织红细胞计数在出生当时升高，但出生后的典型特征是红细胞生成明显下降。这导致足月儿在生后4~8周时,Hb降至谷值90~112g/L(Saarinen and Siimes,1978)。随后机体对Hb谷值做出反应,红细胞生成增加,网织红细胞计数上升。对于早产儿或极低体重儿,出生后红细胞谷值可以降得更低,这是由多个原因造成的,包括显著的医源性失血以及"补充性"输血所致内源性红细胞生成的下调等(Brown et al.,1984)。与足月新生儿相比,这些因素共同导致早产儿生后最初几周血红蛋白浓度的下降幅度更大(Dallman,1981)。相反,宫内暴露于低氧血症的新生儿,例如出生时是小于胎龄儿或出生于高海拔地区的新生儿,往往具有较多的红细胞数量或红细胞增多症。

贫血性疾病

让我们回到最初的临床故事。如果住院医师告诉你M的Hb为85g/L,该怎么办?贫血的原因可以按一定原则进行排序,举例如下。

如果M是一个刚出生的新生儿,并且

1. 脐血胆红素水平升高,血涂片可见红细胞碎片,直接抗球蛋白试验阳性,则M可能是血型不合。

2. 脐血胆红素水平未升高,血涂片显示网织红细胞增多,直接抗球蛋白试验阴性,则M可能存在

亚急性出血,FMH可能性大。

这种简单的方法可以帮助读者列出可能的病因,并通过进一步检查来明确。除了这种排序诊断法以外,进一步的治疗方法则取决于临床情况。

例如,如果M是下列情况:

1. 低血容量性贫血伴相应的血流动力学不稳定(或休克),心率快,血压低,循环灌注不佳伴乳酸升高,那就需要及时输注红细胞。

2. 正常容量性贫血,心率、血压正常,循环灌注良好,乳酸正常,则可以推迟输血。

贫血的定义

新生儿贫血的定义有多种方法。从统计学上讲,贫血可定义为红细胞数量、HCT或Hb低于平均值的2个标准差。然而,这种定义有可能会将一小部分正常的、并不缺氧的稳定新生儿也诊断为贫血。表8.2所示的是该定义的举例。贫血也可以通过基于生理学的方法来定义。例如,用机体开始无氧呼吸时的Hb水平来定义贫血,而无氧呼吸可以通过氧输送-消耗曲线的斜率变得更陡或乳酸升高来确定(Andersen and Stark,2012)。虽然用这种生理学方法定义贫血可能是理想的,但它并没有很好的可操作性。

表8.2　健康足月儿出生后第一年血液指标的正常值[a]

	年龄/月[b]						
	0.5(n=232)	1(n=240)	2(n=241)	4(n=52)	6(n=52)	9(n=56)	12(n=56)
血红蛋白(mean±SE) −2SD	16.6±0.11 13.4	13.9±0.1 10.7	11.2±0.06 9.4	12.2±0.14 10.3	12.6±0.1 11.1	12.7±0.09 11.4	12.7±0.09 11.3
血细胞比容(mean±SE)−2SD	53±0.4 41	44±0.3 33	35±0.2 28	38±0.4 32	36±0.3 31	36±0.3 32	37±0.3 33
红细胞计数(mean±SE)−2SD+2SD	4.9±0.03 3.9~5.9	4.3±0.03 3.3~5.3	3.7±0.02 3.1~4.3	4.3±0.06 3.5~5.1	4.7±0.05 3.9~5.5	4.7±0.04 4.0~5.3	4.7±0.04 4.1~5.3
MCH(mean±SE)−2SD	33.6±0.1 30	32.5±0.1 29	30.4±0.1 27	28.6±0.2 24	26.8±0.2 24	27.3±0.2 25	26.8±0.2 24
MCV(mean±SE)−2SD	105.3±0.6 88	101.3±0.3 91	94.8±0.3 84	86.7±0.8 76	76.3±0.6 68	77.7±0.5 70	77.7±0.5 71
MCHC(mean±SE)−2SD	314±1.1 281	318±1.2 281	318±1.1 283	327±2.7 288	350±1.7 327	349±1.6 324	343±1.5 321

MCH,平均红细胞血红蛋白含量;MCHC,平均红细胞血红蛋白浓度;MCV,平均红细胞体积;SD,标准差;SE,标准误。

[a]这些值是从Helsinki University Central Hospital随访名单中选取的26名健康足月儿中获得的,这些足月儿正在接受持续的铁剂补充,转铁蛋白饱和度和血清铁蛋白值正常。

[b]0.5个月、1个月和2个月时的数据从整组中获得,之后的年龄组别数据从排除铁缺乏且正在接受铁剂补充的婴儿组中获得。

From Saarinen UM,Slimes MA;Developmental changes in red blood cell counts,and indices of infants after exclusion of iron deficiency by laboratory criteria and continuous iron supplementation,*J Pediatr* 92;414,1978.

通常,贫血的定义较为宽松,用的是临床标准和专家意见的结合(NBA,2016)。早产儿的随机试验中通常用 Hb 或 HCT 的水平作为比较的基础(Bell et al.,2005;Kirpalani et al.,2006)(研究不同的输血阈值)。不管定义如何,贫血的病因可以归纳为红细胞生成减少、血容量减少或出血。

红细胞生成减少

红细胞生成减少所致的足月儿新生儿期贫血是非常罕见的。在已知原因中,最常见的是先天性感染引起骨髓抑制,从而导致红细胞生成减少。其他原因包括基因异常、骨髓替代综合征和母体营养缺乏。

先天性感染可能导致骨髓造血衰竭和溶血。许多细菌和病毒感染会导致溶血和随后的贫血。然而,细小病毒 B19 则是选择性地感染红细胞前体并抑制其生长和成熟。儿童和成人的细小病毒 B19 感染是良性的,通常以发热、呕吐、腹泻和面部斑丘疹(拍打脸颊综合征)为特征。而孕妇感染则可能导致严重的胎儿贫血和非免疫性水肿。尽管胎儿贫血和水肿可能会缓解,但死胎风险显著增加。对于受累胎儿,通过宫内输血治疗这一可逆性疾病的成功经验并不少。与新生儿贫血相关的其他感染包括先天性疟疾和人类免疫缺陷病毒(human immunodeficiency virus,HIV),贫血可能是原发感染的结果,也可能是继发于母体抗病毒治疗。

营养性贫血

在发达国家,营养性贫血在新生儿中并不常见,但它仍然是生后 3~6 个月和生后第一年内贫血的最常见原因。缺铁性贫血的特点是低色素、小细胞和低血细胞比容,刚出生时很少见。如果出生时就存在缺铁性贫血,通常是由产前的急性失血或严重慢性失血所致,例如慢性 FMH 或 TTTS。然而,临床更常见的是,早产儿(特别是营养方案中铁供应不足的早产儿)在生后几周至几个月内逐渐出现贫血。如果铁的补充不足,即便用 EPO 来预防和治疗早产儿贫血,也会导致铁缺乏。婴儿逐渐断奶的过程中可能存在补铁不足,这会导致铁储存量的下降。另外脐带延迟结扎也会对铁储存量产生影响(Chaparro et al.,2006)。在世界范围内,避免婴儿期铁缺乏都是实施脐带延迟结扎的最重要原因。

红细胞的叶酸浓度代表全身叶酸储存量。叶酸缺乏可导致巨幼细胞贫血,MCV 通常大于 110fL。造成叶酸缺乏的原因包括低叶酸饮食(如给婴儿喂羊奶)或先天性叶酸吸收不良、细胞叶酸摄取缺陷和先天性叶酸代谢缺陷。在红细胞生成活跃的情况下补充叶酸显得尤为重要。

维生素 B_{12} 缺乏性贫血在新生儿是很少见的。如果母亲存在维生素 B_{12} 缺乏,那么母乳喂养的婴儿可能出现这种情况。维生素 B_{12} 缺乏也可能是由于某些疾病下维生素 B_{12} 吸收不良,如短肠综合征和先天性代谢缺陷,包括维生素 B_{12} 结合蛋白 haptocorrin 缺乏和转钴胺素缺乏(Watkins and Rosenblatt,2011)。其他在新生儿中较少见的还有维生素 E 缺乏所导致的溶血性贫血。由于维生素 E 具有抗氧化作用,可以抑制多不饱和脂肪酸(polyunsaturated fatty acid,PUFA)的过氧化,因此维生素 E 缺乏时可造成溶血。

最后,当肠内营养或肠外营养质量较差或伴有慢性腹泻所致的严重营养不良时,低出生体重早产儿可能会出现以低色素性铁粒幼细胞贫血为特征的铜缺乏症。

先天性综合征

先天性综合征可能伴有红细胞生成减少或抑制,另外也可以继发溶血,使红细胞数量减少。新生儿期和婴儿期与贫血相关的综合征见表 8.3。

胎儿和新生儿出血

由胎盘异常所致的经胎盘的失血是造成出生前或分娩过程中出血的常见原因,如胎胎输血或胎母出血(FMH),另外产前出血和血管前置也可以是出血的原因。

胎母出血

FMH 在妊娠中很普遍,如果出血量很小,则产生的影响也很小(Sebring and Polesky,1990)。然而,在极少数情况下,FMH 可产生显著的临床影响,包括胎儿水肿甚至死胎。通常情况下,出血是慢性和亚急性的,但新生儿偶尔可以在亚急性或慢性失血的基础上叠加急性失血的过程。这可能导致左右心室衰竭伴持续性肺动脉高压、低血容量性休克,随后还可导致神经系统损伤。最后,Rh 阳性胎儿和 Rh 阴性母亲之间的 FMH 可能会使母亲致敏,从而导致下一次怀孕时发生同种免疫反应。

表8.3　与贫血相关的先天性综合征

综合征	遗传特征	血液系统表型
先天性纯红细胞再生障碍(戴-布综合征)	常染色体隐性遗传(AR);散发突变和常染色体显性遗传(AD)也有报道	5月龄后大细胞性,激素敏感性再生障碍性贫血
施-戴综合征	AR,SBDS 基因突变,染色体 7q11	中性粒细胞减少症最常见,可发生贫血和血小板减少症
范科尼全血细胞减少综合征	AR,多基因异常(至少5种基因亚型)	激素敏感性再生障碍性贫血,网织红细胞减少,部分大细胞性红细胞,红细胞寿命缩短
奥瑟综合征	AR,可能 AD	随年龄增长而改善的激素敏感性再生障碍性贫血
Pearson 综合征	线粒体 DNA 异常,X 连锁或 AR	再生障碍性铁粒幼细胞贫血,对维生素 B_6 无反应
石骨症	AR,对未成熟骨质吸收障碍	骨髓抑制引发的再生障碍性贫血
先天性红细胞生成异常性贫血	AR	I 型:巨幼红细胞增生和细胞间核染色质桥 II 型:红细胞多核和酸化血清试验结果阳性
波伊茨-耶格综合征	AD	慢性失血引起的缺铁性贫血
先天性角化不良	X 连锁阴性,基因位于 Xq28,一些病例为 AD	再生障碍性贫血一般出现在 5~15 岁
伴 α-珠蛋白生成障碍性贫血 X 连锁智力低下综合征(ATR-X 和 ATR-16)	ATR-X:X 连锁隐性,定位于 Xq13.3 ATR-16:定位于 16p13.3,α-珠蛋白基因缺失	ATR-X:低色素性小细胞性贫血;轻度血红蛋白 H 病 ATR-16:严重的血红蛋白 H 病
血小板减少无桡骨综合征	AR	失血性贫血,也可能是再生障碍性贫血
遗传性出血性毛细血管扩张症	AD,定位于 9q33-34	失血性贫血

Kleihauer-Betke 试验经常用于检测母体循环中的胎儿红细胞。使用以下公式可以定量估计 FMH 的体积:2 400×胎儿与母体细胞的比率=母体内胎儿血量(mL)。但在母亲 HbF 升高的情况下需要谨慎应用该方法。

病例 1

E 是足月儿,因此前 24 小时胎动减少而急诊剖宫产出生。胎心监护仪显示正弦曲线。他出生时身体状况良好,能自主呼吸,但护士注意到他有轻微的呻吟,皮肤苍白。在被送往婴儿室之前,他的 Apgar 评分为 5 分和 8 分。

到达婴儿室时,他的心率为 140 次/min,收缩压为 40mmHg,不吸氧的情况下动脉血氧饱和度(SaO_2)为 88%,吸入气氧浓度为 30% 时 SaO_2 为 98%。进一步检查发现肝和脾轻微肿大。

练习 1

问题

1. 你会进行哪些检查?

迫切需要对该患儿的酸碱状态和贫血程度进行评估。脐动脉血气显示 pH 7.20,乳酸浓度为 16mmol/L,Hb 49g/L。血常规显示了相似的 Hb 水平、有核红细胞计数升高,并在血涂片上出现明显的多染性。他的 CaO_2 是 6.6mL/dL。

2. 在这种情况下,以下哪些实验室检查具有诊断意义?

A. 对母亲的血液进行 Kleihauer-Betke 试验

B. 母亲和婴儿的血型

C. 需要什么样的紧急干预？

D. CaO$_2$ 的重要性是什么？它对该婴儿的治疗有什么影响？

讨论

婴儿 E 为 O 型 Rh 阳性血型，直接抗球蛋白试验阴性。他经历了 FMH 的过程，而且很可能在慢性的基础上出现了急性出血，因为有低血容量性休克的表现，且网织红细胞升高。其母亲的 Kleihauer-Betke 试验（母亲循环中的鬼影细胞）呈阳性，证实了该诊断。他需要紧急输血，因为存在低血容量性贫血。根据心率、血压和乳酸，提示组织灌注已经接近缺氧。如果既没有心动过速也没有明显的低血压，则表明有足够的时间来恢复患儿循环血容量。

动脉血氧含量（CaO$_2$）代表血液携氧能力。它是根据 Hb、氧饱和度和溶解在血浆中的氧计算所得。打印出来的血气结果中通常包含该数值。这一计算所得的数值包括了氧输送相关三个关键因素中的两个，因此理论上，CaO$_2$ 是评估新生儿整体缺氧情况的重要参数。我们之前已经阐述了该参数的含义、应用及其重要性（Andersen，2015）。

胎盘早剥、前置胎盘和血管前置

产科并发症可能是胎儿失血的重要原因。虽然胎盘早剥在合并高血压或妊娠高血压的孕妇中更为常见，但在胎儿生长受限、长时间破膜、存在绒毛膜羊膜炎、母亲吸烟和高龄的情况下，胎盘早剥的风险也会增加。虽然胎盘早剥的典型表现包括阴道流血、子宫压痛和宫缩，但胎盘后出血可能延迟诊断。如果伴有胎儿出血，可迅速发展为胎儿贫血、血容量减少、胎儿死亡。在亚急性失血的临床情况下，患儿可能会有胎儿期缺氧的表现，其特征为慢性贫血后代偿性的网织红细胞增加。

前置胎盘是由于胎盘植入位置较低，覆盖部分或全部子宫颈内口。血管前置的特征是胎儿血管没有嵌入胎盘体内，而是穿过脐带的胎盘端和胎盘的胎儿表面。如果这些血管靠近宫颈口，胎膜破裂或宫颈扩张时这些血管就可能发生撕裂，表现为母亲分娩过程中的阴道流血和新生儿的急性心动过速及贫血性休克。

病例 2

这是孕妇 B 第三次怀孕，怀了一对单绒毛膜双羊膜囊双胎。她很少接受产前保健，在妊娠 25 周时因为羊水过多出现先兆早产。经过保胎治疗稳定下来后，B 进行了超声检查，结果显示这对双胎患有胎胎输血综合征（TTTS）。双胎中的一个羊水过多，而另一个则羊水过少，多普勒超声显示胎盘血管阻力升高，而大脑中动脉血流尚正常。给予产前皮质激素后，由于担心双胎的安全，决定立即娩出。

练习 2

问题

1. 对于 TTTS 还有哪些可能的产前治疗？

讨论

在这种情况下，双胎中的供者伴有正常容量性贫血，而双胎中的受者很可能出现高血容量性红细胞增多症合并肺动脉高压。羊膜腔减压术或胎儿镜激光光凝术常用于 TTTS 的产前处理。胎儿镜激光光凝术可阻断胎盘内的血管吻合支。将胎盘内的动脉-静脉、动脉-动脉和静脉-静脉吻合支选择性凝固，将胎盘分为两个独立的功能性区域，每个区域为双胎之一进行供血（Simpson，2013）。

病例 2（续）

双胎 A 出生体重 850g，Hb 50g/L，动脉血乳酸 12mmol/L，临床上表现为水肿。在早期给予表面活性物质后，继续常频机械通气支持，平均气道压 10cmH$_2$O，FiO$_2$ 25%，PaCO$_2$ 45mmHg，SaO$_2$ 96%。她的心率是 160 次/min，平均血压是 28mmHg，她的血液循环是高动力的，CaO$_2$ 是 6.6mL/dL。入院后不久的超声心动图显示心脏结构正常，左室缩短率为 30%，动脉导管开放，整个心动周期内动脉导管都是左向右分流。双胎 B 的出生体重为 900g，肤色呈暗红色，Hb 250g/L，动脉血乳酸 5mmol/L。需要高频机械通气支持，平均气道压 13cmH$_2$O，FiO$_2$ 85%。动脉血气显示 PaCO$_2$ 45mmHg，SaO$_2$ 90%。她的心率是 145 次/min，收缩压是 30mmHg。动脉导管前（右手）/后（左手或任意一只脚）的 SaO$_2$ 存在大约 8% 的差异，她的 CaO$_2$ 是 31mL/dL。入院后不久的超声心动图显示心脏结构正常，室间隔平坦，左室缩短率为 28%，动脉导管完全为右向左分流。

练习 3

问题

1. 这两个孩子的超声心动图结果有何意义？

讨论

双胎 A 是供者，心脏往往增大且呈高动力状态，更有可能发展为心力衰竭。相反,双胎 B 是受者,通常表现为双心室肥厚和扩张,在重症病例中,出现收缩功能下降、大量三尖瓣反流(和右室功能不全的严重程度相关,是胎儿水肿前的状态)(Fesslova et al.,1998)。据病例对照研究报道,TTTS 患儿中严重持续肺动脉高压的发生率大约为 2.6%~3%,其中大多数是受者。血管活性物质和容量超负荷导致的肺血管阻力增加被认为是 TTTS 患儿并发持续肺动脉高压的原因(Gijtenbeek et al.,2017)。

供者需要输血,最好是新鲜的(7 天内)浓缩红细胞,尽管这方面的证据很弱。除此以外,临床医生会考虑与高 HCT 的献血者进行等容交换输血。受者往往需要部分换血以治疗红细胞增多症和可能的高黏血症。

产时出血

出血和贫血也可能是新生儿在分娩过程中受到创伤的直接结果。临床表现轻重不一,生后不久就可能出现明显的低血容量性休克,也可能在生后 24 小时内出现进行性苍白、心动过速和低血压,以及随后出现的高胆红素血症。或者,可能发生某个特定器官的出血。正常的阴道分娩和器械分娩都可能引起帽状腱膜下出血和头颅血肿,以及硬膜下、蛛网膜下、脑室内和/或硬膜外出血,每一种出血都可能导致贫血。在伴有凝血功能异常(如血友病或同种免疫性血小板减少)的新生儿中,脑出血和其他部位出血的发生率也都增加。

经过长时间牵拉或腹部压迫的难产娩出的新生儿可出现腹腔内出血,对于阴道分娩的臀位早产儿尤其如此。临床症状可在生后不久至分娩后数天内的任何时间出现,可伴有腹胀、腹壁颜色改变或逐渐进展为低血容量性休克。肝出血通常与接生过程中挤压、旋转患儿的腹部有关(French and Waldstein,1982)。肝包膜填塞需要一定时间,因此症状出现较迟。肝脏破裂可导致腹腔积血和低血容量性休克。造成脾出血的原因包括产伤或继发于髓外造血的脾肿大,症状和肝出血相似,但发生率更低。肾上腺出血有时在腹部超声检查中被偶然发现,但很少会因大量出血而引起贫血或皮质功能不足。

病例 3

足月儿 I 是通过选择性剖宫产出生的,在离开

子宫时需要产钳帮助。他的一般状况很好,Apgar 评分为 8 分和 9 分。生后不久就和母亲一起进入产后病房。生后 4 小时,助产士发现 I 面色苍白,他的头围比出生时增大了 2cm。值班医生诊断为巨大的帽状腱膜下血肿,顶枕部沿着中线能触及波动感,似囊性的肿块。

他立即被转入监护室,入科时表现为脸色苍白,心率为 140 次/min,收缩压为 35mmHg,体温正常。立即开放静脉通路,留取血培养标本,并开具抗生素处方。静脉血气显示 Hb 80g/L。同时还送检了凝血功能。他的血小板计数是 $120 \times 10^9/L$。

练习 4

问题

1. 头颅血肿和帽状腱膜下出血有什么区别?
2. 为什么发生帽状腱膜下出血时应检测凝血功能?

讨论

帽状腱膜下出血可能危及生命,因此需要早期识别、密切监测和靶向治疗。帽状腱膜下出血是由连接头皮静脉和硬脑膜窦的桥接静脉撕裂所致。血液在帽状腱膜和颅骨骨膜之间积聚,这是一个潜在的巨大空间,可以容纳整个循环血容量。通常,帽状腱膜下出血表现为头部相关区域如气球一样的肿胀,并且可以迅速进展为低血容量性休克和贫血。因此,治疗的重点是恢复血容量和纠正任何凝血功能障碍。

头颅血肿通常较小,并被骨膜限制在单个颅骨的区域内,而帽状腱膜下出血则波及整个帽状腱膜和颅骨骨膜之间的空间。虽然巨大的头颅血肿可能会导致贫血,但非常少见。最常见的后果是新生儿很快出现非结合性高胆红素血症。

基于下列两个原因,凝血功能的检查是很重要的。第一,帽状腱膜下出血的患儿由于血小板和凝血因子的大量消耗,通常会继发弥散性血管内凝血(disseminated intravascular coagulation,DIC)。第二,可能存在凝血功能障碍的基础疾病,但由于出血后凝血因子被大量消耗,在急性期这两种情况常难以鉴别。急诊处理包括识别出血和恢复循环血容量。

病例 3(续)

由于担心低血容量性休克,给该患儿输注新鲜 O 型 Rh 阴性红细胞进行复苏。大量出血后他的凝

血功能出现紊乱。因此,他还接受血小板和血浆来源的凝血因子治疗。

溶血

溶血是新生儿贫血的常见原因。其特征是红细胞寿命缩短、血红蛋白尿、非结合性高胆红素血症,如果慢性溶血还会出现肝脾肿大。新生儿期溶血的常见原因见表8.4。

表8.4　新生儿期溶血的常见原因
新生儿溶血
内源性溶血
酶病
戊糖磷酸途径异常(如葡萄糖-6-磷酸脱氢酶缺乏症),糖酵解途径缺陷(如丙酮酸激酶)
其他
血红蛋白病
α 地中海贫血
β 珠蛋白缺乏
血红蛋白不稳定
红细胞膜缺陷
遗传性球形红细胞增多症
遗传性椭圆形红细胞增多症及相关疾病
遗传性口形红细胞增多症
外源性溶血
同种免疫作用
Rh 致敏
ABO 血型不合
其他(Duffy,Kell,Lewis 血型系统)
母体自身免疫性疾病
产妇用药
微血管病性贫血
DIC
败血症
先天性感染(TORCH 感染、疟疾)
血管相关原因
卡萨巴赫-梅里特综合征
大血管血栓形成
严重主动脉缩窄
动静脉畸形
氧化剂暴露
其他
半乳糖血症
长期或反复酸中毒

败血症和弥散性血管内凝血

溶血伴 DIC 最常见于严重败血症,病原体包括革兰氏阳性菌和革兰氏阴性菌。溶血性贫血也可能是病毒性败血症的并发症,包括巨细胞病毒、肠道病毒和单纯疱疹病毒感染。

病例 4

足月儿 M 是自然分娩,羊水胎粪污染。母亲分娩过程中伴有产程延长,并伴有发热和胎儿心动过速。他出生时体温高,心动过速,呼吸窘迫,需要用氧,于是被迅速送往监护室。抵达监护室时,M 的体温为 38℃,心率为 185 次/min,收缩压为 35mmHg,呼吸频率为 70 次/min,SaO_2 为 90%,吸入气氧浓度为 70%。他最初的动脉血气:pH 7.05,$PaCO_2$ 75mmHg,PaO_2 65mmHg,乳酸 10mmol/L。

M 病情继续恶化,医生用 3.5 号气管导管进行插管。他的气管导管中充满了带血的胎粪,胸片提示白肺。他开始接受高频振荡通气,平均气道压为 24cmH₂O,频率 10Hz,振幅 32cmH₂O,FiO₂ 90%,并开始使用血管活性药物来维持血压。

实验室检查显示凝血功能障碍,国际标准化比值(INR)2.5,纤维蛋白原 5.4mg/dL,活化部分凝血活酶时间(APTT)为 85s,D-二聚体升高。血常规显示 Hb 100g/L,白细胞升高,血小板 $85×10^9$/L。他开始使用广谱抗生素。

M 生后 12 小时,实验室报告血培养革兰氏阴性菌呈阳性。生后 18 小时,M 出现大量肺出血,导致心动过速、低血压伴乳酸性酸中毒,血红蛋白降至 80g/L。

练习 5

问题

1. 该患儿为什么会贫血?
2. 该患儿需要输血吗?

讨论

M 可能患有先天性肺炎伴感染性休克。这是由革兰氏阳性菌或阴性菌引起的不常见但进展迅速的临床情况。

我们将进一步讨论这种比较棘手的情况,因为关于这种情况下输血的指导性文献很少。M 可能有一些并发症,包括弥散性血管内凝血(DIC),可能还有溶血(细菌毒素所致)和失血。即使用了适当的抗生素治疗,也需要一定的时间才能有好转。此外,新生儿对于急性失血导致的低血容量性贫血的代偿能力非常有限。尽管该患儿需要密切监测血小板减少并纠正凝血功能障碍,但最需要的还是紧急输血。因此,医师可能需要跟当地血库密切沟通,为这种虽不常见但可能危及生命的情况制订输血计划。

同种免疫

ABO、MN、Rh、Kell、Duffy 和 Vel 系统中的红细胞抗原出现于妊娠第 5~7 周,但抗体的产生要晚得多。到妊娠 30~34 周时,约 50% 的胎儿体内可测得一些抗 A 或抗 B 抗体。ABO 血型不合引起的同种免疫是新生儿溶血病最常见的原因,可发生于首次妊娠。临床表现轻重不一,可以很轻微或没有溶血迹象,也可以是伴有明显红细胞破坏的严重溶血病。

随着血型筛查的普及以及用 RhoGAM(RhD 免疫球蛋白)预防 Rh 致敏,同种免疫性溶血的发生率显著降低。严重受累的胎儿极有可能因贫血而发生水肿,甚至死亡。出生后,由于继续溶血,新生儿早期就出现贫血,而 1~3 月龄时由于红细胞生成减少,可导致晚期贫血。

继发于抗 Kell 抗体的同种免疫通常引起较轻的高胆红素血症。然而,抗 Kell 致敏似乎钝化了红细胞生成,导致网织红细胞反应降低。

病例 5

M 的母亲在第二次怀孕时出现 RhD 滴度升高。胎儿 J 在孕 36 周时因大脑中动脉血流异常,诱导分娩后经阴道娩出。J 在出生时有哭声,除了给予触觉刺激外,不需要其他复苏。1 分钟和 5 分钟的 Apgar 评分均为 9 分,出生体重为 2.62kg。脐动脉血气:胆红素 154mmol/L(9mg/dL),Hb 107g/L。血常规显示红细胞多染性并出现明显的红细胞碎片。

练习 6

问题

1. 大脑中动脉血流异常的意义是什么?
2. 以下哪项实验室检查有助于明确诊断?
   A. 血型和直接抗球蛋白试验
   B. 间接抗球蛋白试验
   C. 血涂片观察红细胞形态

答案

1. 大脑中动脉血流异常是贫血严重程度的

指征。

2. J 是 A 型 RhD 阳性,直接抗球蛋白试验阳性。洗脱试验检测到抗 D 抗体,可以诊断 Rh 同种免疫或新生儿溶血病。
   (1) 什么是直接抗球蛋白试验?
   (2) 什么是洗脱试验? 为什么要用洗脱试验?
   (3) 该患儿应该如何处理?

讨论

J 是典型的 Rh 同种免疫,她母亲可能在前一次怀孕时致敏。直接抗球蛋白试验是一种母源抗体包被胎儿-新生儿红细胞的试验。洗脱试验用于明确可能介导溶血的抗体。洗脱试验的目的是除去已经结合到红细胞表面的抗体。

除了考虑静脉输注免疫球蛋白和换血以外,J 还需要接受强光疗。如果这是 R 第一次怀孕到足月,当你面对这样的情况时一定要确保已经详细询问了之前的怀孕情况,包括流产史。

在抗 RhD 预防的时代,典型 RhD 溶血病的发生率已大大下降。如果 J 的母亲已经接受了预防,但还是出现了类似的情况,应注意除 D 以外的 Rh 致敏和其他潜在的抗原(Bollason et al. ,2017)。同种免疫性溶血伴有非结合胆红素快速升高需要立即送医院接受强光疗(Management of hyperbilirubinemia in the newborn infant,2004)。还可出现血红蛋白尿,这是血管内溶血的征象。应通知输血实验室该患儿在接下来的几个小时内可能需要进行换血治疗。应考虑使用静脉注射免疫球蛋白(intravenous immunoglobulin,IVIg),这可能会改善病情(Zwiers et al. ,2018)。尽管有荟萃分析报告同种免疫性溶血应用了 IVIg 后可以减少换血,但现有证据的质量都很低(Zwiers et al. ,2018)。对于应用 IVIg 治疗新生儿同种免疫性溶血,仍需要足够大样本量的、采用盲法的研究来进一步评估其潜在的严重不良反应。

练习 7

问题

1. 换血的目的是什么?
2. 换血有哪些风险?
3. 为什么要用辐照后的血液?

讨论

换血的目的是降低游离胆红素和循环中来自母亲的抗体,同时改善贫血。可能需要不止一次的换血,换血需经过仔细计划再实施,因为换血并非没有风险和并发症(Chitty et al., 2013)。置入导管本身就不是绝对安全的。换血最常见的风险是单纯换血量计算错误所导致的循环血容量过多或不足。如果换血速度过快,可能会增加由缺氧缺血和微血栓导致肠穿孔的风险。此外,换血过程中可能会出现呼吸暂停和心动过缓,出现高钾血症或低钙血症等生化紊乱。血小板减少和凝血功能障碍都有可能发生,但血小板减少更为常见。许多国家用于换血的血液是经过辐照的,目的是减少供体白细胞,从而降低移植物抗宿主病(graft versus host disease, GVHD)的风险。

先天性红细胞缺陷

由于不同珠蛋白链的合成存在发育上的差异,血红蛋白合成缺陷(统称为地中海贫血)的表现存在显著的临床变异。由于胎儿期最初的 HbF 的血红蛋白包括 α 链,α 珠蛋白病可能在胎儿期就有显著表现。相反,β 链出现较晚,且 HbF 代偿性生成增加,因此 β 珠蛋白病病情相对较轻。疾病的严重程度通常与缺乏的 α 珠蛋白基因的数量有关。单个 α 珠蛋白基因缺失表现为无症状携带者状态,大约 28% 的非裔美国人受累。α 地中海贫血是 2 个 α 珠蛋白基因缺失的结果,在非裔美国人中的发病率为 3%,其临床特征为轻度小细胞低色素性贫血,血红蛋白电泳正常,但也有一些研究报告,在新生儿中存在巴特血红蛋白暂时性轻度增加(2% ~ 8%),并在很多新生儿筛查时被检测到。如果特征性的小红细胞出现在新生儿期,这通常是由 α 地中海贫血所致,如果出现在儿童期,则最可能的原因是铁缺乏。血红蛋白 H 病由 3 个 α 珠蛋白基因缺失引起,在血涂片上的表现与 α 地中海贫血相似。最后,纯合子 α 地中海贫血是所有四个 α 珠蛋白基因缺失的结果,通常导致子宫内进行性加剧的严重溶血性贫血,并伴有左右心室衰竭、水肿胎儿和死胎。

与 β 珠蛋白结构变异相关的疾病,如 β 地中海贫血和镰状细胞病,在出生时不会导致红细胞指数异常,这与 α 珠蛋白病不同。这是因为与 γ 珠蛋白链相比,β 珠蛋白链产生时间更晚。因此 β 地中海贫血通常在较大的婴儿或儿童中出现症状,血红蛋白电泳可发现血红蛋白 A_2 和/或血红蛋白 F 升高。

溶血也可能是与红细胞代谢相关的酶病所致。葡萄糖-6-磷酸脱氢酶(glucose 6-phosphate dehydrogenase, G6PD)缺乏使红细胞在还原型谷胱甘肽水平不足时容易发生氧化应激损伤,其临床表现包括新生儿黄疸、先天性非球形红细胞溶血性贫血和暴露于氧化应激后的急性溶血。丙酮酸激酶缺乏症是糖酵解途径最常见的异常,可出现在新生儿和儿童早期,表现为黄疸和贫血。

病例 6

男婴 J 出生胎龄 28 周,自发性经阴道分娩。尽管产前准备不足,但他的状况良好,1 分钟和 5 分钟 Apgar 评分分别为 6 分和 9 分。他在产房接受持续气道正压通气(CPAP)支持,以帮助心肺功能的过渡,然后被送往 NICU 并放置于经过湿化的暖箱中。他开始接受 $6cmH_2O$ 的 CPAP,吸入气氧浓度为 21%。他的心率为 150 次/min,平均血压为 30mmHg,SaO_2 为 95%。

在他的左手建立了静脉通路,并采集血标本送检血常规、血培养和血气。开始广谱抗生素静脉输注。

实验室工作人员打电话通知你,婴儿 J 的红细胞形态存在异常,血涂片可见红细胞碎片和多染性。

练习 8

问题

1. 新生儿最常见的红细胞形态异常是什么?
2. 还有哪些实验室检查是很重要的?
3. 红细胞多染性的含义是什么?

讨论

细胞膜的缺陷降低了红细胞的可塑性,导致胎儿和新生儿溶血。遗传性球形红细胞增多症是最常见的导致红细胞形态异常的膜疾病。它是一种常染色体显性遗传疾病,但也可能是基因突变的结果。这是红细胞膜蛋白如血影蛋白、锚蛋白、带 3 蛋白和蛋白 4.2 的缺陷所致。50% 以上的患儿在新生儿期出现贫血和黄疸。虽然红细胞渗透脆性增加可作为诊断依据,但其他溶血,如 ABO 血型不合时,红细胞也可出现渗透脆性增加,因此需要进一步检查进行鉴别。现在,直接进行基因检测使这些疾病的诊断变得更容易了。通常,红细胞形态异常会导致非溶血性非结合性高胆红素血症,胆红素脑病的风险增加,特别是像 J 这样的早产儿。首先应考虑使用强光疗,但该患儿的情况还应考虑换血,因为需要同时处理非结合性高胆红素血症和贫血的情况。

当循环中同时存在成熟红细胞和不成熟红细胞(有核红细胞)时,实验室常描述为红细胞多染性,即染成不同颜色的红细胞。这意味着该过程是亚急性的,已经持续一段时间了。

早产儿贫血

这是一个非特异性术语,通常用于描述早产儿的贫血。脐带延迟结扎普遍推行后,早产儿生后的初始Hb水平有所提高,有可能会改变早产儿贫血的情况。

早产儿贫血的特征性表现为正常大小和正常色素的红细胞,伴有网织红细胞减少,最常见于出生4周以后的早产儿,类似于足月新生儿在生后8～12周出现的生理性贫血。其严重程度根据早产的程度、潜在疾病的严重程度和婴儿的营养状况而异。早产儿贫血是多因素的,但其核心是对EPO的反应迟钝。早产儿的EPO半衰期较短,代谢较快。另外,早产儿的红细胞寿命缩短,快速生长又导致血液稀释,且治疗过程中需要频繁的抽血检查,以至于医源性失血。

早产儿贫血可以引起一系列临床表现,包括呼吸暂停、心动过缓、嗜睡、喂养困难、氧气需求增加和体重增加缓慢(Whyte and Kirpalani,2011)。然而,很少有证据表明输血能够使这些早产儿贫血的症状得以缓解。尽管如此,患儿对氧浓度或呼吸机要求的增加通常会促成输血。尽管减少静脉穿刺引起的失血、补充足够的铁剂和延迟脐带结扎可以减少极

早产儿的输血次数,但关于这一人群的最佳输血阈值并不明确。

输血的不确定性在于,极早产儿输血和随后的发病率和死亡率(包括坏死性小肠结肠炎、支气管肺发育不良和脑室内出血)可能存在关联(Keir et al.,2016)。虽然EPO等红细胞生成刺激剂可以减少极早产儿的输血和供者暴露的机会,但更加严格和标准化的输血指征或指南,以及尽量减少医源性失血,可能对减少早产儿和足月儿输血的作用更为显著。

关于新生儿输血的另一个需要考虑的因素是尽量减少供者的暴露。这一点在关于EPO的章节中已经提到,因为输血相关性感染的风险始终存在。尽管在输血相关性感染的预防方面已经取得了巨大的进步,但这些进步往往是在医源性伤害之后才实现的。例如,直到西方世界对HIV进行普遍的筛查才实现了对该病毒的预防,这一过程耗费了几年的时间。现在对HIV和乙型肝炎病毒进行常规筛查,使得输血感染这两种病毒的风险非常低(图8.8)。然而,外来的新的感染仍然可见,特别是在国际化旅行时代(如美洲锥虫病、疟疾、尼罗河病毒感染等)。因此,血库应尽可能用单一献血者的血液制备尽可能多个包装的血液制品。不同地区对于父母捐献的政策是不同的。如果实施了父母捐献,应注意充分的安全性筛查,就像对待其他的血液捐献一样。

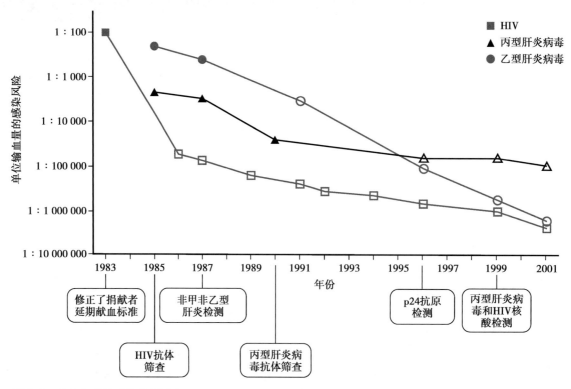

图8.8　输血相关性感染的风险(From Lubin NL:Transfusion safety:where are we today? *Ann N Y Acad Sci* 1054:325-41,2005)

病例 7

N 为胎龄 24 周早产儿,急产经阴道分娩。母亲在分娩前 6 小时才接受了产前皮质激素的治疗。M 一般情况良好,1 分钟和 5 分钟 Apgar 评分分别为 6 分和 8 分。胎盘在婴儿出生后很快被娩出。遗憾的是,没来得及实施脐带延迟结扎。

场景 A

N 因为呼吸窘迫综合征接受单剂表面活性物质治疗并进行机械通气。呼吸机条件为平均气道压 12cmH$_2$O,FiO$_2$ 40%,导管前 SaO$_2$ 92%。给予 5mg/(kg·min)的多巴酚丁胺后,他的动脉收缩压为 25mmHg。超声心动图提示:心脏结构正常,收缩功能良好。另外,动脉导管开放,直径为 1.8mm,左向右分流。动脉血 Hb 105g/L。乳酸 5.5mmol/L,较前有所下降,但仍高于正常。CaO$_2$ 13.4mL/dL。

练习 9

问题

1. 用什么标准来确定早产儿是否需要浓缩红细胞输注?

2. 与血液制品储存相关的问题有哪些?

讨论

N 存在贫血(出生时血红蛋白中位数为 165g/L),伴有轻度低血压。尽管进行了大量的随机试验,但极早产儿在生后最初几天的输血时机和输血量仍不明确。尽管如此,许多临床医生用 PINT/IOWA 试验(Kirpalani et al.,2006;Bell et al.,2005)或循证医学综述(Whyte and Kiriplani,2011)来确定输血阈值。这些试验根据疾病严重程度和实际年龄而采用不同的 Hb 或 HCT 水平作为输血阈值。此外,大多数临床医生选择的输注容量为 10~15mL/kg,但对此并没有很多参考的依据。在决定输血的容量之前,应首先评估循环的容量状态。是低血容量、正常血容量还是高血容量?心肺功能是否稳定?

储存的血液随着时间的推移会发生变化,导致溶血、细胞内钾的释放、红细胞变形性降低、脆性增加和 2,3-DPG 下降。这种变化被描述为"储存性损害",影响氧的摄取和释放。

场景 B

生后 5 周,N 需要 CPAP 支持,FiO$_2$ 为 30%,压力 7cmH$_2$O,末梢血的 Hb 浓度为 78g/L。

练习 10

问题

1. NICU 中极早产儿 Hb 下降的常见原因有哪些?

2. 早产儿合理的输血阈值是多少?

讨论

N 患有典型的早产儿正常容量性贫血。如前所述,这种贫血主要是由于医源性失血和骨髓抑制。随着早产儿出生后年龄的增加,大多数临床医生倾向于让其耐受更低的 Hb 或 HCT 值,除非该早产儿对氧气的需求突然增加或需要接受手术。红细胞输注应以上述随机试验取得的证据为指导。

在临床实践中,早产儿贫血的输血阈值仍存在很大差异(Guillen et al.,2012)。对于胎龄小于 28 周或超低出生体重且未接受呼吸支持的婴儿,合理的 Hb 输血阈值为 95~120g/L。随着年龄的增长,输血阈值可以更低。接受呼吸支持(吸氧、高流量鼻导管、CPAP 或正压通气)的婴儿需要较高的阈值。重要的是认识到输血阈值也可能受到其他因素的影响,包括预期失血量、营养状况、疾病严重程度和标本采样部位。表 8.5 概述了 National Blood Authority 最近发表的早产儿输血阈值共识指南(NBA,2016)。

表 8.5　早产儿输血的血红蛋白阈值

血红蛋白浓度/(g·dL^{-1})		
生后周龄/周	无需呼吸支持	呼吸支持(如吸氧、高流量鼻导管、CPAP、正压通气)
1	10~12	11~13
2	8.5~1.1	10~12.5
>3	7.0~10	8.5~11

From National Blood Authority(NBA):*Patient blood management guidelines*:*module 6-neonatal and paediatrics*,Canberra,Australia,2016,NBA.

贫血的预防和处理

脐带延迟结扎

国际复苏联络委员会目前建议对不需要复苏的足月儿和早产儿实施脐带延迟结扎(Perlman et al.,2015)。对现有早产儿随机试验的荟萃分析显示,延迟脐带结扎的早产儿住院死亡率低于生后立即脐带结扎的早产儿（Fogarty et al.，2018）。然而，这在重要发病率或神经发育结局方面似乎没有益处。这种情况在超早产儿和需要积极复苏的患儿中尤为明显。在足月儿中，延迟至少1分钟的脐带结扎可能会降低3~6月龄时铁缺乏的风险（McDonald et al.，2013）。对于资源匮乏国家的新生儿来说，这是一个重要的发现。

促红细胞生成素与早产儿贫血

在撰写本文时，证据的权重开始慢慢倾向早期应用EPO或其他红细胞生成刺激剂。至于该治疗是否能够获益，还得参考Cochrane协作网对所有已知试验的汇总分析（Ohlsson and Aher，2017）。最新版本的汇总分析综合了随机对照试验的数据，比较了安慰剂与早期EPO低剂量治疗组[≤500U/（kg·周）]和高剂量治疗组[>500U/（kg·周）]或EPO类似物（如达贝泊汀）的效果。总共有34项研究，纳入3 643名婴儿。汇总后的结果显示，红细胞生成刺激剂确实降低了一次或多次红细胞输注的风险，相对危险度（relative risk，RR）0.79，95%置信区间（confidence interval，CI）0.74~0.85；危险度差值（risk difference，RD）-0.14，95% CI -0.18~-0.10；RR 对应的 I^2 为69%，RD 对应的 I^2 为62%（中度异质性）。值得注意的是，这些证据质量较低，许多试验是非盲试验。此外，实际输血量仅减少了7mL/kg，这对极早产儿可能并没有临床意义。更重要的是，在统计学上，供者暴露的数量并没有显著减少。

有趣的是，除了输血以外，红细胞生成刺激剂对极早产儿另外两个并发症也有影响。与安慰剂组相比，红细胞生成刺激剂组的坏死性小肠结肠炎显著减少（RR 0.69，95% CI 0.52~0.91；RD -0.03，95% CI -0.05~-0.01；RR 对应 I^2 为50%，RD 对应 I^2 为22%（低异质性）。更有意思的是，红细胞生成刺激剂组对18~24个月龄的贝利 II 精神发育指数（mental development index，MDI）有影响[加权均数差8.22，95% CI 6.52~9.92；I^2 为97%（高度异质性）；三项研究，981名儿童]。然而，该汇总资料并不包括专门研究这一重要结局的最大样本量的试验，且该试验的结果恰恰是阴性的（Natalucci et al.，2016）。为了检验这一关键问题，新的试验正在进行中。

EPO治疗早产儿贫血的风险

主要的风险是早产儿视网膜病变（retinopathy of prematurity，ROP）可能恶化，这抵消了极早产儿减少输血的微小获益。ROP的病因和VEGF有关。VEGF在缺氧时分泌增加，在纠正胎龄32~34周有一个分泌高峰。EPO在功能上与VEGF相似，尤其是对眼的作用（Heidary et al.，2009），因此在EPO试验中关注ROP是很自然的。早期的汇总数据表明，EPO组早产儿III期及以上的ROP发生率增加。然而，最近的Cochrane荟萃分析发现EPO增加ROP发生率的风险很小，并没有统计学差异[RR 1.24（0.81，1.90）]。这一发现得到了另一项独立荟萃分析的证实（Rimion，2013）。

（石巍 译）

推荐阅读

American Academy of Pediatrics Subcommittee on Hyperbilirubinemia. Management of hyperbilirubinemia in the newborn infant 35 or more weeks of gestation. *Pediatrics.* 2004;114:297-316.

Andersen CC, Hodyl NA, Kirpalani HM, et al. A theoretical and practical approach to defining "adequate oxygenation" in the preterm newborn. *Pediatrics.* 2017;139(4):e20161117.

Andersen CC, Karayil SM, Hodyl NA, et al. Early red cell transfusion favourably alters cerebral oxygen extraction in very preterm newborns. *Arch Dis Child Fetal Neonatal Ed.* 2015;100(5):F433-F435.

Andersen CC, Keir AK, Kirpalani H, et al. Anaemia in the premature infant and red blood cell transfusion: New approaches to an age-old problem. *Curr Treat Options Pediatr.* 2015;1: 191-201.

Andersen CC, Stark MJ. Haemoglobin transfusion threshold in very preterm newborns: A theoretical framework derived from prevailing oxygen physiology. *Med Hypotheses.* 2012;78:71-74.

Bell EF, Strauss RG, Widness JA, et al. Randomized trial of liberal versus restrictive guidelines for red blood cell transfusion in preterm infants. *Pediatrics.* 2005;115:1685-1691.

Bollason G, Hjartardottir H, Jonsson T, et al. Red blood cell alloimmunization in pregnancy during the years 1996-2015 in Iceland: A nation-wide population study. *Transfusion.* 2017;57:2578-2585.

Bracci R, Martini G, Buonocore G, et al. Changes in erythrocyte properties during the first hours of life: electron spin resonance of reacting sulfydryl groups. *Pediatr Res.* 1988;24:391-395.

Brown MS, Garcia JF, Phibbs RH, et al. Decreased response of plasma immunoreactive erythropoietin to "available oxygen" in anemia of prematurity. *J Pediatr.* 1984;105:793-798.

Buonocore G, Perrone S, Gioia D, et al. Nucleated red blood cell count at birth as an index of perinatal brain damage. *Am J Obstet Gynecol.* 1999;181:1500-1505.

Chaparro CM, Neufeld LM, Tena Alavez G, et al. Effect of timing of umbilical cord clamping on iron status in Mexican infants: a randomised controlled trial. *Lancet.* 2006;367: 1997-2004.

Chitty HE, Ziegler N, Savoia H, et al. Neonatal exchange transfusions in the 21st century: a single hospital study. *J Paediatr Child Health.* 2013;49:825-832.

Chou HH, Chung MY, Zhou XG, et al. Early erythropoietin administration does not increase the risk of retinopathy in preterm infants. *Pediatr Neonatol.* 2017;58:48-56.

Christensen RD, Lambert DK, Richards DS. Estimating the nucleated red blood cell "emergence time" in neonates. *J Perinatol.* 2014;34:116-119.

Christensen RD. Expected hematologic values for term and preterm neonates. In: Christensen RD, ed. *Hematologic Problems of the Neonate.* Philadelphia: Saunders; 2000:120.

Dallman PR. Anemia of prematurity. *Annu Rev Med.* 1981; 32:143-160.

Dame C, Fahnenstich H, Freitag P, et al. Erythropoietin MRNA expression in human fetal and neonatal tissue. *Blood.* 1998;92:3218-3225.

Fesslova V, Villa L, Nava S, et al. Fetal and neonatal echocardiographic findings in twin-twin transfusion syndrome. *Am J Obstet Gynecol.* 1998;179:1056-1062.

Fogarty M, Osborn DA, Askie L, et al. Delayed vs early umbilical cord clamping for preterm infants: A systematic review and meta-analysis. *Am J Obstet Gynecol.* 2018;218:1-18.

French CE, Waldstein G. Subcapsular hemorrhage of the liver in the newborn. *Pediatrics.* 1982;69:204-208.

Gijtenbeek M, Haak MC, Ten Harkel DJ, et al. Persistent pulmonary hypertension of the newborn in twin-twin transfusion syndrome: a case-control study. *Neonatology.* 2017;112:402-408.

Guillen U, Cummings JJ, Bell EF, et al. International survey of transfusion practices for extremely premature infants. *Semin Perinatol.* 2012;36:244-247.

Heidary G, Vanderveen D, Smith LE. Retinopathy of prematurity: Current concepts in molecular pathogenesis. *Semin Ophthalmol.* 2009;24:77-81.

Jopling J, Henry E, Wiedmeier SE, et al. Reference ranges for hematocrit and blood hemoglobin concentration during the neonatal period: data from a multihospital health care system. *Pediatrics.* 2009;123:e333-e337.

Keir A, Pal S, Trivella M, et al. Adverse effects of red blood cell transfusions in neonates: a systematic review and meta-analysis. *Transfusion.* 2016;56:2773-2780.

Kirpalani H, Whyte RK, Andersen C, et al. The premature infants in need of transfusion (pint) study: A randomized, controlled trial of a restrictive (low) versus liberal (high) transfusion threshold for extremely low birth weight infants. *J Pediatr.* 2006;149:301-307.

Liang R, Ghaffari S. Advances in understanding the mechanisms of erythropoiesis in homeostasis and disease. *Br J Haematol.* 2016;174:661-673.

Luban NL. Transfusion safety: where are we today? *Ann N Y Acad Sci.* 2005;1054:325-341.

McDonald SJ, Middleton P, Dowswell T, et al. Effect of timing of umbilical cord clamping of term infants on maternal and neonatal outcomes. *Cochrane Database Syst Rev.* 2013;(7):CD004074.

Meyer J, Sive A, Jacobs P. Serum erythropoietin concentrations in symptomatic infants during the anaemia of prematurity. *Arch Dis Child.* 1992;67:818-821.

Natalucci G, Latal B, Koller B, et al. Effect of early prophylactic high-dose recombinant human erythropoietin in very preterm infants on neurodevelopmental outcome at 2 years: A randomized clinical trial. *JAMA.* 2016;315:2079-2085.

National Blood Authority (NBA): *Patient Blood Management*

Guidelines: Module 6 - Neonatal and Paediatrics. Canberra, Australia: National Blood Authority; 2016.

Nunn JF. *Applied Respiratory Physiology.* 3rd ed. London: Butterworths; 1987.

Ohlsson A, Aher SM. Early erythropoiesis-stimulating agents in preterm or low birth weight infants. *Cochrane Database Syst Rev.* 2017;11:CD004863.

Owusu BY, Stapley R, Patel RP. Nitric oxide formation versus scavenging: the red blood cell balancing act. *J Physiol.* 2012;590:4993-5000.

Pearson HA. Life-span of the fetal red blood cell. *J Pediatr.* 1967;70:166-171.

Perlman JM, Wyllie J, Kattwinkel J, et al. Part 7: Neonatal resuscitation: 2015 international consensus on cardiopulmonary resuscitation and emergency cardiovascular care science with treatment recommendations. *Circulation.* 2015; 132:S204-S241.

Perrone S, Tataranno ML, Stazzoni G, et al. Oxidative injury in neonatal erythrocytes. *J Matern Fetal Neonatal Med.* 2012;25:104-108.

Rimion DL. *Emery & Rimion's Principles and Practice of Medical Genetics.* San Diego: Academic Press; 2013.

Saarinen UM, Siimes MA. Developmental changes in red blood cell counts and indices of infants after exclusion of iron deficiency by laboratory criteria and continuous iron supplementation. *J Pediatr.* 1978;92:412-416.

Schulze A, Whyte RK, Way RC, et al. Effect of the arterial oxygenation level on cardiac output, oxygen extraction, and oxygen consumption in low birth weight infants receiving mechanical ventilation. *J Pediatr.* 1995;126: 777-784.

Sebring ES, Polesky HF. Fetomaternal hemorrhage: Incidence, risk factors, time of occurrence, and clinical effects. *Transfusion.* 1990;30:344-357.

Simmonds MJ, Detterich JA, Connes P. Nitric oxide, vasodilation and the red blood cell. *Biorheology.* 2014;51:121-134.

Simpson LL. Twin-twin transfusion syndrome. *Am J Obstet Gynecol.* 2013;208:3-18.

Tschirch E, Weber B, Koehne P, et al. Vascular endothelial growth factor as marker for tissue hypoxia and transfusion need in anemic infants: A prospective clinical study. *Pediatrics.* 2009;123:784-790.

Vora M, Gruslin A. Erythropoietin in obstetrics. *Obstet Gynecol Surv.* 1998;53:500-508.

Wardle SP, Yoxall CW, Crawley E, et al. Peripheral oxygenation and anemia in preterm babies. *Pediatr Res.* 1998;44:125-131.

Watkins D, Rosenblatt DS. Inborn errors of cobalamin absorption and metabolism, American journal of medical genetics Part C. *Semin Med Genet.* 2011;157:33-44.

West JB. *Respiratory Physiology: The Essentials.* London: Lippincott Williams & Wilkins; 2015.

Whyte R, Kirpalani H. Low versus high haemoglobin concentration threshold for blood transfusion for preventing morbidity and mortality in very low birth weight infants. *Cochrane Database Syst Rev.* 2011;(11):CD000512.

Zwiers C, Scheffer-Rath ME, Lopriore E, et al. Immunoglobulin for alloimmune hemolytic disease in neonates. *Cochrane Database Syst Rev.* 2018;3:CD003313.

第 9 章

呼吸窘迫综合征

Alain C. Cuna Waldemar A. Carlo

简介

呼吸窘迫综合征(respiratory distress syndrome, RDS)是常见的早产儿肺疾病,主要是由于肺表面活性物质产生不足。RDS患儿不能维持足够的功能残气量(functional residual capacity, FRC),导致肺泡萎陷不张,低通气和通气血流比例失调。临床表现为生后很快出现呼吸过速、鼻翼扇动、呻吟、吸凹、高碳酸血症和低氧血症,且逐渐加剧。关于RDS管理的大量研究已经使RDS患儿的结局显著改善,生存率大幅提高。本章主要讨论RDS管理的最新循证依据。

病例 1

社区医院来了一位妊娠32周的31岁孕妇,G2P1,当天上午她自觉阴道有液体流出,并出现了规则的宫缩性腹痛。她之前分娩过胎龄28周的早产儿。她担心这个孩子早产也会有RDS的风险,之前早产的女儿出生时就曾接受几天的呼吸机治疗。

练习 1

问题

1. 下列哪项产前干预措施对于减轻该婴儿RDS严重程度是最有效的?

    A. 该婴儿是中等程度的早产,其RDS的风险可以忽略不计,因此建议分娩

    B. 应该给予产前皮质激素以促进肺成熟,改善该婴儿预后

    C. 鉴于该孕妇曾经分娩早产儿,保胎治疗不能有效延迟分娩,因此不应使用

2. 下列关于保胎治疗延迟分娩的说法,哪个是正确的?

    A. 短期保胎治疗可以为产前皮质激素应用和转运至三级医院争取时间,因此是有益的

    B. 维持保胎治疗可以有效预防早产,改善新生儿预后

    C. 应选择钙通道阻滞剂作为延迟分娩的保胎治疗药物

答案

1. B。
2. A。

降低 RDS 发病的产前管理措施

预防早产

降低RDS发生率及严重程度的最有效措施就是预防早产。不过,目前预防早产的治疗效果都非常有限。早产的危险因素包括前一胎早产、多胎妊娠和子宫颈管缩短。具有早产风险的孕妇孕期应密切监测,并适当考虑可以避免早产的干预措施(如补充孕酮、宫颈环扎术)。应避免对宫缩没有发动的晚期早产儿(胎龄34~36周)施行择期剖宫产,因为和足月儿相比,这一人群发生RDS的风险仍比较高。

产前皮质激素促进胎儿肺成熟

对于宫缩提前发动、具有早产风险的孕妇,应立即给予产前皮质激素。产前皮质激素可以促进胎儿肺的成熟,是降低RDS发生率并改善预后的最重要的干预措施之一。最近的荟萃分析显示,产前皮质激素显著降低RDS发生率(RR 0.66,95% CI 0.56~0.77)和总体死亡率(RR 0.69,95% CI 0.59~

0.81）。长期以来,美国妇产科医师协会都推荐给妊娠 24~34 周、具有早产风险的孕妇常规应用产前皮质激素。对于妊娠 23 周或妊娠 34~36 周的孕妇,产前皮质激素也是应该考虑的,因为最近的证据显示,产前皮质激素对于这些早产儿也是有益的。

转运至三级医疗机构

并不是所有的产科中心都具备救治早产儿所需的足够的人力和物力。应尽可能将具有早产风险的高危孕妇转运至三级医疗机构。研究显示,在三级医疗机构出生的早产儿具有更好的生存率和远期预后,因此转运高危孕妇比转运新生儿更为理想。

保胎治疗

尽管通过保胎治疗延迟早产儿出生的做法并没能改善新生儿的预后,但短期内保胎治疗可以为产前皮质激素的应用以及高危孕妇向上级医院的转运赢得时间。常用的保胎治疗药物包括钙通道阻滞剂、非甾体抗炎药、β受体激动剂和硫酸镁。虽然这些药物的效果相似,但潜在的不良反应差异很大。因此应根据患儿的具体情况选择个体化的保胎治疗。

病例 2

一位妊娠 26 周的 22 岁孕妇因为破膜和产程发动被送至急诊室。她在急诊室接受了 1 剂倍他米松,开始用硫酸镁保胎,随后转入围产中心进一步治疗。进入病房后,发现她的宫口已经扩张了 3cm。继续应用硫酸镁,并给予第 2 剂倍他米松。不过,她仍持续宫缩,宫口继续开大。着手为阴道分娩准备,呼叫 NICU 团队。

练习 2

问题

1. 生后即刻就发现该早产儿存在微弱的哭声和自主的活动。基于 2015 年美国心脏学会的新生儿复苏指南,下列哪项是正确的脐带处置方式?

　　A. 脐带延迟结扎

　　B. 像挤奶一样挤压脐带

　　C. 立即结扎脐带

2. 将婴儿放置于辐射台,进行快速评估,发现该婴儿没有自主呼吸,心率 80 次/min。下列哪项处

理是正确的?

　　A. 用 30% 的 FiO_2 进行面罩-皮囊正压通气

　　B. 用 60% 的 FiO_2 进行面罩-皮囊正压通气

　　C. 用 30% 的 FiO_2 进行 CPAP

　　D. 用 60% 的 FiO_2 进行 CPAP

答案

　　1. A。

　　2. A。

产房内的稳定

正确的产房内复苏对于降低新生儿死亡率和发病率(包括 RDS)都很重要。应遵循美国心脏学会制定的最新的新生儿复苏指南。

脐带延迟结扎

新生儿娩出后延迟 30~60 秒结扎脐带的做法可以使血流继续从胎盘进入新生儿体内,导致血容量增加,血压上升,进而改善早产儿的预后。关于早产儿脐带延迟结扎随机对照试验的荟萃分析(18 个研究,2 834 例新生儿)显示,脐带延迟结扎使早产儿医院内死亡率降低(RR 0.70,95% CI 0.51~0.95),输血需求减少10%。目前的指南认为对于出生后立即开始呼吸或哭的早产儿,延迟脐带结扎是合理的。如果早产儿出生后显著呼吸抑制,需要立即复苏,不宜进行脐带延迟结扎,这种情况下可以像挤奶一样挤压脐带几次,使血液流向婴儿。不过,常规的脐带挤压目前并不推荐,因为还需要更多研究来明确其有效性和安全性,尤其对于那些需要复苏的早产儿。

体温调节

产房内的体温调节是非常重要的,体温过高或过低都会增加新生儿的死亡率和发病率。早产儿尤为脆弱,在出生前需要更充分的准备。应将产房室温设在 26~28℃,并将辐射台打开至最大功率。还应准备温暖的毯子和帽子。对于 32 周以下的早产儿,还需要额外的干预来防止体温过低。出生后不擦干身体就立即将早产儿放入塑料袋内的做法可以减少蒸发散热,同时又不影响辐射台的热辐射。另外,复苏时最好用加温湿化的气体,还可能用到加热床垫。总体目标是维持体温在 36.5~37.5℃。

通气

新生儿出生时稳定的最重要一步是建立有效的

通气。早产儿由于气道未发育成熟且缺乏表面活性物质,常需要一些呼吸支持才能建立足够的通气。需要对新生儿的呼吸支持需求进行快速评估,包括心率和呼吸驱动力。如果心率低于 100 次/min 或婴儿出现呼吸暂停或喘息样呼吸,就需要通过复苏皮囊或 T 组合给予正压通气。使用听诊、触诊等手段进行临床评估可能比较有挑战性,尤其对于早产儿,因此可以考虑放置心电监护的电极以便更快速准确地评估心率。应注意肺的膨胀压,因为过高的潮气量会引起肺损伤。若提供的压力不足,会导致无效通气,那也是有害的。持续肺膨胀策略是指给予相对较高的吸气峰压(peak inspiratory pressure,PIP),并持续 5 秒以上,它可代替间歇正压通气来帮助婴儿建立足够的 FRC,但其有效性和安全性尚缺乏足够的证据。

氧合

对氧合进行正确的管理也很重要,因为氧合过度或不足都可能对新生儿造成伤害。在足月儿和晚期早产儿,和空气复苏相比,100% 的氧气复苏会增加新生儿的死亡率。尽管早产儿的研究很少,但已有证据显示,和 100% 的氧气复苏相比,低氧浓度复苏可能对早产儿更为有益。目前的指南推荐胎龄<35 周早产儿的复苏起始阶段,可以先使用较低的氧浓度(21%～30%),通过空氧混合仪逐渐调高氧浓度,使氧饱和度在出生后逐渐上升(目标氧饱和度:5 分钟时 80%～85%,10 分钟时 85%～95%)。

病例 3

胎龄 25 周的男婴,经阴道分娩,生后即刻有呼吸和哭声。脐带延迟 30 秒结扎,随后他被复苏团队放在温暖的毯子上,并立即被转移至辐射台上,身体还未擦干就被放进塑料袋内。迅速评估发现刺激后他的呼吸驱动力很弱,心率<100 次/min。开始用复苏皮囊进行正压通气,给予 30% 的氧和合适的压力,氧饱和度探头连接在他右手上,调节合适的氧浓度来达到目标氧饱和度。生后 3 分钟,他出现自主呼吸,心率>100 次/min。

练习 3

问题

1. 该婴儿下一步的处理中,下列哪项是最正确的?

　A. 用复苏皮囊持续正压通气

　B. 气管插管,给予表面活性物质

　C. CPAP 支持

答案

1. C。

气管插管下预防性应用表面活性物质与出生后预防性 CPAP 支持

由于大量研究发现早期应用表面活性物质的效果比晚期应用更好,产房内常规给早产儿进行气管插管和给予表面活性物质的方法就被广泛接受了。但是这种方法使一些原本不需要机械通气的早产儿暴露于不必要的机械通气相关性肺损伤风险。最近的一些研究评价了产房内就开始应用 CPAP 的效果,只有当 CPAP 失败时,再气管插管和给予表面活性物质。三项大样本的随机对照试验采用了这种侵入性相对较小的策略,共纳入 2 364 例胎龄<30 周的早产儿,结果显示产房内气管插管率降低了,总的机械通气时间缩短了。这些研究的荟萃分析显示预防性应用 CPAP 可以减少纠正胎龄 36 周时支气管肺发育不良(bronchopulmonary dysplasia,BPD)的发生率和死亡率(RR 0.89,95% CI 0.81～0.97),虽然差异比较小,但是有统计学意义。基于这一证据,对于伴有 RDS 的极不成熟早产儿,推荐在产房就开始预防性应用 CPAP,这是比预防性气管插管更有益的方案。

病例 4

胎龄 27 周的男婴,出生体重 900g,收入 NICU 后接受 CPAP 支持。过去一个小时,他的呼吸做功显著增加,维持目标氧饱和度所需的吸入气氧浓度从 25% 上升至 55%。最近一次动脉血气:pH 7.32,PCO_2 52mmHg,PO_2 50mmHg,HCO_3^- 22mmol/L。在这一小时里,他发生了 2 次短暂的能自行恢复的呼吸暂停。

练习 4

问题

1. 符合下列哪项指征时你会考虑气管插管并给予表面活性物质?

　A. 呼吸做功增加

　B. 需要 55% 的吸入气氧浓度

C. PCO$_2$ 52mmHg

D. 短暂的、能自行缓解的呼吸暂停

E. 以上都不是

2. 下列关于表面活性物质的说法哪个是正确的？

A. 合成的表面活性物质优于天然的

B. 单一剂量的表面活性物质效果和多次剂量一样好

C. 表面活性物质早期治疗效果优于晚期治疗

答案

1. B。

2. C。

气管插管给予表面活性物质的指征

尽管出生后尽早开始 CPAP 是 RDS 早产儿安全且有效的呼吸支持模式，但 CPAP 不能完全取代气管插管下给予表面活性物质或机械通气。比较出生后尽早 CPAP 支持和常规气管插管的随机对照试验发现，尽早 CPAP 支持组早产儿有 45%~51% 最终还是需要气管插管给予表面活性物质。不同的随机对照试验中决定 CPAP 失败的标准有些微的差异，包括：①FiO$_2$>40%~60% 才能达到目标氧饱和度；②PaCO$_2$>60~65mmHg；③呼吸暂停且需要干预；④血流动力学不稳定。有趣的是，呼吸做功增加是基于主观评估的，因此没有被任何一项研究采纳为 CPAP 失败的标准。

表面活性物质治疗

表面活性物质治疗是新生儿专业领域取得的最伟大成就之一，显著降低了早产儿 RDS 的病死率。大量临床试验都显示表面活性物质治疗降低病死率、气漏综合征发生率，以及死亡或 BPD 的比例。很多随机对照试验评价了表面活性物质治疗策略，包括表面活性物质的种类、剂量、给药途径、治疗时机等。最近的研究则集中在如何在避免气管插管的情况下进行给药。

表面活性物质的种类：动物来源或人工合成

表面活性物质主要有合成（不含蛋白质）和天然（来源于动物肺，含有蛋白质）两种。比较这两种表面活性物质的随机临床试验荟萃分析显示，动物来源的表面活性物质治疗可以降低病死率（RR 0.89，95% CI 0.79~0.99）和气胸发生率（RR 0.65，95% CI 0.55~0.77）。含有表面活性蛋白质类似物的新一代合成型表面活性物质 Lucinactant 已被批准用于预防和治疗 RDS。关于两项研究的荟萃分析显示，和动物源性表面活性物质相比，Lucinactant 治疗的临床结局并无区别。

表面活性物质的剂量：单剂或多剂

有随机临床试验比较了单剂或多剂表面活性物质的效果，荟萃分析显示，多剂表面活性物质治疗可以减少气胸发生率，而且患儿的病死率呈下降趋势。将小剂量和大剂量表面活性物质的疗效相比较，发现 200mg/kg 能够比 100mg/kg 更显著地改善氧合，且较少需要重复剂量，病死率较低。

预防性或选择性应用表面活性物质

预防性应用指出生后 30 分钟内（通常还在产房）给予 RDS 高风险的早产儿补充表面活性物质，目的是减轻 RDS 的严重程度。相反，如果已经出现 RDS 且满足一定严重度标准的患儿接受表面活性物质治疗，则为选择性应用，通常在出生后 12 小时内。对比较这两种策略的研究进行荟萃分析，发现预防性应用降低新生儿死亡率（RR 0.61，95% CI 0.48~0.77）和气胸发生率（RR 0.62，95% CI 0.42~0.89）。不过，该荟萃分析纳入的大部分研究进行时，产房内还没有开始常规地早期应用 CPAP。如果严格选择生后早期应用 CPAP 的研究进行荟萃分析，预防性应用反而具有更高死亡率或 BPD 发生率（RR 1.12，95% CI 1.02~1.24）。

早期选择性或晚期选择性应用

对于已经发展为 RDS 的患儿，选择性或营救性表面活性物质治疗可以分为早期（生后 2 小时内）或晚期两种。临床试验的荟萃分析发现，RDS 表面活性物质早期治疗可以减少气漏综合征、死亡和 BPD 的发生率。该荟萃分析纳入的大部分研究也是在广泛开展产房内 CPAP 支持以前完成的。至于早期选择性应用表面活性物质对于出生时即开始 CPAP 支持的早产儿是否存在益处，目前尚不清楚。

其他给药方法

传统上，表面活性物质都是通过气管插管直接注入气管内的,这样的给药虽然有效,却使婴儿暴露于气管插管和机械通气可能带来的伤害。一些研究提出了可以减少气管插管和机械通气的其他给药方法,并对其进行了评价。INSURE 技术就是其中之一,即气管插管后早期给予表面活性物质,短暂的机械通气(通常<1 小时)后及时拔管改经鼻持续气道正压(nasal continuous positive airway pressure, nCPAP)。纳入 6 项随机试验的荟萃分析发现,和传统的需要持续机械通气的选择性给药方法相比,INSURE 技术减少了机械通气(*RR* 0.67, 95% *CI* 0.57~0.79)、气漏综合征(*RR* 0.52, 95% *CI* 0.28~0.96)和 BPD 发生率(*RR* 0.51, 95% *CI* 0.26~0.99)。另一荟萃分析纳入了 9 项试验,包含 1 551 例婴儿,比较了早期 CPAP 支持和 INSURE 技术的效果,发现这两种策略的预后并没有差异。

另一种避免气管插管和机械通气的表面活性物质给药方法是在喉镜直视下将一根细的管子放进气管,然后将表面活性物质通过这根细管注入肺内。包含 6 项随机对照试验,895 例患儿的荟萃分析发现,和传统的气管插管下给药相比,这一新的微创给药方法减少了机械通气(*RR* 0.66, 95% *CI* 0.47~0.93)和 BPD 发生率或死亡率(*RR* 0.75, 95% *CI* 0.59~0.94)。

病例 5

胎龄 27 周,出生体重 1 000g 的早产儿被收入 NICU。她出生后就接受 CPAP 支持,但由于所需的 FiO_2 逐渐上升至 50% 以上,最终还是气管插管了。插管并给予表面活性物质后,呼吸治疗师问你该给她设置怎样的呼吸机参数。

练习 5

问题

1. 一开始你会选择下列哪个呼吸机参数设置?
    A. 频率 30 次/min,吸气时间 0.8 秒,PIP 20cmH₂O,潮气量 8mL,PEEP 8cmH₂O
    B. 频率 60 次/min,吸气时间 0.3 秒,PIP 15cmH₂O,潮气量 4mL,PEEP 4cmH₂O
2. 生后 5 天,逐渐撤离呼吸机,目前的参数设置:频率 15 次/min,PIP 12cmH₂O,PEEP 4cmH₂O,FiO_2 30%。血气分析:pH 7.32,PO_2 60mmHg,PCO_2 48mmHg,HCO_3^- 21mmol/L。医生决定试着拔除气管插管。下列哪些措施可以增加拔管成功率?

    A. 拔管后 CPAP 支持
    B. 预防性应用咖啡因
    C. 气管插管下 CPAP,持续 24 小时后再拔管
    D. 以上全部
    E. 仅 A 和 B

答案

1. B。
2. E。

RDS 的机械通气策略

尽管对于很多患有 RDS 的早产儿来说,机械通气是必需的,也是挽救生命的,但我们知道机械通气也会引起肺损伤,可以导致气漏综合征和 BPD 等并发症。如何正确管理机械通气早产儿的相关知识是很重要的,机械通气的目的是保证足够的气体交换,同时预防或使肺损伤最小化。

较低的潮气量,较低的吸气峰压

压力限制通气时,吸气压力应选择能够维持足够气体交换的最小压力,减少肺容积伤。最初可通过胸廓抬动度来评估 PIP 或潮气量是否足够,但要求胸廓不要抬起过高。另外,也可使用呼吸机测得的呼气潮气量,理想状态下应不超过 4~6mL/kg。随后可基于血气结果调节 PIP。目标容量性通气时,可以先设置 4~6mL/kg 的潮气量,呼吸机自动调节吸气压力来达到目标潮气量。最近的荟萃分析显示,和压力限制通气相比,目标容量性通气可以减少死亡率或 36 周时 BPD 的发生率(*RR* 0.73, 95% *CI* 0.59~0.89),减少气胸发生率(*RR* 0.52, 95% *CI* 0.31~0.87)。

中等的呼气末正压

为了防止肺泡萎陷,改善 FRC,优化通气血流比例,应保证足够的 PEEP。为了达到上述目标,RDS 患儿一般需要 4~5cmH₂O 的 PEEP。过低的 PEEP 引起呼气末肺泡萎陷,导致肺萎陷伤。过高的 PEEP 引起肺泡过度膨胀,导致静脉回流减少,前负荷降低,从而使心输出量减少。较高的 PEEP 也可以降低肺顺应性。

较快的频率和较短的吸气时间

和较慢的通气频率、较长的吸气时间相比,较快的通气频率(60 次/min)和较短的吸气时间可以减

少气漏综合征的发生,死亡率也有减低的趋势。RDS 早产儿由于肺顺应性和肺阻力都较低,因此时间常数较小,能够耐受较快的通气频率。

允许性高碳酸血症

允许性高碳酸血症是以降低机械通气相关性肺损伤为目标的通气策略,被广泛用于新生儿。其证据来源于一些样本量较小的研究,包括 SUPPORT 试验(早期 CPAP 支持结合允许性高碳酸血症,维持 pH≥7.20,PCO_2≤65mmHg)。

另一研究——超低出生体重儿的允许性高碳酸血症试验——比较了两个 PCO_2 目标水平(40~60mmHg 和 55~75mmHg)。该试验没有规定 pH 的范围,在达到纳入样本量之前研究就终止了,因为中期分析未发现任何益处(死亡率或 BPD 发生率均无差异),且存在潜在的害处(二氧化碳水平更高的这组 NEC 发生率也更高)。但远期随访未发现这两组在神经发育结局上有差异。因此,基于目前的证据,PCO_2 水平在 50~65mmHg 的轻度至中度高碳酸血症是安全有效的,PCO_2 水平在 55~75mmHg 且未限制 pH 的重度高碳酸血症是应避免的。

拔除气管插管

为了减少 RDS 早产儿的肺损伤,必须尽快降低呼吸机参数和拔除气管插管。一旦患儿能够自主呼吸,且在很低的呼吸机参数(频率≤20 次/min,较低的 PIP/潮气量,FiO_2≤50%)就能维持允许的 $PaCO_2$(<65mmHg,pH>7.20),即应尝试撤机。荟萃分析已经评估了几种促进成功撤机的策略。和气管插管下的 CPAP 相比,从较低呼吸机通气频率撤机的成功率更高。撤机后改用 nCPAP 同样能有效降低撤机失败率。一项小样本随机研究显示,撤机后用较高的 PEEP(7~9cmH$_2$O)比较低的 PEEP(4~6cmH$_2$O)成功率更高。甲基黄嘌呤类(如咖啡因)可以增加呼吸驱动力,降低撤机失败率。

病例 6

经阴道分娩的 27 周女婴,出生时有自主呼吸,心率>100 次/min。早期就开始 CPAP 支持,根据目标氧饱和度调节吸入气氧浓度。生后 10 分钟,在 40% 的吸入气氧浓度下她的氧饱和度能够达到 85% 以上。她被收入 NICU 时,在 40% 吸入气氧浓度的

CPAP 下,氧饱和度为 99%。

练习 6

问题

1. 该婴儿的目标氧饱和度是多少?
   - A. 85%~95%
   - B. 85%~89%
   - C. 91%~95%
   - D. 96%~99%

答案

1. C。

目标氧饱和度

供氧对于 RDS 的治疗具有重要意义,但是过度用氧也可能是有害的。关于严格控制用氧和自由用氧的荟萃分析显示,维持早产儿血氧水平的最适目标氧饱和度范围目前尚无足够的证据来明确。

为了解决这一临床问题,5 项大样本多中心随机试验评估了超早产儿在较低氧饱和度(85%~89%)和较高氧饱和度(91%~95%)下的结局。这些随机对照试验在设计上基本采用了相似的研究方法和临床结局。联合这些研究进行的荟萃分析被称为 NeOProM,其主要结局为 18~24 个月时的死亡或主要残疾。

SUPPORT 试验($n=316$)是在美国完成的首个随机对照试验,其主要结局——严重的早产儿视网膜病变(retinopathy of prematurity,ROP)或死亡——在两组不同氧饱和度的早产儿之间并无差别。不过,低氧饱和度组早产儿出院前的死亡率较高(RR 1.27,95% CI 1.01~1.60,约 27 例中有 1 例受害),但严重 ROP 发生率较低(RR 0.52,95% CI 0.37~0.73,约 11 例中有 1 例获益)。BOOST Ⅱ 试验(英国、澳大利亚、新西兰)也评估了不同氧饱和度水平的效果。英国和澳大利亚的研究在完成研究对象招募前就终止了,因为中期分析显示与 SUPPORT 相似的结果,即低氧饱和度组的死亡风险显著增加。加拿大的 COT 试验也提示低氧饱和度水平的早产儿出现死亡率增加趋势。这些研究的荟萃分析发现,和高氧饱和度组相比,低氧饱和度组的早产儿死亡率较高(RR 1.16,95% CI 1.03~1.31),NEC 发生率增加(RR 1.24,95% CI 1.05~1.47)。随访未发现两组在神经发育或失明上有差异。基于这些证据,目前推荐接受氧疗的超早产儿目标氧饱和度为 91%~95%。

病例 7

30 岁母亲阴道分娩一 35 周男婴,出生时呼吸微弱,面罩-皮囊正压通气和 CPAP 支持后呼吸好转。随后改为空气吸入,转入婴儿室。生后 2 小时,他开始出现呼吸费力,体检发现呼吸过速,呻吟,鼻翼扇动,中等程度肋骨下凹陷。脉搏血氧饱和度为 84%。

练习 7

问题

1. 该患儿的呼吸窘迫可能是下列哪个原因所致?

　　A. 呼吸窘迫综合征

　　B. 气胸

　　C. 感染

　　D. 新生儿持续性肺动脉高压

　　E. 以上全部

2. 该患儿最初的检查应包括下列哪些?

　　A. 动脉血气分析

　　B. 胸部 X 线检查

　　C. 血常规

　　D. 血培养

　　E. 以上全部

答案

1. E。

2. E。

RDS 的鉴别诊断

虽然 RDS 是早产儿生后不久出现呼吸窘迫的最常见原因,但也应考虑其他的诊断。鉴别诊断包括感染、新生儿暂时性呼吸过速(transient tachypnea of the newborn,TTN)、气胸、新生儿持续性肺动脉高压(persistent pulmonary hypertension of the newborn,PPHN)、先天性肺发育畸形和严重先天性心脏病。

感染

生后早期要将 RDS 和早发型败血症进行鉴别是比较困难的。这两者都可以有相似的呼吸窘迫的表现。如果婴儿存在感染的危险因素,如母亲发热、长时间破膜、绒毛膜羊膜炎或 B 族链球菌定植,应进行败血症的筛查,并开始经验性抗生素治疗。相反,如果早产是母亲因素所致,如先兆子痫、胎盘早剥,则感染的风险较低。

新生儿暂时性呼吸过速

将新生儿暂时性呼吸过速(TTN)和 RDS 进行鉴别是有挑战的。TTN 主要是胎儿肺液吸收延迟所致,常见于宫缩发动前就剖宫产出生的新生儿。典型表现包括呼吸过速、呻吟、吸凹、发绀,需要少量用氧。胸部 X 线检查有助于诊断,通常表现为肺野模糊,叶间裂积液。TTN 患儿很少需要呼吸机支持,在 1~4 天内迅速恢复,通常只需要支持性治疗。

气胸

气胸常发生于伴有肺部基础疾病(如 RDS、胎粪吸入、肺发育不良、先天性肺叶性肺气肿)且需要较高压力进行面罩-皮囊通气、T 组合或机械通气的婴儿。气胸的表现包括呼吸窘迫、胸壁运动不对称、患侧呼吸音减低。床边胸壁透光试验阳性也提示气胸可能,但还是需要胸部 X 线检查来确诊。气胸的治疗包括胸腔穿刺抽气和/或放置胸腔引流管,但也可以自发性吸收。

新生儿持续性肺动脉高压

在胎儿从宫内向宫外环境过渡的过程中,肺扩张充气,肺血管阻力迅速下降。在 PPHN 患儿,肺血管阻力维持在较高水平,阻碍血流进入肺内,从而导致卵圆孔或动脉导管水平的右向左分流,引起严重低氧血症。任何影响出生后正常过渡的因素都可以导致新生儿发展为 PPHN,包括围产期窒息、早发型败血症、严重 RDS、胎粪吸入综合征。临床表现包括动脉导管前后氧饱和度差异、严重发绀、呼吸过速、呻吟、鼻翼扇动、吸凹和休克。特发性 PPHN 的典型胸部 X 线表现为肺部病变很轻微,肺血管纹理减少。PPHN 可根据临床表现和超声心动图来进行诊断。

先天性肺发育畸形

很多先天性肺发育畸形也可以在新生儿期表现为呼吸窘迫,例如膈疝、先天性肺气道畸形、支气管肺隔离症、气管食管瘘、支气管囊肿和叶性肺气肿。尽管大部分情况都能够在产前经超声诊断,但产后仍需要胸部 X 线检查来进行评估。

严重先天性心脏病

严重先天性心脏病通常表现为发绀,但呼吸做功并不增加,或仅轻微增加。大部分严重先天性心脏病都可以通过超声在产前就得以诊断。不过,全肺静脉异位引流伴肺静脉阻塞很难在产前诊断,产后也很难和 RDS 相鉴别。不论何时,只要怀疑该问题,就应该检查超声心动图来诊断。

RDS 最初的诊断性评估

胸部 X 线检查

新生儿不同类型的肺部疾病都可以表现为相似的呼吸窘迫症状。除了全面的病史和体格检查以外,胸部 X 线检查可能是新生儿呼吸窘迫最有用的诊断性检查。任何具有呼吸系统症状的新生儿初步评估时都应包括胸部 X 线检查。RDS 的三个特征性胸部 X 线改变是低肺容量、肺野弥漫性小颗粒影和细支气管充气征。

动脉血气

动脉血气的结果包括 pH、$PaCO_2$、PaO_2,提供的信息对于评估气体交换的状况非常有用。RDS 患儿典型的血气改变是 PaO_2 降低,$PaCO_2$ 升高,伴有混合性酸中毒。血气结果有助于判断患儿的肺功能,以及对呼吸支持的需求。

败血症筛查

因为新生儿期的感染和 RDS 的临床表现十分相似,所以大部分持续呼吸窘迫的患儿都应接受败血症筛查,即血常规和血培养。下列血常规的改变提示败血症的可能:白细胞计数减少($<5×10^9/L$)、中性粒细胞计数减低($<1.5×10^9/L$)、未成熟中性粒细胞比例增加(>0.2)。血培养是败血症诊断的金标准,应跟踪随访血培养的结果,直到至少 48 小时没有细菌生长。出生时尿路感染并不常见,因此早发性感染的筛查并不包括尿培养。在等待血培养的过程中,应开始经验性抗生素治疗。同样,在看起来健康的或表现为呼吸窘迫的新生儿,脑膜炎的发生率也是比较低的,因此也许没必要做腰椎穿刺。不过,如果血培养阳性,或者临床表现强烈提示细菌性败血症,还是应该做腰椎穿刺。

超声心动图

只要是怀疑先天性心脏病,就应检查超声心动图,比如气管插管接受表面活性物质治疗后仍持续低氧血症的患儿。超声心动图对于 PPHN 的诊断也很有帮助,但应注意出生后短时间内新生儿右心压力升高可以是正常的。

病例 8

胎龄 25 周的男婴,母亲产前应用皮质激素来促进胎儿肺成熟,出生后立即给予 CPAP 支持,但最终还是需要气管插管和表面活性物质。现在已经是生后 4 天,仍需要机械通气,采用了肺保护性通气策略。查房时,父母问你还有什么干预措施可以用来帮助他们的儿子。

练习 8

问题

1. 对于持续需要机械通气的 RDS 早产儿,出生后第一周内开始用下列哪些药物是有帮助的?

    A. 用枸橼酸咖啡因减少早产儿呼吸暂停

    B. 补充维生素 A 促进肺发育

    C. 产后皮质激素改善肺功能,促进拔管

    D. 以上都是

    E. 仅 A 和 B

答案

1. E。

辅助性药物

咖啡因

咖啡因是有效的呼吸兴奋剂,通过抑制脑内的腺苷受体提高早产儿对二氧化碳的敏感性。在大样本多中心随机试验中,咖啡因治疗组的早产儿机械通气和 CPAP 的时间都比安慰剂组更短,且 BPD 发生率更低。远期随访结果显示,咖啡因治疗组的生存率更高,神经发育残疾的比例没有增加。推荐早产儿拔管前或拔管后短时间内常规给予咖啡因,通常在出生后最初几天内开始,并一直持续至纠正胎龄 34~36 周。一些观察性研究提示,和晚期应用相比,早期开始(生后 1~2 天)应用咖啡因可以降低 BPD 发生率。不过,一些小样本随机试验的结果却显示早期应用咖啡因并没有益处,反而有潜在的害处。

维生素 A

维生素 A 是一种脂溶性维生素,对于呼吸道上皮的分化、程序性生长和维持十分重要。维生素 A 水平低的早产儿更容易发生 BPD,临床试验显示补充维生素 A 可以显著降低 BPD 的风险。荟萃分析发现,和安慰剂相比,补充维生素 A 可以降低 BPD 风险(RR 0.87,95% CI 0.77～0.99,约 11 例中有 1 例获益)。推荐的标准维生素 A 补充方法:出生后 4 天内开始给予 5 000U/次,肌内注射,每周 3 次,连用 4 周。

产后皮质激素

皮质激素是强力的抗炎药物,已被随机试验证实可以改善肺功能,促进呼吸机撤离,但由于其对未成熟大脑的副作用,仍不推荐常规应用。针对纳入了 3 750 例早产儿的 29 项试验进行荟萃分析,发现产后皮质激素早期应用(≤7 天)可以减少 BPD(RR 0.79,95% CI 0.71～0.88),但脑瘫的风险增加(RR 1.45,95% CI 1.06～1.98)。皮质激素晚期应用(>7 天)也存在同样的顾虑,可以降低 BPD 风险(RR 0.82,95% CI 0.70～0.96),但随访发现神经发育异常的风险有所增加(RR 1.81,95% CI 1.05～3.11)。因此只能在 BPD 风险非常高的早产儿考虑个体化应用产后皮质激素,而非常规性给药。基于荟萃分析得出的证据,对于 BPD 风险非常高的早产儿(如生后 14 天仍需要机械通气),全身性应用皮质激素有利于减少死亡或脑瘫发生率,但对于 BPD 风险较低的早产儿,反而可能有害。关于其他可以有效降低 BPD 风险且将副作用降至最小的皮质激素应用方法仍在进一步探索中。早期小剂量的氢化可的松对于未成熟大脑的副作用可能更小,一项大样本多中心试验显示可以增加不合并 BPD 的生存率(OR 1.48,95% CI 1.02～2.16)。早期布地奈德治疗,生后最初几天和表面活性物质一起气管内给药,也显示可以降低死亡率或 BPD 发生率(RR 0.58,95% CI 0.44～0.77)。另一方面,早期长时间吸入皮质激素也有助于降低 BPD 发生率,但死亡率上升(RR 1.37,95% CI 1.01～1.88)。还需要更多研究来明确这些产后皮质激素应用新方法的安全性和有效性。

病例 9

胎龄 27 周早产儿,出生体重 950g,现在生后 7 天,有一个中等大小的动脉导管,伴左向右分流。他的血压和尿量还在正常范围内,FiO_2 稳定在 30%。查房时提出的问题是该婴儿是否能够从治疗动脉导管未闭(patent ductus arteriosus,PDA)中获益。

练习 9

问题

1. 布洛芬治疗一个疗程后会出现下列哪个结局?

　　A. PDA 关闭

　　B. BPD 风险降低

　　C. NEC 风险降低

　　D. 以上全部

答案

1. A。

动脉导管未闭和 RDS

大量研究发现,PDA 和新生儿不良结局相关,包括 RDS 恶化、NEC、BPD。PDA 的病理生理效应主要是大量的左向右分流导致肺循环血流量增加和体循环血流量减少。肺血流量增加会导致肺水肿、肺顺应性下降、气体交换障碍。另一方面,体循环血流量减少(动脉导管盗血)会引起肾脏和胃肠道的灌注减少。这些效应可能和 PDA 的一些并发症相关,因此一些研究者试图验证关于 PDA 关闭能改善临床结局的假设。

由于缺乏远期的益处,且关闭 PDA 的干预措施存在潜在的副作用,而 PDA 本身自发关闭的机会又较高,临床医生在通过干预关闭 PDA 时变得更加保守和个体化。出生体重>1 000g 的早产儿自发关闭率较高,很少需要治疗。出生体重<1 000g 的早产儿自发关闭率较低,如果存在肺部或血流动力学的影响,包括持续呼吸机支持、呼吸机支持的要求提高、低血压、心力衰竭、肾功能不全等,可考虑选择性治疗。

病例 10

早产儿出生胎龄 26 周,现出生后 1 天,在产房内就开始 CPAP 支持,但随后 FiO_2 的要求逐步上升至 50%,需要气管插管。她接受了表面活性物质,呼吸机提供的潮气量为 6mL/kg。表面活性物质给药后 2 小时,FiO_2 逐步降低至 30%,但她的呼吸机设置是一样的,现在呼吸机潮气量变成了 8mL/kg。表面活性物质给药后 4 小时,护士发现她需要 80% 的 FiO_2 才能维持氧饱和度。体检发现她呼吸过速,有明显的吸凹,左侧呼吸音减低。

练习 10

问题

1. 下列哪些情况可以导致该患儿呼吸情况的突然恶化?

　A. 气胸

　B. 气管导管堵塞

　C. 肺出血

　D. A 和 B

　E. A、B 和 C

答案

1. A。

RDS 的并发症

随着新生儿医学的巨大发展,大部分 RDS 患儿得以存活。然而,有一部分 RDS 患儿出现了严重的并发症。这些并发症可能是与 RDS 有关,也可能是针对 RDS 的治疗所致。RDS 的并发症及其治疗可分为急性或慢性。急性并发症包括气胸和肺出血,慢性并发症包括 BPD 和 ROP。

气胸

气胸是过度扩张的肺泡破裂后气体进入胸膜腔所致,常发生于需要机械通气或 CPAP 支持的严重 RDS 患儿,少数为自发性气胸。其主要危险因素包括应用较高的 PIP、较大的潮气量、较高的 PEEP、较长的吸气时间、较高的流速,以及呼气时间不足。人机对抗也增加气胸的风险。机械通气时需特别注意患儿得到的潮气量,尤其在应用表面活性物质后,因为此时患儿的肺顺应性发生了显著的变化。降低气胸风险的策略包括避免过高的 PIP 和 PEEP,应用较快的频率(≥60 次/min),较短的吸气时间(<0.5s),插管后及时给予表面活性物质,尽快撤离呼吸机。

肺出血

肺出血是指患儿突然呼吸失代偿时肺内发生出血。临床常见的情景是机械通气的早产 RDS 患儿接受了表面活性物质后气管内突然出现鲜血或带血的分泌物,且临床情况明显恶化(缺氧、高碳酸血症、低血压和心动过缓)。最常发生于生后最初几天,当肺血管阻力下降时,经过动脉导管分流入肺的血液使肺血流量突然增加,进一步加剧出血性肺水肿。危险因素包括早产、机械通气、表面活性物质治疗、PDA、败血症以及凝血功能障碍。治疗主要为支持性治疗,包括增加呼吸支持、输血、正性肌力药物,必要时纠正凝血功能障碍,怀疑败血症时应用抗生素。

支气管肺发育不良

机械通气和氧疗对于 RDS 患儿来说是挽救生命的措施。但这些干预措施也会损伤未成熟的肺,导致肺发育停滞,最终发展为 BPD。因此,谨慎治疗早产儿 RDS 对于预防 BPD 是非常重要的。尽量减少机械通气,比如常规开展早期 CPAP 支持,以及选择性表面活性物质治疗、没有气管插管的情况下通过微创法进行表面活性物质给药都可以显著降低 BPD 的风险。

早产儿视网膜病变

早产儿视网膜病变(ROP)是潜在的致盲性疾病,RDS 治疗过程中的氧疗增加了 ROP 的发生率。治疗过程中应根据氧饱和度小心地调整吸入气氧浓度,但即使这样做了,ROP 仍可能会发生。对于理想的氧饱和度范围我们仍不清楚。5 项大样本多中心试验提示,较低的目标氧饱和度(85% ~ 89%)降低了 ROP 的风险,但增加了死亡率和 NEC 的风险。这些研究的荟萃分析(NeOProM)正在进行中,相信可以提供更多信息,有助于我们了解对于某一亚组的人群是否用较低的目标氧饱和度是更为有益的。

结论

RDS 早产儿的管理始于良好的产前保健,包括给具有早产风险的孕妇应用皮质激素。出生时正确的稳定措施也很重要,强调对复苏后能够自主呼吸的早产儿尽早开始 CPAP 支持。出生后的呼吸管理包括密切监护并评估气管插管和表面活性物质治疗的必要性,谨慎进行机械通气。有益的辅助性药物治疗同样重要,包括出生后几天内开始咖啡因治疗和 2 周左右仍需机械通气的 BPD 高风险早产儿选择性皮质激素治疗等。其他有益的干预还包括选择尽量微创的表面活性物质给药方法,以避免气管插管和机械通气。有研究评估了不同氧合和二氧化碳水平对结局的影响,也提供了很多有用的信息。本章总结了早产儿 RDS 管理的最新循证依据,并把干预措施分为能够降低不良预后(表 9.1)、有前景但需要进一步评估(表 9.2)以及可能有害(表 9.3)这几类。

表9.1　能够降低早产儿 RDS 不良预后的干预措施

干预措施	效果	*RR*	95% *CI*	参考文献
产前皮质激素促胎儿肺成熟	减少：			Roberts et al. ,2017
	- 死亡	0.69	0.59~0.81	
	- RDS	0.66	0.56~0.77	
	- IVH	0.55	0.40~0.76	
	- 早发型败血症	0.60	0.41~0.88	
	- NEC	0.50	0.32~0.78	
脐带延迟结扎 vs. 即刻结扎	减少：			Fogarty et al. ,2018
	- 死亡	0.70	0.51~0.95	
	- 因贫血而输血	0.91	0.85~0.97	
预防性 CPAP vs. 预防性气管插管	减少：			Subramaniam et al. ,2016
	- BPD	0.89	0.79~0.99	
	- BPD 或死亡	0.89	0.81~0.97	
	- 机械通气需求	0.50	0.42~0.59	
动物来源的表面活性物质	减少：			Seger & Soll,2009
	- 死亡	0.68	0.57~0.82	
	- 气胸	0.42	0.34~0.52	
	- BPD 或死亡	0.83	0.77~0.90	
动物来源 vs. 人工合成表面活性物质	减少：			Ardell et al. ,2015
	- 死亡	0.89	0.79~0.99	
	- 气胸	0.65	0.55~0.77	
多剂 vs. 单剂表面活性物质	减少：			Soll & Ozek,2009
	- 气胸	0.51	0.30~0.88	
	- 死亡的呈减少趋势	0.63	0.39-1.02	
预防性应用 vs. 选择性应用表面活性物质	减少：			Soll & Morley,2001
	- 死亡	0.61	0.48~0.77	
	- 气胸	0.62	0.42~0.89	
早期 vs. 晚期选择性应用表面活性物质	减少：			Bahadue & Soll,2012
	- 死亡	0.84	0.74~0.95	
	- BPD	0.69	0.55~0.86	
	- BPD 或死亡	0.83	0.75~0.91	
	- 气胸	0.69	0.59~0.82	
早期表面活性物质+短时间机械通气 vs. 选择性表面活性物质治疗+长时间机械通气	减少：			Stevens et al. ,2007
	- 机械通气	0.67	0.57~0.79	
	- 气胸	0.52	0.28~0.96	
	- BPD	0.51	0.26~0.99	
较快的通气频率(>60 次/min) vs. 较慢的通气频率(<60 次/min)	减少：			Greenough et al. ,2008
	- 气胸	0.69	0.51~0.93	
目标容量性通气 vs. 压力限制通气	减少：			Kligenberg et al. ,2017
	- BPD 或死亡	0.73	0.59~0.89	
	- 气胸	0.52	0.31~0.87	
维生素 A	减少：			Darlow et al. ,2016
	- BPD	0.87	0.77~0.99	
	- BPD 或死亡	0.92	0.84~1.01	
咖啡因	减少：			Schmidt et al. ,2006
	- BPD	0.63	0.52~0.76	

BPD,支气管肺发育不良;CPAP,持续气道正压通气;IVH,脑室内出血;NEC,坏死性小肠结肠炎;RDS,呼吸窘迫综合征。

表 9.2　有前景但需要进一步评估的干预措施

干预措施	效果	*RR*	95% *CI*	参考文献
表面活性物质微创途径给药 vs. 气管插管下给药	减少：			Aldana-Aguirre et al,2017
	－ 机械通气	0.66	0.47～0.96	
	－ BPD 或死亡	0.75	0.59～0.94	
出生后晚期应用皮质激素	减少 BPD 或死亡,不增加 脑性瘫痪风险	0.76	0.68～0.85	Doyle et al,2014
		1.12	0.79～1.60	
早期小剂量氢化可的松	增加不伴 BPD 的生存率	1.48	1.02～2.16	Baud et al,2016
早期布地奈德+表面活性物质	减少 BPD 或死亡	0.58	0.44～0.77	Yeh et al,2016

BPD,支气管肺发育不良。

表 9.3　可能有害的干预措施

干预措施	效果	*RR*	95% *CI*	参考文献
预防性表面活性物质 vs. 出生后立即 CPAP,选择性应用表面活性物质	增加 BPD 或死亡	1.12	1.02～1.24	Rojas-Reyes et al,2012
较低氧饱和度(85%～89%) vs. 较高氧饱和度(91%～95%)	增加：			Askie et al,2017
	－ 死亡	1.16	1.03～1.31	
	－ NEC	1.24	1.05～1.47	
出生后早期应用皮质激素	减少 BPD 或死亡	0.89	0.84～0.95	Doyle et al,2014
	增加脑性瘫痪	1.45	1.06～1.98	
早期长时间吸入皮质激素	减少 BPD 或死亡	0.71	0.53～0.97	Bassler et al,2018
	增加死亡	1.37	1.01～1.86	

BPD,支气管肺发育不良;CPAP,持续气道正压通气。

（马晓路　译）

推荐阅读

Aldana-Aguirre JC, Pinto M, Featherstone RM, et al. Less invasive surfactant administration versus intubation for surfactant delivery in preterm infants with respiratory distress syndrome: a systematic review and meta-analysis. *Arch Dis Child Fetal Neonatal Ed*. 2017;102:F17-F23.

Al-Wassia H, Shah PS. Efficacy and safety of umbilical cord milking at birth: a systematic review and meta-analysis. *JAMA Pediatr*. 2015;169:18-25.

Amaro CM, Bello JA, Jain D, et al. Early caffeine and weaning from mechanical ventilation in preterm infants: a randomized, placebo-controlled trial. *J Pediatr*. 2018;196:52-57.

Ambalavanan N, Wu TJ, Tyson JE, et al. A comparison of three vitamin A dosing regimens in extremely-low-birth-weight infants. *J Pediatr*. 2003;142:656-661.

American College of Obstetricians and Gynecologists' Committee on Practice Bulletins—Obstetrics. Practice Bulletin No. 171: Management of preterm labor. *Obstet Gynecol*. 2016;128:e155-164.

Ardell S, Pfister RH, Soll R. Animal derived surfactant extract versus protein free synthetic surfactant for the prevention and treatment of respiratory distress syndrome. *Cochrane Database Syst Rev*. 2015;8:CD000144.

Askie LM, Brocklehurst P, Darlow BA, et al. NeOProM: neonatal oxygenation prospective meta-analysis collaboration study protocol. *BMC Pediatr*. 2011;11:62.

Askie LM, Darlow BA, Davis PG, et al. Effects of targeting lower versus higher arterial oxygen saturations on death or disability in preterm infants. *Cochrane Database Syst Rev*. 2017;4:CD011190.

Askie LM, Henderson-Smart DJ, Ko H. Restricted versus liberal oxygen exposure for preventing morbidity and mortality in preterm or low birth weight infants. *Cochrane Database Syst Rev*. 2009;CD001077.

Bahadue FL, Soll R. Early versus delayed selective surfactant treatment for neonatal respiratory distress syndrome. *Cochrane Database Syst Rev*. 2012;11:CD001456.

Bassler D, Shinwell ES, Hallman M, et al. Long-term effects of inhaled budesonide for bronchopulmonary dysplasia. *N Engl J Med*. 2018; 378:148-157.

Baud O, Maury L, Lebail F, et al. Effect of early low-dose hydrocortisone on survival without bronchopulmonary dysplasia in extremely preterm infants (PREMILOC): a double-blind, placebo-controlled, multicentre, randomised trial. *Lancet*. 2016;387:1827-1836.

Benitz WE. Treatment of persistent patent ductus arteriosus in preterm infants: time to accept the null hypothesis? *J Perinatol*. 2010;30:241-252.

Bruschettini M, O'Donnell CP, Davis PG, et al. Sustained versus standard inflations during neonatal resuscitation to prevent mortality and improve respiratory outcomes. *Cochrane Database Syst Rev*. 2017;7:CD004953.

Buzzella B, Claure N, D'Ugard C, et al. A randomized controlled trial of two nasal continuous positive airway pressure levels after extubation in preterm infants. *J Pediatr*. 2014;164:46-51.

Carlo WA, Finer NN, Walsh MC, et al. Target ranges of oxygen saturation in extremely preterm infants. *N Engl J Med*. 2010;362:1959-1969.

Carlo WA, McDonald SA, Fanaroff AA, et al. Association of antenatal corticosteroids with mortality and neurodevelopmental outcomes among infants born at 22 to 25 weeks' gestation. *JAMA*. 2011;306:2348-58.

Cogo PE, Facco M, Simonato M, et al. Dosing of porcine surfactant: effect on kinetics and gas exchange in respiratory distress syndrome. *Pediatrics*. 2009;124:e950-e957.

Darlow BA, Graham PJ, Rojas-Reyes MX. Vitamin A supplementation to prevent mortality and short- and long-term morbidity in very low birth weight infants. *Cochrane Database Syst Rev*. 2016;CD000501.

Darlow BA, Marschner SL, Donoghoe M, et al. Randomized controlled trial of oxygen saturation targets in very preterm infants: two year outcomes. *J Pediatr*. 2014;165:30-35.e2.

Davis PG, Henderson-Smart DJ. Extubation from low-rate intermittent positive airways pressure versus extubation after a trial of endotracheal continuous positive airways pressure in intubated preterm infants. *Cochrane Database Syst Rev*. 2001;CD001078.

Davis PG, Henderson-Smart DJ. Nasal continuous positive airways pressure immediately after extubation for preventing morbidity in preterm infants. *Cochrane Database Syst Rev*. 2003;CD000143.

Davis PG, Lemyre B, de Paoli AG. Nasal intermittent positive pressure ventilation (NIPPV) versus nasal continuous positive airway pressure (NCPAP) for preterm neonates after extubation. *Cochrane Database Syst Rev*. 2001;CD003212.

Dobson NR, Patel RM, Smith PB, et al. Trends in caffeine use and association between clinical outcomes and timing of therapy in very low birth weight infants. *J Pediatr*. 2014;164:992-998.e3.

Doyle LW, Ehrenkranz RA, Halliday HL. Early (< 8 days) postnatal corticosteroids for preventing chronic lung disease in preterm infants. *Cochrane Database Syst Rev*. 2014;CD001146.

Doyle LW, Ehrenkranz RA, Halliday HL. Late (> 7 days) postnatal corticosteroids for chronic lung disease in preterm infants. *Cochrane Database Syst Rev*. 2014;CD001145.

Doyle LW, Halliday HL, Ehrenkranz RA, et al. An update on the impact of postnatal systemic corticosteroids on mortality and cerebral palsy in preterm infants: effect modification by risk of bronchopulmonary dysplasia. *J Pediatr*. 2014;165:1258-1260.

Dunn MS, Kaempf J, de Klerk A, et al. Randomized trial comparing 3 approaches to the initial respiratory management of preterm neonates. *Pediatrics*. 2011;128:e1069-e1076.

Eldadah M, Frenkel LD, Hiatt IM, et al. Evaluation of routine lumbar punctures in newborn infants with respiratory distress syndrome. *Pediatr Infect Dis J*. 1987;6:243-246.

Engle WA, Tomashek KM, Wallman C, Committee on Fetus and Newborn, American Academy of Pediatrics. "Late-preterm" infants: a population at risk. *Pediatrics*. 2007;120:1390-401.

Finer N, Leone T. Oxygen saturation monitoring for the preterm infant: the evidence basis for current practice. *Pediatr Res*. 2009; 65:375-380.

Finer NN, Carlo WA, Walsh MC, et al. Early CPAP versus surfactant in extremely preterm infants. *N Engl J Med*. 2010;362: 1970-1979.

Finer NN, Merritt TA, Bernstein G, et al. An open label, pilot study of Aerosurf(R) combined with nCPAP to prevent RDS in preterm neonates. *J Aerosol Med Pulm Drug Deliv*. 2010;23:303-309.

Fogarty M, Osborn DA, Askie L, et al. Delayed vs early umbilical cord clamping for preterm infants: a systematic review and meta-analysis. *Am J Obstet Gynecol*. 2018;218:1-18.

Fowlie PW, Davis PG, McGuire W. Prophylactic intravenous indomethacin for preventing mortality and morbidity in preterm infants. *Cochrane Database Syst Rev*. 2010;CD000174.

Gentle SJ, Travers CP, Carlo WA. Caffeine controversies. *Curr Opin Pediatr*. 2018;30:177-181.

Gopel W, Kribs A, Ziegler A, et al. Avoidance of mechanical ventilation by surfactant treatment of spontaneously breathing preterm infants (AMV): an open-label, randomised, controlled trial. *Lancet*. 2011;378:1627-1634.

Greenough A, Dimitriou G, Prendergast M, et al. Synchronized mechanical ventilation for respiratory support in newborn infants. *Cochrane Database Syst Rev*. 2008;CD000456.

Gyamfi-Bannerman C, Thom EA, Blackwell SC, et al. Antenatal Betamethasone for Women at Risk for Late Preterm Delivery. *N Engl J Med*. 2016;374:1311-1320.

Haas DM, Caldwell DM, Kirkpatrick P, et al. Tocolytic therapy for preterm delivery: systematic review and network meta-analysis. *BMJ*. 2012;345:e6226.

Henderson-Smart DJ, Davis PG. Prophylactic methylxanthines for extubation in preterm infants. *Cochrane Database Syst Rev*. 2003; CD000139.

Henderson-Smart DJ, De Paoli AG. Prophylactic methylxanthine for prevention of apnoea in preterm infants. *Cochrane Database Syst Rev*. 2010;CD000432.

Isayama T, Chai-Adisaksopha C, McDonald SD. Noninvasive ventilation with vs without early surfactant to prevent chronic lung disease in preterm infants: a systematic review and meta-analysis. *JAMA Pediatr*. 2015;169:731-739.

Jiravisitkul P, Rattanasiri S, Nuntnarumit P. Randomised controlled trial of sustained lung inflation for resuscitation of preterm infants in the delivery room. *Resuscitation*. 2017;111:68-73.

Kaempf JW, Wu YX, Kaempf AJ, et al. What happens when the patent ductus arteriosus is treated less aggressively in very low birth weight infants? *J Perinatol*. 2012;32:344-348.

Kamlin C, Davis PG. Long versus short inspiratory times in neonates receiving mechanical ventilation. *Cochrane Database Syst Rev*. 2004;CD004503.

Kapadia VS, Lal CV, Kakkilaya V, et al. Impact of the neonatal resuscitation program-recommended low oxygen strategy on outcomes of infants born preterm. *J Pediatr*. 2017;191:35-41.

Katheria AC, Truong G, Cousins L, et al. Umbilical Cord Milking Versus Delayed Cord Clamping in Preterm Infants. *Pediatrics*.

2015;136:61-69.

Kent AL, Williams J. Increasing ambient operating theatre temperature and wrapping in polyethylene improves admission temperature in premature infants. *J Paediatr Child Health*. 2008; 44:325-331.

Klingenberg C, Wheeler KI, McCallion N, et al. Volume-targeted versus pressure-limited ventilation in neonates, *Cochrane Database Syst Rev*. 2017;10:CD003666.

Koch J, Hensley G, Roy L, et al. Prevalence of spontaneous closure of the ductus arteriosus in neonates at a birth weight of 1000 grams or less. *Pediatrics*. 2006;117:1113-1121.

Lasswell SM, Barfield WD, Rochat RW, et al. Perinatal regionalization for very low-birth-weight and very preterm infants: a meta-analysis. *JAMA*. 2010;304:992-1000.

Lista G, Boni L, Scopesi F, et al. Sustained lung inflation at birth for preterm infants: a randomized clinical trial. *Pediatrics*. 2015;135:e457-e464.

Litmanovitz I, Carlo WA. Expectant management of pneumothorax in ventilated neonates. *Pediatrics*. 2008;122:e975-e979.

Lodha A, Seshia M, McMillan DD, et al. Association of early caffeine administration and neonatal outcomes in very preterm neonates. *JAMA Pediatr*. 2015;169:33-38.

McPherson C, Neil JJ, Tjoeng TH, et al. A pilot randomized trial of high-dose caffeine therapy in preterm infants. *Pediatr Res*. 2015; 78:198-204.

Morley CJ, Davis PG, Doyle LW, et al. Nasal CPAP or intubation at birth for very preterm infants. *N Engl J Med*. 2008;358:700-708.

Mosalli R, Alfaleh K. Prophylactic surgical ligation of patent ductus arteriosus for prevention of mortality and morbidity in extremely low birth weight infants. *Cochrane Database Syst Rev*. 2008; CD006181.

Moya F, Sinha S, Gadzinowski J, et al. One-year follow-up of very preterm infants who received lucinactant for prevention of respiratory distress syndrome: results from 2 multicenter randomized, controlled trials. *Pediatrics*. 119:e1361-e1370, 2007.

Nemerofsky SL, Parravicini E, Bateman D, et al. The ductus arteriosus rarely requires treatment in infants > 1000 grams. *Am J Perinatol*. 2008;25:661-666.

Ohlsson A, Walia R, Shah S. Ibuprofen for the treatment of patent ductus arteriosus in preterm and/or low birth weight infants. *Cochrane Database Syst Rev*. 2008;CD003481.

Pfister RH, Soll RF, Wiswell T. Protein containing synthetic surfactant versus animal derived surfactant extract for the prevention and treatment of respiratory distress syndrome. *Cochrane Database Syst Rev*. 2007;CD006069.

Phibbs CS, Baker LC, Caughey AB, et al. Level and volume of neonatal intensive care and mortality in very-low-birth-weight infants. *N Engl J Med*. 2007;356:2165-2175.

Polin RA, Committee on Fetus and Newborn. Management of neonates with suspected or proven early-onset bacterial sepsis. *Pediatrics*. 2012;129:1006-1015.

Puopolo KM, Draper D, Wi S, et al. Estimating the probability of neonatal early-onset infection on the basis of maternal risk factors. *Pediatrics*. 2011;128:e1155-e1163.

Rautava L, Eskelinen J, Häkkinen U, et al. 5-year morbidity among very preterm infants in relation to level of hospital care. *JAMA Pediatr*. 2013;167:40-46.

Roberts D, Brown J, Medley N, et al. Antenatal corticosteroids for accelerating fetal lung maturation for women at risk of preterm birth. *Cochrane Database Syst Rev*. 2017;3:CD004454.

Roberts KD, Brown R, Lampland AL, et al. Laryngeal mask airway for surfactant administration in neonates: a randomized, controlled trial. *J Pediatr*. 2018;193:40-46.e1.

Rojas-Reyes MX, Morley CJ, Soll R. Prophylactic versus selective use of surfactant in preventing morbidity and mortality in preterm infants. *Cochrane Database Syst Rev*. 2012;3:CD000510.

Saugstad OD, Ramji S, Soll RF, et al. Resuscitation of newborn infants with 21% or 100% oxygen: an updated systematic review and meta-analysis. *Neonatology*. 2008;94:176-182.

Schmidt B, Roberts RS, Davis P, et al. Caffeine therapy for apnea of prematurity. *N Engl J Med*. 2006;354:2112-2121.

Schmidt B, Roberts RS, Davis P, et al. Long-term effects of caffeine therapy for apnea of prematurity. *N Engl J Med*. 2007;357: 1893-1902.

Schmidt B, Whyte RK, Asztalos EV, et al. Effects of targeting higher vs lower arterial oxygen saturations on death or disability in extremely preterm infants: a randomized clinical trial. *JAMA*. 2013;309:2111-2120.

Seger N, Soll R. Animal derived surfactant extract for treatment of respiratory distress syndrome. *Cochrane Database Syst Rev*. 2009;CD007836.

Semberova J, Sirc J, Miletin J, et al. Spontaneous closure of patent ductus arteriosus in infants </=1500 g. *Pediatrics*. 2017;140.

Singh A, Duckett J, Newton T, et al. Improving neonatal unit admission temperatures in preterm babies: exothermic mattresses, polythene bags or a traditional approach? *J Perinatol*. 2010;30:45-49.

Singh N, Hawley KL, Viswanathan K. Efficacy of porcine versus bovine surfactants for preterm newborns with respiratory distress syndrome: systematic review and meta-analysis. *Pediatrics*. 2011;128:e1588-e1595.

Sinha SK, Lacaze-Masmonteil T, Valls i Soler A, et al. A multicenter, randomized, controlled trial of lucinactant versus poractant alfa among very premature infants at high risk for respiratory distress syndrome. *Pediatrics*. 2005;115:1030-1038.

Soll R, Ozek E. Multiple versus single doses of exogenous surfactant for the prevention or treatment of neonatal respiratory distress syndrome. *Cochrane Database Syst Rev*. 2009;CD000141.

Soll RF, Blanco F. Natural surfactant extract versus synthetic surfactant for neonatal respiratory distress syndrome. *Cochrane Database Syst Rev*. 2001;CD000144.

Soll RF, Morley CJ. Prophylactic versus selective use of surfactant in preventing morbidity and mortality in preterm infants. *Cochrane Database Syst Rev*. 2001;CD000510.

Stenson BJ, Tarnow-Mordi WO, Darlow BA, et al. Oxygen saturation and outcomes in preterm infants, *N Engl J Med*. 2013; 368:2094-2104.

Stevens TP, Harrington EW, Blennow M, et al. Early surfactant administration with brief ventilation vs. selective surfactant and continued mechanical ventilation for preterm infants with or at risk for respiratory distress syndrome. *Cochrane Database Syst Rev*. 2007;CD003063.

Subramaniam P, Ho JJ, Davis PG. Prophylactic nasal continuous positive airway pressure for preventing morbidity and mortality in very preterm infants. *Cochrane Database Syst Rev*. 2016; CD001243.

Sung SI, Chang YS, Chun JY, et al. Mandatory closure versus nonintervention for patent ductus arteriosus in very preterm infants. *J Pediatr*. 2016;177:66-71.e1.

Taha D, Kirkby S, Nawab U, et al. Early caffeine therapy for prevention of bronchopulmonary dysplasia in preterm infants. *J Matern Fetal Neonatal Med*. 2014;27:1698-1702.

Thome UH, Genzel-Boroviczeny O, Bohnhorst B, et al. Neurodevelopmental outcomes of extremely low birthweight infants randomised to different Pco2 targets: the PHELBI follow-up study, *Arch Dis Child Fetal Neonatal Ed*. 2017;102:F376-F382.

Thome UH, Genzel-Boroviczeny O, Bohnhorst B, et al. Permissive hypercapnia in extremely low birthweight infants (PHELBI): a randomised controlled multicentre trial. *Lancet Respir Med*.

2015;3:534-543.

Vohra S, Roberts RS, Zhang B, et al. Heat Loss Prevention (HeLP) in the delivery room: a randomized controlled trial of polyethylene occlusive skin wrapping in very preterm infants. *J Pediatr.* 2004;145:750-753.

Wyckoff MH, Aziz K, Escobedo MB, et al. Part 13: Neonatal resuscitation: 2015 American Heart Association guidelines update for cardiopulmonary resuscitation and emergency cardiovascular care. *Circulation.* 2015;132:S543-S560.

Yeh TF, Chen CM, Wu SY, et al. Intratracheal administration of budesonide/surfactant to prevent bronchopulmonary dysplasia. *Am J Respir Crit Care Med.* 2016;193:86-95.

第 10 章

机械通气的原理

Martin Keszler

给新生儿提供安全且有效的呼吸支持的前提是充分理解其呼吸生理,熟悉治疗呼吸衰竭的循证依据以及所使用的呼吸机。医生还应该认识到对患儿的个体化管理是最佳的方案,因此需要对患儿进行频繁的评估,观察其对治疗的反应,收集所有的信息进行综合性的判断,包括体格检查、人机协调性、呼吸机的波形等。血气分析和胸部 X 线检查是必要的,但还不足以对呼吸支持的效果进行全面的评价。过去几十年里,新生儿呼吸支持技术取得了长足的进步,同时随着产前皮质激素广泛应用、微创的表面活性物质给药,很多极不成熟的早产儿通过无创呼吸支持得以成功治疗。不过,尽管机械通气显著降低了肺部疾病所致的早产儿病死率,一些严重并发症的发生率仍较高,包括支气管肺发育不良(bronchopulmonary dysplasia, BPD)。随着产前皮质激素应用增加,产房稳定技术的进步,绝大部分中等程度的早产儿和大部分极不成熟的早产儿都可以通过无创呼吸支持技术而存活,避免了机械通气相关性肺损伤(ventilation-associated lung injury, VALI)。仅小部分最不成熟的早产儿或病情特别重的足月儿需要有创的机械通气,这使得一些低年资的医生对于有创机械通气缺乏经验。这些非常不成熟的早产儿出生时,肺还处于发育的早期阶段,对肺损伤尤为敏感,因此选择合适的通气策略尽量减少 VALI 是很关键的。但是,对于极不成熟的早产儿来说,尽管采用了恰当的呼吸支持,也可能难以避免一定程度的肺损伤。

新生儿机械通气的挑战

随着以微处理器为基础的智能化呼吸机的不断发展,现在已经可以实现有效的同步通气。不过,再好的技术也必须恰当地应用才能改善患儿的预后,对于不同的情况应该选择最适的通气策略。对新生儿呼吸生理的深入了解有助于临床医生在复杂的呼吸机和通气策略之间做出最适的选择以达到最好的效果。

呼吸力学

对于肺顺应性显著下降(僵硬的肺)的早产儿,呼吸力学特点为较短的时间常数(指气体进出肺部所需要的时间),因此表现为短吸气时间和快呼吸频率。而呼吸肌的力量有限,胸廓较柔软,这些使得早产儿难以维持足够的潮气量和呼气末肺容量。使用足够的呼气末压力,并由患儿用很小的呼吸做功来触发呼吸机送气,尽量缩短触发延迟,这样的呼吸机设计是非常关键的。

不带囊的气管导管

为了避免插管对气管黏膜的损伤,新生儿机械通气时常用不带囊的气管导管(endotracheal tube, ETT),因此大部分新生儿的 ETT 周围都会存在不同程度的漏气。另外,新生儿的 ETT 由于管径较小,如果加上充气囊,很难做到不影响 ETT 的内径。但是,如果 ETT 漏气较多,就使得潮气量测量的准确性下降,目标容量性通气(volume-targeted ventilation, VTV)就变得富有挑战。长时间机械通气的患儿,随着年龄的增长,ETT 的漏气会增加,因为呼吸机提供的每天几千次的正压通气周期性地牵拉患儿的咽喉和气管,使其逐渐扩张。由于 ETT 插入气管内一定的深度,当患儿改变头部位置或 ETT 发生移动时,都会引起漏气量的变化。因此漏气量是在不断变化的。

潮气量的测定

准确测定潮气量（V_T）对于小早产儿是很重要的，因为这些早产儿的潮气量很小，仅 $2\sim 5mL$。一些不是专门为新生儿设计的呼吸机通过远端传感器采样测定气流流速来计算 V_T，而不是从靠近患儿气道处采样。这样的远端采样避免了流量传感器放在近端所带来的无效腔，但是测得的 V_T 容易超过实际的 V_T，因为 ETT 周围存在一定的漏气，而且送气过程中管路内受到挤压的气体会使管路扩张。管路中损失的这部分容量和管路及湿化器的顺应性（内部气体容量的可压缩性）成正比（图 10.1）。较大的婴儿如果用带囊的 ETT，呼吸机上测定的潮气量可以得到较好的校正，能够反映实际进入肺内的 V_T。在肺很小的极不成熟早产儿，肺顺应性较差，损失在管路中的容量相对大得多，不容易校正，特别是存在显著的 ETT 漏气时。

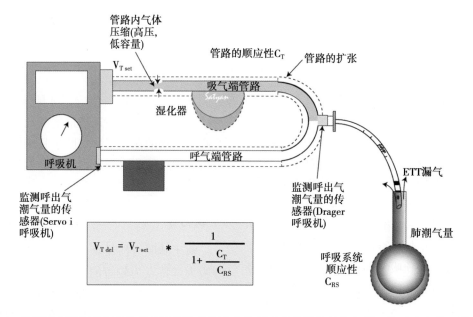

图 10.1　容量控制通气控制的是呼吸机输送至靠近患儿端呼吸机管路的潮气量。管路内气体压缩、管路扩张、气管导管（ETT）周围漏气都会给潮气量造成不等的损失。进入小早产儿肺部的潮气量仅仅是设定潮气量的一部分，因为进入肺内的潮气量所占的比例取决于肺顺应性和呼吸机管路

机械通气的指征

机械通气的目标是在维持气体交换的同时，将副作用降至最低。这些副作用包括肺损伤、气漏综合征、血流动力学不稳定、医源性感染和脑损伤。其次，还要保证足够的肺充气，缩短高氧暴露的时间，减少呼吸功。机械通气的指征包括没有自主呼吸或呼吸驱动不足、呼吸衰竭的征象，比如频繁的呼吸暂停，二氧化碳潴留或逐渐上升，需要较高的吸入气氧浓度（FiO_2 40% ~ 50%），在无创呼吸支持下呼吸做功仍明显。由于呼吸机支持时间和慢性肺疾病的发生密切相关，应尽快撤离呼吸机，拔管后尽早开始合适的无创呼吸支持。

呼吸机模式和初始设置的选择

呼吸机模式的选择受制于 NICU 所拥有的呼吸机类型。大部分现代化的呼吸机都能提供基础的同步通气模式，包括同步间歇指令通气（synchronized intermittent mandatory ventilation，SIMV）、辅助控制通气（assist-control ventilation，AC）、压力支持通气（pressure support ventilation，PSV），有些还可以提供以上模式的组合形式或双重控制模式。广泛应用的机器或模式并不全都适合小早产儿。最初为成人或儿科患者设计的呼吸机虽然也能用于新生儿（所谓万能呼吸机），但用的是一些不同的模式，有的模式甚至从未在新生儿进行评估，所以还是应该避免使用。

如前所述，这些呼吸机上的容量控制通气模式控制的其实是呼吸机送入管路近端的潮气量（V_{set}）而非进入患儿肺内的潮气量（V_{deliv}），因此会过高估计真实的潮气量，特别是 ETT 周围存在较多漏气时。出于这些原因，压力控制通气（在新生儿文献中一般指时间切换压力限制通气）成为 NICU 内的标准通气模式。最近，还出现了目标容量性的压力控制通气，这种模

式在保留压力控制通气优点的同时还能保证进入患儿肺内的潮气量相对稳定(Keszler,2013)。

病例 1:超低出生体重儿伴有 RDS

胎龄 25 周,体重 700g 的女婴,由于母亲很快分娩,来不及应用产前皮质激素。该患儿心率正常但自主呼吸很弱,给予刺激、通过 T 组合给予数次正压通气(PIP 25cmH₂O,胸廓有轻微的抬动)后她的皮肤颜色仍不好,自主呼吸没有恢复。你决定气管插管,开始机械通气。你记得你们的转运呼吸机只能提供最基本的压力控制通气,没有患者触发功能,即间歇指令通气(IMV)模式。

练习 1

问题

1. 你会采用怎样的呼吸机初始设置?
   A. PIP 25cmH₂O,PEEP 6cmH₂O,频率 50 次/min,吸气时间(inspiratory time,Ti) 0.3s,调节 FiO₂ 使 SpO₂ 维持在 90%~95%
   B. PIP 15cmH₂O,PEEP 6cmH₂O,频率 25 次/min,Ti 0.3s,调节 FiO₂ 使 SpO₂ 维持在 90%~95%
   C. PIP 25cmH₂O,PEEP 3cmH₂O,频率 50 次/min,Ti 0.3s,调节 FiO₂ 使 SpO₂ 维持在 90%~95%
   D. PIP 25cmH₂O,PEEP 6cmH₂O,频率 50 次/min,Ti 0.5s,调节 FiO₂ 使 SpO₂ 维持在 90%~95%

答案

1. A。首先,必须先考虑患儿的疾病、体重、总体情况。因为自主呼吸很弱,你必须对患儿所有的呼吸进行支持。另外,设置的呼吸频率必须符合放在你面前的这个小早产儿,即 50~60 次/min。常频呼吸机最基本的功能就相当于 T 组合复苏器(图 10.2)。你设置 T 组合的 PIP 为 25cmH₂O,这已经是相对较高的压力,但该早产儿的胸廓仅有轻微的抬动,说明她的肺没有充分膨胀或肺液没有得到清除。你现在需要选择 Ti 和 PEEP。合适的吸气时间取决于患儿的时间常数。时间常数指气体进出患儿肺部的速度,与肺部呼吸力学及患儿的体重有关。简而言之,肺顺应性降低而气道阻力正常的小早产儿(如本例患儿)的时间常数是很短的,因此选择 Ti 0.3s。气道阻力增加的较大体重的婴儿需要更长的 Ti。通过呼吸机上的流速波形可以判断吸气时间和呼气时间是否足够,这在本章后面还会提到。PEEP 对于达到并维持充分的肺膨胀是很重要的。"打开的肺"指肺恰当地充气膨胀,良好的通气血流比例,潮气量分布均匀。"打开的肺"是保护性通气策略的关键,患儿的氧需求可以反映出肺是否打开。较高的 FiO₂ 通常提示肺容量不足,导致通气血流比例失调。你的目标是使 FiO₂ 低于 30%,因此你选择 PEEP 先设置为 6cmH₂O,如果 FiO₂ 的要求一直较高,再每次上调 PEEP 1cmH₂O,直至 8cmH₂O。

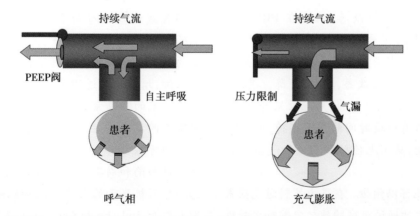

图 10.2　压力控制通气的基本功能和 T 组合复苏器相似。在呼气相,呼气阀打开,管路内有持续气流。PEEP 阀维持肺膨胀压,患儿可以自主地利用管路内的气流进行呼吸。若呼气阀关闭,管路内压力上升,气体进入肺内。进入肺内气体的量和管路内的压力、患儿肺的顺应性相关。由于有足够的维持肺膨胀压的气体,因此不带囊的 ETT 周围的漏气并不是问题

呼吸支持的评估和后续的调整

病例 1（续）

你把患儿安全转运至 NICU。呼吸支持模式改为同步间歇指令通气（synchronized intermittent mandatory ventilation，SIMV），仍然继续之前的参数，但是频率更慢，因为患儿现在开始有自主呼吸了。设置：PIP 25cmH₂O，PEEP 7cmH₂O，频率 45 次/min，Ti 0.3s，FiO₂ 32%。你的呼吸治疗师通过气管插管给她用了表面活性物质，同时你给她放置脐动脉和脐静脉置管。一小时后你置管成功并做了血气，你看到血气结果：PaO₂ 65mmHg，PCO₂ 28mmHg，pH 7.47。你意识到低碳酸血症和碱中毒会增加早产儿脑室周围白质软化以及严重脑室内出血的风险。

练习 2

问题

1. 为什么会出现低碳酸血症？
2. 为了避免高碳酸血症，你可以做些什么？

答案

1. 压力控制通气模式下，进入肺内的潮气量（V_T）取决于肺膨胀压（PIP-PEEP）和呼吸系统的顺应性。顺应性指气道压力发生一定的变化后引起的肺容量的变化（mL）（顺应性=$\Delta V/\Delta P$）。例如，如果 PIP 15cmH₂O 和 PEEP 5cmH₂O 产生 5mL 的 V_T，顺应性就是 5mL/（15cmH₂O-5cmH₂O）=0.5mL/cmH₂O。至少 3 个因素可以使肺顺应性改善，从而在 PIP 维持 25cmH₂O 的情况下潮气量有所增加。首先，PEEP 增加可以使肺更好地膨胀，肺容量最佳时肺顺应性得到改善，因此 V_T 也随之改善，PCO₂ 下降。其次，给予表面活性物质后肺迅速扩张，顺应性显著改善，V_T 上升。最后，随着一段时间的呼吸支持，肺内残留的肺液得到清除，从而也使肺顺应性和气体交换状况得到改善。

2. 有两个措施可以预防。在压力控制通气模式下，密切监测 V_T，这比通过观察胸廓起伏或听诊呼吸音来评估 V_T 更为精确。必要时根据 V_T 来调整 PIP，避免肺过度膨胀，特别是肺顺应性发生显著变化时。刚开始机械通气的一段时间内肺的变化比较快，而医护人员则忙着进行一些操作或病史记录等，有时会忽视临床上的密切观察。因此可以用目标容量性通气，使呼吸机根据患儿的肺顺应性和呼吸做功情况，实时地自动调节 PIP，同时维持相对稳定的 V_T。

病例 1（续）

你对于应用目标容量性通气模式不是太有把握，因此你选择手动调节 PIP。接下来几个小时，你把 PIP 降至 18cmH₂O，患儿的 PCO₂ 逐渐上升至 38mmHg。避免每分通气量和 PCO₂ 的快速变化是很重要的，因为早产儿的脑循环较为脆弱，这样的快速变化会增加脑室内出血的风险（Ambalavanan，Carlo et al.，2015）。

用了表面活性物质后，FiO₂ 降至 24%，患儿在目前的呼吸机设置下看起来是比较舒服的。自主呼吸足够有力，接下来的 2 天里，你继续逐渐降低呼吸机频率至 18 次/min。PCO₂ 维持在 45~49mmHg，护士告诉你她的呼吸越来越急促，要求的 FiO₂ 又逐渐上升至 35%。

练习 3

问题

1. 该患儿呼吸过速和 FiO₂ 上升的原因是什么？

答案

1. 在这种情况下，可能的原因不止一个。机械通气的患儿出现呼吸过速说明呼吸机给患儿提供的支持是不足的。仔细观察该患儿和呼吸机显示的各参数可能会给你重要的线索。血气分析和胸部 X 线检查也有助于判断，但不一定能提供所有的信息。在这种情况下，最可能的解释是超不成熟的早产儿呼吸肌力量有限，而且所用气管导管管径很细，增加了气道阻力。记住，SIMV 模式只是根据你设定的呼吸频率给出同步的正压支持，超过设定频率的其他自主呼吸是得不到呼吸机支持的。患儿的呼吸频率达到 70~90 次/min，伴有轻中度吸气性凹陷和周期性停顿，也说明这一点。你还注意到呼吸机显示的自主呼吸和机械通气时的 V_T 分别大约为 3mL/kg 和 6mL/kg。患儿自主呼吸产生的 V_T 大约 3mL，差不多也就相当于上气道、气管导管和流量传感器产生的无效腔容量。因此，自主呼吸对于肺泡每分通气量几乎没有贡献，自主呼吸的潮气量并没有真正到达肺泡，也没有参与气体交换

（图 10.3）。为了维持足够的通气，需要相对较大的机械通气潮气量（大约 6mL/kg）。当设置的呼吸机通气频率减少，患儿必须更多地依靠自主呼吸，但她只能进行这样浅快的、无效的自主呼吸（图 10.4）。

随着她的呼吸功增加、对氧的要求增加，她很容易出现疲劳，而这阻碍气管导管的拔除。出于这些原因，对于这些特别小的早产儿来说，SIMV 并不是合适的通气模式。

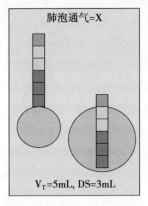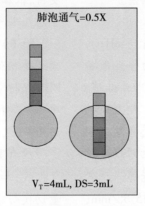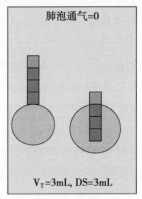

图 10.3　经典的呼吸生理告诉我们，在呼气末，大气道内的呼出气（深色方格）会先于新鲜气体（浅色方格）重新进入肺内。因此肺泡潮气量 = 潮气量 − 无效腔容量。解剖无效腔大约为 2mL/kg。在该示意图中，1kg 早产儿的解剖无效腔加上管路的无效腔大约等于 3mL。左图中，V_T = 5mL，无效腔容量 = 3mL，因此进入肺泡内的新鲜气体 = 2mL。将 V_T 从 5mL 降至 4mL 等于 V_T 降低了 20%，但进入肺泡的潮气量却降低了 50%。将 V_T 进一步降至 3mL，理论上就没有肺泡通气了。虽然在新鲜气体和无效腔气体之间可能有一些气体的混合，但浅快呼吸的效果很差

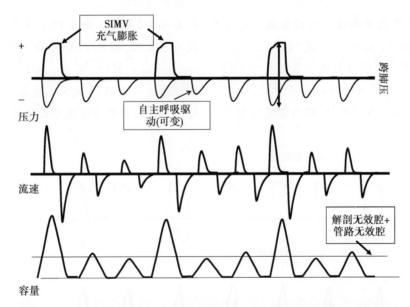

图 10.4　小婴儿在 SIMV 模式下的呼吸形式。上、中、下图分别为气道压力、流速、容量波形曲线。患儿自主呼吸的驱动在呼吸机显示的监测参数中是没有的，在压力波形曲线上则表现为一个小的负压。由于超早产儿的 ETT 很细，因此气道阻力较高，另外自主呼吸的驱动也很弱，其自主呼吸的潮气量常低于解剖无效腔和管路无效腔的容量总和

练习 4

问题

1. 为了克服这一问题，你会怎么做？

答案

1. 在这里我们先不说高频通气，我们可以选择继续用 SIMV 模式，并给自主呼吸加上压力支持（pressure support，PS），或改为对每一次自主呼吸进

行支持的同步模式,如辅助控制通气(AC)或压力支持通气(PSV)。用 PS 来帮助患儿的自主呼吸,可以得到足够的 V_T,对患儿的这种情况是很有帮助的,但我们要确定患儿需要多大的 PS,对于 AC 和 PSV 两种不同的模式则需要决定如何选择和调整。

前一个问题相对容易解决,你可以从一个比较低水平的压力支持开始,比如比 PEEP 高 $6cmH_2O$,然后看看能够得到多大的 V_T 以及患儿的呼吸做功情况。你可以把生理性的 V_T 4mL/kg 作为目标值,然后患儿的呼吸频率应该在 65 次/min 以下,此时呼吸比较舒服。对于接受 SIMV+PS 的患儿,并没有明确的规定可以指导我们如何逐步撤离,但可以先逐步降低 SIMV 的频率,而维持 PS 在一个能够保证足够 V_T 的水平。当 SIMV 的频率降至 10~15 次/min,PS 的压力不超过 $6cmH_2O$,且 FiO₂≤30%,一般可以拔除气管导管,改为无创通气。

AC 模式对每一次自主呼吸都进行支持,因此可以得到稳定的、足够的 V_T(图 10.5)。呼吸机的频率由患儿的自主呼吸来触发,因此和患儿自己的呼吸频率是一致的——这就是"辅助"部分。如果患儿没有自主呼吸,呼吸机就根据设定的后备通气频率进行支持,通常为 40 次/min——这是"控制"部分。后备通气频率的设置应该刚好略低于患儿自主呼吸的频率。对于一个自主呼吸活跃的小早产儿,如果他以 60 次/min 的频率触发呼吸机,那后备通气频率

设为 25~30 次/min 就太低了,会导致每分通气量严重不足、$PaCO_2$ 升高,具有潜在的危险性。AC 模式下需要的 V_T 略低于 SIMV 模式,通常为 4~5mL/kg 左右,因为 AC 模式下每一次呼吸都得到呼吸机的支持,很容易消除无效腔。进入肺内的 V_T 大小取决于患儿吸气时的用力程度以及呼吸机给出的 PIP (图 10.6)。吸气时间、PIP、PEEP 的设置和 SIMV 模式是相似的。撤离呼吸机的过程中可以先降低 PIP,保持频率不变,因为这只是一个后备通气的频率。在这种模式下,呼吸做功逐渐从呼吸机转移至患儿身上,使患儿得到锻炼。

压力支持通气(PSV)是某些呼吸机上的独立通气模式,和 AC 模式的区别在于呼吸机采用的是流量切换而非时间切换。这就意味着,吸气时间是不固定的,当吸气气流的流速降至设定的峰流速的某一百分比(通常为 15%)就自动切换(图 10.7)。这一切换形式下患儿不会再出现吸气末屏气的现象,可以更好地实现人机同步。患儿现在可以更好地控制呼吸机送气的起始和终止,吸气时间可以根据患儿的肺部力学特征自动进行调节。呼吸机的设置和撤离与 AC 相似。由于 PSV 模式下的 Ti 通常比 AC 模式下更短,因此 PSV 时的平均气道压(mean airway pressure,MAP)更低,如果没有通过调整 PEEP 来维持相同的 MAP 就容易造成肺不张。表 10.1 总结了几种同步机械通气模式的基本特征。

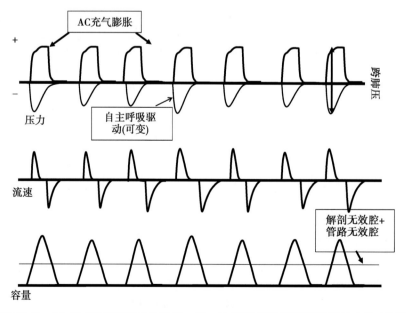

图 10.5　AC 模式对呼吸形式的改善。每一次呼吸都得到了呼吸机的支持,可以很容易地清除无效腔气体。潮气量更加稳定,而且比 SIMV 更低

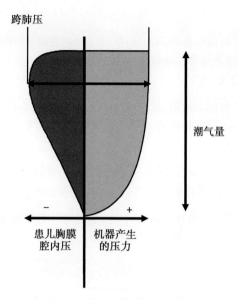

图 10.6　在同步通气下,患儿的自主呼吸做功(深色区域)和呼吸机产生的正压(浅色区域)。这两个合在一起产生的跨肺压使气体进入肺内,即产生潮气量。呼吸机仅监测和显示机器产生的正压。在撤机过程中,如果呼吸机的压力逐渐下调,则在跨肺压中患儿自主呼吸做功所占的比例越大,患儿的呼吸肌就能得到更多锻炼

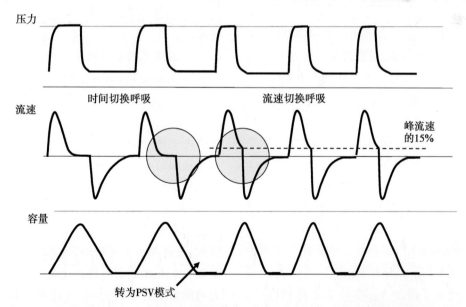

图 10.7　左边的波形显示时间切换型通气,吸气时间是固定的,经常会导致吸气相的屏气——呼吸机仍在以吸气峰压进行送气,但没有气流进入。右边的波形显示流速切换型通气,即当吸入气流的流速降至所设定的峰流速的某一比例时就自动切换为呼气相,这样就不会出现上述的屏气现象。在这种情况下,吸气时间会根据患儿的吸气驱动力和肺部呼吸力学的改变而自动调整。这种更加自然的呼吸形式可以让患儿更好地和呼吸机同步

表 10.1　机械通气的基本模式

模式	患者触发	优点	缺点
IMV	无		非同步
SIMV	设置的频率是患者触发、时间切换的,其他的呼吸并未得到呼吸机支持。呼吸机的频率由临床医生设置	简单,受自动触发的影响较小	呼吸功增加,浅快的呼吸形式,V_T 不稳定
SIMV+PS	设置的频率是患者触发、时间切换的,其他的呼吸也是患者触发、时间切换的,并得到呼吸机的压力支持	减少呼吸功,提供更多的支持,可以比 SIMV 更快撤机	较复杂,两种不同通气模式结合,撤机过程更复杂
AC	每一次自主呼吸都得到支持且通过时间进行切换。呼吸机频率由患者控制	更充分的支持,更低的 V_T,可以比 SIMV 更快撤机	在一些呼吸机上容易受到自动触发的影响
PSV	每一次自主呼吸都得到支持且通过流速进行切换。呼吸机频率由患者控制	同 AC,患者可以更好地与呼吸机同步	时间常数很短时吸气时间可能会太短。短吸气时间会导致平均气道压降低,从而需要提高 PEEP

　　AC,辅助-控制通气;IMV,间歇指令通气;PEEP,呼气末正压;PS,压力支持;PSV,压力支持通气;SIMV,同步间歇指令通气;V_T,潮气量

根据病理生理基础调整机械通气策略和设置

病例 2:足月儿伴有胎粪吸入综合征

　　你收治了一例紧急剖宫产出生的 4 200g 的婴儿,出生时可见黏稠的胎粪,现在是生后 1 小时。该婴儿因为没有自主呼吸,对气囊正压通气反应不佳,在产房就需要气管插管。插管时注意到气管内稠厚的胎粪。你开始使用 SIMV 模式通气,PIP 24cmH₂O,Ti 0.5s,PEEP 6cmH₂O。由于自主呼吸很弱,把呼吸机频率设为 50 次/min,并逐渐调节 FiO_2 以维持目标氧饱和度。胸部 X 线检查提示典型的胎粪吸入综合征特征,有斑片样渗出和轻度的气体潴留。动脉血气显示 pH 7.24,PCO_2 52mmHg,PO_2 67mmHg,BE −8mmol/L。你查看了呼吸机上监测的显示屏,注意到 V_T 是 4.5mL/kg,你觉得这是合理的。你还注意到为了增加 V_T,你需要提高 PIP。但你不愿意把 PIP 进一步提高,所以你选择增加呼吸机频率至 60 次/min,希望能够使 PCO_2 降低。然而,复查血气,你沮丧地发现 PCO_2 进一步升高至 61mmHg,pH 7.19。复查胸部 X 线检查,显示气体潴留较前更为明显。你觉得导致这一问题的原因是 PEEP 过高,于是降低 PEEP 至 4cmH₂O。但结果令人失望,不论胸部 X 线检查还是血气分析均未提示改善。

练习5

问题

　　1. 为什么患儿的 PCO_2 持续上升?

答案

　　1. 该患儿的基础疾病为胎粪吸入综合征(meconium aspiration syndrome,MAS),其病理生理改变的突出表现为气体潴留导致的肺泡无效腔增加,肺部充气不均匀。已经发表的证据提示 V_T 达到 6mL/kg 才能保证足够的肺泡每分通气量(Sharma et al.,2015)。因此最初的呼吸性酸中毒并不意外。

　　增加呼吸机频率对于 V_T 的影响是双重的。首先,如果 V_T 主要消耗于无效腔通气,增加频率对于肺泡每分通气量的影响就很小。其次,该婴儿体重较大,气道阻力显著增加,因此时间常数较长。时间常数代表气体进出肺内的速度。气体充满和排空较大的肺需要更多的时间,气道阻力较高或顺应性较好的肺时间常数也更长。时间常数用数学公式表达就是气道阻力和肺顺应性的乘积。因此增加频率导致患儿的呼气时间不足,使气体潴留进一步加剧,导致 PCO_2 持续上升(图 10.8 左)。降低 PEEP 的设置不会有太多影响,因为导致问题的是呼气不完全产生的动态 PEEP。

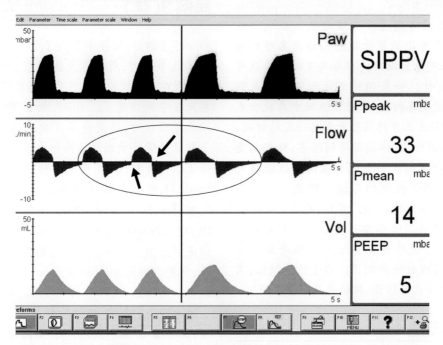

图 10.8 从流速的波形上可以很好地评估所设置的吸气时间和呼气时间是否足够。左边的波形提示所设置的呼气时间不足,未能完成呼气过程,因为在下一次吸气开始时前一次的呼气气流还在排出,呼气并未结束(第 1 个箭头)。同样,在呼吸机切换到呼气相时,吸入的气流流速也没有回到基线(第 2 个箭头)。右边的波形显示较慢的呼吸频率下(延长呼气时间),在下一次吸气开始时前一次的呼气气流的流速能够回到基线,在呼吸机切换到呼气相时,吸入的气流流速也已经回到基线

病例 2(续)

不幸的是,你还没有解决这个问题。床边护士指出患儿变得非常活跃并对抗呼吸机。你认为这可能是由于气体交换不足,下医嘱给患儿一剂芬太尼来减轻患儿的对抗。患儿安静下来,护士也很满意,但血气结果更加糟糕。

练习 6

问题

1. 为什么镇静不起作用?

答案

1. 呼吸支持不充分,特别是已经导致明显酸中毒时,会引起患儿"气体饥饿"和烦躁不安。该患儿对抗呼吸机其实就是"气体饥饿"的表现,应及时评估通气策略,包括患儿的体格检查、呼吸机波形,必要时还需要胸部 X 线检查。通过镇静抑制患儿的活动会掩盖患儿呼吸窘迫的症状,而这正是呼吸支持不充分的重要临床症状。抑制患儿的自主呼吸比人机对抗更容易引起 PCO_2 的进一步上升。

病例 2(续)

咨询了呼吸治疗专家以后,你纠正了之前的错误,把呼吸机频率降低至 45 次/min, PIP 提高至 $28cmH_2O$, PEEP 回到 $6cmH_2O$,呼吸机波形显示现在的呼气时间已经足够了(图 10.8 右)。随后你发现 PCO_2 降至 46mmHg, pH 升至 7.32。芬太尼的镇静作用渐渐消失,你发现患儿现在看起来很舒服。整个晚上患儿情况都很好, PCO_2 和 pH 逐步改善。胸部 X 线检查提示气体潴留的情况也明显改善,只有轻微的弥漫的透亮度下降。 FiO_2 逐渐降至 25%。又一天过去了,你开始考虑为什么患儿没有进一步好转的迹象。患儿很安静,在呼吸机设定的频率 40 次/min 以外,只有很少的自主呼吸。因此,你不敢进一步下调呼吸机的频率了。

练习 7

问题

1. 为什么该患儿没有自主呼吸?为什么不能进一步下调呼吸机参数?

答案

1. 鉴别诊断应考虑逐步进展的败血症或神经系统疾病,但最有可能的是你把患儿的自主呼吸给抑制了。如果血气结果没有酸中毒或呈碱中毒就可以证实这一可能性。如果循环灌注和肾功能是好的,随着代谢性酸中毒的缓解,呼吸性碱中毒就会表现出来。其次,MAS 本身的病程也需要一定的时间。部分胎粪从气道清除,气体潴留得以改善,肺部病变较前均匀,现在的病变更多表现为表面活性物质失活和炎症。肺部病变较前均匀提示肺泡无效腔减少,因此有效的气体交换增加。另外,随着肺部疾病好转,肺顺应性改善。这些都可以导致肺相对的过度膨胀。呼吸机已经给肺提供了足够的每分通气量,患儿自己的呼吸就被抑制了。为了促进撤机,需要将呼吸机设置降至足够低,促使患儿自主呼吸。

机械通气并发症

病例 3:早产儿伴有 RDS

你正在治疗一个 29 周,1 100g 的白人男婴,母亲患儿 1 型糖尿病,阴道分娩,急产,产前来不及应用皮质激素。婴儿出生时有活力,但呼吸过速,有中度吸气性凹陷,需要较高的氧浓度。因此,给他用了 5cmH₂O 的 CPAP。接下来几个小时,FiO₂ 上升至 50%,呼吸过速进一步加剧。血气分析提示 pH 7.29,PaCO₂ 49mmHg,PaO₂ 61mmHg,HCO₃⁻ 21mmol/L,BE −3mmol/L。你的同事把 CPAP 的压力增加到 6cmH₂O,临床上未见改善,但血气结果还是可以接受的。

练习 8

问题

1. 下一步应该如何处理?

答案

1. 尽管该婴儿的气体交换是足够的,但是他需要这么高的吸入气氧浓度还是令你担心,说明患儿肺部存在通气血流比例失调。你有以下三个合理的选择:①继续 CPAP 无创支持,逐步把压力增加至 8cmH₂O,直到 FiO₂ 下降至 35%(在开始更具侵入性的干预措施前,这是优先的选择);②气管插管,给予表面活性物质,继续机械通气;③气管插管,给予表面活性物质,再拔除气管插管,继续无创支持(这就是 INSURE 技术)。

几个微创的表面活性物质给药方法可以避免气管插管,但还没有被作为常规的方法来推广。

病例 3(续)

不幸的是,你接下去为了 27 周三胞胎的出生忙碌了几个小时,所以你无法实施上述三个选项的内容。现在,NICU 内其他患儿都已经稳定,你把注意力重新集中到该患儿。此刻,他需要 71% 的 FiO₂,持续的呼吸过速,并发作了几次呼吸暂停。你认为除了气管插管给予表面活性物质以外已经没有别的选择了。你开始 SIMV 模式支持,PIP 22cmH₂O,PEEP 5cmH₂O,频率为 30 次/min,Ti 0.35s,FiO₂ 55%。血气结果:pH 7.21,PaCO₂ 57mmHg,PaO₂ 53mmHg,HCO₃⁻ 22mmol/L,BE −3mmol/L。你对于这个血气结果并不满意。呼吸机显示的 V_T 为 3.5mL/kg。于是,你把频率增加至 40 次/min,PIP 26cmH₂O。起初氧饱和度有改善,FiO₂ 降至 45%,V_T 也有提高,胸壁运动也改善,但 30 分钟后氧饱和度又降至 70% 左右,循环灌注也不太好。呼吸机报警"低每分通气量",当你急忙来到床边时,你首先注意到的是患儿腹胀非常明显。

练习 9

问题

1. 发生了什么? 你怎么处理?
2. 该患儿为什么会出现气胸? 你可以做些什么来预防它的发生吗?

答案

1. 对于患儿病情的突然变化,有不止一种解释。首先,你必须排除气管导管异位进入食管的可能性。快速浏览一下呼吸机的流速波形,这将是很有帮助的:如果吸气相时有气流进入,但呼气相时没有或只有很少的气体呼出,就应怀疑气管导管在食管内。听诊胃和双肺能够明确或排除这一并发症。其他原因包括张力性气胸,这是急性并发症,需要及时识别和紧急处理。你进行体格检查后发现患儿右侧呼吸音减低,心音偏移至左侧胸腔。胸壁透光试验证实了气胸的诊断。紧急行胸部 X 线检查的同时,你准备先用针穿刺抽气减压,随后再放置胸腔闭式引流管。

问题

2. 该患儿的情况很可能出现气胸。他患有严重的 RDS,这与早产、母亲糖尿病、未用产前皮质激素、男婴等危险因素有关。在前期的处理中,他需要的吸入气氧浓度一直较高,而且呈逐渐升高的趋势,说明他的气道压力是不够的,肺内存在广泛的萎陷和不张。广泛肺不张时呼吸机所致的肺损伤称为肺萎陷伤(Keszler and Sant'Anna, 2015)。由于重力作用,患儿仰卧时肺不张区域在肺内的分布是不均匀的,主要集中在背部,而有气体交换的区域主要集中在前胸部。这样的不均匀分布使得前胸部有气体交换部分的肺出现过度牵拉,产生肺容积伤,最终导致肺泡破裂(图 10.9)。

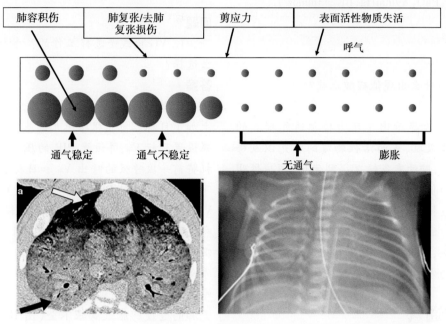

图 10.9　广泛的肺不张可以引起肺萎陷伤,这是一个复杂的过程。虽然胸部 X 线片上已经提示弥漫性肺不张(右下图),但胸部 CT 可以更直观地看到肺不张集中在背部,贴近前胸部的肺仍然是有充气的(左下图)。上面的示意图显示了肺部不同区域的情况。根据拉普拉斯定律(肺泡回缩力 = 2×表面张力÷肺泡半径),充气的肺泡进一步膨胀时所需的压力明显低于完全萎陷的肺泡。因此,吸气时气体更容易进入那些本身就有充气的肺部区域,从而导致这些区域过度膨胀,即使呼吸机给予正常的潮气量也可能出现肺容积伤。而肺不张区域会出现肺水肿,引起表面活性物质失活。在通气不稳定的区域,肺泡不断膨胀和萎陷,产生的剪应力对肺造成进一步损伤。经过肺复张使整个呼吸周期都维持肺泡打开,促使潮气量均匀分布,有助于缓解多种因素所致的机械通气相关性肺损伤

另外,延迟气管插管使肺不张进一步加剧,更加难以逆转,这是因为肺不张引起了表面活性物质失活。外源性表面活性物质进入肺内后,更容易分布于那些膨胀充气的区域,使得肺内这些不均匀的情况更加严重。这就是患儿在接受了表面活性物质后 FiO_2 仅短暂下降的原因。最后,在气体交换不佳时做出的处理是不正确的。提高通气频率和 PIP 可以使潮气量和每分通气量增加,但并不能解决肺不张的问题。这就导致更多气体容量进入了存在气体交换的那一部分肺内,最终使这部分肺受损,出现气漏。

正确的做法应该是更早的时候就积极地增加 PEEP,对于重症 RDS,5~6cmH$_2$O 的 PEEP 并不足以复张更多肺不张的区域。但你的同事似乎并不敢把 PEEP 进一步增加,他似乎有"PEEP 畏惧",不敢使用足够的气道压力。因此选择 3 是正确的,但应

该更早就实施。广泛肺不张的预防比治疗更容易。在这个时间点,试验性地用一会儿较高水平的 CPAP 仍然是可行的,如果 FiO_2 不能很快降至 40%,就说明患儿需要气管插管和外源性表面活性物质。

表面活性物质可以减少气漏,如果患儿对吸入气氧浓度要求很高,就应考虑给药。鉴于患儿体重较大,出生时有活力,早期给予表面活性物质后迅速拔管(INSURE)是有可能成功的,但拖到现在才插管就不能那么快拔管了。插管以后的重点应集中在如何把肺不张区域打开,使容量能够更为均匀分布。为了实现这一点,如果是常频通气,就应该用足够高的 PEEP,或者改为高频通气(见下文)。

病例 3(续)

成功放置了胸腔引流管,PEEP 被提高至

$7cmH_2O$。胸部 X 线片显示气胸吸收,肺部充气情况有所改善。你很高兴地发现氧饱和度有所改善,可以降低 FiO_2 了。一个小时后,血气显示 pH 7.52,$PaCO_2$ 26mmHg,PaO_2 89mmHg,BE −3mmol/L。

练习 10

问题

1. 该患儿为什么出现低碳酸血症?

答案

1. 这里再一次显示出了压力控制通气模式的缺陷。随着气胸吸收、表面活性物质的补充以及呼吸机参数的调整,肺的充气情况得到优化,顺应性明显改善。这时的低碳酸血症是可以预见的,通过密切观察患儿胸壁抬动的幅度、呼吸机显示的潮气量,这是有可能预防的,但在临床实际中,我们很少能够如此快速地反应,并通过手动调节呼吸机设置来避免这一并发症的发生。

目标容量性通气

病例 3(续)

你现在确信目标容量性通气(VTV)是一种理想的模式,于是你决定改为辅助控制联合容量保证(AC+VG)的模式,这是最常用的 VTV 模式之一。

练习 11

问题

1. VG 模式是怎样工作的? 参数设置上应该怎么选择?

答案

1. 容量保证其实就是在压力控制通气的基础上加了目标容量。根据患儿的基础疾病、体重、年龄来设置目标 V_T,并设置 PIP 的压力限制。然后呼吸机将前一次呼吸的呼出 V_T 和目标 V_T 进行比较,在下一次呼吸时对 PIP 做出调整,使 V_T 更接近于目标 V_T(图 10.10),但 PIP 不会高于所设置的压力限制。呼吸机做出的调整是自动的、实时的。在理想的情况下,床边的医生也可以对呼吸机压力进行这样的手动调节,前提是医生没有别的患儿要治疗,也不用吃饭、睡觉。呼吸机持续监测 V_T,并调整 PIP,以避免肺的过度膨胀或膨胀不全(图 10.11)。如果 PIP 已经达到 PIP 限制的水平,但 V_T 仍低于目标 V_T,呼吸机会发出“低潮气量”报警。这可以作为患儿呼吸状态发生改变的最早的信号,应及时评估患儿的情况。

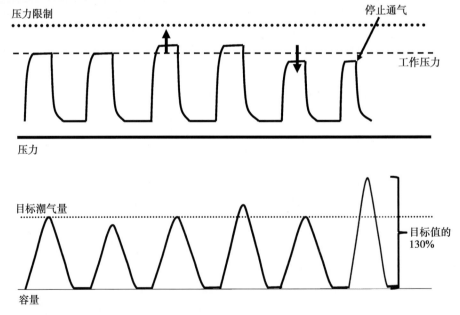

图 10.10　容量保证性通气的基本原理。上图显示吸气峰压(PIP),下图显示潮气量(V_T)。呼吸机将前一次通气的 V_T 和目标 V_T 进行比较。第一次通气的 V_T 接近目标 V_T,呼吸机不会对 PIP 做出调整。第二次的 V_T 低于目标 V_T,那下一次的 PIP 就会提高。然后下一次的 V_T 就达到了目标,再下一次呼吸机仍然用该 PIP 进行通气,结果第四次通气的 V_T 就超过了目标值,接下来第五次通气的 PIP 又自动下调。最后一次通气由于患儿出现了很强的吸气,导致 V_T 很大,超过了目标值的 30%,呼吸机及时停止通气以避免肺容积伤

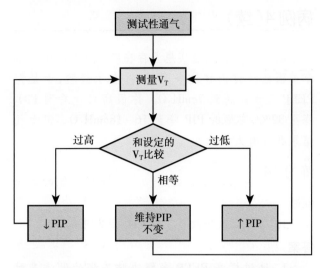

图 10.11　目前所有目标容量性通气模式的基本控制流程。呼吸机将前一次通气的呼出 V_T 和目标 V_T 进行比较，然后对下一次通气的 PIP 进行调整。不同的呼吸机在 V_T 的测量方法和反应速度上有所不同。总体上，从这一次呼吸到下一次呼吸的压力变化是有所限制的，以避免过大变化所造成的损伤

不管对 PIP 进行自动调节还是手动调节，PIP、顺应性、V_T 之间的关系是一样的。在 VTV 模式，V_T 是主要的控制参数，为了保证稳定的 V_T，PIP 上下波动。相反，在压力控制通气模式，PIP 是固定的，由于患儿肺顺应性的变化，V_T 也是可变的。因为它是压力控制通气，所以可以解决气管导管周围漏气的问题，即使很小的 V_T 也可以精确地给出。已知的 VTV 优势包括更早拔除气管导管，减少支气管肺发育不良、气胸、低碳酸血症、脑室内出血和脑室周围白质软化的发生率，具体见表 10.2（Klingenberg，Wheeler et al.，2017）。在不同的临床情况下，目标 V_T 的初始设置见表 10.3（Keszler，2018）。

表 10.2　目标容量性通气的益处

指标	相对危险度或平均差	95% CI	NNTB（95% CI）
死亡或 36 周 BPD	0.75	0.53~1.07	NA
36 周 BPD	0.73	0.59~0.89	8（5~20）
Ⅲ至Ⅳ度 IVH	0.53	0.37~0.77	11（7~25）
PVL±重度 IVH	0.47	0.27~0.80	11（7~33）
气胸	0.52	0.31~0.87	20（11~100）
低碳酸血症	0.49	0.33~0.72	3（2~5）
机械通气天数	-1.35	-1.83~-0.86	

BPD，支气管肺发育不良；IVH，脑室内出血；NNTB，获益所需治疗人数；PVL，脑室周围白质软化。Data from Klingenberg et al, 2017. The metaanalysis contains 16 parallel studies with 977 infants and four crossover studies.

表 10.3　不同临床情况下潮气量推荐初始值

临床情况	潮气量初设值/（mL·kg^{-1}）	原因
足月或晚期早产儿，正常肺	4~4.5	基础值
RDS 早产儿（1 250~2 500g）	4~4.5	肺泡无效腔较小
RDS 早产儿（700~1 249g）	4.5~5	流量传感器的无效腔
RDS 早产儿（<700g）	5.5~6	流量传感器的无效腔
BPD 进展期的早产儿	5.5~6.5	解剖无效腔和肺泡无效腔增加
足月儿 MAS 伴有典型胸部 X 线改变[a]	5.5~6	肺泡无效腔增加
足月儿 MAS 伴有白肺样胸部 X 线改变	4.5~5	肺泡无效腔不是太大的问题
足月儿 CDH	4~4.5	正常的 CO_2 产生，需要正常的肺泡每分通气量
确诊的重度 BPD	7~12	解剖无效腔和肺泡无效腔都显著增加，时间常数延长使呼吸频率变慢，需要更大的潮气量

[a] 典型的胸部 X 线改变表现为充气不均匀，局部有气体潴留。个别患者需要更小的潮气量，也有个别患者需要更大的潮气量。BPD，支气管肺发育不良；CDH，先天性膈疝；MAS，胎粪吸入综合征；RDS，呼吸窘迫综合征。

病例 3（续）

因为该患儿是中等程度的早产儿，处于病程的早期，所以你选择 V_T 4.5mL/kg，PIP 限制设为 24cmH_2O，PEEP 7cmH_2O，后备通气的频率为 40 次/min，Ti 0.35s。患儿看起来很舒服，呼吸频率为 50 次/min，只有轻微的吸气性凹陷。PIP 波动在 16~22cmH_2O，血气结果显示这样的呼吸机设置是合理的。你对于你的处理很满意，但是很快又遇到了新问题。

练习 12

问题

1. 我该怎么把呼吸机撤下来？

答案

1. 有一个常见的误解是认为要先逐渐把 V_T 降下来才能撤机。其实这是不对的。因为适合患儿的最佳 V_T 是不变的,当患儿病情缓解,自主呼吸变得有力,肺顺应性改善,达到 V_T 所需要的 PIP 逐渐降低。VG 的优势就是在患儿自身的呼吸变强后 PIP 会自动地下降。不恰当地降低 V_T 会增加患儿的呼吸功,容易引起撤机失败。VG 的另一优势是可以减少检查血气的次数,因为患儿的每分通气量和 PCO_2 会比较稳定。当 PIP 在 $10 \sim 15cmH_2O$,$FiO_2 < 30\%$,PEEP 为 $5 \sim 7cmH_2O$,患儿自主呼吸稳定,就可以尝试拔管。

富有挑战性的临床情况

病例 4:早产儿伴有 RDS 和代谢性酸中毒

这是一例 27 周,560g,宫内生长迟缓的早产儿,现在生后 1 小时,伴有 RDS。由于母亲先兆子痫恶化,在全身麻醉下急诊剖宫产出生,没来得及用产前皮质激素。给予母亲硫酸镁治疗先兆子痫。患儿出生后在产房内需要正压通气。给予表面活性物质,并开始用 AC+VG 模式进行通气,PIP 限制为 $22cmH_2O$,PEEP $5cmH_2O$,Ti 0.3s,后备通气频率为 40 次/min,目标 V_T 5mL/kg,FiO_2 55%。患儿自主呼吸很弱。最初的血气显示:pH 7.22,$PaCO_2$ 54mmHg,PaO_2 63mmHg,BE −5mmol/L,实际 PIP 为 $20 \sim 22cmH_2O$。接下来几个小时,由于持续的低 V_T 报警,FiO_2 上调至 65%,PIP 限制上调至 $24cmH_2O$,随后复查的血气结果并没有变化。

练习 13

问题

1. 患儿为什么情况不好?

答案

1. 出生后患儿看起来比较抑制,可能是受到母亲硫酸镁治疗的影响。除了呼吸机的通气频率以外,患儿没有自主呼吸且潮气量不足(5mL/kg),这是该患儿 $PaCO_2$ 过高的原因(表 10.3)。FiO_2 的要求增加提示该患儿的 V_T 过小且 PEEP 过低,导致肺逐渐不张,进一步使肺顺应性下降,从而需要更高的 PIP。

病例 4(续)

胸部 X 线检查证实患儿存在广泛的肺不张。本章前面已经讨论过这个问题,你有了经验,于是把 PEEP 逐步提高到 $7cmH_2O$。你很高兴地看到 FiO_2 降至 32%,实际的 PIP 降至 $16 \sim 18cmH_2O$。但血气结果并没有太多改善。

练习 14

问题

1. 为什么氧合改善了但 CO_2 没有下降?

答案

1. 通过提高 PEEP 来解决肺不张的做法是对的。氧合和肺顺应性得到改善(达到目标 V_T 所需的 PIP 降低了),但你没有解决呼吸性酸中毒的问题。你仍然把这个通气模式视作压力控制通气模式,认为当肺顺应性改善时 V_T 就变大。而实际上,在 VG 模式下,首先被控制的参数是 V_T,因此肺顺应性改善时,V_T 保持不变,而 PIP 逐渐下降。并不是你一个人会这样理解,很多医生都有这样的误解。此外,该患儿在呼吸机设置的频率之外很少有自主呼吸,设置的 V_T 对于这个体重的早产儿来说是过低了。对于这些小早产儿,设备所带来的无效腔对患儿影响较大,因此设置 $5.5 \sim 6mL/kg$ 的 V_T 可能更加合适(Nassabeh-Montazami et al. ,2009)。

病例 4(续)

当你一边等待血气结果,一边和同事讨论下一步怎么办的时候,患儿逐渐变得活跃,开始出现自主呼吸。呼吸机的送气现在由患儿的自主呼吸来触发,大约 60 次/min,这样应该能够把 PCO_2 降下来。现在你认为患儿不需要其他参数的调整,于是你去值班室休息了。

接下来几个小时,患儿出现了中等程度的吸气性凹陷,且有间歇性的烦躁不安。你查看呼吸机显示的参数,发现实际的 PIP 有时会降为 $10cmH_2O$ 以下,FiO_2 增加至 45%。你复查血气,显示 pH 7.30,PCO_2 35mmHg,PO_2 58mmHg,BE −7mmol/L。你不太清楚到底发生了什么。你觉得重点在 PCO_2,现在的 PCO_2 已经低于目标值,于是把目标 V_T 降至 4.5mL/kg,希望 PCO_2 能回到 40mmHg。

现在,你希望能去睡一会儿。但很快你又被床边护士召唤,护士告诉你患儿现在呼吸窘迫更加严重,FiO₂ 也进一步上升。你进行了体格检查,发现患儿除了呼吸过速和吸凹以外,并没有其他的症状体征。呼吸机的 PIP 仍偶尔会降至接近 PEEP 的水平,然后当患儿自主呼吸暂停时,PIP 又回到压力限制的水平。血气显示 PCO₂ 仍低于目标值,你对此很不满意,你认为是因为患儿的呼吸频率过快,于是你给了她一剂吗啡。患儿很快安静下来,PIP 和呼吸频率回到接近压力限制和后备通气频率的水平。你回到值班室,希望不会再被打扰。

接下去的几个小时,FiO₂ 要求继续上升,你的休息再次被打断。你挣扎着起来,同时下医嘱要求进行胸部 X 线检查并复查血气。胸部 X 线检查表现为广泛的肺野透亮度下降,肺下缘位于第 7 肋骨,除此以外没有其他异常。血气显示:pH 7.21,PCO₂ 59mmHg,PO₂ 54mmHg,BE -8mmol/L。

练习 15

问题

1. 为什么患儿情况持续恶化?
2. 该患儿为什么不能耐受较高的 PCO₂ 水平?

答案

1. 事情变得有些复杂。好消息是患儿逐渐活跃,开始自主呼吸。现在她对她自己的呼吸中枢有反应了,她希望通过自身代偿来使 pH 恢复正常。她的呼吸过速和吸凹都提示呼吸机没有给她提供足够的支持(至少从患儿的角度来说支持是不够的——她并不喜欢允许性高碳酸血症,尤其是在已经酸中毒的情况下)。实际的 PIP 降至接近 PEEP 的水平是由于患儿自主呼吸的 V$_T$ 已经超过了设定的 4.5mL/kg。当呼吸机监测到患儿的 V$_T$ 已经超过目标 V$_T$,就会根据程序设置自动降低 PIP(图 10.12)。随着 PIP 的降低,MAP 也降低,这就是患儿对 FiO₂ 的要求越来越高的原因。胸部 X 线片上广泛的肺不张也证实了这一点。

2. 当患儿烦躁不安或呼吸过速时,正确的做法应该是调整呼吸支持,而不是给予镇静。患儿和呼吸机之间是否协调是一个很重要的现象,不应被忽视,而镇静有可能会掩盖一些重要的信息。该患儿用了吗啡后自主呼吸被抑制了,她看起来似乎"好些了",这是毫不意外的。但实际上,她仍然没有得到足够的呼吸支持,最终导致了混合性酸中毒和广泛的肺不张。

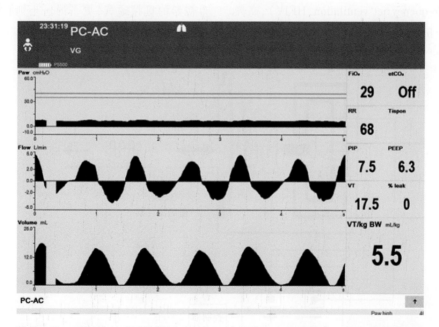

图 10.12　呼吸机显示屏的截屏,提示 V$_T$ 未能满足患儿的需求。患儿没有得到高于 PEEP 的膨胀压,因此只是相当于气管插管下的 CPAP 支持。医生应判断该患儿是否可以拔除气管导管,或者提高目标容量性通气的容量设置以提供患儿足够的支持

在超早产儿,中等程度的代谢性酸中毒是很常见的,常常是近端小管重吸收碳酸氢根的能力较弱所致。混合了代谢性酸中毒使得治疗更加复杂。首先要知道,pH 是驱动自主呼吸的最主要的因素,而 PCO₂ 水平又直接影响了 pH。

让 PCO₂ 水平稍稍降低,并在肠外营养中加入

醋酸来缓冲的做法是正确的。所有的文献都把焦点放在 PCO_2 水平上,但实际上脑血管张力是由血管周围的 pH 所控制的(Lassen and Christensen,1976)。虽然早产儿 PCO_2 的确切的安全范围尚不清楚,但最可能导致重度脑室内出血的危险因素是 PCO_2 水平的大幅波动。比如在患儿对代谢性酸中毒进行代偿的时候,由于早产儿的呼吸很快疲劳而衰竭,因此容易导致 PCO_2 水平的快速变化。

高频通气

病例 4(续)

你从书上看到,对于一些严重肺部疾病的患儿常频通气效果不佳的情况,高频通气(high frequency ventilation,HFV)可能是一个好的治疗方法。但是你对此并不熟悉,因此你让高年资的医生对你进行讲解。她告诉你 HFV 主要有三种类型:高频振荡通气(high frequency oscillation ventilation,HFOV)、高频喷射通气(high frequency jet ventilation,HFJV)、高频气流阻断(high frequency flow interruption,HFFI)。

其中前两种应用最为广泛,如果应用得当,可有效治疗新生儿不同的呼吸系统疾病。

HFOV 可以通过正压-负压的振荡偏转产生相对较高的 MAP,同时又是主动性呼气的过程。气道压力可以通过一个大活塞的来回振荡产生,也可以通过其他不同的机制(图 10.13)。真正的振荡器是指这个机器能够产生相等的正压和负压波形,而不论这个波形是如何产生的。

HFJV 将高速气流喷射进入上气道(图 10.14),通过伺服系统调节喷射入气道的气体容量来维持预先设定的 PIP。PEEP 通过常频呼吸机来提供。

目前,Bronchotron 是临床上唯一的气流阻断型呼吸机,常被用于转运呼吸机。Bunnell Life Pulse 呼吸机和 Sensor Medics 3100A 分别是美国唯一的经过 FDA 认证的 HFJV 和 HFOV 呼吸机。在美国以外的市场上,还有更多复杂的能够监测 V_T、设置目标参数的 HFOV 机器。

对于 HFOV 是否优于常频机械通气,是否应作为 RDS 的一线呼吸支持手段,目前还没有明确的证据(Cools et al.,2010)。有的新生儿中心把 HFV 作为初始的机械通气,更多的医生则把 HFOV 和 HFJV 作为早期的营救性策略。

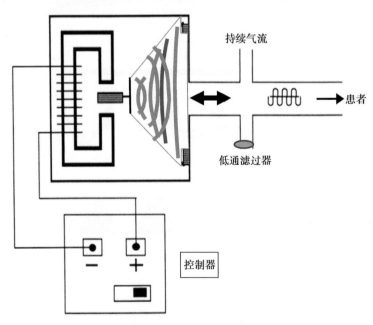

图 10.13 活塞振荡器的示意图。电磁铁产生的能量驱动的活塞运动决定了压力的振幅。进入管路的新鲜气流(持续气流)和低通滤过器的阻力之间的平衡决定了平均气道压。持续气流提供了新鲜气体,并带走从肺部弥散出来的 CO_2

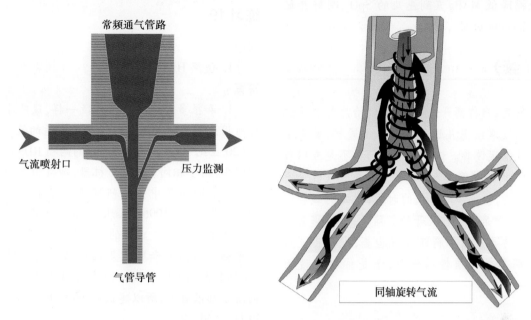

常频通气管路

气流喷射口　　　压力监测

气管导管

同轴旋转气流

图 10.14　高频喷射通气需要将特殊的气管导管适配器和气流喷射口相连接,高速气流脉冲从喷射口进入气管导管,压力监测器对其进行持续监测,并反馈至呼吸机微处理器以调节压力,从而驱动喷射脉冲(左图)。右侧显示的是独特的同轴旋转气流示意图,同时有吸气和呼气的气流,从而使气道侧壁受到最小的压力

练习 16

问题

1. 如果我决定用 HFOV,该怎样进行参数设置?

答案

1. HFOV 实际上只有两个的参数,平均气道压(MAP)控制氧合,压力振幅(ΔP)控制 CO_2 排出。需要设置的第 3 个参数是频率(以 Hz 表示)和吸呼气时间比。和常频通气一样,需要根据时间常数来设置频率。伴有 RDS 的小早产儿时间常数较短,可以用较高的频率,如 15Hz。相反,对于气道阻力较高的较大的婴儿,如伴有 MAS 的足月儿或严重 BPD 患儿,频率设在 8~10Hz 更为合适,有时甚至可以更低。

频率对于 CO_2 排出的影响是间接的。在设定了 ΔP 以后,较低的频率下机器送入肺内的 V_T 更大,因此较低的频率下 CO_2 排出的效果更好。通常把吸气相所占时间设为 33%,即吸呼气时间比为 1:2,这就在呼吸机管路和气管导管之间产生了一个小的压力梯度,管路内的压力会比气管导管高 2cmH₂O。这也是从常频机械通气切换为 HFOV 时一般需要把 MAP 提高 2cmH₂O 的原因。HFOV 通气策略的关键是主动把肺打开,得到合适的肺容量,从而改善通气血流比例,降低对氧的需求。这样的策略对于常频

通气也是合适的,但是在严重肺部疾病的婴儿,使用 HFOV 更容易重新募集肺容量。

病例 4(续)

该患儿切换至 HFOV,设置参数:频率 12Hz,MAP 10cmH₂O,ΔP 15cmH₂O。胸壁出现振荡,但对 FiO_2 的要求仍维持在 50% 左右。你把 MAP 上调至 12cmH₂O,情况有所改善,当上调至 14cmH₂O 后,FiO_2 能降为 30% 以下。你很开心,决定去喝一杯咖啡。当你回到床边,护士告诉你患儿的血压下降了,而且毛细血管充盈时间为 3~4s。护士认为该患儿"不喜欢"高频呼吸机。

练习 17

问题

1. 患儿为什么会低血压?

答案

1. 当患儿的肺完全打开后,你并没有把 MAP 降下来。要知道一旦肺打开了,顺应性就明显改善,根据拉普拉斯定律,完全打开的肺的肺泡半径较大,因此它膨胀扩张所需的压力就越小,相反,对于肺不张的肺,打开它所需的压力就大。胸膜腔内压过高会影响静脉回流,也会减少心输出量。正确的策略

是逐渐小幅降低 MAP,直到患儿的 SpO_2 刚好开始下降(De Jaegere et al. ,2006)。

病例 4(续)

不幸的是,当你离开的时候,呼吸治疗师和床边护士决定用气囊给患儿进行手动正压通气,看看是否能让患儿情况改善。该呼吸治疗师并不是专门负责 NICU 的,而是兼管成人 ICU。他选择的气囊是不带 PEEP 阀的,当他手动通气的时候,患儿的氧合进一步下降,似乎是由于肺又开始萎陷了,于是需要更高的压力。你再次做了胸部 X 线检查,发现患儿现在出现了明显的间质性肺气肿,于是你决定改为 HFJV。

练习 18

问题

1. 为什么气漏时用 HFJV 更合适? 怎么用?

答案

1. HFJV 在治疗气漏方面具有优势,因为该通气模式具有独特的气流特点,能够在较低的 MAP 下达到充分的气体交换。HFJV 可以使间质性肺气肿更快缓解(Keszler et al. ,1991),减少经过支气管胸膜瘘(Gonzalez et al. ,1987)和气管食管瘘(Goldberg et al. ,1992)的气流,因此在这些情况下,HFV 是比较理想的呼吸支持模式。

HFJV 的参数设置和常频通气比较相似。需要设置 PIP、PEEP 和频率。吸气时间极短,通常维持在最小值 0.02s。和其他通气模式一样,合适的通气频率取决于患儿的时间常数,伴有 RDS 的小早产儿适合比较快的频率,伴有慢性肺疾病或 MAS 的较大的婴儿适合较慢的频率。默认的频率为 420 次/min(7Hz),但在慢性肺疾病的较大婴儿也可能会用更低的频率,如 240 次/min(4Hz)。PIP 是影响 CO_2 排出的最主要的参数,而 PEEP 则控制 MAP。因为吸气时间仅 0.02s,吸呼气时间比很小,所以 MAP 仅略高于 PEEP 的水平。因此为了维持肺容量,应该将 PEEP 设置在显著高于常频通气时 PEEP 的水平。治疗 RDS 患儿时,常规把 PEEP 设置在 8~10cmH_2O。在机械通气开始后的一段时间内或在脱开呼吸机管路吸痰后,可以在常频通气上设置叹息样通气以便更好地进行肺容量的募集(Keszler, 2012)。

练习 19

问题

1. 使用 HFV 有什么风险?

答案

1. 和很多复杂的干预手段一样,风险主要源于对所用设备的不熟悉或选择了不合适的策略。在同期(20 世纪 90 年代中期)进行的两项 RDS 早产儿的研究中,用了相同的 HFJV 机器,却得出了很不一样的结论。因为其中一项研究采用了不合适的策略(Wiswell et al. ,1996;Keszler et al. ,1997),所采用的低压力策略导致了显著的呼吸性碱中毒,从而增加严重脑室内出血和脑室周围白质软化的风险(Wiswell et al. ,1996)。因为所有的 HFV 模式对于 CO_2 的清除都很有效,所以建议在 HFV 开始后进行经皮 PCO_2 监测。

病例 4(续)

接下来的几天里,间质性肺气肿得到缓解,PIP 降至 18cmH_2O。你选择把通气模式切换至常频通气,不过你知道这并不是必须的,很多 NICU 内都是常规直接从 HFOV 或 HFJV 撤机。你让患儿回到 AC+VG 模式,并调整了 V_T,给患儿提供了足够的支持,避免呼吸功增加。

随后几天,患儿撤离呼吸机,改为无创呼吸支持,你感觉自己很了不起。你现在知道了怎样给不同的患儿进行呼吸支持,并明白了应该先分析引起呼吸衰竭的基础疾病,也掌握了压力控制通气、目标容量性通气和高频通气的不同特点。

(马晓路 译)

推荐阅读

Ambalavanan N, Carlo WA, Wrage LA, et al. Paco2 in surfactant, positive pressure, and oxygenation randomised trial (SUPPORT). *Arch Dis Child Fetal Neonatal Ed*. 2015;100(2):F145-F149.

Cools F, Askie LM, Offringa M. Elective high-frequency oscillatory versus conventional ventilation in preterm infants: a systematic review and meta-analysis of individual patients' data. *Lancet*. 2010;375(9731):2082-2091.

De Jaegere A, van Veenendaal MB, Michiels A. Lung recruitment using oxygenation during open lung high-frequency ventilation in preterm infants. *Am J Respir Crit Care Med*. 2006;174(6):639-645.

Goldberg LA, Marmon LM, Keszler M. High-frequency jet ventilation decreases air flow through a tracheoesophageal fistula. *Crit Care Med*. 1992;20(4):547-549.

Gonzalez F, Harris T, Black P. Decreased gas flow through

pneumothoraces in neonates receiving high-frequency jet versus conventional ventilation. *J Pediatr.* 1987;110(3):464-466.

Keszler, M. High-frequency jet ventilation. In: Sinha S, Donn SM, eds. *Manual of Neonatal Respiratory Care.* New York, NY: Springer; 2012.

Keszler, M. Update on mechanical ventilatory strategies. *NeoReviews.* 2013;14(5):e237-e251.

Keszler, M. Volume-targeted ventilation: one size does not fit all. Evidence-based recommendations for successful use. *Arch Dis Child Fetal Neonatal Ed.* 2019;104(1):F108-F112.

Keszler M, Donn SM, Bucciarelli RL, et al. Multicenter controlled trial comparing high-frequency jet ventilation and conventional mechanical ventilation in newborn infants with pulmonary interstitial emphysema. *J Pediatr.* 1991;119(1 Pt 1):85-93.

Keszler M, Modanlou HD, Brudno DS, et al. Multicenter controlled clinical trial of high-frequency jet ventilation in preterm infants with uncomplicated respiratory distress syndrome. *Pediatrics.* 1997;100(4):593-599.

Keszler M, Sant'Anna G. Mechanical ventilation and bronchopulmonary dysplasia. *Clin Perinatol.* 2015;42(4):781-796.

Klingenberg C, Wheeler KI, McCallion N, et al. Volume-targeted versus pressure-limited ventilation in neonates. *Cochrane Database Syst Rev.* 2017;10:CD003666.

Lassen NA, Christensen MS. Physiology of cerebral blood flow. *Br J Anaesth.* 1976;48(8):719-734.

Nassabeh-Montazami S, Abubakar KM, Keszler M. The impact of instrumental dead-space in volume-targeted ventilation of the extremely low birth weight (ELBW) infant. *Pediatr Pulmonol.* 2009;44(2):128-133.

Sharma S, Clark S, Abubakar K. Tidal volume requirement in mechanically ventilated infants with meconium aspiration syndrome. *Am J Perinatol.* 2015;32(10):916-919.

Wiswell TE, Graziani LJ, Kornhauser MS, et al. High-frequency jet ventilation in the early management of respiratory distress syndrome is associated with a greater risk for adverse outcomes. *Pediatrics.* 1996;98(6 Pt 1):1035-1043.

Wiswell TE, Graziani LJ, Kornhauser MS, et al. Effects of hypocarbia on the development of cystic periventricular leukomalacia in premature infants treated with high-frequency jet ventilation. *Pediatrics.* 1996;98(5):918-924.

第 11 章

支气管肺发育不良

Kirsten Glaser　Erik A. Jensen　Clyde J. Wright

支气管肺发育不良（bronchopulmonary dysplasia，BPD）是早产儿最常见也最重要的并发症之一。在美国，每年有 10 000～15 000 的新生儿受累，包括几乎一半的出生体重低于 1 000g 的婴儿（Jensen and Stoll，2014）。罹患 BPD 意味着患儿需要漫长的住院过程，且病死率和儿童期的并发症率显著上升（Cotten et al.，2005；Ehrenkranz et al.，2005）。和不伴有 BPD 的早产儿相比，BPD 患儿呼吸系统、心血管系统的慢性损伤、生长迟缓和神经发育落后等更为常见（Berkelhamer et al.，2013；Bott et al.，2006；Carraro et al.，2013；Cristea et al.，2013；Doyle et al.，2006；Ehrenkranz et al.，2005）。

BPD 这一术语最早起始于 1967 年，由 Northway 和同事首次描述了早产儿在严重的 RDS 缓解后出现的临床表现、胸部 X 线片改变和病理特征。13 例胎龄约 32 周的早产儿，出生体重 1 783g±434g，伴有严重 RDS，需要机械通气和高吸入气氧浓度（80%～100%）持续 150 小时以上才得以存活（Northway et al.，1967）。随着围产期和新生儿管理策略的改进，像 Northway 描述的这一类早产儿已经很少需要在 NICU 接受长时间的或非常积极的机械通气了。大量医疗资源已经转向更不成熟的早产儿。今天，BPD 主要对胎龄小于 28 周的早产儿产生重要的影响。另外，BPD 的定义也在不断发展，同时我们对于其流行病学、危险因素、预防方法、治疗干预、相关的远期预后等的理解也在逐渐深入。

流行病学

病例 1

胎龄 25^{+5} 周的女婴 H，现在纠正胎龄 36 周，需要 2L 的高流量鼻导管，吸入气氧浓度为 21%，能够耐受足量肠内喂养，其中 70% 的奶量通过奶瓶喂入。

她的父母从互联网上查看了一些相关知识后向你咨询他们孩子肺部的情况。他们看到了 BPD 的文章，想知道他们的宝宝 H 是不是符合这一诊断。

练习 1

问题

1. 你给出的下列说法哪个是正确的？
   A. 他们的宝宝没有 BPD
   B. 还需要更多的检查才能确定他们的宝宝是否有 BPD
   C. 他们的宝宝有重度 BPD
   D. 他们的宝宝有中度 BPD
   E. 他们的宝宝有轻度 BPD
   F. 他们的宝宝有早产后的肺部后遗症，但根据目前大家广泛接受的定义，还没有办法对该宝宝进行分类

答案

1. F。由于该婴儿目前接受的是 2L 的高流量鼻导管（high-flow nasal cannula，HFNC），吸入气氧浓度为 21%，因此无法根据 2000 年 NIH 研讨会的 BPD 定义来进行分类。近来，对这一定义进行了一些修订，使这些接受新的呼吸支持模式的患儿也能被分类。

诊断标准

1967 年，Northway 等采用术语"支气管肺发育不良"一词来描述严重 RDS 缓解后出现的进行性的肺部后遗症（Northway et al.，1967）。最早的 BPD 诊断标准于 1979 年被提出，连续用氧 28～30 天结合特定的临床、实验室和/或影像学特征即可诊断（Bancalari et al.，1979；Tooley，1979）。一个标准化的定义可以让我们更好地理解这一疾病的发生率、病理生理学和自然病程。1988 年，Shennan 等发现，相比生后 28 天用氧，纠正胎龄 36 周还需要用氧的情况能更好

地预测生后 2 年内的不良肺部结局(Shennan et al. ，1988)。这一定义虽然不包括其他临床资料,却是报道中最常用的 BPD 定义(Hines et al. ，2017)。NIH 在 2000 年召开了一个研讨会,制定了现在广泛应用的区分疾病严重程度的 BPD 定义(Jobe and Bancalari，

2001)。这一定义中,出生胎龄<32 周且至少需要用氧 28 天的早产儿在纠正胎龄 36 周时评估是否诊断为 BPD(表 11.1*)然后根据纠正胎龄 36 周时对氧和呼吸支持的要求进行 BPD 严重程度的评估,分为轻、中、重度(Jobe and Bancalari，2001)。

TABLE 11. 1	Definition of Bronchopulmonary Dysplasia from the NICHD Workshop on BPD	
Time point of assessment	36 weeks' PMA or discharge to home, whichever comes first	> 28 days, but < 56 days' postnatal age or discharge home, whichever comes first
	Treatment with oxygen>21% for at least 28 days plus	
Mild BPD	Breathing room air at 36 weeks' PMA or discharge, whichever comes first	Breathing room air by 56 days' postnatal age or discharge, whichever comes first
Moderate BPD	Need[a] for ≥ 30% oxygen and/or positive pressure (PPV/NCPAP) at 36 weeks' PMA or discharge, whichever comes first	Need[a] for ≥30% oxygen and/or positive pressure(PPV/NCPAP) at 56 days' postnatal age or discharge, whichever comes first
Severe BPD	Need[a] for ≥ 30% oxygen and/or positive pressure (PPV/NCPAP) at 36 weeks' PMA or discharge, whichever comes first	Need[a] for ≥30% oxygen and/or positive pressure(PPV/NCPAP) at 56 days' postnatal age or discharge, whichever comes first

[a] A physiologic test confirming that the oxygen requirement at the assessment time point remains to be defined. BPD usually develops in neonates being treated with oxygen and positive pressure ventilation for respiratory failure, most commonly respiratory distress syndrome. Persistence of clinical features of respiratory disease(tachypnea, retractions, rales)are considered common to the broad description of BPD and have not been included in the diagnostic criteria describing the severity of BPD. Infants treated with oxygen>21% and/or positive pressure for nonrespiratory disease(e. g. , central apnea, diaphragmatic paralysis)do not have BPD unless they also develop parenchymal lung disease and exhibit clinical features of respiratory distress. A day of treatment with oxygen>21% means that the infant received oxygen>21% for more than 12 hours on that day. Treatment with oxygen>21% and/or positive pressure at 36 weeks' PMA, or at 56 days' postnatal age or discharge, should not reflect an"acute"event but should rather reflect the infant's usual daily therapy for several days preceding and following 36 weeks' PMA, 56 days' postnatal age, or discharge.
BPD, Bronchopulmonary dysplasia; *NCPAP*, nasal continuous positive airway pressure; *PMA*, postmenstrual age; *PPV*, positive pressure ventilation. Modified from Jobe AH, Bancalari E: Bronchopulmonary dysplasia, *Am J Resp Crit Care Med* 163:1723-1729, 2001.

为了统一诊断 BPD 的氧饱和度阈值,于 2003 年提出了 BPD 的"生理学定义"(表 11.2;Walsh et al. ，2003)。该定义通过让纠正胎龄 36 周时吸入气氧浓度仍超过 30%的患儿停止吸氧来评估其对氧气的依赖性(Walsh et al. ，2003)。尽管该生理学定义使 BPD 的诊断率明显下降,而且不同中心之间的发生率差异也有所缩小,但在临床实践或研究中并没有被广泛采纳(Hines et al. ，2017;Walsh et al. ，2004)。

另外很重要的一点是随着时间的推移,这三个定义的局限性也越来越明显。比如,现在通过经加温湿化的 HFNC 来产生一定的气道正压的呼吸支持模式已经被广泛应用(Jobe and Steinhorn,2017)。但 2000

年的 BPD 定义是无法对这样的呼吸支持模式进行分类的。为了解决这些局限性,不同的研究小组给出了一些不同的定义。2015 年,BPD 多中心协作组提议把 36 周时需要 HFNC 治疗的患儿和需要其他形式无创正压通气的患儿一起定义为重度 BPD I型(Abman et al. ，2017)。而纠正胎龄 36 周时需要有创机械通气的患儿则定义为重度 BPD Ⅱ 型(表 11.3;Abman et al. ，2017)。2016 年,NICHD 又组织了一次 BPD 的研讨会,提出了一个新的 BPD 定义(表 11.4;Higgins et al. ，2018)。目前临床所用的一些新的呼吸支持模式都被纳入该定义,包括 HFNC。至于这些新的定义是否能够取代 2000 年的 BPD 定义,还需要进一步论证。

表 11.2　BPD 的生理学定义					
氧疗		<30%			>30%或 PPV/CPAP
逐步的空气挑战试验		是			否
氧饱和度	<80%	80%~87%	88%~95%	≥96%	
监测时长	1min	5min	60min	15min	
结果	未通过	未通过	通过	通过	
BPD	是	是	否	否	是

BPD,支气管肺发育不良;CPAP,持续气道正压;PMA,纠正胎龄;PPV,正压通气。
纠正胎龄 36 周仍需要 30%以上的吸入气氧浓度和/或机械通气或 CPAP 可定义为未经空气挑战试验验证的 BPD。而纠正胎龄 36 周时不需要用氧就不被诊断 BPD。那些吸入气氧浓度<30%的患儿需要经过吸入气氧浓度逐步降低的空气挑战实验来明确(每 10 分钟降低吸入气氧浓度 2%直至 21%),同时监测氧饱和度和心率。在该研究中,Walsh 和同事把可接受的最低的氧饱和度数值定义为 88%。

表 11.3　BPD 协作组修订的 BPD 定义

BPD 严重程度	定义
无	用氧时间<28 天,纠正胎龄 36 周或出院时吸入空气
轻度	至少用氧 28 天,纠正胎龄 36 周或出院时吸入空气
中度	至少用氧 28 天,纠正胎龄 36 周或出院时吸入气氧浓度<30%
重度（Ⅰ型）	至少用氧 28 天,纠正胎龄 36 周时吸入气氧浓度≥30% 或需要 NCPAP/HFNC
重度（Ⅱ型）	至少用氧 28 天,纠正胎龄 36 周时需要机械通气

BPD,支气管肺发育不良;NCPAP,鼻塞持续气道正压;HFNC,高流量鼻导管。

表 11.4　NICHD 的 BPD 研讨会上修订的 BPD 定义

分级	所需氧浓度				
	无创 IPPV*	NCPAP/NIPPV/鼻 导管,流量≥3L/min	鼻导管,流量 1～<3L/min	头罩	鼻导管,流量<1L/min
Ⅰ	—	21%	22%～29%	22%～29%	22%～70%
Ⅱ	21%	22%～29%	≥30%	≥30%	>70%
Ⅲ	>21%	≥30%			
Ⅲ（A）	生后 14 天至纠正胎龄 36 周之内由于实质性肺疾病和呼吸衰竭而死亡				

* 排除因气道疾病或中枢呼吸控制异常性疾病所需要通气的患儿。

BPD,支气管肺发育不良;IPPV,间歇正压通气;NCPAP,鼻塞持续气道正压;NICHD,国家儿童健康和人类发展研究所;NIPPV,无创正压通气。

胎龄<32 周的 BPD 早产儿出现持续肺实质病变,并经胸片证实,纠正胎龄 36 周时连续 3 天需要以上任一情况的吸入气氧浓度以维持氧饱和度 90%～95% 的目标范围。

　　值得注意的是,这些新提出的定义中,再次强调了需要通过胸部 X 线检查证实患儿存在实质性肺疾病(Higgins et al. ,2018)。而 2000 年的定义则认为"BPD 在影像学上的改变是不统一的,并且不能常规提供某个特定时间点的影像学资料",因此并未把影像学改变作为定义的一部分(Jobe and Bancalari,2001)。不同 BPD 患儿的影像学改变可以差别很大。典型的 BPD 影像学特征为肺间质粗糙的高密度纹理和囊样改变,局部过度充气、气肿(图 11.1)。前期呼吸系统疾病程度较轻的患儿胸部 X 线片改变也相对较轻,更倾向于表现为弥漫性透亮度减低,不一定伴有局部的过度充气(图 11.2)。由于不一定能得到影像学资料来预测临床病程和肺部结局,因此包含了影像学改变的定义的实用性还是值得商榷的。至于新的肺部影像学技术,如 CT/CT 血管成像等是否更有助于诊断,目前尚无定论。

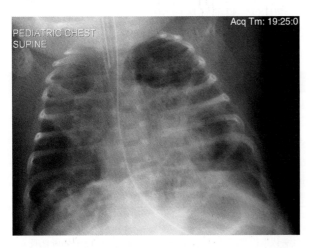

图 11.1　经典型 BPD。胎龄 28⁺⁶ 周早产儿,现在纠正胎龄 38 周,患有严重 BPD。胸部 X 线片表现为斑片状实变的肺不张,以及局部囊状透亮、过度充气的区域,肺纤维化使肺纹理增粗紊乱

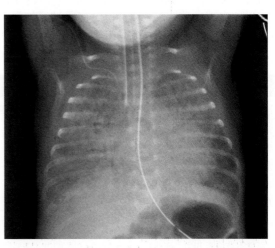

图 11.2　新型 BPD。胎龄 25 周早产儿,现在生后 6 周,仍需要机械通气。双侧呈均匀的间质病变,局部肺透亮度增加

BPD 的发生率

由于针对的人群不同,以及采用的定义也不同,因此报道的 BPD 发生率也存在较大差异。加拿大、以色列、日本等报道的极低出生体重儿(出生体重<1 500g)中,纠正胎龄 36 周仍需要氧气的 BPD 发生率为 12% ~ 15%(Isayama et al.,2012;Klinger et al.,2013)。加利福尼亚州 2007 年至 2011 年之间出生的胎龄 22~29 周的极低出生体重儿中,纠正胎龄 36 周前死亡或 BPD 的发生率高达 45%。该队列存活至纠正胎龄 36 周的早产儿中,BPD 总体发生率为 33%,其中出生体重<750g 的 BPD 发生率为 81%,出生体重 1 250~1 500g 的 BPD 发生率为 13%(图 11.3*;Lapcharoensap et al.,2015)。NICHD 新生儿研究协作网的资料显示,如果用 NIH 2000 年的定义来评估,BPD 发生率高达 68%,因为生后需要氧气 28 天的早产儿即使纠正胎龄 36 周已经不吸氧也依然被诊断为 BPD(Stoll et al.,2010)。相反,如果根据纠正胎龄 36 周仍需要氧气来诊断,则 BPD 发生率为 42%,而根据生理学定义,BPD 的发生率为 40%(Stoll et al.,2010)。

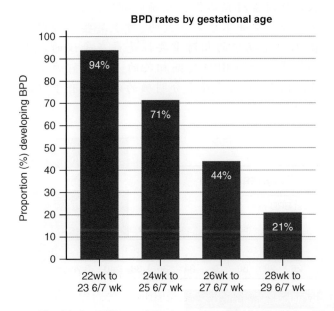

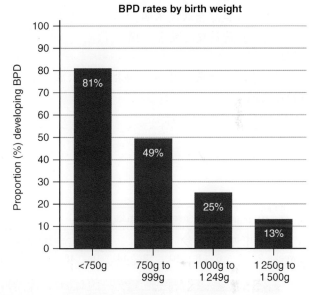

Fig. 11.3　BPD rates by gestational age and birth weight.(From Lapcharoensap W,et al:Hospital variation and risk factors for bronchopulmonary dysplasia in a population-based cohort,*JAMA Pediatr* 169[2]:e143676,2015.)

不同中心之间的 BPD 发生率也差别巨大。加入 Vermont Oxford 协作网的各家医院中,2014 年最高的 BPD 发生率为 36%,最低的为 22%(Horbar et al.,2017)。加入 NICHD 新生儿研究协作网的 17 家医院中,出生体重<1 250g 的早产儿根据生理学定义诊断的 BPD 发生率低则<10%,高则>50%(Walsh et al.,2007)。其他一些国际性的报道也显示了这样的差异性(Choi et al.,2012;Payne et al.,2006a,2006b;Rojas et al.,2012;Zeitlin et al.,2008)。欧洲 10 个不同区域报道的胎龄<32 周早产儿的 BPD 发生率在 11% ~22%(Zeitlin et al.,2008)。韩国各 NICU 报道的极低出生体重儿中 BPD 发生率为 5% ~50%(Choi et al.,2012)。值得注意的是,尽管有一些报道认为 BPD 的发生率有所下降,但大部分研究还是认为过去二三十年里,BPD 发生率维持在稳定的水平,甚至呈上升趋势(Botet et al.,2012;Horbar et al.,2017;Smith et al.,2005;Stoll et al.,2015;Stroustrup and Trasande,2010)。这可能是最高危的这部分早产儿生存率上升所致(Parker et al.,1992)。

BPD 的产前因素

病例 2

一个 34 岁的初产妇在妊娠 25^{+2} 周时因出现宫缩被收入产科住院。孕期超声显示胎儿是单胎女婴,存在胎儿生长受限(<第 10 百分位),除此之外孕期没有其他并发症。母亲血压轻度升高,其余均健康。入院时也没有发热,血 C 反应蛋白(C reactive protein,CRP)10.2mg/L,白细胞计数(white cell count,WBC)12×10^9/L。产科检查发现明显的羊水渗漏。还不清楚产妇 B 族链球菌定植的状况,入院时取了阴道拭子送检。

---

* 根据版权授权要求,本书部分图、表和框须在文中保留原文,相应译文参考书末第 349 页。

练习 2

问题

1. 如果婴儿在 24 小时内出生,她发展为 BPD 的显著危险因素有哪些?

答案

- 胎龄
- 胎儿生长受限
- 宫内炎症
- 胎膜早破
- 母亲高血压
- 母亲 B 族链球菌状况不明
- 未完成产前糖皮质激素疗程

问题

2. 对该产妇采用哪些产科措施可以减少该婴儿的风险?

答案

- 开始产前糖皮质激素治疗促进肺成熟
- 抗生素治疗预防母亲和胎儿败血症
- 将母亲留在具有 Ⅲ 级 NICU 的医院内观察

即使在产前,一些因素也可以显著影响胎儿的肺发育和对肺损伤的敏感性。许多产前的危险因素都和 BPD 的发生有关(图 11.4*),将在下文展开讨论。由于诸多产前产后事件对不同婴儿产生的影响十分复杂,每一个导致肺损伤的因素对于 BPD 发病的重要性是很难准确评估的,也无法从某个因素对预后做出精确的判断。另外,流行病学资料也并不总是一致的,对于某些危险因素在 BPD 发病中的相对重要性是存在争议的。下一节将讨论和 BPD 发病相关的一些产前的主要危险因素,包括已经十分明确的以及仍有争议的部分。

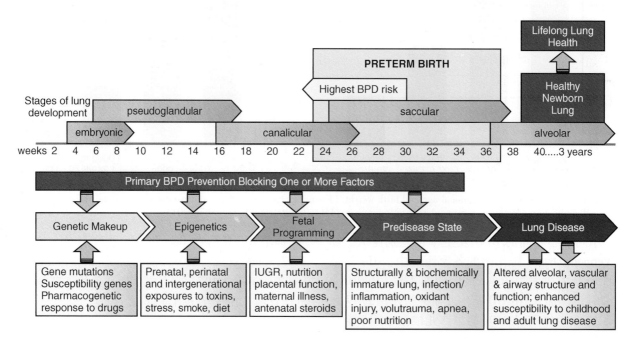

Fig. 11.4　Stages of lung development and contributors to BPD. (From McEvoy CT, et al: Bronchopulmonary dysplasia: NHL-BI Workshop on the Primary Prevention of Chronic Lung Disease, *Ann Am Thorac Soc* 11[Suppl 3]: S146-53, 2014.)

胎儿生长受限和小于胎龄儿(表 11.5)

胎儿生长受限(fetal growth restriction, FGR)的定义为胎儿在宫内不能获得理想的生长,体重落后于同胎龄的期望值,是导致早产的一个重要原因(Morgan, 2016)。大多数 FGR 是由于母亲妊娠高血压和先兆子痫所致的胎盘功能不全(Morgan, 2016; Zeitlin et al., 2010)。FGR 和早产对于早产儿的死

亡率和发病率具有协同效应(Ray et al., 2017)。不过,FGR 本身是非常重要的 BPD 的危险因素。有充分的证据提示 FGR 和小于胎龄儿是 BPD 的独立危险因素,也是早产儿 BPD 合并肺动脉高压以及远期肺部预后不佳的危险因素(Bose et al., 2009; Jensen et al., 2018; Keller et al., 2017; Nagiub et al., 2017),严重影响肺发育(Bose et al., 2009; Soudee et al., 2014)。FGR 还与儿童和成人期的肺功能不全有关(Davidson and Berkelhamer, 2017; van Mastrigt et al., 2017; Zeitlin et al., 2010)。

---

*根据版权授权要求,本书部分图、表和框须在文中保留原文,相应译文参考书末第 349 页。

表 11.5 营养不良对 BPD 的潜在影响	
作用方向	**营养不良的影响**
肺的生长和发育	• 生物合成减少 • 肺泡较小,表面积减少
呼吸肌功能	• 膈肌和其他呼吸肌疲劳
肺功能	• 细胞外基质的结构蛋白较少 • 表面活性物质的合成异常 • 胸壁稳定性降低
对高氧的保护机制	• 抗氧化防御功能下降
对感染的易感性	• 细胞和激素的免疫防御功能下降
肺泡液的平衡	• 血浆胶体渗透压降低 • 肺泡液清除能力下降
对呼吸的控制	• 对低氧的反应性降低

From Thureen P, Hay WW: Conditions requiring special nutritional management. In Tsang RC, Uauy R, Koletzko B, Zlotkin SH, editors: *Nutrition of the preterm infant: scientific basis and practical guidelines* Cincinnati, ed 2, Cincinnati, OH, 2005, Digital Educational Publishing, pp 383-411.

超低胎龄新生儿(extremely low gestational age newborn,ELGAN)的研究发现,胎龄 28 周以前出生的早产儿 FGR 和 BPD 之间有很强的相关性(Bose et al.,2009)。如果早产儿出生体重低于均值的 1 个标准差以上,BPD 的风险将增加 3 倍(Bose et al.,2009)。另外,即使在那些生后 2 周内很少氧暴露的极不成熟早产儿,FGR 也是与 BPD 密切相关的危险因素(Laughon et al.,2011)。以色列和德国的前瞻性多中心研究分别发现,出生体重低于第 10 百分位的极低体重儿发生 BPD 的机会比适于胎龄儿高 2.7 倍和 3.8 倍(Klinger et al.,2013;Reiss et al.,2003)。最近的一项回顾性研究纳入了 6 708 例胎龄<32 周的早产儿,发现和小于胎龄儿相关的死亡率和发病率,如 BPD 以及 BPD 和/或死亡,与较低的胎龄有关(Jensen et al.,2018)。经风险校正后的小于胎龄儿的新生儿死亡率和发病率大约等同于胎龄小 2~3 周出生的适于胎龄儿的水平(Jensen et al.,2018)。动物模型的资料显示,不良的宫内环境可导致气道和肺泡的发育受阻,表面活性物质的合成减少,肺血管重塑以及右心室肥大(Liu et al.,2014;Maritz et al.,2004;Orgeig et al.,2010;Wignarajah et al.,2002)。蛋白质和能量摄入过低可以改变在血管生成过程中起关键作用的调节因子,如血管内皮生长因子(vascular endothelial growth factor,VEGF)的表达,或影响信号转导,从而影响肺发育(Dodson et al.,2018;Liu et al.,2014)。

在很不成熟的早产儿,出生后的生长受限也是很常见的(Cooke et al.,2004),主要原因是营养素的摄入不足,而这也是 BPD 的又一危险因素(Bhatia and Parish,2009;Moya,2014),说明充分的营养摄入是非常重要的(Bhatia and Parish,2009)。适宜的营养和早期肠内喂养对于正常的肺生长发育、肺功能的修复和防御机制显得尤其重要(表 11.5;Bhatia and Parish,2009;Moya,2014;van Mastrigt et al.,2017)。至于是摄入的能量在起作用,还是某些营养素(如脂肪乳、氨基酸或维生素)对肺形态发生的分子通路进行调控,目前还是研究的热点(Kapoor et al.,2015;Ma et al.,2017;Moya,2014)。近年的研究还显示纯母乳喂养的早产儿即使体重增长不理想,BPD 的风险也是减少的(Spiegler et al.,2016)。

绒毛膜羊膜炎

产前炎症和绒毛膜羊膜炎对于 BPD 发病的影响还是存在争议的。绒毛膜羊膜炎和早产密切相关(Kim et al.,2015),会导致并发症发生率增加(Ericson and Laughon,2015;Kim et al.,2015)。绒毛膜羊膜炎主要是直肠-阴道内微生物所致的母亲的炎症反应(Kim et al.,2015)。其胎盘炎症的组织学诊断包括累及的绒毛膜、蜕膜和羊膜(Kim et al.,2015)。临床上可表现为母亲发热、母亲和/或胎儿心动过速、母亲炎症指标上升、子宫压痛、阴道分泌物有臭味(Kim et al.,2015)。不过,绒毛膜羊膜炎也可能是一个隐匿的过程,只有在出现早产或胎膜早破后才被诊断(Kim et al.,2015)。临床绒毛膜羊膜炎常诊断于足月或近足月分娩,而亚临床(组织学)绒毛膜羊膜炎则多见于胎龄 30 周之前(Kim et al.,2015)。

暴露于绒毛膜羊膜炎的胎儿发生全身炎症反应的风险很高,从而导致新生儿死亡率上升(Hofer et al.,2013)。动物模型资料提示产前炎症暴露可以促进肺成熟,降低 RDS 的风险。但是,绒毛膜羊膜炎可能加剧胎儿肺部的炎症、凋亡以及重塑,增加 BPD 发病的风险(Jobe et al.,2012;Kramer et al.,2002)。流行病学研究报道了不同的结果。绒毛膜羊膜炎和 BPD 诊断的不一致性对这些研究结果的解读造成了一定的阻碍。组织学绒毛膜羊膜炎和早产儿较低的 RDS 发生率相关,提示暴露于宫内炎症的早产儿肺的功能反而更好(Lahra et al.,2009b;Lee et al.,2011;Thomas and Speer,2011)。也有些研究发现,临床绒毛膜羊膜炎和早产儿较差的肺部预后相关,另一些研究则认为临床绒毛膜羊膜炎并不能预测 RDS 的发生(Ramsey et al.,2005;Soraisham et al.,2009;Thomas and Speer,2011)。

同样,在以前的研究中,有些显示临床或组织学绒毛膜羊膜炎会增加 BPD 的风险,有些则认为降低 BPD 风险,还有一些则认为两者之间并没有相关性(Hartling et al.,2012)。2012 年的一篇荟萃分析综述了其中的大部分研究(纳入的早产儿 > 15 000例),发现组织学绒毛膜羊膜炎(而非临床绒毛膜羊膜炎)和 BPD 之间存在相关性(Hartling et al.,2012)。不过,纳入的研究均质性较差,而且低胎龄和低出生体重是显著的混杂因素,存在较多发表偏倚。校正后的结果在关联程度上显得更为保守(Hartling et al.,2012)。最近一项回顾性研究纳入了 56 537 例胎龄 37 周以下的早产儿,结果显示暴露于临床绒毛膜羊膜炎的早产儿 BPD 和围产期死亡的风险是未暴露早产儿的 1.23 倍(Metcalfe et al.,2017)。法国一项全国性前瞻性队列研究共纳入2 513 例胎龄<32 周的早产儿,发现组织学绒毛膜羊膜炎和 BPD 之间并不相关(Torchin et al.,2017)。不过,另一项包括 261 例极低出生体重儿的队列研究显示,通过组织病理学检查诊断的羊膜炎和 BPD是相关的,但脐带炎和 BPD 并不相关(Kim et al.,2015)。其他一些研究评估了曾经暴露于组织学绒毛膜羊膜炎(Van Marter et al.,2002)或出生后败血症(Lahra et al.,2009a;Van Marter et al.,2002)的早产儿除了机械通气以外的呼吸系统结局。组织学绒毛膜羊膜炎合并其他任一事件(如败血症)都增加BPD 的风险(Lahra et al.,2009a;Van Marter et al.,2002),提示产前和产后的因素可以共同作用,对早产儿的 BPD 等结局产生影响("多重打击假说";Van Marter et al.,2002)。

产前糖皮质激素(表 11.6)

让妊娠 24~34 周期间具有早产风险的孕妇接受产前糖皮质激素的做法已经持续了 30 多年,在发达国家和部分发展中国家,这已经成为一项促进胎儿肺成熟的标准化干预策略,可以显著改善早产儿的近期预后,尤其是小胎龄的高危儿(Jobe and Goldenberg,2018;Liggins and Howie,1972)。目前产科学会的推荐得到了美国国立卫生研究院共识会议("糖皮质激素 Antenatal corticosteroids revisited:repeat courses",2000;"糖皮质激素 Effect of corticosteroids for fetal maturation on perinatal outcomes",1994)

表 11.6 产前糖皮质激素治疗对胎肺的作用(基于动物模型的研究)	
作用方向	**产前糖皮质激素的益处**
解剖/生化	• 原发肺泡-毛细血管间隔变薄 • 囊泡/肺泡的气体含量增加 • 抗氧化酶增加 • 表面活性物质合成增加
肺部生理	• 肺顺应性增加 • 气体交换改善 • 复苏过程中保护肺免受损伤
对外源性表面活性物质的反应	• 对外源性表面活性物质的反应性增加 • 改善表面活性物质的剂量-反应曲线 • 减少表面活性物质的失活
近期肺部结局	• RDS 发生率下降 • 对 BPD 发生率没有影响 • 围产儿和新生儿死亡率下降

BPD,支气管肺发育不良;RDS,呼吸窘迫综合征。
From Jobe AH,Kallapur SG,Kramer BW:Perinatal events and their influence on lung development and function. In Bancalari E,Polin RA,editors:*The newborn lung:neonatology questions and controversies*,Philadelphia,PA,2012,Elsevier Saunders,pp 57-89.

和两项荟萃分析(Roberts et al.,2017;Roberts and Dalziel,2006)的支持。产前糖皮质激素可以降低新生儿死亡率以及 RDS、脑室内出血(intraventricular hemorrhage,IVH)、NEC 的发生率,但对于 BPD 的发生率似乎并没有影响(Chawla et al.,2018;Roberts and Dalziel,2006;Travers et al.,2018)。最近一项包括了 30 个研究的荟萃分析也证实了这一结果(Roberts et al.,2017)。但得出这一结论究竟是因为目前的研究对于 BPD 的结局不具备足够的统计学效力,还是因为产前糖皮质激素对 BPD 确实没有任何有益的影响,目前还不能确定。2013 年的系统综述表明,没有清晰的证据显示某一特定的糖皮质激素(如地塞米松或倍他米松)或方案(包括给药频次和分娩方式)具有更突出的效果(Brownfoot et al.,2013),这说明还需要更多相关研究,或许能发现对于 BPD 有益的糖皮质激素或方案。

给母亲应用糖皮质激素可以促进胎儿肺部的肺泡-毛细血管间隔变薄,促进表面活性物质合成,促进肺液吸收(表 11.6;Kemp et al.,2016)。这一促进胎肺成熟的过程显著提高新生儿生存率,改善新生儿预后(Jobe and Goldenberg,2018;Kemp et al.,2016)。而不良的影响则包括抑制肺泡继发隔的形成,阻碍肺微血管的发育(Jobe and Goldenberg,

2018）。流行病学研究和动物模型研究进一步证实，暴露于产前糖皮质激素后数年仍可能因为胎儿程序化而影响心血管和代谢等成人疾病的发生（Jobe and Goldenberg,2018）。这些以后才出现的不良作用提示我们给予妊娠 24~34 周以后的母亲产前糖皮质激素时仍应慎重（Jobe and Goldenberg,2018）。

产前糖皮质激素的应用已经扩展至妊娠 24 周以前能够存活的边缘孕周，大部分被定义为 22~23⁺⁶ 周（Jobe and Goldenberg,2018）。2017 年的产科共识推荐，对于孕周已达 20 周的孕妇，应个体化处理，和家庭共同讨论后再决定是否给予产前糖皮质激素（American College of Obstetricians and Gynecologists & Society for Maternal-Fetal Medicine,2017）。对于那些存活边缘孕周时就暴露于产前糖皮质激素而等到更大胎龄甚至足月时才出生的胎儿，目前我们还缺乏相应的临床结局的资料（Jobe and Goldenberg,2018）。如果给药后 1~2 周内胎儿没有出生，是否需要重复产前糖皮质激素治疗是另一个存在争议的地方。2015 年的荟萃分析发现产前糖皮质激素重复给药可以降低 RDS 的发生率，但是对于死亡率、IVH 和 NEC 的发生率没有影响，因此推荐产前糖皮质激素的选择性重复给药（Crowther et al.,2015）。美国妇产科医师协会建议胎龄 34 周以下，具有 7 天内早产的危险因素且和前一次产前糖皮质激素间隔 14 天以上的孕妇，可重复给药（American College of Obstetricians and Gynecologists' Committee on Obstetric Practice & Society for Maternal-Fetal Medicine,2016）。产前糖皮质激素的重复给药可导致胎儿头围缩小、生长减慢，而胎儿生长受限是 BPD、婴儿死亡和神经发育预后不佳的独立危险因素（Bose et al.,2009;Murray et al.,2015）。在生长受限的胎儿，产前糖皮质激素的益处仍是存疑的（Torrance et al.,2009）。

胎龄

早产是 BPD 的重要危险因素，且胎龄和 BPD 的发生率及严重程度成反比（Stoll et al.,2010,2015）。NICHD 新生儿研究协作网发现 23 周出生的早产儿 BPD 发生率为 73%，其中 56% 为重度 BPD（Stoll et al.,2010）。而胎龄 28 周出生的早产儿，BPD 发生率仅 23%，仅 8% 为重度 BPD（Stoll et al.,2010）。加拿大新生儿协作网报道的胎龄 25 周以前出生的早产儿 BPD 发生率为 28%，而胎龄 29~30 周的 BPD 发生率仅 4%（Isayama et al.,2012）。以色列的

全国性队列研究显示胎龄 24~25 周的存活早产儿中 50% 发生 BPD,该比例在胎龄 30~32 周的早产儿降至 4%（Klinger et al.,2013）。另外,在这一队列中,出生体重<1 000g 的早产儿 BPD 发生率为 70%,而出生体重在 1 000~1 500g 的早产儿仅 29% 发生 BPD（Klinger et al.,2013）。ELGAN 研究纳入了 1 340 例胎龄<28 周的早产儿,结果显示胎龄不仅和生后早期呼吸问题的严重程度显著相关,也和 BPD 的发生率及严重程度显著相关（Laughon et al.,2009;Sriram et al.,2018）。最近一项关于胎龄≤33 周伴有重度 BPD 早产儿的队列研究提示,胎龄每增加 1 周,纠正年龄 6 个月时的总肺容量就相应增加（van Mastrigt et al.,2017）。相同胎龄早产儿观察到的 BPD 结局并不相同,产生这一现象的原因目前并不清楚。早产儿经历的产前和产后事件的个体化差异可能和这一现象有关。近年,表观遗传学在早产儿发育的个体差异中的作用也逐渐引起关注（Knight et al.,2018）。表观遗传学上更为成熟的早产儿 BPD 发生率更低（Knight et al.,2018）。

遗传因素

关于双胎的研究发现 BPD 的发生具有遗传性,受遗传因素的影响（Bhandari et al.,2006;Parker et al.,1996）,提示 BPD 可能不是单纯的发育性疾病,而是肺发育不成熟、不良环境因素、基因易感性等相互作用的结果,从而使得某些早产儿个体对肺损伤特别敏感。一些研究试图确定可以导致 BPD 风险增加的信号通路和遗传因素（Yu et al.,2016）。一些遗传变异被认为和 BPD 的发病有关（Shaw and O'Brodovich,2013;Wang et al.,2013）,但在其他队列或随访性研究中未能得到相似的结果（Lal and Ambalavanan,2015;Shaw and O'Brodovich,2013;Yu et al.,2016）。每个遗传变异是否促进 BPD 的发生、在多大程度上促进 BPD 的发生,这些仍有待进一步研究。不同研究得出的结果差异较大的原因包括研究的样本量较小,研究队列和统计方法上存在较大的异质性（Lal and Ambalavanan,2015;Yu et al.,2016）。另外,重度 BPD 的遗传基础和轻中度 BPD 可能是不同的,和 BPD 相关的遗传变异及信号通路可能还存在种族差异。

值得注意的是,最近的研究发现非编码区基因突变和表观遗传学改变可以增加 BPD 的易感性（Bik-Multanowski et al.,2018;Chen et al.,2017）。表观基因组对环境变化的动态反应已经被大家所认

识(Kappil et al.,2015),还有证据表明,产前暴露于一些不良因素,如母亲吸烟、母亲肥胖,或产后暴露于高氧,都和基因组印记有关(Cassidy and Charalambous,2018;Chen et al.,2017;Richmond et al.,2015)。表观遗传学改变(如 DNA 的过度甲基化)可能会对基因组的活动进行调节,比如导致基因沉默(Cassidy and Charalambous,2018)。

流行病学研究的一些资料和动物模型研究显示,BPD 的发病存在性别差异,男性更易发病(Ito et al.,2017;Lingappan et al.,2016),但也有其他一些研究认为并不存在这样的性别差异(Kho et al.,2016;Nardiello et al.,2017)。在 BPD 干细胞治疗的动物研究中,通过高氧诱导新生大鼠的肺损伤模型,结果发现雌性大鼠来源骨髓间充质干细胞的治疗效果优于雄性大鼠来源(Sammour et al.,2016)。

其他产前危险因素

流行病学和动物模型的试验性研究提示的其他危险因素包括母亲肥胖、促进全身炎症反应和氧化应激状态、母亲高血压、吸烟(McEvoy and Spindel,2017;Morrow et al.,2017;Yusuf et al.,2018),以及合并妊娠高血压的胎盘功能异常、先兆子痫、子痫(Torchin et al.,2016)。

高危新生儿产房内的管理

病例 3

三天以后,这位已经过完整疗程倍他米松治疗的 34 岁孕妇,产程逐渐进展,一例 565g(体重曲线第 8 百分位)的早产女婴经阴道分娩。延迟结扎脐带后,女婴 H 被放在复苏台上。心率为 130 次/min,有自主呼吸,轻微的吸凹,生后 2 分钟导管前氧饱和度是 70%。医生决定给她呼吸支持以减少呼吸功。

练习 3

问题

1. 你会选择哪一种支持模式?
   A. 持续气道正压(CPAP)
   B. 气管插管后预防性表面活性物质(IN-SURE)或微创性表面活性物质给药(LI-SA)
   C. CPAP 后加用控制性肺膨胀(SLI)

答案

1. 多个随机对照试验(randomized controlled trial,RCT)的结果显示,具有肺损伤危险因素的早产儿在常规气管插管和表面活性物质应用以前应先给予无创呼吸支持(CPAP)。目前证据并不支持 SLI(Foglia et al.,2015;Kirpalani et al.,2018)。如果需要给予表面活性物质,给药过程应尽量减少机械通气的暴露,因此 INSURE 或 LISA 技术是合适的选择。

从产房开始,早产儿在整个 NICU 住院期间会面临多重 BPD 危险因素的暴露。很多治疗决策包括高危新生儿最初的呼吸管理。下一节将讨论产房内的用氧、无创与有创呼吸支持、控制性肺膨胀和表面活性物质治疗。

复苏过程中的用氧

和纯氧相比,用空气复苏降低窒息足月新生儿的死亡率(Saugstad et al.,2008)。因此新生儿复苏项目推荐胎龄 ≥35 周的新生儿用空气开始复苏(Weiner et al.,2016)。但是,胎龄<28 周的早产儿开始复苏时应该用多高的氧浓度目前仍不清楚(Oei et al.,2017)。最近一项包含多个 RCT 的荟萃分析比较了用空气和纯氧复苏早产儿的效果,显示胎龄<28 周的早产儿用空气开始复苏会增加死亡风险,但对 BPD 的发生率没有显著影响(Oei et al.,2017)。不过,这些研究存在一些局限性,解读其结论时应当慎重(Foglia et al.,2017)。2015 年,国际复苏联络委员会推荐早产儿复苏从较低的氧浓度(21%～30%)开始,同时也提出需要进行更多的相关研究(Perlman et al.,2015)。

CPAP 作为初始呼吸支持

早产儿初始的呼吸支持对于 BPD 的发生具有直接而显著的影响。从 20 世纪 70 年代起就逐步认识到了机械通气和肺损伤的相关性(Northway et al.,1967;Philip,1975;Rhodes et al.,1975)。可以确定的是随着时间的推移,呼吸机和呼吸模式经过逐渐改良后对肺的损伤相对变小了。不过,只要是机械通气,没有哪一种模式是可以完全避免肺损伤,从而不发生 BPD 的(Wright and Polin,2016)。鉴于机械通气和肺损伤之间的相关性,长期以来,人们都寄希望于通过 CPAP 这样的无创呼吸支持来减少肺损伤。尽管 CPAP 从 20 世纪 70 年代早期就开始应用于 NICU(Gregory et al.,1971),但直到近年才有研究直接比较了 CPAP 和有创机械通气作为 BPD 高风险早产儿的初始呼吸支持的效果。五项比较 NCPAP 和气管插管下给予表面活性物质的随机临床试验已经发表（Dunn et al. , 2011；Finer et al. , 2010；Morley et al. , 2008；Sandri et al. , 2010；Tapia et al. , 2012）。这些研究纳入的对象都具有 BPD 高风险：体重几乎都小于 1 500g，胎龄几乎都小于 28 周。最近，关于这些研究的三个荟萃分析都证实，CPAP 作为初始呼吸支持，在 BPD 的预防上优于常规机械通气（Fischer and Buhrer, 2013；Schmolzer et al. , 2013；Wright et al. , 2016）。

但不幸的是，肺损伤风险最高的这些早产儿中，约 45%~50% 在生后 1 周内最终 CPAP 支持失败，需要气管插管（Dunn et al. , 2011；Finer et al. , 2010；Morley et al. , 2008）。而且越小的早产儿，这一比例越高，胎龄 25~26 周的 CPAP 失败率接近 60%（Morley et al. , 2008）。这一比例和其他一些观察性研究中所报道的相似（Ammari et al. , 2005；Dargaville et al. , 2013；Fuchs et al. , 2011）。这些资料提示，应努力优化 CPAP，使其在早期的无创呼吸支持中获得成功。

控制性肺膨胀

新生儿在出生后必须让肺扩张充气才能成功完成从宫内向宫外的转变。在很多非常不成熟的早产儿，由于胸壁的顺应性很高、肺小血管发育不完全、表面活性物质合成不足以及肺上皮细胞功能未成熟，这一转变过程经常受阻（Barker et al. , 1997；Heldt and McIlroy, 1987a, 1987b；Obladen, 1978）。在产房开始鼻塞 CPAP 支持是基于循证依据的策略，可以帮助极不成熟的早产儿完成这一转变过程并降低 BPD 的风险（Subramaniam et al. , 2016）。不过，CPAP 最适合具有自主呼吸的早产儿。传统上，在复苏没有足够自主呼吸的新生儿时，可以通过面罩给予无创的间歇正压通气，也可以通过气管插管给予有创的正压通气。控制性肺膨胀是指给予一个长时间的充气压力（10~25cmH$_2$O，持续 5~15s）来建立功能残气量并排出肺内液体（Foglia et al. , 2017；Foglia and Te Pas, 2016）。已经发表的几个样本量比较小的 RCT 研究了不同压力和持续时间的肺扩张方法（Foglia et al. , 2017；Schmolzer et al. , 2015）。尽管这些单个的研究都显示控制性肺膨胀可以改善呼吸生理，但综合这四项研究的荟萃分析并未发现控制性肺膨胀对于 BPD 发生率、死亡率或死亡联合 BPD 发生率有显著影响（Schmolzer et al. , 2015）。最近发表的婴儿持续肺充气试验（sustained aeration of infant lungs，SAIL）是一项大样本的 RCT，研究持续肺充气的有效性和安全性，但试验被提前终止了，因为试验中发现持续肺充气组的死亡率较高，担心该策略是有害的（Foglia et al. , 2015；Kirpalani et al. , 2018）。目前尚未发表的纳入了 SAIL 研究的荟萃分析会给我们提供更多关于持续肺充气的安全性和有效性的最新信息。

表面活性物质：预防性 vs. INSURE vs. LISA（表 11.7）

表面活性物质从 20 世纪 90 年代早期应用于临床以来，已经成为预防和治疗 RDS 的标准化方案（Owen et al. , 2017；Polin et al. , 2014；Sweet et al. , 2017）。一些 RCT 和荟萃分析均显示表面活性物质替代治疗可以减轻 RDS 的严重程度、降低气胸或气漏的发生率，更重要的是降低新生儿死亡率（Sardesai et al. , 2017）。目前临床上有几种动物来源的表面活性物质可用于新生儿 RDS，其部分成分是不相同的（表 11.7；Sardesai et al. , 2017；Singh et al. , 2015）。人工合成表面活性物质的目的是避免应用动物来源表面活性物质以及改善表面活性物质活性（Curstedt et al. , 2013）。RCT 显示，一些第二代人工合成表面活性物质的效果和动物来源的表面活性物质相似（Polin et al. , 2014；Sardesai et al. , 2017）。第三代（新型）人工合成表面活性物质已经在德国、英国进行 I 期临床试验，在美国进行 II 期双盲临床试验（Bassler et al. , 2015；Curstedt et al. , 2013；Pfister et al. , 2007；Seehase et al. , 2012；Sweet et al. , 2017）。最新的欧洲指南仍推荐动物来源而非人工合成表面活性物质（Sweet et al. , 2017）。

表 11.7　美国和欧洲市场上的动物来源表面活性物质			
通用名	商品名	来源	剂量
Beractant	Survanta	牛	100mg/kg（4mL/kg）
Bovactant	Alveofact	牛	500mg/kg（1.2mL/kg）
Calfactant	lnfasurf	牛	105mg/kg（3mL/kg）
Poractant alfa	Curosurf	猪	100~200mg/kg（1.25~2.5mL/kg）

在机械通气的新生儿中通过气管导管给予表面活性物质一直是传统的给药方式。20 世纪 90 年代的一些临床试验发现,和晚期给药相比,早期给药效果更好,因此开始推荐表面活性物质的预防性应用(Sardesai et al. ,2017)。但随着产前糖皮质激素的普遍应用,以及越来越多的证据支持无创呼吸支持,上述传统的表面活性物质给药方式开始受到质疑(Dunn et al. ,2011;Finer et al. ,2010;Morley et al. ,2008;Sardesai et al. ,2017)。大样本临床试验和荟萃分析显示,和预防性应用相比,表面活性物质的选择性应用在减少 BPD 和/或死亡的发生率上更有优势(Finer et al. ,2010;Dunn et al. ,2011;Morley et al. ,2008;Rojas-Reyes et al. ,2012)。这些证据支持在产房内稳定的早产儿尽早开始预防性 CPAP 支持,只有当早产儿出现 RDS 症状时才选择性早期气管插管给予表面活性物质(Subramaniam et al. ,2016)。目前美国和欧洲的指南均推荐这样的策略(Polin et al. ,2014;Sweet et al. ,2017)。不过,如果新生儿因为 RDS 需要机械通气,应尽早给予表面活性物质(早期治疗性应用)(Bahadue and Soll,2012;Polin et al. ,2014;Sweet et al. ,2017)。

为了减少机械通气,还可以选择其他的表面活性物质给药方法,让早期 CPAP 和表面活性物质起协同作用:INSURE(气管插管,给予表面活性物质,再拔除气管导管)和 LISA(微创性表面活性物质给药)(Aldana-Aguirre et al. ,2017;Isayama et al. ,2015;Sardesai et al. ,2017;Wright et al. ,2018)。INSURE 技术就是给新生儿气管插管,给予表面活性物质后立即拔除气管导管,回到 CPAP 支持,其目的是减少机械通气的损伤(Wright et al. ,2018)。RCT 的荟萃分析比较了 INSURE 技术和传统的气管插管机械通气下的表面活性物质给药,结果发现 INSURE 技术可以减少 BPD(定义为生后 28 天仍需氧)的风险(Stevens et al. ,2007)。但通过 INSURE 技术预防性应用表面活性物质和早期 CPAP 支持相比,INSURE 技术并未显示优势(Dunn et al. ,2011;Sandri et al. ,2010)。两项荟萃分析显示,INSURE 技术预防性应用表面活性物质并没有提高早产儿不伴有 BPD 的生存率(Isayama et al. ,2015;Rojas-Reyes et al. ,2012)。一项回顾性队列研究共纳入 322 例胎龄<32 周的早产儿,均接受 INSURE 技术,但 60% 无法在表面活性物质给药后 2 小时内拔除气管导管(Brix et al. ,2014)。经过改良的包括肺复张过程的 INSURE 技术目前还在研究中(Vento et al. ,2016)。

LISA 技术起源于德国,目前已经在德国广泛应用,也逐渐在欧洲其他国家推广(Gopel et al. ,2011;Klotz et al. ,2017)。该技术和其他呼吸支持技术配合应用,比如产前糖皮质激素、早期 CPAP 和早期咖啡因治疗(Gopel et al. ,2015;Mehler et al. ,2012)。LISA 的操作过程就是把一根较软的细管或营养管置入自主呼吸早产儿的气管内,整个置管过程中,早产儿不中断 CPAP 支持(Gopel et al. ,2011;Kribs et al. ,2015)。置管过程在喉镜下用 Magill 钳完成(Gopel et al. ,2011)。一旦置管到位,退出喉镜,在几分钟内缓慢注入表面活性物质(Gopel et al. ,2011)。另一源于澳大利亚的非常相似的微创表面活性物质治疗(MIST)是把一根稍硬的血管导管在喉镜直视下送入气管内,不需要用 Magill 钳(Owen et al. ,2017;Sweet et al. ,2017)。德国新生儿协作网最早的一项随机试验中纳入了 220 例胎龄 26~28 周的早产儿,结果显示 LISA 组的早产儿生后 72 小时内和住院期间需要机械通气的风险有所降低,机械通气时间的中位数也有所缩短(Gopel et al. ,2011)。德国新生儿协作网的多中心研究包括了 37 家中心的 1 103 例胎龄<32 周的早产儿,发现和对照组相比,LISA 组机械通气和 BPD 都减少(Gopel et al. ,2015)。德国最近一项观察性横截面研究的结果也支持这些结论。研究纳入 407 例极低出生体重儿,分别通过 LISA 或传统气管插管的方法接受表面活性物质(Langhammer et al. ,2018)。LISA 技术失败后仍需要气管插管的早产儿往往胎龄更小,体重更低,更有可能是小于胎龄儿(Langhammer et al. ,2018)。

一项纳入 200 例胎龄<32 周早产儿的随机研究发现,和 INSURE 技术相比,微创的表面活性物质给药方法可以减少机械通气的需求,缩短机械通气时间,并减少 BPD 发生率(Kanmaz et al. ,2013)。三项最近的荟萃分析比较了 LISA/MIST 和传统的气管插管方法,发现 LISA/MIST 组早产儿 BPD 和/或死亡的发生率降低(Aldana-Aguirre et al. ,2017;Isayama et al. ,2016;Rigo et al. ,2016)、生后 72 小时内和住院期间的机械通气需求减少(Aldana-Aguirre et al. ,2017)。还有一些研究发现 LISA 组的早产儿严重 IVH 的发生率也低于气管插管机械通气组(Isayama et al. ,2016;Kribs et al. ,2015;Langhammer et al. ,2018)。INSURE 或 LISA/MIST 技术的远期随访资料目前还是缺乏的。对于表面活性物质的微创给药,很多方面还存在不同的专家意见,比如给药的指

征、导管的类型、表面活性物质的重复给药（Heiring et al.，2017；Klotz et al.，2017）。另外，在置入导管前的用药也没有相应规范（Heiring et al.，2017；Klotz et al.，2017；Owen et al.，2017）。欧洲的推荐建议 CPAP 失败的早产儿，如果存在自主呼吸，可以用 LISA 技术来取代 INSURE 进行表面活性物质给药（Sweet et al.，2017）。

高危新生儿 NICU 内的管理

病例 4

生后 3 天，婴儿 H 在 6cmH$_2$O 的 CPAP 支持下情况稳定，需要 FiO$_2$ 32% ~ 35%，氧饱和度维持在 88% ~ 92%。已经开始母乳微量喂养，并通过脐静脉进行全肠外营养。查房时，一位医学生问 NICU 内有哪些操作或事件可以导致肺损伤，使该婴儿 BPD 的风险上升？

练习 4

问题

1. 你罗列了下列危险因素，请选出符合的选项。

A. 机械通气持续时间

B. 用高频振荡通气取代容量保证性通气

C. 早发型败血症

D. 晚发型败血症

E. 坏死性小肠结肠炎

F. 氧暴露，目标氧饱和度 92% ~ 95%

答案

1. 炎症暴露，包括早发型败血症、晚发型败血症和 NEC，增加 BPD 的风险。目前还没有哪一种机械通气模式在预防 BPD 上被明确证实优于其他模式。暴露于机械通气是 BPD 的主要危险因素，机械通气持续时间和机械通气相关性肺损伤都增加 BPD 的风险。动物模型显示，氧暴露也能造成肺损伤和肺泡结构简单化，RCT 发现，目标氧饱和度 85% ~ 89% 的早产儿 BPD 发生率低于目标氧饱和度 90% ~ 95%。这些结果提示氧毒性和 BPD 的发病有关。NICU 内多种炎症（Balany and Bhandari，2015；Shahzad et al.，2016；Wright and Kirpalani，2011）和氧化剂（Saugstad，2010）都和 BPD 的发病有关（图 11.4）。目前我们尚不清楚这些因素是通过独有的机制对发育中的肺造成损伤还是存在共同的肺损伤

通路。也就是说，我们讨论的每一个危险因素都可能对肺发育产生独有的不良作用。

机械通气：机械通气相关性肺损伤和通气模式

机械通气和机械通气持续时间是 BPD 发病最主要的危险因素之一（Ambalavanan et al.，2008，2011；Gagliardi et al.，2011；Laughon et al.，2011；May et al.，2011；Oh et al.，2005；Van Marter et al.，2000）。多种机制引起机械通气相关性肺损伤，包括肺容积伤、肺气压伤、肺萎陷伤和肺生物伤（Dargaville and Tingay，2012；Donn and Sinha，2006）。尽管新生儿呼吸机及通气模式已经有了显著的改进，但在减少肺损伤和预防 BPD 方面，仍没有哪一种有创机械通气模式是显著优于其他的。不论是容量保证性还是高频通气，都不能使最不成熟、最高危的早产儿人群的 BPD 发生率切实减少（Cools et al.，2015；Klingenberg et al.，2017；Ramanathan，2008）。虽然神经调节辅助通气（neurally adjusted ventilatory assist，NAVA）模式可能有一定的优势，但在 BPD 高危儿的应用并未得到充分的研究（Rossor et al.，2017；Stein and Firestone，2014）。这些资料提示，不论哪种有创机械通气模式，小胎龄（22 ~ 28 周）早产儿还在发育中的肺对于呼吸机带来的肺损伤都是非常敏感的。此外，长时间的机械通气和神经发育的不良结局也相关（Trittmann et al.，2013；Walsh et al.，2005）。因此，应尽可能缩短这些高危儿机械通气的时间。

氧毒性

氧暴露和新生儿肺损伤的相关性已经有充分的证据支持。临床观察性研究（Northway et al.，1967；Philip，1975；Wai et al.，2016）和动物研究（Nardiello et al.，2017）提示持续的氧暴露是 BPD 的显著危险因素。随着脉搏血氧饱和度仪的广泛应用，NICU 内可以持续监测并维持目标氧饱和度。观察性研究提示较低的目标氧饱和度（70% ~ 90%）是安全的，而且 BPD 和早产儿视网膜病变（retinopathy of prematurity，ROP）的发生率较低（Tin et al.，2001）。新生儿用氧的前瞻性荟萃分析（NeOProM）主要探讨不同目标氧饱和度水平（91% ~ 95% 或 85% ~ 89%）是否可以影响极不成熟的早产儿（<28 周）在纠正年龄 18 ~ 24 个月时的死亡率和残疾率（Askie et al.，2011）。近年已经发表了研究的主要结果（Australia et al.，

2016；Carlo et al.，2013；Group et al.，2013；Schmidt et al.，2013；Vaucher et al.，2012），利用该研究中的近5 000 例随机研究样本资料所撰写的很多综述和荟萃分析也都已经发表（Askie et al.，2017；Manja et al.，2015，2017；Saugstad et al.，2014）。这些资料都显示目标氧饱和度 85%～89% 组的 ROP 发生率比较低，但 BPD 发生率没有显著下降。另外很重要的一点是，较低氧饱和度组（85%～89%）的 NEC 发生率和纠正年龄 18～24 个月时的死亡率较高（Askie et al.，2018）。这些研究结果使一些专家建议早产儿的目标氧饱和度应为 90%～94%（Sweet et al.，2017）。但美国儿科学会胎儿与新生儿委员会对于这样的推荐持谨慎态度，并声明："理想的目标氧饱和度就是在低氧血症所致的不良后果（如 ROP，BPD）和高氧血症所致的负性结果（如 NEC，脑性瘫痪，死亡）之间寻求一个平衡点。最近的一些 RCT 显示，至少对于一些早产儿来说，目标氧饱和度 90%～95% 比 85%～89% 更安全。不过，超低出生体重儿理想的氧饱和度范围目前仍不确定。"（Cummings et al.，2016）

很多研究显示要维持在目标范围内是很困难的。不过，因为医护人员一般对低氧血症比较敏感，对高氧血症常不太重视，因此很多早产儿更容易出现氧饱和度>95%。这也取决于 NICU 内医护人员的习惯和科室传统（Hagadorn et al.，2006；Sink et al.，2011；van Zanten et al.，2015，2017）。也有一些中心报道，当他们把目标氧饱和度范围提高以后，ROP 的发生率就上升了，但并未观察到死亡率的下降（Manley et al.，2016）。这些资料更强调了把氧饱和度维持在目标范围内的重要性，因为长时间在目标氧饱和度以外可以增加相应的并发症。更重要的是，不论选择怎样的目标氧饱和度，都要加强对护士、呼吸治疗师和医生等的教育培训，使其充分认识到氧气是很重要的治疗药物，但也具有毒性作用，对于高危患儿，在治疗过程中必须进行严密的监测。

感染和 NEC

不论是实验室还是临床资料，都支持炎症在BPD 发病中的重要作用（Balany et al.，2015；Jobe，2016；Shahzad et al.，2016；Wright et al.，2011）。已经证实血清、气管分泌物、尿液中有多种炎症的生物标记物和 BPD 的发生相关（Lal and Ambalavanan，2017；Rivera et al.，2016）。另外，一些特殊的感染和炎症反应可增加 BPD 的风险。解脲脲原体在呼吸道内的亚临床型定植、生后的巨细胞病毒感染都和

BPD 的风险有关（Kelly et al.，2015；Lowe et al.，2014；Viscardi and Kallapur，2015）。早发型和晚发型败血症都是 BPD 的独立危险因素（Pryhuber，2015）。特别要注意的是，表皮葡萄球菌——通常被认为"无毒力"——是引起 NICU 内晚发型败血症的最常见病原体，也可导致 BPD 风险增加（Dong et al.，2018）。NEC 和自发性肠穿孔都可以增加 BPD 的风险（Wadhawan et al.，2014）。虽然这些原因各不相同，但都代表了炎症应激过程，都和 BPD 独立相关。这些相关性也提示了 NICU 内预防感染和 NEC 的重要性（Lapcharoensap et al.，2017；Talavera et al.，2016）。

BPD 的药物预防

病例 5

婴儿 H 现在生后 2 周。生后 10 天时，由于二氧化碳潴留（$PaCO_2$ 82mmHg）和氧需求上升（FiO_2 60%），并且提高无创 CPAP 的水平后没有改善，进行气管插管，开始有创机械通气。她现在在 SIMV 支持下，FiO_2 35%。根据 NICHD 的 BPD 评估方法，婴儿 H 在纠正胎龄 36 周前死亡或发展为 BPD（定义为纠正胎龄 36 周时仍需用氧）的可能性为 66%～71%。

练习 5

问题

1. 在极不成熟的早产儿，下列哪些药物可以降低 BPD 的风险？

    A. 沙丁胺醇

    B. 咖啡因

    C. 地塞米松

    D. 呋塞米

    E. 一氧化氮吸入

    F. 吲哚美辛

    G. 维生素 A

答案

1. RCT 显示，咖啡因、地塞米松和维生素 A 可以预防 BPD。已经有一些药物显示可以降低早产儿BPD 的风险。在下文和表 11.8 中将会对这些药物的相对有效性进行总结。其他很多药物并未显示出预防 BPD 的作用。对每一个药物的治疗进行综述显然是无法在本章节实现的，但还是有一些药物是值得在这里提一提的。尽管动脉导管未闭的存在和

BPD 的发生具有很强的相关性,但并未发现用于关闭动脉导管的药物治疗(包括吲哚美辛、布洛芬、对乙酰氨基酚)可以降低 BPD 的风险(Benitz,2012;Fowlie et al.,2010;Ohlsson and Shah,2018;Ohlsson et al.,2015)。利尿剂可以减轻肺水肿,使肺部情况在短期内得以改善,但没有资料显示其具有远期作用(Iyengar and Davis,2015)。一氧化氮吸入(in-haled nitric oxide,iNO)虽然是近足月和足月儿 PPHN 的有效治疗方法,但并不能预防早产儿 BPD(Askie et al.,2011;Barrington et al.,2017)。最近一项仅纳入了 iNO 的患儿个例的荟萃分析显示,iNO 可能会降低非裔美国早产儿的 BPD 风险(Askie et al.,2018)。但这一结论还需要更多研究来进一步证实。

表 11.8　随机对照试验中用于预防 BPD 的药物

药物	结果	试验数/患儿数	结果的发生率		RR(95% CI)	NNT(95% CI)	评价
			干预组	对照组			
非糖皮质激素							
阿奇霉素	BPD	3/310	50%	60%	0.83(0.71~0.97)	10(5~44)	证据总体质量较低
(Nair et al.,2014)	BPD 或死亡	3/363	57%	67%	0.86(0.77~0.97)	11(6~55)	
咖啡因	BPD	1/1 917	36%	47%	0.76(0.70~0.86)	10(7~16)	出生后 3 天内开始应用效果可能更好
(Schmidt et al.,2006)							
维生素 A(IM)	BPD	4/886	43%	50%	0.85(0.74~0.98)	13(7~97)	费用高,在美国经常缺货从而应用受限
(Darlow et al.,2016)							
糖皮质激素							
地塞米松(<8d)	BPD	14/1 917	26%	36%	0.73(0.64~0.83)	10(7~17)	不推荐早期应用,因为神经发育不良结局的风险增加
(Doyle et al.,2017a)	BPD 或死亡	16/2 581	44%	51%	0.87(0.80~0.94)	15(10~32)	
地塞米松(>7d)	BPD	6/259	56%	73%	0.78(0.66~0.92)	6(4~16)	晚期应用对远期结局的影响并未完全明确
(Doyle et al.,2017b)	BPD 或死亡	10/516	56%	77%	0.73(0.65~0.83)	5(4~8)	
氢化可的松(≤24h)	存活且不伴 BPD	1/523	60%	51%	1.17(1.01~1.37)	12(6~200)	出生胎龄 24~25 周的氢化可的松组败血症风险增加。两组的神经发育结局无差异
(Baud et al.,2016)							
布地奈德吸入							
(<2 周)(Shinwell et al.,2016)	BPD	2/749	27%	37%	0.73(0.59~0.90)	10(6~31)	样本量最大的试验,发现布地奈德治疗组死亡率更高(RR 1.37,95% CI 1.01~1.86)(Bassler et al.,2018)
布地奈德联合表面活性物质气管内应用	BPD	2/381	25%	44%	0.57(0.43~0.76)	5(4~10)	对照组仅接受表面活性物质。所有婴儿接受有创机械通气,吸入气氧浓度 50%~60%
(Venkataraman et al.,2017)	死亡或 BPD	2/381	39%	65%	0.60(0.49~0.74)	3(3~8)	

BPD,支气管肺发育不良;IM,肌内注射;NNT,需要治疗的人数;RR,相对风险。

非糖皮质激素治疗

阿奇霉素

阿奇霉素属于大环内酯类,同时具有抗微生物和抗炎作用(Aghai et al.,2007;Jaffe and Bush,2001)。在儿童和成人,已经发现这类药物对于囊性纤维化和慢性阻塞性肺疾病等炎症性肺部疾病是有好处的(Herath and Poole,2013;Southern et al.,2012)。在早产儿,解脲脲原体感染和BPD相关(Schelonka et al.,2005;ang et al.,1995)。三项小样本试验的荟萃分析显示,不论解脲脲原体定植还是感染,阿奇霉素治疗都可以使BPD发生率和死亡或BPD发生率降低(Nair et al.,2014)。不过,这几个研究本身均未显示这样的作用,而且研究所用的药物剂量均不同,这些研究所得出的证据质量均较低(Jensen et al.,2015;Nair et al.,2014)。此外,还有研究评估其他大环内酯类药物对于BPD预防的作用,但未发现阳性结果(Mabanta et al.,2003;Ozdemir et al.,2011)。因此,目前并不推荐预防性应用阿奇霉素来预防BPD(Jensen et al.,2015)。

咖啡因

咖啡因具有较强的呼吸兴奋作用,可以使每分通气量、膈肌兴奋性和对二氧化碳的敏感性增加(Dunwiddie and Masino,2001;Julien et al.,2010;Kassim et al.,2009)。咖啡因治疗早产儿呼吸暂停(CAP)的试验显示咖啡因可以使出生体重500~1 250g的早产儿发生BPD的风险降低,同时改善纠正年龄18~21个月时的神经发育结局(Schmidt et al.,2006,2007)。随访该试验的研究对象至11岁,发现咖啡因组远期的运动功能比较好(Schmidt et al.,2017)。近年的研究还评估了开始咖啡因治疗的合适时间,发现生后72小时内开始治疗降低BPD风险的效果最好(Davis et al.,2010;Dobson et al.,2014;Lodha et al.,2015;Patel et al.,2013;Taha et al.,2014)。CAP试验的一项事后分析发现,生后0~2天就开始咖啡因治疗可以把BPD的风险降低一半以上,而生后3~10天开始咖啡因治疗虽然也可以降低BPD风险,但降低的幅度较小(仅减少23%)(Davis et al.,2010)。不过,导致上述结果的原因可能是由于出生72小时后才开始咖啡因治疗的早产儿病情更加严重。还需要更多的研究才能确定早期咖啡因治疗是否可以降低早产儿,特别对于需要有创机械通气的超不成熟早产儿,罹患BPD的风险。不过已经有一些专家对早产儿生后尽早开始咖啡因治疗做出了谨慎的推荐(Jensen et al.,2015)。

维生素A

维生素A是呼吸道免疫调节和上皮细胞生长所必需的营养素(Biesalski and Nohr,2003;Niederreither and Dolle,2008)。发表于1999年的一项大样本RCT显示生后4周内肌内注射维生素A可以降低超低出生体重儿的BPD发生率以及死亡或BPD发生率(Tyson et al.,1999)。不过,近年的观察性研究显示维生素A治疗组的BPD发生率和对照组是相似的(Gadhia et al.,2014;Tolia et al.,2014)。另外,美国发生维生素A缺货以后,BPD的发生率并没有变化(Tolia et al.,2014)。尽管这些观察性研究的证据强度弱于RCT,但也使大家对维生素A预防BPD的有效性产生了质疑。维生素A肌内注射治疗费用高(每个疗程需要12 000美元),而且生后四周内需要每周肌内注射三次,增加了早产儿疼痛,因此医生在决定给早产儿进行该治疗前应先权衡利弊(Jensen et al.,2015)。关于肠内补充维生素A是否能够预防BPD,目前有一项试验正在进行中,希望能够解决RCT和观察性研究结果之间的不一致性(Meyer et al.,2014)。

糖皮质激素

地塞米松(全身性) 肺部炎症和BPD的发生显著相关,因此理论上糖皮质激素可以治疗BPD。在所有全身应用的糖皮质激素中,关于地塞米松的RCT最多。最早的研究发现地塞米松可以促进呼吸支持的早期撤离和拔除气管导管的成功率(Avery et al.,1985;Cummings et al.,1989;Mammel et al.,1983)。不过,随后的随访研究发现,地塞米松具有显著的不良反应,特别是生后1周内开始应用(Barrington,2001;O'Shea et al.,1999;Yeh et al.,1998,2004)。最近的系统综述显示生后8天内开始地塞米松治疗虽然降低BPD的风险,但是增加肠穿孔、肥厚型心肌病、脑性瘫痪和其他一些重大感觉神经残疾的风险(Doyle et al.,2017a)。而综合晚期开始(出生1周以后)的地塞米松治疗,BPD的风险是降低的(Doyle et al.,2017b)。不过,我们并不确定,出生1周后开始的地塞米松治疗是否影响远期预后,但其短期副作用包括高血糖、糖尿和高血压(Doyle et al.,2017b)。相反,脑性瘫痪的风险和对照组是相似的(Doyle et al.,2017b)。更重要的是,地塞米松治疗组脑性瘫痪或神经发育异常的增加趋势被死亡率的下降趋势所抵消,至少是部分抵消(Doyle et al.,2017b)。另外需要注意的是,没有一项随访研究能够为远期神经发育的差异提供足够有力的证据,且研究中较高比例的糖皮质激素开放性应用可能会掩盖其真实的治疗效果(Doyle et al.,2017b;Onland et al.,2010)。

由于地塞米松对早产儿神经发育具有潜在的不良影响,而 BPD 本身也是神经发育不良结局的危险因素,因此需要权衡这两方面才能决定是否通过"晚期"地塞米松应用来预防 BPD(Doyle et al.,2005,2014)。RCT 的荟萃分析显示,如果某一人群中对照组的 BPD 风险低于 33%,则糖皮质激素显著增加死亡或脑性瘫痪的风险(Doyle et al.,2014)。而在 BPD 风险超过 60% 的人群,糖皮质激素可以显著减少死亡或脑性瘫痪的风险(Doyle et al.,2014)。因此,在很多早产儿,地塞米松的远期副作用超过其获益。但在那些 BPD 风险很高的早产儿(如之前讨论的婴儿 H),地塞米松治疗也许是可以获益的。

氢化可的松(全身性) 最近的多中心试验 PREMILOC 评估了出生胎龄 28 周以下早产儿生后 24 小时内开始小剂量氢化可的松 10 天疗程的效果(Baud et al.,2016)。和安慰剂组相比,氢化可的松组存活早产儿中 BPD 发生率较低。不过,在出生胎龄 24~25 周的亚组早产儿,晚发型败血症的发生率几乎是对照组的 2 倍(Baud et al.,2016)。该试验中,氢化可的松并没有改善研究对象在纠正年龄 2 岁时的神经发育结局(Baud et al.,2017)。对 PREMILOC 试验和其他几项样本量较小的生后 1 周内开始氢化可的松治疗的试验进行荟萃分析,发现试验组死亡或 BPD 总体发生率是减少的,但存活早产儿中的 BPD 发生率并没有减少(Doyle et al.,2017a)。氢化可的松治疗组消化道穿孔的发生率更高(Doyle et al.,2017a)。该系统综述的作者认为还需要更多的 RCT 来评估早期氢化可的松应用对远期生存率和神经发育的影响(Doyle et al.,2017a)。最近 NICHD 完成的一项 RCT 评估了生后 14~28 天仍需要有创机械通气的早产儿接受氢化可的松治疗的安全性和有效性,希望能为我们提供更多重要的信息(ClinicalTrials.gov Identifier:NCT01353313)。

布地奈德(吸入)

吸入糖皮质激素理论上可以减轻肺部的炎症反应,并且不产生激素全身性应用的近期或远期副作用。已经有一些 RCT 对这一类药物(布地奈德、倍氯米松、氟替卡松、氟尼缩松)预防 BPD 的效果进行了评估(Onland et al.,2017;Shinwell et al.,2016)。荟萃分析显示,吸入糖皮质激素治疗组的 BPD、BPD 或死亡的风险有所下降(Shinwell et al.,2016)。其中最主要的研究就是多中心的 NEUROSIS 试验,随机纳入了 863 例胎龄 28 周以下的早产儿,生后 24 小时内开始吸入布地奈德或安慰剂(Bassler et al.,2015)。布地奈德吸入组的死亡率较高(Bassler et al.,2015,2018),但存活的早产儿中 BPD 发生率较低(Bassler et al.,2015)。纠正年龄 18~22 个月时,两组的神经发育结局没有差异(Bassler et al.,2018)。尽管布地奈德吸入组较高死亡率的原因并不清楚,但仍然引起了大家的担心,甚至这样的担心已经超过了在 BPD 预防上的获益(Bassler et al.,2018)。

两项 RCT 纳入的研究对象均为伴有严重 RDS 的极低出生体重儿,试验组气管内同时滴入布地奈德和表面活性物质,对照组仅滴入表面活性物质(Venkataraman et al.,2017)。结果试验组死亡或 BPD 的风险低于对照组(Venkataraman et al.,2017)。一直随访至 3 岁,两组间的运动或认知功能并没有差异(Venkataraman et al.,2017)。这一结果是令人兴奋的,但在推广该方法之前,还需要大样本的试验来证实其有效性。

当 BPD 确诊时,我们下一步该做什么

当 BPD 确诊时,下一步应该做什么检查或应该进行怎样的治疗? 目前并没有就此达成共识。BPD 确诊后,并没有循证支持的治疗方案可以改变该疾病的进程。不过,一旦 BPD 诊断成立,医生必须对其他引起肺部或呼吸道病变的原因进行排查。纤维支气管镜可以帮助诊断早产儿常见的气道损伤,如气管软化或支气管软化等。胃食管反流可以引起反复的吸入和肺损伤。当怀疑有微量吸入时,应通过相关检查来明确是否存在反流和吸入(如食管 pH 监测或上消化道造影)。

确实已经有相关的指南或推荐来帮助医生对 BPD 相关的并发症进行管理。有的推荐在"正式诊断 BPD(纠正胎龄 36 周)"时进行常规超声心动图筛查(Krishnan et al.,2017)。这一推荐是依据重度 BPD 合并肺动脉高压的风险显著增加。但这些操作还没有得到前瞻性研究的检验,尚不明确是否应该将筛查范围从重度 BPD 扩大至所有 BPD。最近发表的一篇综述对 BPD 合并肺动脉高压的评估和管

理给出了相关的推荐意见(Krishnan et al. ,2017)。

直到现在也没有关于重度 BPD 患儿管理的专门的指南。胎龄<28 周的早产儿大约 20% 被诊断为重度 BPD(Abman et al. ,2017)。这些患儿需要多学科团队的合作,因为他们的远期管理已经远远超出 NICU 的范畴。基于不同程度的基础病变,这些患儿可能需要气管切开和长期呼吸机支持。药物治疗也必须根据基础的病理生理改变来进行个体化的调整。药物治疗对肺动脉高压(西地那非、波生坦)、气道高反应性(沙丁胺醇、异丙托溴铵、糖皮质激素吸入)、肺水肿(利尿剂)、胃食管反流、高血压等是有必要的。在准备出院时,应该联合呼吸科、心血管科、消化科、耳鼻喉科和发育儿科等医生制订相应方案。对于这些复杂患儿的管理,近期也已经出版相应的指南(Abman et al. ,2017)。

远期结局

病例 6

嬰儿 H 现在纠正胎龄 40^{+2} 周,即将离开 NICU。她从 3 周前就已经不需要任何呼吸支持了,从 2 周前开始能够用奶瓶完成所有的奶量。嬰儿 H 目前在强化母乳的喂养下,体重沿着第 10 百分位持续增长,出院体重为 3 020g(第 13 百分位)。直到 1 周前,嬰儿 H 还会偶尔出现氧饱和度下降和呼吸暂停发作,但最近 7 天一直未出现这样的情况。氧饱和度在正常范围,呼吸平稳。嬰儿 H 很活跃,和周围环境的互动也越来越多。头颅超声是正常的,不过出院前的超声心动图检查仍提示三尖瓣反流,存在轻微的肺动脉高压。她的父母已经过充分的培训,有信心带她回家。但是他们仍然对她的近期和远期预后有一定的担忧。

练习 6

问题

1. 你告诉他们的下列哪一点是正确的?
   A. 虽然肺会继续生长,但嬰儿 H 的肺部病理改变使她更容易出现肺部感染以及感染后的呼吸功能不全,并再次入院
   B. 出院后体重的持续增长对于改善肺部预后很重要
   C. 嬰儿 H 肺部后遗症的风险增加,包括儿童期和青春期的哮喘样综合征和运动能

力下降
   D. 嬰儿 H 精神运动发育迟缓和异常的风险不会增加
   E. 目前的超声心动图结果需要随访
   F. 心脏问题(超声心动图结果)缓解的可能性很大

答案

1. A、B、C、E 和 F。关于 BPD 对新生儿远期预后的影响还知之甚少。目前已经成年的昔日 BPD 患儿其实代表的是几十年前的新生儿医疗水平。但是,即使在后表面活性物质时代,BPD 合并肺部并发症也是很常见的(Davidson and Berkelhamer, 2017; Doyle et al. ,2017;Malleske et al. ,2018;Urs et al. ,2018)。另外,现有的远期随访研究结果让我们担心患儿的神经发育结局(Sriram et al. ,2018)。不论对于家庭还是整个医疗系统来说,BPD 的远期后遗症都是沉重的负担。下一节将总结 BPD 相关的远期肺部结局和神经发育结局。

肺部结局(表 11.9)

表 11.9	BPD 相关的远期肺部结局
肺部结局	**和 BPD 相关的机制**
肺功能受损	• FEV$_1$ 下降 • FVC 下降 • 用力呼气流速下降
肺防御功能受损	• 免疫调节通路中断
哮喘样综合征	• 气道结构不可逆性变化和中性粒细胞浸润所致的气道阻塞、炎症
运动耐力下降	• 运动诱导支气管收缩 • 肺结构改变和/或右心室功能不全导致运动时气体交换障碍
对呼吸机反应异常	• 化学感受器功能不全 • 对低通气和低氧的反应低下
肺动脉高压	• 肺血管形态异常 • 血管生成受阻

FEV$_1$,第 1 秒用力呼气容积;FVC,用力肺活量。

大部分 BPD 患儿肺部结局的相关资料来源于表面活性物质之前的时代。最近发表的文献中才有一些儿童或青春期患儿是在新生儿期接受了产前糖皮质激素和表面活性物质的。虽然大部分存活的早产儿在幼儿期都不再依赖氧气,也不存在呼吸窘迫,但再次住院的比例显著增加。出生于 1995—1999

年的 1 597 例胎龄<33 周早产儿的回顾性研究显示，生后 1 年内，BPD 患儿因为呼吸系统疾病或其他原因入院的比例比一般早产儿高 2 倍以上（Smith et al.，2004）。最近一项研究随访了 724 例胎龄<29 周的 BPD 患儿，发现 BPD 是 1 岁内因为呼吸系统疾病再次入院的预测因子（Keller et al.，2017）。流行病学和动物模型的研究结果令我们担心 BPD 患儿肺部结构的持续损害以及延续至成年期的肺功能损害（Doyle et al.，2006；Sozo et al.，2015）。最近一项关于胎龄≤33 周的重度 BPD 患儿的研究显示，纠正年龄 6 个月时，96% 的研究对象通过 CT 扫描发现存在肺部结构的破坏，通过多导睡眠图发现 74% 存在肺部通气功能的显著损害（van Mastrigt et al.，2017）。

2013 年的一项荟萃分析共纳入 39 个在 1964—2000 年间完成的关于 BPD 患儿的研究（Kotecha et al.，2013），发现 BPD 患儿在学龄期或青春期的第 1 秒用力呼气容积（forced expiratory volume in one second，FEV1）、用力肺活量和用力呼气流速都显著低于对照组。最近一项关于胎龄<28 周早产儿的随访研究比较了从 1991—2005 年间三个时期的围产期医疗和呼吸管理的情况，发现和更早期的队列相比，2005 年的队列虽然有创呼吸机的应用减少了，但 BPD 的发生率是上升的，且 8 岁时的肺功能更差（Doyle et al.，2017）。不过，更早期的队列中，早产儿生存率明显较低且机械通气的时间也短（Doyle et al.，2017），这说明在早期的队列中，那些最可能发展为 BPD 的高危早产儿并没有存活下来。

存活的 BPD 患儿更容易在青春期出现哮喘样综合征和运动耐力下降（Davidson and Berkelhamer，2017；Keller et al.，2017；Laughon et al.，2009；Malleske et al.，2018）。气流受限和哮喘样综合征提示气道阻塞，它可能是不可逆的气道结构性病变和中性粒细胞性炎症反应所致，对支气管扩张剂几乎不起反应（Joshi et al.，2013；Malleske et al.，2018）。至于这一表现型是否持续存在并影响成年以后的肺部并发症，目前尚不明确。在体育活动时，曾经有 BPD 病史的儿童、青年和成人出现运动诱发的支气管痉挛的风险明显增加，也更容易出现由肺部结构改变或右心室功能不全所致的气体交换障碍（Caskey et al.，2016；Davidson and Berkelhamer，2017）。EPICure 研究纳入了 1995 年出生于英国和爱尔兰的早产儿，值得注意的是胎龄<25 周的极不成熟的早产儿，不论是否合并 BPD，其运动耐力都是降低的（Welsh et al.，2010）。这些发现和其他研究一致，说明早产儿，即使没有合并 BPD，其肺部结构的改变、肺功能的下降都可以延续至儿童期（Urs et al.，2018）。这一发现强调，不论纠正胎龄 36 周时是否诊断 BPD，早产都可能导致远期肺功能不全（Malleske et al.，2018）。

BPD 患儿肺血管的形态发育异常，血管生成障碍，肺动脉高压的风险显著增加（Davidson and Berkelhamer，2017）。目前的研究提示 BPD 患儿中肺动脉高压的发生率大约 25% ～ 37%，重度 BPD 患儿的肺动脉高压发生率高达 50%（Mourani and Abman，2013）。合并肺动脉高压的 BPD 患儿出现肺动脉高压危象和早期死亡的可能性显著增加（Berkelhamer et al.，2013）。存活的患儿随着肺的发育，肺动脉高压的症状可能逐渐缓解，但亚临床型的右心室功能不全通常会持续存在（Davidson and Berkelhamer，2017）。动物模型研究还显示，这些存活儿成年后容易发生低氧诱导的肺动脉高压（Davidson and Berkelhamer，2017）。也有证据显示，BPD 患儿存活后持续存在化学感受器功能不全，对低氧和过度通气的反应性下降（Bates et al.，2013），进一步增加死亡率和并发症发生率。一些研究指出，BPD 是婴儿猝死综合征的独立危险因素，但另一些研究得出相反的结论（Davidson and Berkelhamer，2017）。

暴露于不良的环境因素（如呼吸道感染、烟草、空气污染等）可能影响 BPD 的恢复，增加远期肺部并发症的可能性（Davidson and Berkelhamer，2017；McEvoy and Spindel，2017；Morrow et al.，2017）。流行病学和动物模型研究都指出，BPD 患儿由于肺部免疫调节功能受影响，对病毒感染的易感性增加（Domm et al.，2015；O'Reilly et al.，2008）。这使得早产儿在免疫功能不成熟的基础上，进一步增加了感染的风险（Strunk et al.，2011）。

神经发育结局

早产儿，特别是极不成熟的早产儿，神经发育障碍和脑性瘫痪的风险增加。根据加拿大、瑞典和法国的报道，胎龄<28 周的早产儿中约 20% 发生中度到重度残疾（Synnes et al.，2017；Vohr，2014）。很多因素和 BPD 患儿的精神运动发育迟缓、障碍或脑性瘫痪有关，比如胎龄、生长受限、全身炎症、医源性感染（Kuban et al.，2014；Leviton et al.，2013；Murray et al.，2015；Vohr，2014）。不过，一些针对 BPD 患儿学龄期的前瞻性研究，包括前表面活性物质时代和近年的队列，发现 BPD 本身是认知功能低下和执行功

能受限的独立危险因素（Short et al.，2003；Taylor and Clark，2016）。根据 NICHD 新生儿研究协作网报道，2006—2007 年出生的患有 BPD 的超低出生体重儿，其头围小于对照组，认知和语言评分低于对照组，且中重度脑性瘫痪的发生率更高（Natarajan et al.，2012）。

最近，加拿大新生儿协作网收集了 2 340 例胎龄 <29 周的早产儿 2 岁时的随访资料，发现神经发育障碍的发生率高达 46%，但出现显著障碍的仅 16.5%（Synnes et al.，2017）。BPD 和神经发育障碍相关，但和神经发育严重损害并无明确的关联（Synnes et al.，2017）。最近发表一项研究随访了 863 例胎龄 28 周以下的超早产儿，发现 BPD 患儿在 10 岁时认知、行为、社交功能障碍的发生率增加（Sriram et al.，2018）。该研究发现，和中度 BPD 或不伴 BPD 的早产儿相比，重度 BPD 患儿到学龄期更容易出现较低的认知和语言评分，更可能出现执行功能障碍、学习成绩受限、社交能力缺失，健康相关的生活质量评分也较低（Sriram et al.，2018）。

BPD 患儿远期神经发育不佳的风险增加，特别是那些重度 BPD 患儿，这可能符合脑损伤的"多重打击"假说，与生前和生后的多种不良事件相关（Korzeniewski et al.，2014；Leviton et al.，2013）。值得注意的是，最近的一项研究一直随访 BPD 患儿至成人（平均 24.2 岁），发现在解决问题上执行能力缺失的发生率高于对照组，行为意识、环境组织能力也不如对照组（Gough et al.，2015）。除了新生儿期的管理策略，对认知、运动发育的早期干预也是改善这些患儿神经发育预后的重要因素，这对于神经发育不良结局风险较高的患儿尤其重要（Van Hus et al.，2016）。

（马晓路　译）

推荐阅读

Abman S, Collaco J, Shepherd E, et al. Interdisciplinary care of children with severe bronchopulmonary dysplasia. *J Pediatr.* 2017; 181:12-28.e1.

Aghai Z, Kode A, Saslow J, et al. Azithromycin suppresses activation of nuclear factor-kappa B and synthesis of pro-inflammatory cytokines in tracheal aspirate cells from premature infants. *Pediatr Res.* 2007;62(4):483-488.

Aldana-Aguirre JC, Pinto M, Featherstone RM, et al. Less invasive surfactant administration versus intubation for surfactant delivery in preterm infants with respiratory distress syndrome: a systematic review and meta-analysis. *Arch Dis Child Fetal Neonatal Ed.* 2017;102(1):F17-F23.

Ambalavanan N, Van Meurs KP, Perritt R, et al. Predictors of death

or bronchopulmonary dysplasia in preterm infants with respiratory failure. *J Perinatol.* 2008;28(6):420-426.

Ambalavanan N, Walsh M, Bobashev G, et al. Intercenter differences in bronchopulmonary dysplasia or death among very low birth weight infants. *Pediatrics.* 2011;127(1):e106-e116.

American College of Obstetricians and Gynecologists' Committee on Obstetric Practice, Society for Maternal-Fetal Medicine. Committee Opinion No. 677: antenatal corticosteroid therapy for fetal maturation. *Obstet Gynecol.* 2016;128(4): e187-e194.

American College of Obstetricians and Gynecologists, Society for Maternal-Fetal Medicine. Obstetric care consensus No. 6: periviable birth. *Obstet Gynecol.* 2017;130(4):e187-e199.

Ammari A, Suri M, Milisavljevic V, et al. Variables associated with the early failure of nasal CPAP in very low birth weight infants. *J Pediatr.* 2005;147(3):341-347.

Antenatal corticosteroids revisited: repeat courses. *NIH Consens Statement.* 2000;17(2):1-18.

Askie LM, Ballard R, Cutter G, et al. Inhaled nitric oxide in preterm infants: an individual-patient data meta-analysis of randomized trials. *Pediatrics.* 2011;128(4):729-739.

Askie LM, Brocklehurst P, Darlow BA, et al. NeOProM: neonatal oxygenation prospective meta-analysis collaboration study protocol. *BMC Pediatr.* 2011;11:6.

Askie LM, Darlow BA, Davis PG, et al. of targeting lower versus higher arterial oxygen saturations on death or disability in preterm infants. *Cochrane Database Syst Rev.* 2017;4:CD011190.

Askie LM, Darlow BA, Finer N, et al. Association between oxygen saturation targeting and death or disability in extremely preterm infants in the neonatal oxygenation prospective meta-analysis collaboration. *JAMA.* 2018;319(21):2190-2201.

Askie LM, Davies L, Schreiber M, et al. Race effects of inhaled nitric oxide in preterm infants: an individual participant data meta-analysis. *J Pediatr.* 2018;193:34-39.e2.

Australia B-I, United Kingdom Collaborative G, Tarnow-Mordi W, et al. Outcomes of two trials of oxygen-saturation targets in preterm infants. *N Engl J Med.* 2016;374(8):749-760.

Avery G, Fletcher A, Kaplan M, et al. Controlled trial of dexamethasone in respirator-dependent infants with bronchopulmonary dysplasia. *Pediatrics.* 1985;75:106-111.

Bahadue FL, Soll R. Early versus delayed selective surfactant treatment for neonatal respiratory distress syndrome. *Cochrane Database Syst Rev.* 2012;11:CD001456.

Balany J, Bhandari V. Understanding the impact of infection, inflammation, and their persistence in the pathogenesis of bronchopulmonary dysplasia. *Front Med (Lausanne).* 20152:90.

Bancalari E, Abdenour G, Feller R, et al. Bronchopulmonary dysplasia: clinical presentation. *J Pediatr.* 1979;95(5 Pt 2):819-823.

Barker P, Gowen C, Lawson E, et al. Decreased sodium ion absorption across nasal epithelium of very premature infants with respiratory distress syndrome. *J Pediatr.* 1997;130: 373-377.

Barrington K. The adverse neuro-developmental effects of postnatal steroids in the preterm infant: a systematic review of RCTs. *BMC Pediatr.* 2001;1:1:Epub 2001 Feb 27.

Barrington K, Finer N, Pennaforte T, et al. Nitric oxide for respiratory failure in infants born at or near term. *Cochrane Database Syst Rev.* 2017;1:CD000399.

Bassler D, Plavka R, Shinwell E, et al. Early Inhaled Budesonide for the Prevention of Bronchopulmonary Dysplasia. *N Engl J Med.* 2015;373(16):1497-1506.

Bassler D, Shinwell E, Hallman M, et al. Long-term effects of inhaled budesonide for bronchopulmonary dysplasia. *N Engl J Med.* 2018;378(2):148-157.

Bates ML, Pillers DA, Palta M, et al. Ventilatory control in infants, children, and adults with bronchopulmonary dysplasia. *Respir Physiol Neurobiol.* 2013;189(2):329-337.

Baud O, Maury L, Lebail F, et al. Effect of early low-dose hydrocortisone on survival without bronchopulmonary dysplasia in extremely preterm infants (PREMILOC): a double-blind, placebo-controlled, multicentre, randomised trial. *Lancet.* 2016;387(10030):1827-1836.

Baud O, Trousson C, Biran V, et al. Association between early low-dose hydrocortisone therapy in extremely preterm neonates and neurodevelopmental outcomes at 2 years of age. *JAMA.* 317(13):1329-1337.

Benitz WE. Patent ductus arteriosus: to treat or not to treat? *Arch Dis Child Fetal Neonatal Ed.* 2012;97(2):F80-F2.

Berkelhamer SK, Mestan KK, Steinhorn RH. Pulmonary hypertension in bronchopulmonary dysplasia. *Semin Perinatol.* 2013;37(2):124-131.

Bhandari V, Bizzarro MJ, Shetty A, et al. Familial and genetic susceptibility to major neonatal morbidities in preterm twins. *Pediatrics.* 2006;117(6):1901-1906.

Bhatia J, Parish A. Nutrition and the lung. *Neonatology.* 2009;95(4):362-367.

Biesalski H, Nohr I. Importance of vitamin A for lung function and development. *Mold Aspects Med.* 2003;24:431-440.

Bik-Multanowski M, Revhaug C, Grabowska A, et al. Hyperoxia induces epigenetic changes in newborn mice lungs. *Free Radic Biol Med.* 2018;121:51-56.

Bose C, Van Marter LJ, Laughon M, et al. Fetal growth restriction and chronic lung disease among infants born before the 28th week of gestation. *Pediatrics.* 2009;124(3):e450-e458.

Botet F, Figueras-Aloy J, Miracle-Echegoyen X, et al. Trends in survival among extremely-low-birth-weight infants (less than 1000g) without significant bronchopulmonary dysplasia. *BMC Pediatr.* 2012;12(1):63-70.

Bott L, Béghin L, Devos P, et al. Nutritional status at 2 years in former infants with bronchopulmonary dysplasia influences nutrition and pulmonary outcomes during childhood. *Pediatr Res.* 2006; 60(3):340-344.

Brix N, Sellmer A, Jensen MS, et al. Predictors for an unsuccessful INtubation-SURfactant-Extubation procedure: a cohort study. *BMC Pediatr.* 2014;14:155.

Brownfoot FC, Gagliardi DI, Bain E, et al. Different corticosteroids and regimens for accelerating fetal lung maturation for women at risk of preterm birth. *Cochrane Database Syst Rev.* 2013;(8): CD006764.

Carlo WA, Bell EF, Walsh MC, et al. Oxygen-saturation targets in extremely preterm infants, *N Engl J Med.* 2013;368(20): 1949-1950.

Carraro S, Filippone M, Da Dalt L, et al. Bronchopulmonary dysplasia: the earliest and perhaps the longest lasting obstructive lung disease in humans. *Early Hum Dev.* 2013;89(S3):S3-S5.

Caskey S, Gough A, Rowan S, et al. Structural and functional lung impairment in adult survivors of bronchopulmonary dysplasia. *Ann Am Thorac Soc.* 2016;13(8):1262-1270.

Cassidy FC, Charalambous M. Genomic imprinting, growth and maternal-fetal interactions. *J Exp Biol.* 2018;221(Pt suppl 1).

Chawla S, Natarajan G, Chowdhury D, et al. Neonatal morbidities among moderately preterm infants with and without exposure to antenatal corticosteroids. *Am J Perinatol.* 2018;35:1213-1221.

Chen CM, Liu YC, Chen YJ, et al. Genome-wide analysis of DNA methylation in hyperoxia-exposed newborn rat lung. *Lung.* 2017;195(5):661-669.

Choi CW, Kim BI, Kim E-K, et al. Incidence of bronchopulmonary dysplasia in Korea. *J Korean Med Sci.* 2012;27(8):914.

Cooke RJ, Ainsworth SB, Fenton AC. Postnatal growth retardation: a universal problem in preterm infants. *Arch Dis Child Fetal Neonatal Ed.* 2004;89(5):F428-F430.

Cools F, Offringa M, Askie LM. Elective high frequency oscillatory ventilation versus conventional ventilation for acute pulmonary dysfunction in preterm infants. *Cochrane Database Syst Rev.* 2015;3:CD000104.

Cotten MC, Oh W, McDonald S, et al. Prolonged hospital stay for extremely premature infants: risk factors, center differences, and the impact of mortality on selecting a best-performing center. *J Perinatol.* 2005;25(10):650-655.

Cristea AI, Carroll AE, Davis SD, et al. Outcomes of children with severe bronchopulmonary dysplasia who were ventilator dependent at home. *Pediatrics.* 2013;132(3):727e-e734.

Crowther CA, McKinlay CJ, Middleton P, et al. Repeat doses of prenatal corticosteroids for women at risk of preterm birth for improving neonatal health outcomes. *Cochrane Database Syst Rev.* 2015;(7):CD003935.

Cummings J, D'Eugenio D, Gross S. A controlled trial of dexamethasone in preterm infants at high risk for bronchopulmonary dysplasia. *N Engl J Med.* 1989;320:1505-1510.

Cummings JJ, Polin RA, Committee on Fetus and Newborn. Oxygen targeting in extremely low birth weight infants. *Pediatrics.* 2016;138(2):e20161576.

Curstedt T, Calkovska A, Johansson J. New generation synthetic surfactants. *Neonatology.* 2013;103(4):327-330.

Dargaville PA, Aiyappan A, De Paoli AG, et al. Continuous positive airway pressure failure in preterm infants: incidence, predictors and consequences. *Neonatology.* 2013;104(1):8-14.

Dargaville PA, Tingay DG. Lung protective ventilation in extremely preterm infants. *J Paediatr Child Health.* 2012;48(9):740-746.

Darlow B, Graham P, Rojas-Reyes M. Vitamin A supplementation to prevent mortality and short- and long-term morbidity in very low birth weight infants. *Cochrane Database Syst Rev.* 2016;8:CD000501.

Davidson LM, Berkelhamer SK. Bronchopulmonary dysplasia: chronic lung disease of infancy and long-term pulmonary outcomes. *J Clin Med.* 2017;6(1); E4.

Davis PG, Schmidt B, Roberts RS, et al. Caffeine for apnea of prematurity trial: benefits may vary in subgroups. *J Pediatr.* 2010;156(3):382-387.

Dobson NR, Patel RM, Smith PB, et al. Trends in caffeine use and association between clinical outcomes and timing of therapy in very low birth weight infants. *J Pediatr.* 2014;164(5):992-998.e3.

Dodson RB, Powers KN, Gien J, et al. Intrauterine growth restriction decreases nuclear factor-kappa B signaling in fetal pulmonary artery endothelial cells of fetal sheep. *Am J Physiol Lung Cell Mol Physiol.* 2018;315:L348-L359.

Domm W, Misra RS, O'Reilly MA. Affect of early life oxygen exposure on proper lung development and response to respiratory viral infections. *Front Med (Lausanne).* 2015;2:55.

Dong Y, Speer CP, Glaser K. Beyond sepsis: staphylococcus epidermidis is an underestimated but significant contributor to neonatal morbidity. *Virulence.* 2018;9(1):621-633.

Donn SM, Sinha SK. Minimising ventilator induced lung injury in preterm infants. *Arch Dis Child Fetal Neonatal Ed.* 2006;91(3): F226-F230.

Doyle LW, Carse E, Adams AM, et al. Ventilation in extremely preterm infants and respiratory function at 8 years. *N Engl J Med.* 2017;377(4):329-337.

Doyle LW, Cheong J, Ehrenkranz RA, et al. Early (< 8 days) systemic postnatal corticosteroids for prevention of bronchopulmonary dysplasia in preterm infants. *Cochrane Database Syst Rev.* 2017; 10:CD001146.

Doyle LW, Cheong J, Ehrenkranz RA, et al. Late (> 7 days) systemic postnatal corticosteroids for prevention of bronchopulmonary dysplasia. *Cochrane Database Syst Rev.* 2017;10:CD001145.

Doyle LW, Faber B, Callanan C, et al. Bronchopulmonary dysplasia in very low birth weight subjects and lung function in late adolescence. *Pediatrics.* 2006;118(1):108-113.

Doyle LW, Halliday HL, Ehrenkranz RA, et al. An update on the impact of postnatal systemic corticosteroids on mortality and cerebral palsy in preterm infants: effect modification by risk of bronchopulmonary dysplasia. *J Pediatr.* 2014;165(6):1258-1260.

Doyle LW, Halliday HL, Ehrenkranz RA, et al. Impact of postnatal systemic corticosteroids on mortality and cerebral palsy in preterm infants: effect modification by risk for chronic lung disease. *Pediatrics.* 2005;115(3):655-661.

Dunn MS, Kaempf J, de Klerk A, et al. Randomized trial comparing 3 approaches to the initial respiratory management of preterm neonates. *Pediatrics.* 2011;128(5):e1069-e1076.

Dunwiddie T, Masino S. The role and regulation of adenosine in the central nervous system, *Annu Rev Neurosci.* 2001;24:31-55.

Effect of corticosteroids for fetal maturation on perinatal outcomes. *NIH Consens Statement.* 1994;12(2):1-24.

Ehrenkranz RA, Walsh MC, Vohr BR, et al. Validation of the National Institutes of Health consensus definition of bronchopulmonary dysplasia. *Pediatrics.* 2005;116(6):1353-1360.

Ericson JE, Laughon MM. Chorioamnionitis: implications for the neonate. *Clin Perinatol.* 2015;42(1):155-165, ix.

Finer NN, Carlo WA, Walsh MC, et al. Early CPAP versus surfactant in extremely preterm infants. *N Engl J Med.* 2010;362(21):1970-1979.

Fischer HS, Buhrer C. Avoiding endotracheal ventilation to prevent bronchopulmonary dysplasia: a meta-analysis. *Pediatrics.* 2013;132(5):e1351-1360.

Foglia E, Jensen E, Kirpalani H. Delivery room interventions to prevent bronchopulmonary dysplasia in extremely preterm infants. *J Perinatol.* 2017;37(11):1171-1179.

Foglia E, Owen L, Thio M, et al. Sustained Aeration of Infant Lungs (SAIL) trial: study protocol for a randomized controlled trial. *Trials.* 2015;16:95.

Foglia E, Te Pas A. Sustained lung inflation: physiology and practice. *Clin Perinatol.* 2016;43(4):633-646.

Foglia EE, Jensen EA, Kirpalani H. Delivery room interventions to prevent bronchopulmonary dysplasia in extremely preterm infants. *J Perinatol.* 2017;37(11):1171-1179.

Fowlie PW, Davis PG, McGuire W. Prophylactic intravenous indomethacin for preventing mortality and morbidity in preterm infants. *Cochrane Database Syst Rev.* 2010;(7):CD000174.

Fuchs H, Lindner W, Leiprecht A, et al. Predictors of early nasal CPAP failure and effects of various intubation criteria on the rate of mechanical ventilation in preterm infants of <29 weeks gestational age. *Arch Dis Child Fetal Neonatal Ed.* 2011;96(5):F343-F347.

Gadhia MM, Cutter GR, Abman SH, et al. Effects of early inhaled nitric oxide therapy and vitamin A supplementation on the risk for bronchopulmonary dysplasia in premature newborns with respiratory failure. *J Pediatr.* 2014;164(4):744-748.

Gagliardi L, Bellu R, Lista G, et al. Do differences in delivery room intubation explain different rates of bronchopulmonary dysplasia between hospitals? *Arch Dis Child Fetal Neonatal Ed.* 2011;96(1):F30-F35.

Gopel W, Kribs A, Hartel C, et al. Less invasive surfactant administration is associated with improved pulmonary outcomes in spontaneously breathing preterm infants. *Acta Paediatr.* 2015;104(3):241-246.

Gopel W, Kribs A, Ziegler A, et al. Avoidance of mechanical ventilation by surfactant treatment of spontaneously breathing preterm infants (AMV): an open-label, randomised, controlled trial. *Lancet.* 2011;378(9803):1627-1634.

Gough A, Linden MA, Spence D, et al. Executive functioning deficits in young adult survivors of bronchopulmonary dysplasia. *Disabil Rehabil.* 2015;37(21):1940-1945.

Gregory GA, Kitterman JA, Phibbs RH, et al. Treatment of the idiopathic respiratory-distress syndrome with continuous positive airway pressure. *N Engl J Med.* 1971;284(24):1333-1340.

Group BIUKC, Group BIAC, Group BINZC, et al. Oxygen saturation and outcomes in preterm infants. *N Engl J Med.* 2013;368(22):2094-2104.

Hagadorn JI, Furey AM, Nghiem TH, et al. Achieved versus intended pulse oximeter saturation in infants born less than 28 weeks' gestation: the AVIOx study. *Pediatrics.* 2006;118(4):1574-1582.

Hartling L, Liang Y, Lacaze-Masmonteil T. Chorioamnionitis as a risk factor for bronchopulmonary dysplasia: a systematic review and meta-analysis. *Arch Dis Child Fetal Neonatal Ed.* 2012;97(1):F8-F17.

Heiring C, Jonsson B, Andersson S, et al. Survey shows large differences between the Nordic countries in the use of less invasive surfactant administration. *Acta Paediatr.* 2017;106(3):382-386.

Heldt G, McIlroy M. Distortion of chest wall and work of diaphragm in preterm infants. *J Appl Physiol (1985).* 1987a;62(1):164-169.

Heldt G, McIlroy M. Dynamics of chest wall in preterm infants. *J Appl Physiol (1985).* 1987b;62(1):170-174.

Herath S, Poole P. Prophylactic antibiotic therapy for chronic obstructive pulmonary disease (COPD). *Cochrane Database Syst Rev.* 2013;(11):CD009764.

Higgins R, Jobe A, Koso-Thomas M, et al. Bronchopulmonary dysplasia: executive summary of a workshop. *J Pediatr.* 2018;197:300-308.

Hines D, Modi N, Lee S, et al. Scoping review shows wide variation in the definitions of bronchopulmonary dysplasia in preterm infants and calls for a consensus. *Acta Paediatr.* 2017;106(3):366-374.

Hofer N, Kothari R, Morris N, et al. The fetal inflammatory response syndrome is a risk factor for morbidity in preterm neonates. *Am J Obstet Gynecol.* 2013;209(6):542.e1-e11.

Horbar J, Edwards E, Greenberg L, et al. Variation in performance of neonatal intensive care units in the United States. *JAMA Pediatr.* 171(3):e1643962017.

Isayama T, Chai-Adisaksopha C, McDonald SD. Noninvasive ventilation with vs without early surfactant to prevent chronic lung disease in preterm infants: a systematic review and meta-analysis. *JAMA Pediatr.* 2015;169(8):731-739.

Isayama T, Iwami H, McDonald S, et al. Association of noninvasive ventilation strategies with mortality and bronchopulmonary dysplasia among preterm infants: a systematic review and meta-analysis. *JAMA.* 2016;316(6):611-624.

Isayama T, Lee SK, Mori R, et al. Comparison of mortality and morbidity of very low birth weight infants between Canada and Japan. *Pediatrics.* 2012;130(4):e957-e965.

Ito M, Tamura M, Namba F, et al. Role of sex in morbidity and mortality of very premature neonates. *Pediatr Int.* 2017;59(8):898-905.

Iyengar A, Davis J. Drug therapy for the prevention and treatment of bronchopulmonary dysplasia. *Front Pharmacol.* 2015;6:12.

Jaffe A, Bush A. Anti-inflammatory effects of macrolides in lung disease. *Pediatr Pulmonol.* 2001;31(6):464-473.

Jensen E, Foglia E, Schmidt B. Evidence-based pharmacologic therapies for prevention of bronchopulmonary dysplasia: application of the grading of recommendations assessment, development, and evaluation methodology. *Clin Perinatol.* 2015;42(4):755-779.

Jensen E, Schmidt B. Epidemiology of bronchopulmonary dysplasia. *Birth Defects Res A Clin Mol Teratol.* 2014;100(3):145-157.

Jensen EA, Foglia EE, Dysart KC, et al. Adverse effects of small for gestational age differ by gestational week among very preterm infants. *Arch Dis Child Fetal Neonatal* Ed. 2018;104:F192-F198.

Jobe AH, Bancalari E. Bronchopulmonary dysplasia. *Am J Respir Crit Care Med.* 2001;163(7):1723-1729.

Jobe AH, Goldenberg RL. Antenatal corticosteroids: an assessment of anticipated benefits and potential risks. *Am J Obstet* Gynecol. 2018;219:62-74.

Jobe AH, Kallapur SG, Kramer BW. Perinatal events and their influence on lung development and function. In: Bancalari E, Polin RA, eds. *The Newborn Lung: Neonatology Questions and Controversies.* Philadelphia, PA: Elsevier Saunders; 2012:57-89.

Jobe AH, Steinhorn R. Can we define bronchopulmonary dysplasia? *J Pediatr.* 2017;188:19-23.

Jobe AH. Effects of chorioamnionitis on the fetal lung. Clin Perinatol. 2012;39(3):441-457.

Jobe AH. Mechanisms of lung injury and bronchopulmonary dysplasia. *Am J Perinatol.* 2016;33(11):1076-1078.

Joshi S, Powell T, Watkins WJ, et al. Exercise-induced bronchoconstriction in school-aged children who had chronic lung disease in infancy. *J Pediatr.* 2013;162(4):813-818.e1.

Julien C, Joseph V, Bairam A. Caffeine reduces apnea frequency and enhances ventilatory long-term facilitation in rat pups raised in chronic intermittent hypoxia. *Pediatr Res.* 2010; 68:105-11.

Kanmaz HG, Erdeve O, Canpolat FE, et al. Surfactant administration via thin catheter during spontaneous breathing: randomized controlled trial. *Pediatrics.* 2013;131(2):e502-e509.

Kapoor V, Glover R, Malviya MN. Alternative lipid emulsions versus pure soy oil based lipid emulsions for parenterally fed preterm infants. *Cochrane Database Syst Rev.* 2015;(12):CD009172.

Kappil M, Lambertini L, Chen J. Environmental influences on genomic imprinting. *Curr Environ Health Rep.* 2015;2(2):155-162.

Kassim Z, Greenough A, Rafferty G. Effect of caffeine on respiratory muscle strength and lung function in prematurely born, ventilated infants. *Eur J Pediatr.* 2009;168:1491-1495.

Keller RL, Feng R, DeMauro SB, et al. Bronchopulmonary dysplasia and perinatal characteristics predict 1-year respiratory outcomes in newborns born at extremely low gestational age: a prospective cohort study. *J Pediatr.* 2017;187:89-97.e3.

Kelly MS, Benjamin DK, Puopolo KM, et al. Postnatal Cytomegalovirus Infection and the Risk for Bronchopulmonary Dysplasia. *JAMA Pediatr.* 2015;169(12):e153785.

Kemp MW, Newnham JP, Challis JG, et al. The clinical use of corticosteroids in pregnancy. *Hum Reprod Update.* 2016;22(2): 240-259.

Kho AT, Chhabra D, Sharma S, et al. Age, Sexual Dimorphism, and Disease Associations in the Developing Human Fetal Lung Transcriptome. *Am J Respir Cell Mol Biol.* 2016;54(6):814-821.

Kim CJ, Romero R, Chaemsaithong P, et al. Acute chorioamnionitis and funisitis: definition, pathologic features, and clinical significance. *Am J Obstet Gynecol.* 2015;213(suppl 4):S29-52.

Kim SY, Choi CW, Jung E, et al. Neonatal morbidities associated with histologic chorioamnionitis defined based on the site and extent of inflammation in very low birth weight infants. *J Korean Med Sci.* 2015;30(10):1476-1482.

Kirpalani H, Ratcliffe S, Keszler M, et al. The International "Sustained Aeration for Infant Lung" (SAIL) Randomized Trial. Pediatric Academic Societies Meeting; Toronto, Ontario, CA2018. p. Abstract No. 1852.1.

Klingenberg C, Wheeler KI, McCallion N, et al. Volume-targeted versus pressure-limited ventilation in neonates. *Cochrane Database Syst Rev.* 2017;10:CD003666.

Klinger G, Sokolover N, Boyko V, et al. Perinatal risk factors for bronchopulmonary dysplasia in a national cohort of very-low-birth-weight infants. *Am J Obstet Gynecol.* 2013;208(2):115.e1-e9.

Klotz D, Porcaro U, Fleck T, et al. European perspective on less invasive surfactant administration-a survey. *Eur J Pediatr.* 2017;

176(2):147-154.

Knight AK, Smith AK, Conneely KN, et al. Relationship between epigenetic maturity and respiratory morbidity in preterm infants. J Pediatr. 2018;198:168-173.

Korzeniewski SJ, Romero R, Cortez J, et al. A "multi-hit" model of neonatal white matter injury: cumulative contributions of chronic placental inflammation, acute fetal inflammation and postnatal inflammatory events. *J Perinat Med.* 2014;42(6):731-743.

Kotecha SJ, Edwards MO, Watkins WJ, et al. Effect of preterm birth on later FEV1: a systematic review and meta-analysis. *Thorax.* 2013;68(8):760-766.

Kramer BW, Kramer S, Ikegami M, et al. Injury, inflammation, and remodeling in fetal sheep lung after intra-amniotic endotoxin. *Am J Physiol Lung Cell Mol Physiol.* 2002;283(2):L452- L459.

Kribs A, Roll C, Gopel W, et al. Nonintubated surfactant application vs conventional therapy in extremely preterm infants: a randomized clinical trial. *JAMA Pediatr.* 2015;169(8):723-730.

Krishnan U, Feinstein JA, Adatia I, et al. Evaluation and management of pulmonary hypertension in children with bronchopulmonary dysplasia. *J Pediatr.* 2017;188:24-34.e1.

Kuban KC, O'Shea TM, Allred EN, et al. Systemic inflammation and cerebral palsy risk in extremely preterm infants. *J Child Neurol.* 2014;29(12):1692-1698.

Lahra MM, Beeby PJ, Jeffery HE. Intrauterine inflammation, neonatal sepsis, and chronic lung disease: a 13-year hospital cohort study. *Pediatrics.* 2009a;123(5):1314-1319.

Lahra MM, Beeby PJ, Jeffery HE. Maternal versus fetal inflammation and respiratory distress syndrome: a 10-year hospital cohort study. *Arch Dis Child Fetal Neonatal Ed.* 2009b;94(1): F13-F16.

Lal CV, Ambalavanan N. Cellular and humoral biomarkers of bronchopulmonary dysplasia. *Early Hum Dev.* 2017;105:35-39.

Lal CV, Ambalavanan N. Genetic predisposition to bronchopulmonary dysplasia. *Semin Perinatol.* 2015;39(8):584-591.

Langhammer K, Roth B, Kribs A, et al. Treatment and outcome data of very low birth weight infants treated with less invasive surfactant administration in comparison to intubation and mechanical ventilation in the clinical setting of a cross-sectional observational multicenter study. *Eur J* Pediatr. 2018;177: 1207-1217.

Lapcharoensap W, Gage S, Kan P, et al. Hospital variation and risk factors for bronchopulmonary dysplasia in a population-based cohort. *JAMA Pediatr.* 2015;169(2):e143676.

Lapcharoensap W, Kan P, Powers RJ, et al. The relationship of nosocomial infection reduction to changes in neonatal intensive care unit rates of bronchopulmonary dysplasia. *J Pediatr.* 2017; 180:105-109.e1.

Laughon M, Allred EN, Bose C, et al. Patterns of respiratory disease during the first 2 postnatal weeks in extremely premature infants. *Pediatrics.* 2009;123(4):1124-1131.

Laughon M, Bose C, Allred EN, et al. Antecedents of chronic lung disease following three patterns of early respiratory disease in preterm infants. *Arch Dis Child Fetal Neonatal Ed.* 2011;96(2): F114-F120.

Lee J, Oh KJ, Park CW, et al. The presence of funisitis is associated with a decreased risk for the development of neonatal respiratory distress syndrome. *Placenta.* 2011;32(3):235-240.

Leviton A, Fichorova RN, O'Shea TM, et al: Two-hit model of brain damage in the very preterm newborn: small for gestational age and postnatal systemic inflammation. *Pediatr Res.* 2013;73(3):362-370.

Liggins GC, Howie RN. A controlled trial of antepartum glucocorticoid treatment for prevention of the respiratory distress syndrome in premature infants. *Pediatrics.* 1972;50(4):515-525.

Lingappan K, Jiang W, Wang L, et al. Sex-specific differences in neonatal hyperoxic lung injury. *Am J Physiol Lung Cell Mol Physiol*. 2016;311(2):L481-L493.

Liu X, Lin Y, Tian B, et al. Maternal protein restriction alters VEGF signaling and decreases pulmonary alveolar in fetal rats. *Int J Clin Exp Pathol*. 2014;7(6):3101-3111.

Lodha A, Seshia M, McMillan DD, et al. Association of early caffeine administration and neonatal outcomes in very preterm neonates. *JAMA Pediatr*. 2015;169(1):33-38.

Lowe J, Watkins WJ, Edwards MO, et al. Association between pulmonary ureaplasma colonization and bronchopulmonary dysplasia in preterm infants: updated systematic review and meta-analysis. *Pediatr Infect Dis J*. 2014;33(7):697-702.

Ma L, Zhou P, Neu J, et al. Potential nutrients for preventing or treating bronchopulmonary dysplasia. *Paediatr Respir Rev*. 2017;22:83-88.

Mabanta C, Pryhuber G, Weinberg G, et al. Erythromycin for the prevention of chronic lung disease in intubated preterm infants at risk for, or colonized or infected with Ureaplasma urealyticum. *Cochrane Database Syst Rev*. 2003;4:CD003744.

Malleske DT, Chorna O, Maitre NL. Pulmonary sequelae and functional limitations in children and adults with bronchopulmonary dysplasia. *Paediatr Respir Rev*. 2018;26:55-59.

Mammel M, Green T, Johnson D, et al. Controlled trial of dexamethasone therapy in infants with bronchopulmonary dysplasia. *Lancet*. 1983;8338:1356-1358.

Manja V, Lakshminrusimha S, Cook DJ. Oxygen saturation target range for extremely preterm infants: a systematic review and meta-analysis. *JAMA Pediatr*. 2015;169(4):332-340.

Manja V, Saugstad OD, Lakshminrusimha S. Oxygen saturation targets in preterm infants and outcomes at 18-24 months: a systematic review. *Pediatrics*. 2017;139(1):piie20161609.

Manley BJ, Kuschel CA, Elder JE, et al. Higher rates of retinopathy of prematurity after increasing oxygen saturation targets for very preterm infants: experience in a single center. *J Pediatr*. 2016;168:242-244.

Maritz GS, Cock ML, Louey S, et al. Fetal growth restriction has long-term effects on postnatal lung structure in sheep. *Pediatr Res*. 2004;55(2):287-295.

May C, Patel S, Kennedy C, et al. Prediction of bronchopulmonary dysplasia. *Arch Dis Child Fetal Neonatal Ed*. 2011;96(6):F410-F416.

McEvoy CT, Spindel ER. Pulmonary effects of maternal smoking on the fetus and child: effects on lung development, respiratory morbidities, and life long lung health. *Paediatr Respir Rev*. 2017;21:27-33.

Mehler K, Grimme J, Abele J, et al. Outcome of extremely low gestational age newborns after introduction of a revised protocol to assist preterm infants in their transition to extrauterine life. *Acta Paediatr*. 2012;101(12):1232-1239.

Metcalfe A, Lisonkova S, Sabr Y, et al. Neonatal respiratory morbidity following exposure to chorioamnionitis. *BMC Pediatr*. 2017;17(1):128.

Meyer S, Gortner L. Early postnatal additional high-dose oral vitamin A supplementation versus placebo for 28 days for preventing bronchopulmonary dysplasia or death in extremely low birth weight infants. *Neonatology*. 2014;105:182-188.

Morgan TK. Role of the placenta in preterm birth: a review. *Am J Perinatol*. 2016;33(3):258-266.

Morley CJ, Davis PG, Doyle LW, et al. Nasal CPAP or intubation at birth for very preterm infants. *N Engl J Med*. 2008;358(7):700-708.

Morrow LA, Wagner BD, Ingram DA, et al. Antenatal determinants of bronchopulmonary dysplasia and late respiratory disease in preterm infants. *Am J Respir Crit Care Med*. 2017;196(3):364-374.

Mourani PM, Abman SH. Pulmonary vascular disease in bronchopulmonary dysplasia: pulmonary hypertension and beyond. *Curr Opin Pediatr*. 2013;25(3):329-337.

Moya F. Preterm nutrition and the lung. *World Rev Nutr Diet*. 2014;110:239-252.

Murray E, Fernandes M, Fazel M, et al. Differential effect of intrauterine growth restriction on childhood neurodevelopment: a systematic review. *BJOG*. 2015;122(8):1062-1072.

Nagiub M, Kanaan U, Simon D, et al. Risk factors for development of pulmonary hypertension in infants with bronchopulmonary dysplasia: systematic review and meta-analysis. *Paediatr Respir Rev*. 2017;23:27-32.

Nair V, Loganathan P, Soraisham AS. Azithromycin and other macrolides for prevention of bronchopulmonary dysplasia: a systematic review and meta-analysis. *Neonatology*. 2014;106(4):337-347.

Nardiello C, Mizikova I, Silva DM, et al. Standardisation of oxygen exposure in the development of mouse models for bronchopulmonary dysplasia. *Dis Model Mech*. 2017;10(2):185-196.

Natarajan G, Pappas A, Shankaran S, et al. Outcomes of extremely low birth weight infants with bronchopulmonary dysplasia: impact of the physiologic definition. *Early Hum Dev*. 2012;88(7):509-515.

Finer NN, Carlo WA, Walsh MC, et al. Early CPAP versus surfactant in extremely preterm infants. *N Engl J Med*. 2010;362(21):1970-1979.

Niederreither K, Dollé P. Retinoic acid in development: towards an integrated view. *Nat Rev Genet*. 2008;9:541-553.

Northway Jr WH, Rosan RC, Porter DY. Pulmonary disease following respirator therapy of hyaline-membrane disease. Bronchopulmonary dysplasia. *N Engl J Med*. 1967;276(7):357-368.

Obladen M. Factors influencing surfactant composition in the newborn infant. *Eur J Pediatr*. 1978;128(3):129-143.

Oei JL, Saugstad OD, Lui K, et al. Targeted oxygen in the resuscitation of preterm infants, a randomized clinical trial. *Pediatrics*. 2017;139(1):pii: e20161452.

Oh W, Poindexter BB, Perritt R, et al. Association between fluid intake and weight loss during the first ten days of life and risk of bronchopulmonary dysplasia in extremely low birth weight infants. *J Pediatr*. 2005;147(6):786-790.

Ohlsson A, Shah P. Paracetamol (acetaminophen) for patent ductus arteriosus in preterm or low birth weight infants. *Cochrane Database Syst Rev*. 2018;4:CD010061.

Ohlsson A, Walia R, Shah S. Ibuprofen for the treatment of patent ductus arteriosus in preterm or low birth weight (or both) infants. *Cochrane Database Syst Rev*. 2015;2:CD003481.

Onland W, Offringa M, van Kaam A. Late (≥ 7 days) inhalation corticosteroids to reduce bronchopulmonary dysplasia in preterm infants. *Cochrane Database Syst Rev*. 2017;8:CD002311.

Onland W, van Kaam A, De Jaegere A, et al. Open-label glucocorticoids modulate dexamethasone trial results in preterm infants. *Pediatrics*. 2010126:e954-e964.

O'Reilly MA, Marr SH, Yee M, et al. Neonatal hyperoxia enhances the inflammatory response in adult mice infected with influenza a virus. *Am J Respir Crit Care Med*. 2008;177(10):1103-1110.

Orgeig S, Crittenden TA, Marchant C, et al. Intrauterine growth restriction delays surfactant protein maturation in the sheep fetus. *Am J Physiol Lung Cell Mol Physiol*. 2010;298(4):L575-L83.

O'Shea T, Kothadia J, Klinepeter K, et al. Randomized placebo-controlled trial of a 42-day tapering course of dexamethasone to reduce the duration of ventilator dependency in very low birth weight infants: outcome of study participants at 1-year adjusted age. *Pediatrics*. 1999;104:15-21.

Owen LS, Manley BJ, Davis PG, et al. The evolution of modern respiratory care for preterm infants. *Lancet*. 2017;389(10079):1649-1659.

Ozdemir R, Erdeve O, Dizdar E, et al. Clarithromycin in preventing bronchopulmonary dysplasia in Ureaplasma urealyticum-positive preterm infants. *Pediatrics.* 2011;128(6):e1496-e1501.

Parker RA, Lindstrom DP, Cotton RB. Evidence from twin study implies possible genetic susceptibility to bronchopulmonary dysplasia. *Semin Perinatol.* 1996;20(3):206-209.

Parker RA, Lindstrom DP, Cotton RB: Improved survival accounts for most, but not all, of the increase in bronchopulmonary dysplasia. *Pediatrics.* 1992;90(5):663-668.

Patel R, Leong T, Carlton D, et al. Early caffeine therapy and clinical outcomes in extremely preterm infants. *J Perinatol.* 2013;33(2):134-140.

Payne NR, LaCorte M, Karna P, et al. Reduction of bronchopulmonary dysplasia after participation in the Breathsavers Group of the Vermont Oxford Network Neonatal Intensive Care Quality Improvement Collaborative. *Pediatrics.* 2006a;118(suppl 2):S73-S77.

Payne NR, LaCorte M, Sun S, et al. Evaluation and development of potentially better practices to reduce bronchopulmonary dysplasia in very low birth weight infants. Pediatrics. 2006b;118(suppl 2):S65-S72.

Perlman JM, Wyllie J, Kattwinkel J, et al. Part 7: neonatal resuscitation: 2015 international consensus on cardiopulmonary resuscitation and emergency cardiovascular care science with treatment recommendations. *Circulation.* 2015;132(16 suppl 1):S204-S241.

Pfister RH, Soll RF, Wiswell T. Protein containing synthetic surfactant versus animal derived surfactant extract for the prevention and treatment of respiratory distress syndrome. *Cochrane Database Syst Rev.* 2007;(4):CD006069.

Philip AG. Oxygen plus pressure plus time: the etiology of bronchopulmonary dysplasia, *Pediatrics.* 1975;55(1):44-50.

Polin RA, Carlo WA, Committee on Fetus and Newborn: Surfactant replacement therapy for preterm and term neonates with respiratory distress. *Pediatrics.* 2014;133(1):156-163.

Pryhuber GS. Postnatal infections and immunology affecting chronic lung disease of prematurity. *Clin Perinatol.* 2015;42(4):697-718.

Ramanathan R. Optimal ventilatory strategies and surfactant to protect the preterm lungs. *Neonatology.* 2008;93(4):302-308.

Ramsey PS, Lieman JM, Brumfield CG, et al. Chorioamnionitis increases neonatal morbidity in pregnancies complicated by preterm premature rupture of membranes. *Am J Obstet Gynecol.* 2005;192(4):1162-1166.

Ray JG, Park AL, Fell DB. Mortality in infants affected by preterm birth and severe small-for-gestational age birth weight. *Pediatrics.* 2017;140(6):pii: e20171881.

Reiss I, Landmann E, Heckmann M, et al. Increased risk of bronchopulmonary dysplasia and increased mortality in very preterm infants being small for gestational age. *Arch Gynecol Obstet.* 2003;269(1):40-44.

Rhodes PG, Hall RT, Leonidas JC. Chronic pulmonary disease in neonates with assisted ventilation. *Pediatrics.* 1975;55(6):788-796.

Richmond RC, Simpkin AJ, Woodward G, et al. Prenatal exposure to maternal smoking and offspring DNA methylation across the lifecourse: findings from the Avon Longitudinal Study of Parents and Children (ALSPAC). *Hum Mol Genet.* 2015;24(8):2201-2217.

Rigo V, Lefebvre C, Broux I. Surfactant instillation in spontaneously breathing preterm infants: a systematic review and meta-analysis. *Eur J Pediatr.* 2016;175(12):1933-1942.

Rivera L, Siddaiah R, Oji-Mmuo C, et al. Biomarkers for bronchopulmonary dysplasia in the preterm infant. *Front Pediatr.* 2016;4:33.

Roberts D, Brown J, Medley N, et al. Antenatal corticosteroids for accelerating fetal lung maturation for women at risk of preterm birth. *Cochrane Database Syst Rev.* 2017;3:CD004454.

Roberts D, Dalziel S. Antenatal corticosteroids for accelerating fetal lung maturation for women at risk of preterm birth. *Cochrane Database Syst Rev.* 2006;(3):CD004454.

Rojas MX, Rojas MA, Lozano JM, et al. Regional variation on rates of bronchopulmonary dysplasia and associated risk factors. *ISRN Pediatrics.* 2012;2012(7):1-9.

Rojas-Reyes MX, Morley CJ, Soll R. Prophylactic versus selective use of surfactant in preventing morbidity and mortality in preterm infants. *Cochrane Database Syst Rev.* 2012;3:CD000510.

Rossor TE, Hunt KA, Shetty S, et al. Neurally adjusted ventilatory assist compared to other forms of triggered ventilation for neonatal respiratory support. *Cochrane Database Syst Rev.* 2017;10:CD012251.

Sammour I, Somashekar S, Huang J, et al. The effect of gender on mesenchymal stem cell (MSC) efficacy in neonatal hyperoxia-induced lung injury. *PLoS One.* 2016;11(10):e0164269.

Sandri F, Plavka R, Ancora G, et al. Prophylactic or early selective surfactant combined with nCPAP in very preterm infants. *Pediatrics.* 2010;125(6):e1402-e1409.

Sardesai S, Biniwale M, Wertheimer F, et al. Evolution of surfactant therapy for respiratory distress syndrome: past, present, and future. *Pediatr Res.* 2017;81(1-2):240-248.

Saugstad OD, Aune D. Optimal oxygenation of extremely low birth weight infants: a meta-analysis and systematic review of the oxygen saturation target studies. *Neonatology.* 2014;105(1):55-63.

Saugstad OD, Ramji S, Soll RF, et al. Resuscitation of newborn infants with 21% or 100% oxygen: an updated systematic review and meta-analysis. *Neonatology.* 2008;94(3):176-182.

Saugstad OD. Oxygen and oxidative stress in bronchopulmonary dysplasia. *J Perinat Med.* 2010;38(6):571-577.

Schelonka R, Katz B, Waites K, et al. Critical appraisal of the role of Ureaplasma in the development of bronchopulmonary dysplasia with metaanalytic techniques. *Pediatr Infect Dis J.* 2005;24(12):1033-1039.

Schmidt B, Roberts R, Anderson P, et al. Academic performance, motor function, and behavior 11 years after neonatal caffeine citrate therapy for apnea of prematurity: an 11-year follow-up of the CAP randomized clinical trial. *JAMA Pediatr.* 2017;171(6):564-572.

Schmidt B, Roberts RS, Davis P, et al. Caffeine therapy for apnea of prematurity. *N Engl J Med.* 2006;354(20):2112-2121.

Schmidt B, Roberts RS, Davis P, et al. Long-term effects of caffeine therapy for apnea of prematurity. *N Engl J Med.* 2007;357(19):1893-1902.

Schmidt B, Whyte RK, Asztalos EV, et al. Effects of targeting higher vs lower arterial oxygen saturations on death or disability in extremely preterm infants: a randomized clinical trial. *JAMA.* 2013;309(20):2111-2120.

Schmölzer G, Kumar M, Aziz K, et al. Sustained inflation versus positive pressure ventilation at birth: a systematic review and meta-analysis. *Arch Dis Child Fetal Neonatal Ed.* 2015;100(4):F361-F368.

Schmolzer GM, Kumar M, Pichler G, et al. Non-invasive versus invasive respiratory support in preterm infants at birth: systematic review and meta-analysis. *BMJ.* 2013;347:f5980.

Seehase M, Collins JJ, Kuypers E, et al. New surfactant with SP-B and C analogs gives survival benefit after inactivation in preterm lambs. *PLoS One.* 2012;7(10):e47631.

Shahzad T, Radajewski S, Chao CM, et al. Pathogenesis of bronchopulmonary dysplasia: when inflammation meets organ development. *Mol Cell Pediatr.* 2016;3(1):23.

Shaw GM, O'Brodovich HM. Progress in understanding the genetics of bronchopulmonary dysplasia. *Semin Perinatol.* 2013;37(2):85-93.

Shennan AT, Dunn MS, Ohlsson A, et al. Abnormal pulmonary outcomes in premature infants: prediction from oxygen requirement in the neonatal period. *Pediatrics.* 1988;82(4):527-532.

Shinwell E, Portnov I, Meerpohl J, et al. Inhaled corticosteroids for bronchopulmonary dysplasia: a meta-analysis. *Pediatrics.*

2016;138(6):e20162511.

Short EJ, Klein NK, Lewis BA, et al. Cognitive and academic consequences of bronchopulmonary dysplasia and very low birth weight: 8-year-old outcomes. *Pediatrics.* 2003;112(5):e359.

Singh N, Halliday HL, Stevens TP, et al. Comparison of animal-derived surfactants for the prevention and treatment of respiratory distress syndrome in preterm infants. *Cochrane Database Syst Rev.* 2015;(12):CD010249.

Sink DW, Hope SA, Hagadorn JI. Nurse:patient ratio and achievement of oxygen saturation goals in premature infants. *Arch Dis Child Fetal Neonatal Ed.* 2011;96(2):F93-F98.

Smith VC, Zupancic JA, McCormick MC, et al. Rehospitalization in the first year of life among infants with bronchopulmonary dysplasia. *J Pediatr.* 2004;144(6):799-803.

Smith VC, Zupancic JAF, McCormick MC, et al. Trends in severe bronchopulmonary dysplasia rates between 1994 and 2002. *J Pediatr.* 2005;146(4):469-473.

Soraisham AS, Singhal N, McMillan DD, et al. A multicenter study on the clinical outcome of chorioamnionitis in preterm infants. *Am J Obstet Gynecol.* 2009;200(4):372.e1-6.

Soudee S, Vuillemin L, Alberti C, et al. Fetal growth restriction is worse than extreme prematurity for the developing lung. *Neonatology.* 2014;106(4):304-310.

Southern K, Barker P, Solis-Moya A, et al. Macrolide antibiotics for cystic fibrosis. *Cochrane Database Syst Rev.* 2012;11:CD002203.

Sozo F, Horvat JC, Essilfie AT, et al. Altered lung function at mid-adulthood in mice following neonatal exposure to hyperoxia. *Respir Physiol Neurobiol.* 2015;218:21-27.

Spiegler J, Preuss M, Gebauer C, et al. Does Breastmilk influence the development of bronchopulmonary dysplasia? *J Pediatr.* 2016;169:76-80.e4.

Sriram S, Schreiber MD, Msall ME, et al. Cognitive development and quality of life associated with BPD in 10-year-olds born preterm. Pediatrics. 2018;141:pii: e20172719.

Stein H, Firestone K. Application of neurally adjusted ventilatory assist in neonates. *Semin Fetal Neonatal Med.* 2014;19(1):60-69.

Stevens TP, Harrington EW, Blennow M, et al. Early surfactant administration with brief ventilation vs. selective surfactant and continued mechanical ventilation for preterm infants with or at risk for respiratory distress syndrome. *Cochrane Database Syst Rev.* 2007;(4):CD003063.

Stoll BJ, Hansen NI, Bell EF, et al. Neonatal outcomes of extremely preterm infants from the NICHD Neonatal Research Network. *Pediatrics.* 2010;126(3):443-456.

Stoll BJ, Hansen NI, Bell EF, et al. Trends in care practices, morbidity, and mortality of extremely preterm neonates, 1993-2012. *JAMA.* 2015;314(10):1039-1051.

Stroustrup A, Trasande L. Epidemiological characteristics and resource use in neonates with bronchopulmonary dysplasia: 1993-2006. *Pediatrics.* 2010;126(2):291-297.

Strunk T, Currie A, Richmond P, et al. Innate immunity in human newborn infants: prematurity means more than immaturity. *J Matern Fetal Neonatal Med.* 2011;24(1):25-31.

Subramaniam P, Ho J, Davis P. Prophylactic nasal continuous positive airway pressure for preventing morbidity and mortality in very preterm infants. *Cochrane Database Syst Rev.* 2016;6:CD001243.

Sweet DG, Carnielli V, Greisen G, et al. European consensus guidelines on the management of respiratory distress syndrome - 2016 update. *Neonatology.* 2017;111(2):107-125.

Sweet DG, Turner MA, Stranak Z, et al. A first-in-human clinical study of a new SP-B and SP-C enriched synthetic surfactant (CHF5633) in preterm babies with respiratory distress syndrome. *Arch Dis Child Fetal Neonatal Ed.* 2017;102(6):F497-F503.

Synnes A, Luu TM, Moddemann D, et al. Determinants of developmental outcomes in a very preterm Canadian cohort. *Arch Dis Child Fetal Neonatal Ed.* 2017;102(3):F234-F235.

Taha D, Kirkby S, Nawab U, et al. Early caffeine therapy for prevention of bronchopulmonary dysplasia in preterm infants. *J Matern Fetal Neonatal Med.* 2014;27(16):1698-1702.

Talavera MM, Bixler G, Cozzi C, et al. Quality improvement initiative to reduce the necrotizing enterocolitis rate in premature infants. *Pediatrics.* 2016;137(5):pii: e20151119.

Tapia JL, Urzua S, Bancalari A, et al. Randomized trial of early bubble continuous positive airway pressure for very low birth weight infants. *J Pediatr.* 2012;161(1):75-80.e1.

Taylor HG, Clark CA. Executive function in children born preterm: risk factors and implications for outcome. *Semin Perinatol.* 2016;40(8):520-529.

Thomas W, Speer CP. Chorioamnionitis: important risk factor or innocent bystander for neonatal outcome? *Neonatology.* 2011;99(3):177-187.

Thureen P, Hay WW. Conditions requiring special nutritional management. In: Tsang RC, Uauy R, Koletzko B, Zlotkin SH eds. *Nutrition of the Preterm Infant: Scientific Basis and Practical Guidelines Cincinnati.* 2nd ed. Cincinnati: Digital Educational Publishing; 2005:383-411.

Tin W, Milligan DW, Pennefather P, et al. Pulse oximetry, severe retinopathy, and outcome at one year in babies of less than 28 weeks gestation. *Arch Dis Child Fetal Neonatal Ed.* 2001;84(2):F106-F110.

Tolia VN, Murthy K, McKinley PS, et al. The effect of the national shortage of vitamin A on death or chronic lung disease in extremely low-birth-weight infants. *JAMA Pediatr.* 2014;168(11):1039-1044.

Tooley W. Epidemiology of bronchopulmonary dysplasia. *J Pediatr.* 1979;95(5 Pt 2):851-858.

Torchin H, Ancel PY, Goffinet F, et al. Placental complications and bronchopulmonary dysplasia: EPIPAGE-2 cohort study. *Pediatrics.* 2016;137(3):e20152163.

Torchin H, Lorthe E, Goffinet F, et al. Histologic chorioamnionitis and bronchopulmonary dysplasia in preterm infants: the epidemiologic study on low gestational ages 2 cohort. *J Pediatr.* 2017;187:98-104.e3.

Torrance HL, Derks JB, Scherjon SA, et al. Is antenatal steroid treatment effective in preterm IUGR fetuses? *Acta Obstet Gynecol Scand.* 2009;88(10):1068-1073.

Travers CP, Carlo WA, McDonald SA, et al. Mortality and pulmonary outcomes of extremely preterm infants exposed to antenatal corticosteroids. *Am J Obstet Gynecol.* 2018;218(1):130.e1-e13.

Trittmann JK, Nelin LD, Klebanoff MA. Bronchopulmonary dysplasia and neurodevelopmental outcome in extremely preterm neonates. *Eur J Pediatr.* 2013;172(9):1173-1180.

Tyson JE, Wright LL, Oh W, et al. Vitamin A supplementation for extremely-low-birth-weight infants. National Institute of Child Health and Human Development Neonatal Research Network. *N Engl J Med.* 1999;340(25):1962-1968.

Urs R, Kotecha S, Hall GL, et al. Persistent and progressive long-term lung disease in survivors of preterm birth. *Paediatr Respir Rev.* 2018;28:87-94.

Van Hus J, Jeukens-Visser M, Koldewijn K, et al. Early intervention leads to long-term developmental improvements in very preterm infants, especially infants with bronchopulmonary dysplasia. *Acta Paediatr.* 2016;105(7):773-781.

Van Marter LJ, Allred EN, Pagano M, et al. Do clinical markers of barotrauma and oxygen toxicity explain interhospital variation in rates of chronic lung disease? The Neonatology Committee for the Developmental Network. *Pediatrics.* 2000;105(6):1194-1201.

Van Marter LJ, Dammann O, Allred EN, et al. Chorioamnionitis, mechanical ventilation, and postnatal sepsis as modulators of chronic lung disease in preterm infants. *J Pediatr.*

2002;140(2):171-176.

van Mastrigt E, Kakar E, Ciet P, et al. Structural and functional ventilatory impairment in infants with severe bronchopulmonary dysplasia. *Pediatr Pulmonol.* 2017;52(8):1029-1037.

van Zanten HA, Pauws SC, Stenson BJ, et al. Effect of a smaller target range on the compliance in targeting and distribution of oxygen saturation in preterm infants. *Arch Dis Child Fetal Neonatal* Ed. 2017;103:F430-F435.

van Zanten HA, Tan RN, van den Hoogen A, et al. Compliance in oxygen saturation targeting in preterm infants: a systematic review. *Eur J Pediatr.* 2015;174(12):1561-1572.

Vaucher YE, Peralta-Carcelen M, Finer NN, et al. Neurodevelopmental outcomes in the early CPAP and pulse oximetry trial. N Engl J Med. 2012;367(26):2495-2504.

Venkataraman R, Kamaluddeen M, Hasan S, et al. Intratracheal administration of budesonide-surfactant in prevention of bronchopulmonary dysplasia in very low birth weight infants: a systematic review and meta-analysis. *Pediatr Pulmonol.* 2017;52(7):968-975.

Vento G, Pastorino R, Boni L, Cota F, et al. Efficacy of a new technique - INtubate-RECruit-SURfactant-Extubate - "IN-REC-SUR-E" - in preterm neonates with respiratory distress syndrome: study protocol for a randomized controlled trial. *Trials.* 2016;17:414.

Viscardi RM, Kallapur SG. Role of ureaplasma respiratory tract colonization in bronchopulmonary dysplasia pathogenesis: current concepts and update. *Clin Perinatol.* 2015;42(4):719-738.

Vohr BR. Neurodevelopmental outcomes of extremely preterm infants. *Clin Perinatol.* 2014;41(1):241-255.

Wadhawan R, Oh W, Hintz SR, et al. Neurodevelopmental outcomes of extremely low birth weight infants with spontaneous intestinal perforation or surgical necrotizing enterocolitis. *J Perinatol.* 2014; 34(1):64-70.

Wai KC, Kohn MA, Ballard RA, et al. Early cumulative supplemental oxygen predicts bronchopulmonary dysplasia in high risk extremely low gestational age newborns. *J Pediatr.* 2016;177:97-102.e2.

Walsh M, Laptook A, Kazzi SN, et al. A cluster-randomized trial of benchmarking and multimodal quality improvement to improve rates of survival free of bronchopulmonary dysplasia for infants with birth weights of less than 1250 grams. *Pediatrics.* 2007;119(5):876-890.

Walsh MC, Morris BH, Wrage LA, et al. Extremely low birthweight neonates with protracted ventilation: mortality and 18-month neurodevelopmental outcomes. *J Pediatr.* 2005;146(6):798-804.

Walsh MC, Wilson-Costello D, Zadell A, et al. Safety, reliability, and validity of a physiologic definition of bronchopulmonary dysplasia. *J Perinatol.* 2003;23(6):451-456.

Walsh MC, Yao Q, Gettner P, et al. Impact of a physiologic defini-

tion on bronchopulmonary dysplasia rates. *Pediatrics.* 2004;114(5):1305-1311.

Wang E, Ohlsson A, Kellner J. Association of Ureaplasma urealyticum colonization with chronic lung disease of prematurity: results of a metaanalysis. *J Pediatr.* 1995;127(4):640-644.

Wang H, St Julien KR, Stevenson DK, et al. A genome-wide association study (GWAS) for bronchopulmonary dysplasia. *Pediatrics.* 2013;132(2):290-297.

Weiner GM, Zaichkin J, Kattwinkel J, et al. *Textbook of Neonatal Resuscitation.* 7th ed. Elk Grove Village, IL: American Academy of Pediatrics; 2016:xii,313.

Welsh L, Kirkby J, Lum S, et al. The EPICure study: maximal exercise and physical activity in school children born extremely preterm. *Thorax.* 2010;65(2):165-172.

Wignarajah D, Cock ML, Pinkerton KE, et al. Influence of intra-uterine growth restriction on airway development in fetal and postnatal sheep. *Pediatr Res.* 2002;51(6):681-688.

Wright CJ, Kirpalani H. Targeting inflammation to prevent bronchopulmonary dysplasia: can new insights be translated into therapies? *Pediatrics.* 2011;128(1):111-126.

Wright CJ, Polin RA, Kirpalani H. Continuous positive airway pressure to prevent neonatal lung injury: how did we get here, and how do we improve? *J Pediatr.* 2016;173:17-24.e2.

Wright CJ, Polin RA. Noninvasive support: does it really decrease bronchopulmonary dysplasia? *Clin Perinatol.* 2016;43(4): 783-798.

Wright CJ, Sherlock LG, Sahni R, et al. Preventing continuous positive airway pressure failure: evidence-based and physiologically sound practices from delivery room to the neonatal intensive care unit. *Clin Perinatol.* 2018;45(2):257-271.

Yeh T, Lin Y, Huang C, et al. Early dexamethasone therapy in preterm infants: a follow-up study. *Pediatrics.* 1998;101:E7.

Yeh T, Lin Y, Lin H, et al. Outcomes at school age after postnatal dexamethasone therapy for lung disease of prematurity. *N Engl J Med.* 2014;350:1304-1313.

Yu KH, Li J, Snyder M, et al. The genetic predisposition to bronchopulmonary dysplasia. *Curr Opin Pediatr.* 2016;28(3): 318-323.

Yusuf K, Alshaikh B, da Silva O, et al. Neonatal outcomes of extremely preterm infants exposed to maternal hypertension and cigarette smoking. *J Perinatol.* 2018;38:1051-1059.

Zeitlin J, Draper ES, Kollee L, et al. Differences in rates and short-term outcome of live births before 32 weeks of gestation in Europe in 2003: results from the MOSAIC Cohort. *Pediatrics.* 2008;121(4):e936-e944.

Zeitlin J, El Ayoubi M, Jarreau PH, et al. Impact of fetal growth restriction on mortality and morbidity in a very preterm birth cohort. *J Pediatr.* 2010;157(5):733-739.e1.

第 12 章

新生儿呼吸暂停

Ana P. Duarte Ribeiro　　Elie G. Abu Jawdeh　　Richard J. Martin

病例 1

一名胎龄 32 周出生的男婴,现生后 4 天,体重为 1 750g。最近从机械通气过渡到鼻导管吸氧,情况良好。今晨起患儿出现多次心率下降,并伴有氧饱和度降低。护士告诉你,之前患儿就有 3 次类似发作,能自行缓解,但今天早晨的 2 次需要刺激后才恢复。

问题

1. 什么生理机制致使该婴儿处于早产儿呼吸暂停的风险中?

2. 哪种无创呼吸支持模式对该患儿有益?

讨论

早产儿呼吸暂停最常用的定义是胎龄 37 周以下的早产儿,呼吸停止超过 20s,或短暂的呼吸停止伴随氧饱和度下降($SpO_2<80\%$)和/或心动过缓(心率≤80 次/min)(Zhao et al. ,2011)。这与周期性呼吸不同,周期性呼吸在早产儿中很常见,其特征是持续 5~10s 的短暂和重复的呼吸停顿,可能伴有轻度氧饱和度下降和心动过缓,但不需要干预。

早产儿呼吸暂停是一种由呼吸控制功能不成熟引起的发育障碍,其发生率与胎龄大小成反比,胎龄小于 29 周的早产儿几乎都会发生(Eichenwald et al. ,2016)。导致早产儿发生呼吸暂停的两个重要生理机制为呼吸控制功能不成熟以及无法维持上气道的通畅。

呼吸控制功能不成熟表现为对低氧血症和高碳酸血症的通气反应受损,上气道受体对刺激呈过度抑制反应。高碳酸血症是刺激呼吸的重要化学因素,主要作用于中枢部位的脑干。早产儿对二氧化碳(CO_2)的反应性降低,因此需要达到较高的 CO_2 水平才能触发通气反应。此外,当早产儿存在低氧血症时,也会抑制其对 CO_2 的反应(Alvaro,2018)。与早产儿呼吸暂停相关的另一种生理机制是发生呼吸暂停的 CO_2 阈值,即触发呼吸所需的最低二氧化碳分压(PCO_2)。早产儿发生呼吸暂停的 CO_2 阈值似乎非常接近正常呼吸时的阈值,两者相差约为 1.5mmHg(Khan et al. ,2005)。

对低氧血症的化学敏感性是由外周感知的,颈动脉体的外周化学感受器功能增强或减弱都可能使早产儿容易发生呼吸暂停、心动过缓和氧饱和度下降。在宫内,颈动脉体化学感受器对氧(O_2)的敏感性与较低的 PaO_2(约 25mmHg)相适应;出生后,PaO_2 上升至原来的 5 倍,使外周化学感受器受到抑制。但随后外周化学感受器对低氧血症的敏感性又会逐渐上升。周期性呼吸的反复低氧发作会加大对外周化学感受器的刺激。这种增强的外周化学敏感性可能会使呼吸不稳定,并在过度通气后出现低碳酸血症时导致呼吸暂停。因此,外周化学敏感性下降可能会延长呼吸暂停时间,而敏感性上升则可能使呼吸暂停突然发作(图 12.1)。

直接刺激喉部黏膜可引发喉部化学感受器反射(laryngeal chemoreflex, LCR),刺激气道上的抑制性受体,导致呼吸暂停、心动过缓、氧饱和度降低和低血压。例如在复苏时进行深部吸引,可引起心动过缓,进而呼吸暂停。LCR 被视作保护性反射,可以避免吸入,在较成熟的婴儿则可引起咳嗽和吞咽反射。另外,维持功能残气量对于更好的氧合,以及在呼吸暂停短暂发作期间减轻氧饱和度的降低程度都很重要。但早产儿的胸壁顺应性高,因此难以维持其功能残气量。

早产儿呼吸暂停分为三种不同类型:中枢性呼吸暂停、阻塞性呼吸暂停和混合性呼吸暂停,其中混合性呼吸暂停最为常见。中枢性呼吸暂停是指在气

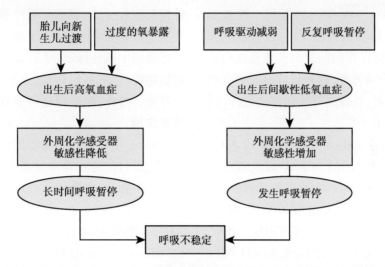

图 12.1　高氧和间歇性低氧对颈动脉化学感受器的影响及其引起的呼吸不稳定。胎儿-新生儿过渡期存在过度的氧暴露，降低了外周感受器的化学敏感性，使得呼吸暂停发作时间延长，呼吸不稳定。另一方面，呼吸驱动减弱以及反复的呼吸暂停使发育中的血氧水平不断波动，使外周化学感受器的敏感性长时间上调，从而引起过度通气和呼吸暂停发作（MacFarlane PM，Ribeiro AP，Martin RJ：Carotid chemoreceptor development and neonatal apnea，*Resp Physiol Neurobiol* 185：170-176，2013）

道通畅的情况下呼吸完全停止。阻塞性呼吸暂停是指存在呼吸和胸壁运动，但由于咽部气道阻塞，鼻腔内没有气流。混合性呼吸暂停时婴儿对抗上呼吸道梗阻努力吸气，同时或随后又出现中枢性呼吸暂停。

不能保持气道通畅的原因包括下咽部肌张力低下所致的气道陷闭、气道抑制性反射（如前所述的 LCR）、鼻塞和咽部水肿。下咽部是上呼吸道梗阻的常见部位，因为此处的肌张力低下，特别是在婴儿颈部弯曲时。喉和气管的组织结构刚性相对较好，不容易引起梗阻，但当声带功能障碍、喉水肿或狭窄、喉/气管软化时也可出现上呼吸道梗阻。新生儿的气管和喉位置相对较高，会厌和软腭位置较为接近，这样的结构便于婴儿吸吮。不过，这样的解剖结构使婴儿以鼻子呼吸为主。因此，任何原因引起的鼻黏膜肿胀（如长期使用鼻胃管或某些呼吸支持装置的鼻塞，以及反复鼻腔内吸引）也会导致上呼吸道梗阻。

持续气道正压通气（continuous positive airway pressure，CPAP）也许对该患儿的呼吸暂停发作有好处，因为胎龄 28 周以下早产儿发生的较长时间的呼吸暂停绝大多数都是混合性的，而 CPAP 可以利用空气压力的支撑，使上气道得到机械性扩张，同时使吸气相和呼气相的阻力都降低，从而减轻气道陷闭和/或梗阻（Miller et al.，1990）。CPAP 还能增加功能残气量，改善氧合，减少呼吸频率，减少呼吸功。

这些作用不仅有助于预防早产儿呼吸暂停，还可以减少气管插管的机会。

已有研究比较了无创经鼻间歇正压通气（nasal intermittent positive pressure ventilation，NIPPV）和经鼻 CPAP（NCPAP）对早产儿呼吸暂停的治疗效果。其中一些研究发现使用 NIPPV 可减少呼吸暂停发作（Lin et al.，1998），而另一些研究显示 CPAP 在预防呼吸暂停方面具有优势（Pantalitschka et al.，2009）。目前，对于早产儿呼吸暂停的治疗，采取何种呼吸支持模式可获得最大益处尚未达成共识。

高流量鼻导管（high-flow nasal cannula，HFNC）是指流量大于 2L/min 的鼻导管吸氧，它也可替代 CPAP 用于治疗早产儿呼吸暂停。如先前的研究（Wilkinson et al.，2016）所示，它的好处是使用方便，可以减少对鼻部的损伤，便于家长拥抱、接触他们的孩子。缺点是 HFNC 所提供的压力不太稳定，应用过程中需要在其优缺点之间相互权衡（Iyer and Mhanna，2016）。

最近发表的一项小型研究似乎表明，与 NCPAP 和 NIPPV 相比，气流同步 NIPPV（SNIPPV）使胎龄 28 周以下早产儿的呼吸暂停发作减少（Gizzi et al.，2015）。与患儿呼吸同步可在声门打开时给予呼吸支持，这可能有助于改善自主呼吸及机械通气时气体的输送以及功能残气量的维持。

无创神经调节辅助通气（noninvasive neurally

adjusted ventilatory assist，NIV-NAVA）是另一种被用于早产儿呼吸支持的同步辅助通气模式，它被认为可以减轻氧饱和度下降发作的频率与严重程度（Gibu et al.，2017）。因此可推断，这种模式可能更有利于维持氧饱和度的稳定，并减少呼吸暂停的发作，但这些需要更多的研究来证实。

　　Rainbow Babies & Children's Hospital 的 NICU 应用压力在 3~6cmH$_2$O 之间的 NCPAP 以及低流量鼻导管通气（<2L/min）来预防早产儿呼吸暂停，并取得了很好的效果。但通常多用 NIPPV 和 HFNC（经加温湿化）进行呼吸支持。关于我们中心 HFNC 的应用建议：应用于出生>2 周，纠正胎龄>34 周以及体重>2kg 的婴儿。

病例 2

　　你最近收治了一名胎龄 28 周出生的女婴，生后气管插管给予肺表面活性物质，之后立即拔管改为 CPAP 支持，患儿情况良好。生后 48 小时，患儿开始出现呼吸暂停发作，虽然可以自行恢复，但发作次数逐渐增多。检查患儿用药情况后，你注意到因为可疑的败血症，医生给了她 48 小时的抗生素治疗，但并未开始应用咖啡因。

问题

　　1. 该婴儿需要在生后第 1 天就开始应用咖啡因吗？

　　2. 咖啡因的推荐剂量是多少？

　　3. 停用咖啡因的最佳时间是什么时候？

讨论

　　从 20 世纪 70 年代中晚期，甲基黄嘌呤就开始被用于治疗早产儿呼吸暂停。甲基黄嘌呤能够竞争

性抑制腺苷受体，刺激呼吸中枢。尽管对其疗效的机制还没有完全了解，但甲基黄嘌呤可以逆转低氧对呼吸的中枢性抑制，增加每分通气量，改善对 CO$_2$ 的敏感性，促进膈肌运动，改善咽部张力，减少周期性呼吸。另外，咖啡因还可能有一定的剂量依赖性抗炎作用。

　　Schmidt 等发表的咖啡因治疗早产儿呼吸暂停的研究是目前为止样本量最大的随机对照试验，和安慰剂组相比，咖啡因治疗组的呼吸和神经发育结局均较好（Schmidt et al.，2006；Schmidt et al.，2007）。咖啡因治疗组 BPD 的风险显著降低［比值比（odds ratio，OR）0.63，95% CI 0.52~0.76］。随访至 18~21 个月，咖啡因治疗组认知障碍的发生率较低（OR 0.81，95% CI 0.66~0.99），脑性瘫痪发生率也较低（OR 0.58，95% CI 0.39~0.87）。虽然随访至 5 岁，这些认知和运动发育上的优势变得不明显了，但学龄期的随访结果显示咖啡因对减轻发展性协调障碍以及减少运动障碍有益（Doyle et al.，2014；Schmidt et al.，2017）。

　　传统的甲基黄嘌呤治疗指征是治疗呼吸暂停以及促进拔管，但现在预防性应用于具有呼吸暂停风险的婴儿的做法已非常普遍。

　　为了尽量避免气管插管和机械通气，早产儿呼吸暂停的甲基黄嘌呤治疗总体上已经从选择性治疗转为普遍的预防性治疗。该病例的婴儿适合这一治疗，不过，支持甲基黄嘌呤在早产儿预防性应用的资料还是比较有限的（Abu-Shaweesh and Martin，2017）。

开始应用咖啡因的时间

　　详见表 12.1。

表 12.1　新生儿咖啡因治疗：待解决的问题

	赞成	反对
早期应用	• 改善各种疾病发生率	• 现有的数据大多基于相关性而不是随机试验 • 多早才算合适？
延长治疗	• 缩短间歇性低氧血症发作的时间 • 可能缩短住院时间（如果带咖啡因出院）	• 可能让患者暴露于非必要的药物治疗 • 可能延长住院时间（如果不带咖啡因出院）
高剂量	• 具有更强的呼吸中枢刺激作用	• 对各腺苷受体亚型的抑制作用是多样且呈剂量依赖的，增加了安全顾虑 • 有小脑损伤的报道 • 可能需要根据生后日龄调整剂量

支持早期应用咖啡因治疗的数据主要来自一些回顾性分析,比如一项在加拿大开展的大型队列研究显示生后 2 天内应用咖啡因(对比 2 天后应用)与缩短有创及无创呼吸支持的时间有明确相关性(Lodha et al.,2015)。遗憾的是,早期预防性应用咖啡因并不能显著减少 CPAP 治疗失败以及需要有创通气的风险(Patel et al.,2017)。据最近报道,早期应用咖啡因同样不能使机械通气的早产儿首次成功拔管的时间提前(Amaro et al.,2018)。

停用咖啡因的时间

临床上的惯例是当呼吸暂停、心率及氧饱和度下降不再发生就停用咖啡因治疗,基本在纠正胎龄 34 周或出院前 2 周左右。延长咖啡因的使用的确可以减少间歇性缺氧的发生率,但这种做法的潜在好处还需要进一步研究(Dobson et al.,2017)。与此相关的一个问题是带咖啡因出院是否可以缩短住院时间,反之,如果需要在出院前停用咖啡因,那么长时间应用咖啡因可能使出院延迟。

咖啡因的最佳剂量

这可能是一个最具争议的问题。目前临床应用枸橼酸咖啡因的方案:给予负荷剂量 20mg/kg,以后用 5~10mg/(kg·d)的剂量维持。虽然也提倡过使用较高的维持剂量,但这尚未经过强有力的临床试验验证,尤其是安全性方面。咖啡因对腺苷受体亚型的抑制作用可能是剂量依赖性的,并可能存在意想不到的副作用(如小脑损伤)(McPherson et al.,2015)。最近的一些资料显示咖啡因的代谢水平随着出生后年龄的增长而增加,这为咖啡因维持剂量的调整提供了一些依据(Koch et al.,2017)。

病例 3

胎龄 29 周出生的女婴,现在生后 30 天,不吸氧,已完全肠内喂养。该婴儿在过去的 7 天里呼吸暂停发作已明显减少,今天正准备停止咖啡因治疗。但今晨你走进她的病房,护士告诉你她新出现了几次呼吸暂停,且最近一次发作通过触觉刺激不能恢复,需要面罩-气囊正压通气。医生对她进行败血症的相关检查,并开始抗生素治疗。

问题

1. 败血症引起呼吸暂停的机制是什么?

讨论

早产儿的败血症,无论是病毒性还是细菌性,常表现为呼吸形式的改变和呼吸暂停发作。最近的一项研究分析了 1 211 名出生胎龄小于 35 周的早产儿呼吸暂停发作的特点,结果显示在类似于败血症或新生儿坏死性小肠结肠炎等急性疾病明确诊断前 24 小时,即可出现突然增多的呼吸暂停,心动过缓及氧饱和度下降(Fairchild et al.,2016)。

那么早产儿的感染为何会表现为呼吸暂停呢?局部炎症介质的释放被认为是呼吸道合胞病毒(respiratory syncytial virus,RSV)感染后引起呼吸暂停的机制,比如白介素-1β(IL-1β)和疾病的严重程度正相关(Lindgren,1999)。2007 年,另一项研究发现 IL-1β 可以通过前列腺素 E_2(PGE_2)途径对呼吸控制产生负效应(Hofstetter et al.,2007)。在感染或全身性炎症过程中,IL-1β 被释放入血液循环,并与血脑屏障内皮细胞上的受体(IL-1R)相结合。该受体激活后通过 COX-2 途径促进前列腺素 H_2(PGH_2)及 PGE_2 的合成。随后 PGE_2 释放入脑内,与其受体(EP3R)结合,从而抑制中枢呼吸相关神经元及呼吸运动,导致呼吸暂停的发生。

为了证实这些既往的研究,2011 年 Balan 等发现在大鼠幼崽的气道内注入脂多糖(lipopolysaccharide,LPS)可以引起炎症反应,使脑干内 IL-1β 的 mRNA 表达增加,相应地,对低氧血症的呼吸反应减弱(Balen et al.,2011)。这提示脑干水平细胞因子介导的机制可能参与了早产儿呼吸暂停和其他形式的呼吸失调,而败血症触发了这一过程。

同年,一项多中心随机试验报道了心率异常可能是新生儿败血症的前兆和预测因素(Moorman et al.,2011)。这项研究显示随机分配在心率参数监测组的患儿总体死亡率相对降低了 22%,其中血培养阳性的败血症患儿 30 天内的死亡率降低了 40%。如果随后的研究证实这些观察结果,那么仔细监测心率和呼吸形式可以作为有用的工具来判断婴儿是否需要败血症筛查。

病例 4

出生胎龄 28 周的女婴,现生后 23 天,已完全肠内喂养,近 10 天 CPAP 支持下病情稳定。但有间歇性低氧血症,氧饱和度下降的情况较前频繁,伴有呼吸暂停。护士说经常需要触觉刺激或皮囊正压通气才能恢复。实验室检查除了血细胞比容(hematocrit,HCT)为 24%,其他都是正常的。

问题

1. 贫血会导致呼吸暂停、心率下降及间歇性低氧血症发作增多吗?

2. 该婴儿在输注红细胞以后呼吸暂停会好转吗?

讨论

早产儿贫血会增加呼吸暂停、心率下降及间歇性低氧血症的风险。Bell 等指出 HCT 水平较低的早产儿呼吸暂停发作的机会明显增加(Bell et al.,2005)。Zagol 等则发现 HCT 水平越低,伴随心动过缓和氧饱和度下降的呼吸暂停事件发生的可能性越高(Zagol et al.,2012),而红细胞的输注则可以改善这些情况。

两个假设的机制或许可以解释贫血和呼吸暂停发作的关系。第一个机制是贫血使递送至呼吸控制中枢的氧减少,导致低氧性呼吸抑制(Joshi et al.,1987;Cross and Oppe,1952)。第二个可能的机制是氧气储备不足,导致早产儿出现呼吸暂停时氧合不稳定,从而引起间歇性低氧血症的发生。这和最近的动物模型试验结果一致,即血红蛋白水平较低时,呼吸暂停发作机会增加(Sands et al.,2009)。因此,红细胞输注可通过改善呼吸网络的氧输送和氧储备,减少呼吸暂停、心动过缓和氧饱和度降低的情况。氧输送的改善是因为输注红细胞以后,成人血红蛋白的比例增加,使氧解离曲线向右移,从而提高了氧分压。氧储备的增加则得益于 HCT 的提高。红细胞输注后因容量扩张而产生的扩容效应也可能起了一定的作用,但效果很短暂(Bifano et al.,1992)。

现已有充分的证据表明红细胞输注可以减少呼吸暂停发作的频率(Bell et al.,2005),并缓解心动过缓、氧饱和度下降的情况(Zagol et al.,2012;Joshi et al.,1987;DeMaio et al.,1989;Sasidharan and Heimler,1992;Seidel et al.,2013)。然而,早产儿红细胞输注的确切阈值及输注指征仍然存在争议(Crowley and Kirpalani,2010)。在大多数 NICU,HCT 经常被作为输血的主要指征。

Kirpalani 和 Bell 等在随机试验中对早产儿维持高 HCT 水平(自由输血)与低 HCT 水平(限制性输血)进行了比较。Bell 发现自由输血策略可能对呼吸暂停与中枢神经系统损伤存在潜在益处(Bell et al.,2005),而 Kirpalani 的试验结果却显示两组并无显著区别(Kirpalani et al.,2006)。但 HCT 水平不能作为红细胞输注的唯一指征。其他需要考虑的因素包括出生后年龄、所需呼吸支持程度、用氧水平和间歇性低氧血症的发作情况。最近有证据表明,不同

年龄的新生儿从红细胞输注的获益可能是不同的(Abu Jawdeh et al.,2014)。接受呼吸支持且氧气需求增加的患儿,伴有间歇性低氧血症,可能在较高的 HCT 阈值下就需要输注红细胞(Kirpalani et al.,2006;Ibonia et al.,2018)。换言之,如果婴儿 HCT≤24%,尤其是需要呼吸支持(如 CPAP 或吸氧),并出现频繁和/或严重的呼吸暂停及氧饱和度下降的情况(如本例),强烈建议输注红细胞(Martin,2019)。

应权衡红细胞输注对呼吸暂停的益处及其潜在风险,如传播感染性疾病(Kaplan,2011)和输血相关的不良反应(Sanchez and Toy,2005;Christensen and Ilstrup,2013)。更多的随机试验正在进行以明确早产儿输血的指征及风险。

病例 5

出生胎龄 35 周的男婴,现在纠正胎龄 40 周,近期刚出院回家。母亲发现他喂奶后 1 小时出现呛咳,口鼻有奶汁,呼吸停止且脸色转青。母亲将他抱起,朝他脸上吹气,摩擦他的背部,给予人工呼吸,并呼叫救护车。救护车抵达时他看起来还好,将他收住入院观察 24 小时。

问题

1. 是胃食管反流导致了本次发作吗?

2. 该婴儿需要做哪些检查?

3. 治疗上应做怎样的选择?

讨论

胃食管反流与呼吸暂停的双向关系

这个早产儿出现了很常见的状况,通常需要再次入院一段时间。应对其进行多学科团队的综合管理,包括新生儿科、小儿呼吸科和消化科。仅根据该婴儿的病史,无法明确其发作到底是呼吸暂停还是反流所致。这两者之间的关系如图 12.2 所示。

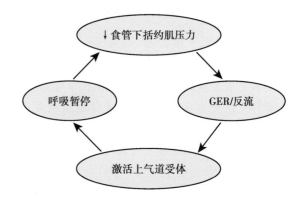

12.2 呼吸暂停和胃食管反流的潜在关联

导致早产儿胃食管反流(gastroesophageal reflux, GER)最重要的机制是食管下括约肌(lower esophageal sphincter, LES)的暂时性松弛(Martin and Hibbs,2019)。LES 由食管内的平滑肌和膈脚的骨骼肌组成。LES 暂时性的松弛是指 LES 的压力突然降至胃内压以下。反流物可能是酸性或非酸性的,非酸性的反流物常见于喂奶后不久。咽喉部对于传入刺激特别敏感,随即出现喉痉挛、呼吸暂停和心动过缓,这被认为是早产儿气道的保护性反应。因此,如果反流物反流至该区域,就可能出现呼吸暂停。资料提示,非酸性反流物比酸性反流物更容易引起呼吸暂停(Corvaglia et al.,2011)。尽管理论上是这样,但资料显示仅有 3% 的心肺事件(呼吸暂停、心动过缓、氧饱和度下降)是由 GER 导致的(Di Fiore et al.,2010)。

另一种可能是先发生呼吸暂停,然后出现 GER(图 12.2)。动物模型和人类婴儿的研究发现,呼吸性神经输出受抑制后可以引起 LES 张力减低(Kiatchoosakun et al.,2002;Omari,2009)。因此临床上出现这种情况时,有可能最初是呼吸暂停,随后出现反流和呛咳,从而使情况进一步恶化。

检查

像这样的婴儿通常需要收住入院,至少观察一个晚上,并进行一些基本的诊断性评估,以缓解家长的焦虑。如果婴儿过去有多次明显的危及生命的事件发生,现在被称为短期缓解的不明原因事件,即 BRUE(brief, resolved, unexplained event),或日龄<30 天,则应该住院(Claudius and Keens,2007)。但不幸的是,我们有时难以识别某一危及生命事件的原因,关于这类婴儿应做的诊断性检查也未达成共识。除了采集详细的病史以排除惊厥或喂养问题,我们还在床边进行了呼吸暂停和反流的评估。

反流的诊断性评估需要通过探头监测食管 pH 来进行,同时区分酸性和非酸性反流。食管 pH 监测可以检出食管远端酸性胃内容物的反流,这是早产儿 GER 最常用的诊断性检查。进行该检查时,从鼻腔放入一个含有 pH 传感器的微电极,使其位于食管的下三分之一处。然后通过不同的评分技术来解读该检查结果,通常包括酸性反流的次数,每次反流平均持续时间,pH<4 的反流时间在所有反流中所占的比例。反流指数(reflux index, RI)是广泛应用的评分系统,是指 pH<4 的反流时间占所有监测时间的百分比。很重要的一点是,在婴儿中,餐后的酸性反流可能不容易检出,因为奶汁可以中和反流物中的胃酸,从而使 GER 被低估。

多通道腔内阻抗的多点检测通过放置在食管内导管上的传感器来记录食管内的阻抗。这一方法可以根据液体和/或气体经过时两个电极间的电阻的变化来发现 GER,能够区分吞咽时的正向运动和 GER 时的逆向运动。单纯借助食管 pH 测定,餐后的酸性反流可被奶汁中和,联合上述多通道腔内阻抗检测则可以克服这一缺点。这一点在一项早产儿(出生胎龄 23~37 周)的研究中得到了验证,测试在纠正胎龄 34~48 周时进行,与餐前比较,餐后的反流次数更多,但酸性反流较少(Slocum,2009)。阻碍该方法在新生儿应用的原因是尚缺乏新生儿的正常标准。

同时我们评估了心肺事件的发生频率,并试着找出其和 GER 之间的关系。因为混合性或阻塞性呼吸暂停的可能性较大,通过呼吸感应性体表描记法进行阻抗监测可以得到更标准的结果。把一条绑带缚于胸廓和腹部,经过校正后可以提供半定量的气流和潮气量的监测。结合心率和氧饱和度,就可以对心肺事件进行无创性评估。尽管该病例中的婴儿再发生危及生命事件的可能性很小,但经过一个晚上的监测和评估,有可能弄清楚心肺事件的原因。

治疗策略

根据病史排除了一些特殊原因后,焦点集中在如何避免出院后再次发生这样的事件上。根据我们中心的经验,这样的婴儿大约 25% 出院时不带任何干预措施,约 20% 出院后短时间内会使用家庭心肺监护(图 12.3)。对于这些婴儿并没有明确的诊断和治疗指南,因此这些数据在不同中心之间差异很大。

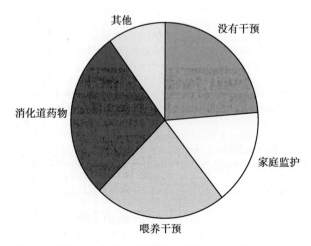

12.3　因危及生命的心肺事件入院的 100 例婴儿中出院时的情况(2008—2010)

如图 12.3 所示，在发生心肺事件的婴儿中，约23% 接受喂养干预，如改变所喂的内容或节奏，另外28% 带着抗反流药物出院。最近的一项研究报道，因危及生命的心肺事件入院的婴儿约47% 出院时诊断 GER（Doshi et al.，2012）。不同的专科医生对于早产儿 GER 的看法有很大差别。呼吸科医生比新生儿科医生更倾向于认为早产儿呼吸道症状（如呼吸暂停）是由 GER 所致（Golski et al.，2010；Abu Jawdeh and Martin，2013）。

一旦怀疑 GER，可采用一些非药物措施，如改变饮食（喂稠厚食物）。用于早产儿的药物治疗包括抗组胺药、质子泵抑制剂和促动力药，但这些药物并没有显示确切的疗效，而且可能存在副作用，因此应慎用，只在有明确的临床获益时应用（Martin and Hibbs，2019）。

（沈晓霞　译）

推荐阅读

Abu Jawdeh EG, Martin RJ. Neonatal apnea and gastroesophageal reflux [GER]: is there a problem? *Early Hum Dev*. 2013;89 (suppl 1):S14-S16.

Abu Jawdeh EG, Martin RJ, Dick TE, et al. The effect of red blood cell transfusion on intermittent hypoxemia in ELBW infants. *J Perinatol*. 2014;34(12):921-925.

Abu-Shaweesh JM, Martin RJ. Caffeine use in the neonatal intensive care unit. *Semin Fetal Neonatal Med*. 2017;22(5):342-347.

Alvaro RE. Control of breathing and apnea of prematurity. *NeoReviews*. 2018;19:e224-e234.

Amaro CM, Bello JA, Jain D, et al. Early caffeine and weaning from mechanical ventilation in preterm infants: a randomized, placebo-controlled trial. *J Pediatr*. 2018;196:52-57.

Balan KV, Kc P, Hoxha Z, et al. Vagal afferents modulate cytokine-mediated respiratory control at the neonatal medulla oblongata. *Respir Physiol Neurobiol*. 2011;178(3):458-464.

Bell EF, Strauss RG, Widness JA, et al. Randomized trial of liberal versus restrictive guidelines for red blood cell transfusion in preterm infants. *Pediatrics*. 2005;115(6):1685-1691.

Bifano EM, Smith F, Borer J. Relationship between determinants of oxygen delivery and respiratory abnormalities in preterm infants with anemia. *J Pediatr*. 1992;120(2 Pt 1):292-296.

Christensen RD, Ilstrup S. Recent advances toward defining the benefits and risks of erythrocyte transfusions in neonates. *Arch Dis Child Fetal Neonatal Ed*. 2013;98(4):F365-F372.

Claudius I, Keens T. Do all infants with apparent life-threatening events need to be admitted? *Pediatrics*. 2007;119(4):679-683.

Corvaglia L, Zama D, Spizzichino M, et al. The frequency of apneas in very preterm infants is increased after non-acid gastro-esophageal reflux. *Neurogastroenterol Motil*. 2011;23(4):303-307.

Cross KW, Oppe TE. The effect of inhalation of high and low concentrations of oxygen on the respiration of the premature infant. *J Physiol*. 1952;117(1):38-55.

Crowley M, Kirpalani H. A rational approach to red blood cell transfusion in the neonatal ICU. *Curr Opin Pediatr*. 2010;22 (2):151-157.

DeMaio JG, Harris MC, Deuber C, et al. Effect of blood transfusion on apnea frequency in growing premature infants. *J Pediatr*. 1989;114(6):1039-1041.

Di Fiore J, Arko M, Herynk B, et al. Characterization of cardiorespiratory events following gastroesophageal reflux in preterm infants. *J Perinatol*. 2010;30(10):683-687.

Dobson NR, Rhein LM, Darnall RA, et al. Caffeine decreases intermittent hypoxia in preterm infants nearing term-equivalent age. *J Perinatol*. 2017;37:1135-1140.

Doshi A, Bernard-Stover L, Kuelbs C, et al. Apparent life-threatening event admissions and gastroesophageal reflux disease: the value of hospitalization. *Pediatr Emerg Care*. 2012;28(1):17-21.

Doyle LW, Schmidt B, Anderson PJ, et al. Reduction in developmental coordination disorder with neonatal caffeine therapy. *J Pediatr*. 2014;165(2):356-359.

Eichenwald EC, Committee on Fetus and Newborn, American Academy of Pediatrics. Apnea of prematurity. *Pediatrics*. 2016;137(1). doi:10.1542/peds.2015-3757.

Fairchild K, Mohr M, Paget-Brown A, et al. Clinical associations of immature breathing in preterm infants. Part 1: Central apnea. *Pediatr Res*. 2016;80(1):21-27.

Gibu CK, Cheng PY, Ward RJ, et al. Feasibility and physiological effects of noninvasive neurally adjusted ventilatory assist in preterm infants. *Pediatr Res*. 2017;82(4):650-657.

Gizzi C, Montecchia F, Panetta V, et al. Is synchronised NIPPV more effective than NIPPV and NCPAP in treating apnoea of prematurity [AOP]? A randomised cross-over trial. *Arch Dis Child Fetal Neonatal Ed*. 2015;100(1):F17-F23.

Golski CA, Rome ES, Martin RJ, et al. Pediatric specialists' beliefs about gastroesophageal reflux disease in premature infants. *Pediatrics*. 2010;125(1):96-104.

Hofstetter AO, Saha S, Siljehav V, et al. The induced prostaglandin E2 pathway is a key regulator of the respiratory response to infection and hypoxia in neonates. *Proc Natl Acad Sci USA*. 2007;104(23):9894-9899.

Ibonia KT, Bada H, Westgate P, et al. Blood transfusions in preterm infants: changes on perfusion index and intermittent hypoxemia. *Transfusion*. 2018;58(11):2538-2544.

Iyer NP, Mhanna MJ. Association between high-flow nasal cannula and end-expiratory esophageal pressures in premature infants. *Respir Care*. 2016;61(3):285-290.

Joshi A, Gerhardt T, Shandloff P, et al. Blood transfusion effect on the respiratory pattern of preterm infants. *Pediatrics*. 1987;80 (1):79-84.

Kaplan, HC et al. Ohio statewide quality-improvement collaborative to reduce late-onset sepsis in preterm infants. *J Neonatal Perinatal Med*. 2011;127(3):427-435.

Khan A, Qurashi M, Kwiatkowski K, et al. Measurement of the CO_2 apneic threshold in newborn infants: possible relevance for periodic breathing and apnea. *J Appl Physiol*. 2005;98(4):1171-1176.

Kiatchoosakun P, Dreshaj IA, Abu-Shaweesh JM, et al. Effects of hypoxia on respiratory neural output and lower esophageal sphincter pressure in piglets. *Pediatr Res*. 2002;52(1):50-55.

Kirpalani H, Whyte RK, Andersen C, et al. The Premature Infants in Need of Transfusion [PINT] study: a randomized, controlled trial of a restrictive [low] versus liberal [high] transfusion threshold for extremely low birth weight infants. *J Pediatr*. 2006;149(3):301-307.

Koch G, Datta AN, Jost K, et al. Caffeine citrate dosing adjustments to assure stable caffeine concentrations in preterm neonates. *J Pediatr*. 2017;191:50-56.

Lin CH, Wang ST, Lin YJ, et al. Efficacy of nasal intermittent positive pressure ventilation in treating apnea of prematurity.

Pediatr Pulmonol. 1998;26(5):349-353.

Lindgren C. Respiratory control during upper airway infection mechanism for prolonged reflex apnoea and sudden infant death with special reference to infant sleep position. *FEMS Immunol Med Microbiol.* 1999;25(1-2):97-102.

Lodha A, Seshia M, McMillan DD, et al. Association of early caffeine administration and neonatal outcomes in very preterm neonates. *JAMA Pediatr.* 2015;169:33-38.

Martin RJ. *Management of Apnea of Prematurity.* Waltham, MA: UpToDate; 2019.

Martin RJ, Hibbs AM. *Gastroesophageal Reflux in Premature Infants.* Waltham, MA: UpToDate; 2019.

McPherson C, Neil JJ, Tjoeng TH, et al. A pilot randomized trial of high-dose caffeine therapy in preterm infants. *Pediatr Res.* 2015;78:198-204.

Miller MJ, Di Fiore JM, Strohl KP, et al. The effects of nasal CPAP on supraglottic and total pulmonary resistance in preterm infants. *J Appl Physiol.* 1990;68:141-146.

Moorman JR, Carlo WA, Kattwinkel J, et al. Mortality reduction by heart rate characteristic monitoring in very low birth weight neonates: a randomized trial. *J Pediatr.* 2011;159:900-906.e1.

Omari TI. Apnea-associated reduction in lower esophageal sphincter tone in premature infants. *J Pediatr.* 2009;154(3):374-378.

Pantalitschka T, Sievers J, Urschitz MS, et al. Randomised crossover trial of four nasal respiratory support systems for apnoea of prematurity in very low birthweight infants. *Arch Dis Child Fetal Neonatal Ed.* 2009;94(4):F245-F248.

Patel RM, Zimmerman K, Carlton DP, et al. Early caffeine prophylaxis and risk of failure of initial continuous positive airway pressure in very low birth weight infants. *J Pediatr.* 2017;190:108-111.

Sanchez R, Toy P. Transfusion related acute lung injury: a pediatric perspective. *Pediatr Blood Cancer.* 2005;45(3):248-255.

Sands SA, Edwards BA, Kelly VJ, et al. A model analysis of arterial oxygen desaturation during apnea in preterm infants. *PLoS Comput Biol.* 2009;5(12):e1000588.

Sasidharan P, Heimler R. Transfusion-induced changes in the breathing pattern of healthy preterm anemic infants. *Pediatr Pulmonol.* 1992;12(3):170-173.

Schmidt B, Roberts RS, Anderson PJ, et al. Academic performance, motor function, and behavior 11 years after neonatal caffeine citrate therapy for apnea of prematurity: an 11-year follow-up of the CAP randomized clinical trial. *JAMA Pediatr.* 2017;171: 564-572.

Schmidt B, Roberts RS, Davis P, et al. Caffeine therapy for apnea of prematurity. *N Engl J Med.* 2006;354:2112-2121.

Schmidt B, Roberts RS, Davis P, et al. Long-term effects of caffeine therapy for apnea of prematurity. *N Engl J Med.* 2007;357: 1893-1902.

Seidel D, Bläser A, Gebauer C, et al. Changes in regional tissue oxygenation saturation and desaturations after red blood cell transfusion in preterm infants. *J Perinatol.* 2013;33(4):282-287.

Slocum C, Arko M, Di Fiore J, et al. Apnea, bradycardia and desaturation in preterm infants before and after feeding. *J Perinatol.* 2009;29(3):209-212.

Wilkinson D, Andersen C, O'Donnell CP, et al. High flow nasal cannula for respiratory support in preterm infants. *Cochrane Database Syst Rev.* 2016;2:CD006405. doi:10.1002/14651858. CD006405.pub3.

Zhao J, Gonzalez F, Mu D. Apnea of prematurity: from cause to treatment. *Eur J Pediatr.* 2011;170(9):1097-1105.

Zagol K, Lake DE, Vergales B, et al. Anemia, apnea of prematurity, and blood transfusions. *J Pediatr.* 2012;161(3):417-421.

第 13 章

新生儿败血症

Thomas A. Hooven　Tara M. Randis

简介

败血症是由细菌或真菌（较少见）感染而导致的全身性感染性疾病。这是一个在 NICU 里时刻面临的威胁，导致大约 10% 全球 1 个月以下婴儿死亡（GBD 2015 Mortality and Causes of Death Collaborators，2016），且与 NICU 幸存儿的远期神经发育障碍显著相关。

新生儿败血症的临床表现是多样的，可以急性起病，也可较为隐匿，许多与新生儿败血症相关的常见临床特征与实验室结果都是非特异性的。虽然一部分新生儿（如极低出生体重儿和长期使用医疗器械的新生儿）罹患败血症的风险较高，但低风险患儿也可意外地出现感染。保持高度警惕是在感染失控前就对败血症进行诊断与治疗的关键。

新生儿败血症可以分为早发型败血症（early onset sepsis，EOS）和晚发型败血症（late onset sepsis，LOS），一些资料将生后 3 天内发病作为 EOS 发病的临界，另一些则是以 7 天为界（3 天的定义更常见）。这两种类型的存在是因为 EOS 和 LOS 是由不同的感染途径引起，EOS 最常见于围产期病原体的垂直传播，LOS 则最常见于院内感染或其他环境来源的感染。

引起 EOS 和 LOS 的病原体差异也反映了两者获得感染的不同方式，这使初始经验性抗生素治疗的药物选择具有相应的意义。因此，对生后第一周发生败血症的发病机制及病原体特征的识别远比对 EOS 和 LOS 之间的精确划分更为重要。

本章节我们将分为两部分内容，分别讨论 EOS 和 LOS。每一部分都将阐述发病机制、流行病学以及微生物学，然后从临床工作中抽取一些具有指导意义的病例进行学习。

早发型败血症

发病机制

在胎儿期，先天性免疫系统在羊膜囊的高度保护下发育，多重的母体解剖结构和免疫屏障防止了微生物的入侵。此外，胎儿皮肤表面向周围羊水分泌抗菌肽，进一步加强了对感染的防御（Tollin et al.，2005）。尽管最近的证据表明胎盘存在有限的微生物群（Aagaard et al.，2014），其在胎儿免疫中的作用尚不清楚，但毫无疑问，胎儿在围产期突然暴露于充满大量微生物的生态环境中。

从近乎无菌的环境突然过渡到充满微生物的环境，新生儿会做出许多适应性反应。细菌可以在胎儿通过产道时或通过剖宫产娩出时定植于皮肤，并触发毛囊基部巨噬细胞释放白介素-1（IL-1）和 IL-6（这种局部细胞因子释放在临床上表现为良性的红斑样皮疹，即新生儿毒性红斑）。IL-1 和 IL-6 可以和肝细胞受体相结合，触发非特异性急性期蛋白的大量释放，对病原体尚不明确的菌血症起到保护作用（Levy，2007）。同时，早期定植于肠道的细菌可以激活抗炎信号网络，促进肠道建立稳定的微生态系统（Rakoff-Nahoum et al.，2004）。

不过，新生儿早期暴露于能表达细胞毒性和免疫逃逸毒力因子的致病菌可能会破坏对共生微生物的有序免疫适应过程。由于缺乏强大的适应性免疫应答（直到幼儿期后期才出现），新生儿对细菌的血源性扩增几乎没有防御能力。

由 B 族链球菌（group B streptococcus，GBS）引起的 EOS 就是一个典型的例证。围产期新生儿的黏膜通过产道或吞咽母乳的途径暴露于母体 GBS 而形成定植，这使得 GBS 进入相对缺乏微生物与其竞争的局部环境(Edwards and Nizet,1997)。随着 GBS 菌群的扩增,GBS 表达的 β-溶血素/溶细胞素可以穿透上皮细胞表面(Whidbey et al.,2015),侵入血液循环,从而使毒素的释放进一步放大(Hooven et al.,2017)。

流行病学

疾病控制和预防中心(Centers for Disease Control and Prevention,CDC)在美国开展的基于人群的主动监测显示,在过去的 10 年里 EOS 的发病率基本稳定,在活产儿中约为 0.77‰ ~ 0.79‰(Schrag et al.,2016;Weston et al.,2011)。同期一些小型研究显示发病率略有上升,在活产儿中约为 1‰(Bizzarro et al.,2015;Stoll,2011)。

表 13.1 列出了基于循证的 EOS 危险因素。最主要的单一危险因素是早产。EOS 发生率与胎龄呈反比,胎龄小于 34 周的早产儿发生 EOS 的可能性是足月儿的 10 倍以上(Schrag et al.,2016)。超早产儿、超低出生体重儿的 EOS 发生率比足月儿高出近 100 倍(Bizzarro et al.,2015)。

表 13.1　早发型败血症的主要危险因素
早产
低出生体重
长时间破膜
未足月的胎膜早破
绒毛膜羊膜炎
5 分钟 Apgar 评分<7 分
母亲 B 族链球菌定植(分娩期未接受预防性抗生素治疗或抗生素疗程不足)
黑人母亲
母亲年龄≤20 岁
反复阴道指检
胎膜剥离
宫内胎儿监护仪

感染性绒毛膜羊膜炎通常由阴道微生物侵入羊膜-胎盘系统所致,可引起胎儿感染和分娩发动,并最终导致重症患儿娩出(Kim et al.,2015)。一直以来,绒毛膜羊膜炎都被认为是 EOS 的关键危险因素,多个预防性指南建议无论临床状况如何,所有受累新生儿都应接受经验性抗生素治疗(Committee on Infectious Diseases et al.,2011;National Collaborating Centre for Women's and Children's Health,2012;Polin,2012)。

美国妇产科医师协会(ACOG)最近发布了疑似宫内感染的诊断和管理的最新建议(Committee on Obstetric Practice,2017)。当多个临床标准(包括母亲发热、白细胞增多、心动过速和脓性羊水)支持绒毛膜羊膜炎的诊断时,有充分证据表明它是 EOS 的重要危险因素(Wortham et al,2016)。然而,最近的研究对此提出了质疑,即对于没有临床症状的新生儿,该危险因素是否具有同样的重要性(Benitz et al.,2015;Hooven et al.,2018)以及各中心在诊断绒毛膜羊膜炎时是否采用了一致的严格的临床标准。一项针对产科医生的大规模全国性调查显示,绒毛膜羊膜炎的诊断通常仅基于发热(Greenberg et al.,2012),这大大降低了其对 EOS 的预测能力。

因此,最近的文献提出了对诊断为绒毛膜羊膜炎的新生儿进行选择性、较宽松的管理方式(Jan et al.,2017)。几项研究表明,患有绒毛膜羊膜炎的母亲所生的无症状晚期早产儿和足月儿可以通过系列检查来管理,而不必反射性地给予经验性抗生素治疗(Jan et al.,2017;Berardi et al.,2016;Berardi et al.,2015)。

微生物学

GBS 和大肠杆菌是 EOS 最常见的病原菌,约占总病例数的 75%(Stoll et al.,2011)。两者相比,总体来说 GBS 更为常见,但在极低出生体重儿中大肠杆菌 EOS 发生率更高(Stoll,2016)。在某些区域或某个医疗机构中,大肠杆菌感染的 EOS 总体上可能多于 GBS 感染(Schrag et al.,2016)。

从 2005 年到 2014 年,草绿色链球菌是 CDC 监测网络中另一种常见的致病菌(Schrag et al.,2016)。EOS 还可由多种肠道细菌引起,包括克雷伯菌属、肠球菌属、嗜血杆菌属、肠杆菌属和单核细胞性李斯特菌。

病例 1

一名孕 35^{+6} 周出生的女婴,因生后气促 1 小时送入观察室。母亲为 27 岁初产妇,既往无重大疾病史。母亲产前 GBS 筛查结果为阴性,产时未给予抗生素。在硬膜外麻醉过程中记录的母体最高温度是 37.8℃。胎膜破裂 16 小时后,胎儿经阴道娩出,1 分钟和 5 分钟 Apgar 评分分别为 8 分和 9 分。婴儿面色红润,有活力,无须呼吸支持,生命体征基本正常,但呼吸频率为 85 次/min。体格检查发现轻微的鼻翼扇动、肋间隙及剑突下吸气性凹陷、呼气性呻吟。SpO_2 为 98%。

练习 1

问题

1. 该婴儿下一步怎么处理?

A. 因为她仍处于向宫外环境过渡的生理过程,出现轻微的呼吸窘迫是正常的。可以母婴同室,接受常规新生儿管理

B. 应密切观察,因为她的呼吸表现提示她患 EOS 的风险增加。在之后的几个小时内如果症状没有改善,需要给予实验室检查及 X 线检查,以评估是否存在败血症

C. 她的早产和呼吸窘迫,加上母亲的绒毛膜羊膜炎症状,使她处于 EOS 的高风险中。她应该进行血培养并接受经验性抗生素治疗

答案

1. B。

对于无明显 EOS 危险因素的无症状新生儿来说,败血症的评估与治疗决策通常非常简单,只要进行常规的新生儿管理,而对于具有明确 EOS 危险因素的重症新生儿,则必须进行经验性抗生素治疗直至排除 EOS。

对于更具挑战性的案例(如本例),仅有轻微的症状以及一些适中的危险因素,则不能简单套用上述任何一个明确的治疗方案。

引入在线开放的败血症风险计算器是疑似 EOS 管理上的一项重大进展,它是基于大量临床数据和对母亲危险因素进行贝叶斯分析来计算的(Puopolo et al.,2011)。败血症计算器的后续改进纳入了基于新生儿临床状态的风险分层,包括一般情况良好、症状轻微或者症状危重(Escobar et al.,2014)。

败血症计算器的优点是将多个变量(包括绝对危险因素和连续危险因素)进行整合,得出一个新生儿感染的概率。将本病例中的临床特征输入败血症计算器,并将患儿指定为"症状轻微"的临床状态,可以得出活产儿中 EOS 的风险为 9.7‰。败血症计算器还提供了管理建议,这些建议是基于每种疾病严重度的风险等级得出的(Escobar et al.,2014)。

值得注意的是,这些在线管理建议是在缺乏某些关键信息的情况下提出的,例如婴儿的日龄和病情的动态变化。因此,尽管计算器对本病例的建议

是经验性使用抗生素,但临床医生可能会根据其他证据做出不同的决定。该病例为晚期早产儿,仍处在生后 6 小时的时间段,该阶段属生理过渡期,出现一些轻微的呼吸窘迫症状也是合理的。持续观察,如果呼吸窘迫得到改善,则不支持败血症诊断;如果在不使用抗生素的情况下临床情况有所改善,也与 EOS 不相符,因为 EOS 的病情会继续进展。如果 6 小时内临床症状没有任何改善或者进一步恶化,应立即送检血培养,并开始经验性抗生素治疗。

病例 2

一名女婴因胎膜早破 20 小时于孕 36 周出生,现生后 1 天,没有绒毛膜羊膜炎的迹象。出生当天她不需要呼吸支持,情况稳定,喂养情况良好,但今天她的吃奶量明显减少,且出现了阵发性呼吸过速。护士发现她刚出现了一次呼吸暂停发作,伴有发绀,需要刺激才能恢复。现患儿面色红润,对检查有反应,但呼吸频率为 70 次/min,肢端稍凉。医生决定将她收入 NICU 进行败血症评估,给予败血症相关实验室筛查。

练习 2

问题

1. 下列哪个陈述组合是正确的?

A.
- 未成熟/总中性粒细胞比值(I/T)低于 0.25 比总白细胞计数低于 $25×10^9/L$ 更有阴性预测价值
- 感染期间降钙素原峰值早于 C 反应蛋白
- 为了最大限度地提高诊断率,血培养标本采血量应大于 1mL

B.
- 降钙素原升高的敏感度大于其特异度
- 母亲抗生素治疗使败血症新生儿血培养出现阳性结果的时间推迟
- 高达 50% 的极低出生体重儿(<1 500g)在生后第一周出现中性粒细胞减少(中性粒细胞绝对值<$1×10^9/L$)

C.
- C 反应蛋白在感染开始后 6~10 小时达到高峰
- 有 EOS 迹象的新生儿应接受尿液培养
- 理想的血培养标本应大于 0.25mL

答案

1. A。

实验室检查的选择与结果的正确解读是评估 EOS 的关键，了解这些结果在什么时间段提示什么问题是很重要的。

全血细胞计数可以提示但不能确定 EOS 的诊断。新生儿的白细胞计数因人而异，且比大龄儿童变化更大。新生儿出生后第一周，即使没有感染，白细胞计数和中性粒细胞亚群也会出现显著的波动（图 13.1）（Schmutz et al.，2008）。尽管 I/T 值也是相对非特异性指标，但 I/T 值大于 0.25 仍然比白细胞计数升高[（20～40）×10⁹/L]更能预测败血症。相反，I/T 值小于 0.25（足月儿）或 0.22（早产儿）有助于排除 EOS 的诊断，其阴性预测值约为 98%（Blommendahl et al.，2009）。

虽然只有约 2% 的未感染足月儿会出现中性粒细胞减少（通常发生在母亲先兆子痫或其他胎盘功能不全的情况下），但极低出生体重儿中性粒细胞计数低的情况非常普遍，出生后第一周中性粒细胞减少的比例可高达 50%，该比例远高于真正存在感染的患儿（Del Vecchio and Christensen，2012）。

C 反应蛋白（C-reactive protein，CRP）和降钙素原是两种常用的急性期蛋白，它们的升高是炎症状态的非特异性指标（即指标升高提示感染的敏感度高于特异度）。降钙素原的血清浓度在感染开始后 6～8 小时内达到峰值，而 CRP 可在 48 小时后持续升高（图 13.2）（Monneret et al.，1997）。出生后 6～8 小时内单次正常降钙素原水平或分娩后间隔 8 小时测量的两次正常 CRP 水平对 EOS 的阴性预测值为 94%～99%，说明这两项都可以作为排除 EOS 的可靠指标（Chiesa et al.，1998；Benitz et al.，1998）。

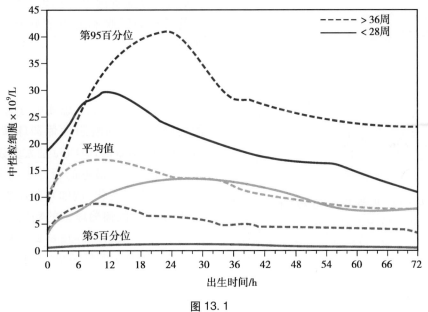

图 13.1

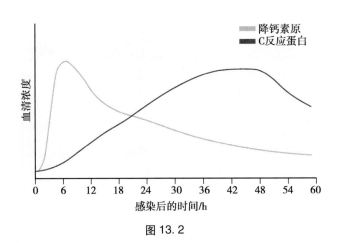

图 13.2

理想的血培养样本量应大于 1mL，这最大限度地提高了低浓度菌血症的检出率（Schelonka et al.，1996）。没有高质量的证据表明母亲接受抗生素治疗（如治疗绒毛膜羊膜炎）使受感染新生儿血培养出现阳性结果的时间推迟（Sarkar et al.，2015）。

如果没有严重的先天性泌尿生殖道畸形导致膀胱早期受到粪便污染的情况，尿路感染一般不会成为 EOS 的原因。因此，EOS 的规范化实验室检查并不需要包括尿液培养（Polin et al.，2012）。

病例3

患儿为孕31周出生的男婴,母亲25岁,G3P2,分娩期间有发热,体温38.9℃,伴有子宫压痛和晚期减速,予紧急剖腹产。患儿出现继发性呼吸暂停,在给予正压通气30s后,患儿出现响亮的哭声,予CPAP支持,FiO₂30%才能维持氧饱和度在95%左右。因高度怀疑母亲存在绒毛膜羊膜炎,予排查败血症。患儿现在生后8小时,已应用一剂氨苄西林和庆大霉素,但患儿的情况继续恶化,FiO₂已经上升至80%,医生正在准备插管。此外,平均动脉压从40mmHg降至20mmHg,立即给予生理盐水扩容及多巴胺泵注。与两小时前相比,他的肌张力也变低了。

练习3

问题

1. 还需要采取什么措施?
   - A. 应将外耳的表面拭子送至实验室,以检测病原微生物的定植情况
   - B. 应预约红细胞准备双倍容量换血
   - C. 经验性抗生素应改为氨苄西林和头孢噻肟
   - D. 应进行头颅超声检查

答案

1. C。

尽管氨苄西林和氨基糖苷类药物(如庆大霉素)用于具有EOS危险因素或轻度症状的新生儿经验性抗生素治疗是恰当的,但这种组合存在局限性,仅覆盖约94%的EOS病原体(Muller-Pebody et al.,2011)。

当给予脑膜炎剂量的氨苄西林和头孢噻肟时(氨苄西林150mg/kg,每12小时一次;头孢噻肟75mg/kg,每12小时一次),将可靠地覆盖EOS的所有常见病原体,并能很好地渗透到中枢神经系统(Muller-Pebody et al.,2011)。这适用于初始治疗没有达到预期效果的患儿,如该病例。然而,这种联合用药不应作为一线用药,因为存在增加多重耐药菌感染导致后期并发症的可能(Kang et al.,2005)。

虽然换血被认为是治疗严重败血症的方法之一,但并没有循证依据。该患儿可以采取更成熟和更优化的方式来进行治疗(Pugni et al.,2016)。耳拭子检查并不能提供临床有用的信息,无须进行(Polin et al.,2012)。本病例没有迹象表明需要紧急进行头颅超声检查,但考虑到该早产儿情况不稳定,在生后一周内做一次头颅超声检查也是应该的。

晚发型败血症

流行病学

LOS最常见的定义是出生72小时以后发生的感染(Dong and Speer,2015)。LOS的发生率与胎龄呈反比。最近的研究显示,所有住院新生儿中LOS的发生率为0.6%~14%(Vergnano et al.,2011;van den Hoogen et al.,2010;Shim et al.,2011;Morioka et al.,2012)。极早产儿(胎龄<29周)的风险最高,据报道发病率为34%(Greenberg et al.,2017)。LOS的危险因素包括早产、长期使用侵入性干预措施(如机械通气和血管内置管)、延迟肠内喂养、需要手术以及潜在的呼吸和心血管疾病(Dong and Speer,2015)。

病原学

表13.2罗列了从患儿中分离到的LOS最常见的病原体。凝固酶阴性葡萄球菌(coagulase-negative staphylococcus,CONS)是大多数病例的致病菌,尤其在早产儿。最近的研究表明LOS致病菌的流行病学发生了变化,例如真菌性败血症的发病率降低,感染金黄色葡萄球菌的病例增加(van den Hoogen et al.,2010;Greenberg et al.,2017)。大多数LOS病例被认为是医源性感染,例如导管相关性血流感染(catheter-related bloodstream infection,CLABSI)或呼吸机相关性肺炎(ventilator-associated pneumonia,VAP),因为它们发生于正在ICU接受治疗的新生儿中。

表13.2　晚发型败血症的病原体
凝固酶阴性葡萄球菌
金黄色葡萄球菌
肠球菌属
B族链球菌
肠杆菌属
大肠杆菌
假单胞菌属
克雷伯菌属
念珠菌属

Dong et al,2015;Muller-Pebody et al,2011.

发病机制

LOS 的病原体可能来自母体定植菌的垂直感染，引起新生儿定植以及随后的感染，也可能来自护理人员、被细菌定植的侵入性医疗设备（中心导管、气管导管等）以及环境表面的水平传播。坏死性小肠结肠炎、尿路感染、皮肤和软组织感染都可能导致菌血症和败血症。在完成腰椎穿刺的 LOS 患儿中，约 5% 合并有脑膜炎，且脑膜炎可以在没有菌血症的情况下发生（Stoll et al.，2004）。最近的数据表明，在低出生体重儿中，LOS 通常是由定植于新生儿肠道的病原体易位所致（Tarr and Warner，2016；Carl et al.，2014）。

在新生儿中，中性粒细胞黏附、趋化、吞噬和呼吸爆发功能不全（Raymond，2017）。此外，与大龄儿童相比，抗原提呈和模式识别受体信号较弱。新生儿的细胞免疫和体液免疫特点增加了感染的易感性，因为 Toll 样受体（Toll-like receptor，TLR）介导的细胞因子生成能力存在年龄差异，且新生儿更倾向于 Th2 型抗炎性细胞因子反应，并存在暂时性低丙种球蛋白血症（Kollmann et al.，2012）。

这些缺陷在早产儿中表现得更严重，让他们面临了更高的 LOS 风险。薄弱的皮肤屏障功能（缺乏胎脂和成熟的角质层）以及 NICU 的常规操作（留置静脉导管和使用胶布等）为病原体入侵提供了门户（Narendran et al.，2010；Collins et al.，2018）。早产儿消化道和呼吸道的黏膜屏障同样薄弱。在肺部，抗菌肽的分泌和 TLR 的表达均减少，黏液纤毛清除微生物的能力弱（Sadeghi et al.，2007）。在肠道，抗菌肽的分泌也同样减少。缺乏肠内喂养以及频繁暴露于抗生素会改变不成熟的肠道菌群，降低其抵御潜在肠道病原体定植和过度生长的能力。

预防

在 NICU 中，严格遵守感染控制规范是预防 LOS 的最有效手段。尽量减少呼吸机使用天数，严格执行手卫生，吸痰和操作呼吸设备时注意无菌，以及减少呼吸管路的更换，可以有效地降低 VAP 的发生率（Azab et al.，2015）。此外，减少中心静脉导管的留置时间、遵守导管置入和维护的标准化操作已被反复证明可降低 CLABSI 的发生率（Schulman et al.，2015）。

预防 LOS 的其他方法包括实施早期肠内喂养、使用母乳以及避免暴露于广谱抗生素等。最近有研究尝试了在留置导管的婴儿中使用益生菌、乳铁蛋白以及皮肤抗菌剂（如氯己定）等，对 LOS 进行预防，结果显示出一些效果，但目前的证据还不足以支持上述方案的广泛推荐（Dong et al.，2015）。

病例 4

足月男婴，生后 4 周，既往健康，因母亲发现他脸色突然发绀而被送至急诊室。1 天前，婴儿开始出现少吃少哭少动。该婴儿的病史中值得注意的是，他曾两次去儿科医生处做常规检查，但均未发现明显异常。该婴儿在胎龄 38 周时因臀位剖宫产娩出，产时无任何并发症。母亲 31 岁，G1P1，有常规产前检查，妊娠过程顺利。产前 GBS 筛查呈阳性，并在分娩期已接受了足疗程的氨苄西林治疗。破膜时间为产前 20 小时。

体格检查发现婴儿嗜睡，反应欠佳，毛细血管充盈时间延迟（3~4s），心动过速，178 次/min，其他的检查尚在正常范围。立即给予败血症相关检查，并开始抗生素治疗。急诊室送检的血培养显示 GBS 阳性。

练习 4

问题

1. 下列哪个陈述是正确的？
   A. 产妇在分娩期的抗生素治疗可降低婴儿发生侵袭性迟发型 GBS 感染的风险
   B. 母亲 GBS 定植是早发型但不是迟发型 GBS 感染的危险因素
   C. 根据最新的指南，鉴于产妇 GBS 呈阳性且胎膜破裂 20 小时，该婴儿在分娩后应使用经验性抗生素治疗
   D. 无病灶的菌血症是迟发型 GBS 感染最常见的临床表现

答案

1. D。

迟发型 GBS 感染最常见于无局灶性感染的菌血症（65%）、骨/软组织感染（包括骨髓炎和化脓性关节炎）或脑膜炎（27%）（Phares，2008）。迟发型 GBS 感染的危险因素包括母亲直肠阴道 GBS 定植、低龄母亲及早产（Pintye et al.，2016）。与早发型 GBS 感染相比，目前没有有效的策略来降低迟发型 GBS 感染的发生率或确定特殊高危人群。一项大型前瞻性队列研究显示，大多数母亲（64%）在其婴儿

被诊断为迟发型 GBS 时存在直肠阴道 GBS 定植，6% 患有 GBS 乳腺炎（Berardi et al.，2013）。值得注意的是，在该研究中，分娩期抗生素预防性治疗并没有降低迟发型 GBS 感染的发生率，但可延迟症状出现的时间，减轻症状的严重度。

病例 5

患儿，男，出生胎龄 24 周，出生体重 621g，现生后 21 天，最近氧饱和度下降次数较前增多。母亲 29 岁，被诊断为临床绒毛膜羊膜炎。患儿生后因呼吸窘迫综合征在产房气管插管并接受肺表面活性物质治疗，现患儿仍需有创呼吸机辅助通气支持，并于生后第 3 天开始接受咖啡因治疗。患儿出生时接受了 7 天的氨苄西林和头孢噻肟来治疗可疑败血症，并在生后 2 周时因出现低血压接受了 5 天的万古霉素和头孢噻肟治疗。所有样本培养都是阴性的。患儿不能耐受肠内喂养，需通过左下肢中心静脉导管给予肠外营养支持。在最初的头颅超声检查中，患儿有轻微的双侧脑室内出血。此外，没有其他重要的既往病史。

医疗小组决定再次对患儿进行败血症检查。在送检了血常规和血、尿液培养后，给予患儿万古霉素和头孢噻肟治疗。患儿病情在之后的 48 小时内继续恶化，需要注射多巴胺来维持血压。他的血常规显示白细胞计数 $5 \times 10^9/L$、血细胞比容 27% 和血小板计数 $32 \times 10^9/L$。医疗小组决定开始经验性抗真菌治疗。

练习 5

问题

1. 对于该患儿，下列哪项不是侵袭性念珠菌病的已知危险因素？

  A. 极低出生体重

  B. 暴露于第三代头孢菌素

  C. 留置中心静脉导管

  D. 咖啡因治疗

  E. 存在气管插管

答案

1. D。

侵袭性念珠菌病在极低出生体重儿中的发病率为 4%～8%，感染后的病死率约为 30%。在受感染的极低出生体重儿中死亡或神经发育损伤很常见，发生率超过 70%（Benjamin，2006）。侵袭性念珠菌

病的危险因素列于表 13.3。咖啡因的使用并不增加念珠菌病的风险。近年来，在新生儿中预防性应用氟康唑、减少广谱抗生素的使用以及改进中心静脉导管的护理等措施都有助于降低侵袭性念珠菌病的发病率。

表 13.3　侵袭性念珠菌病的危险因素
早产
低出生体重
应用广谱抗生素（如第三代头孢菌素）
留置中心静脉导管
应用 H_2 受体拮抗剂
应用糖皮质激素
存在气管插管
肠道病理状态（新生儿坏死性小肠结肠炎，自发性肠穿孔，出生缺陷）
医院内环境
静脉应用脂肪乳

Benjamin and Stoll，2010；Kelly，Benjamin，Smith，2015.

这里总结了新生儿侵袭性念珠菌病的管理指南（Pappas et al.，2016）。

- 对于血液和/或尿液中念珠菌培养呈阳性的新生儿，如果尚未进行腰椎穿刺，建议行腰椎穿刺
- 对于无菌部位念珠菌培养阳性的婴儿，建议扩瞳后行视网膜检查
- 如果培养持续呈阳性，应对泌尿生殖道、肝脏和脾脏进行 CT 或超声检查
- 建议尽快移除中心静脉导管。受细菌污染的中枢神经系统装置应尽可能移除，包括脑室引流管和分流管

新生儿播散性念珠菌病可选用两性霉素 B 脱氧胆酸盐进行治疗。新生儿常见的念珠菌病大约 95% 对氟康唑敏感，对于没有中枢神经系统受累证据且未使用氟康唑预防性治疗的患儿来说，氟康唑是合理的选择。棘球白素（米卡芬净/卡泊芬净）和氟胞嘧啶在新生儿中应谨慎使用，通常仅限于新生儿血液系统和中枢神经系统持续感染的挽救性治疗。对于无并发症的念珠菌血症，推荐的抗真菌治疗应持续至与念珠菌菌血症相关的临床症状和体征缓解且血培养转阴性后 2 周。中枢神经系统感染的治疗需持续至所有体征、症状、脑脊液和放射影像学异常（如有）都得到缓解。

病例 6

胎龄 28 周出生早产女婴,现生后 43 天。生后该婴儿出现了呼吸窘迫综合征、动脉导管未闭和喂养不耐受等情况,需持续肠外营养支持。她在生后第 7 天从左下肢置入了一根中心静脉导管。床边护士反映该婴儿在过去 24 小时内自主动作减少,呼吸暂停和心动过缓发作次数增加。听到这种情况后,医生考虑出现中心静脉导管感染的可能。

练习 6

问题

1. 对于该婴儿,最合适的经验性抗生素治疗选择是什么?

 A. 氨苄西林和庆大霉素

 B. 氨苄西林和头孢噻肟

 C. 万古霉素和庆大霉素

 D. 万古霉素

答案

1. C。

CLABSI 是最常见的医源性感染,凝固酶阴性葡萄球菌(CONS)是新生儿 CLABSI 中最常见的致病菌(Stoll,2002)。新生儿血源性感染的病原体通常包括大肠杆菌、肺炎克雷伯菌、肠杆菌属、凝固酶阳性葡萄球菌和念珠菌属。对疑似 CLABSI 病例的经验性抗生素治疗应覆盖最常见的革兰氏阳性和革兰氏阴性病原体(除非已明确存在耐药菌的定植或感染)。

虽然尚未形成一个关于经验性治疗的官方共识,但万古霉素和庆大霉素被广泛用于新生儿 CLABSI。万古霉素对 CONS 和耐甲氧西林金黄色葡萄球菌(methicillin resistant staphylococcus aureus,MRSA)均有效,因此对于留置中心静脉导管的新生儿是一个合适的选择。给 MRSA 所致血源性感染的婴儿使用抗葡萄球菌活性不足的抗生素导致 30 天内死亡率增加(Thaden et al.,2015),也使 CON 感染婴儿的菌血症持续时间延长(Ericson et al.,2015)。值得注意的是,一些中心选择苯唑西林或其他类似的抗葡萄球菌抗生素作为 LOS 的经验性治疗,并在培养呈阳性时改为万古霉素治疗,而其他中心可能根据 CONS 和 MRSA 的局部流行情况直接选择万古霉素作为经验性治疗(Cotton,2016)。不推荐单独使用万古霉素进行经验性治疗,因为它不能覆盖革兰氏阴性菌。当怀疑中枢神经系统感染时,可使用头孢噻肟。

(沈晓霞 译)

推荐阅读

Aagaard K, Ma J, Antony KM, et al. The placenta harbors a unique microbiome. *Sci Transl Med.* 2014;6(237):237ra65.

Azab SFA, Sherbiny HS, Saleh SH, et al. Reducing ventilator-associated pneumonia in neonatal intensive care unit using "VAP prevention Bundle": a cohort study. *BMC Infect Dis.* 2015;15(1):314.

Benitz WE, Han MY, Madan A, et al. Serial serum C-reactive protein levels in the diagnosis of neonatal infection. *Pediatrics.* 1998;102(4):E41.

Benitz WE, Wynn JL, Polin RA. Reappraisal of guidelines for management of neonates with suspected early-onset sepsis. *J Pediatr.* 2015;166(4):1070-1074.

Benjamin DK, Stoll BJ, Gantz MG, et al. Neonatal candidiasis: epidemiology, risk factors, and clinical judgment. Pediatrics. 2010;126(4):e865-e873.

Benjamin DK, Stoll BJ, Fanaroff AA, et al. Neonatal candidiasis among extremely low birth weight infants: risk factors, mortality rates, and neurodevelopmental outcomes at 18 to 22 months. *Pediatrics.* 2006;117(1):84-92.

Berardi A, Buffagni AM, Rossi C, et al. Serial physical examinations, a simple and reliable tool for managing neonates at risk for early-onset sepsis. *World J Clin Pediatr.* 2016;5(4):358-364.

Berardi A, Fornaciari S, Rossi C, et al. Safety of physical examination alone for managing well-appearing neonates ≥ 35 weeks' gestation at risk for early-onset sepsis. *J Matern Fetal Neonatal Med.* 2015;28(10):1123-1127.

Berardi A, Rossi C, Lugli L, et al. Group B streptococcus late-onset disease: 2003-2010. *Pediatrics.* 2013;131(2):e361-e368.

Bizzarro MJ, Shabanova V, Baltimore RS, et al. Neonatal sepsis 2004-2013: the rise and fall of coagulase-negative staphylococci. *J Pediatr.* 2015;166(5):1193-1199. doi:10.1016/j.jpeds.2015.02.009.

Blommendahl J, Janas M, Laine S, et al. Comparison of procalcitonin with CRP and differential white blood cell count for diagnosis of culture-proven neonatal sepsis. *Scand J Infect Dis.* 2009;34(8):620-622.

Carl MA, Ndao M, Springman CA. Sepsis from the gut: the enteric habitat of bacteria that cause late-onset neonatal bloodstream infections. *Clin Infect Dis.* 2014;58(9):1211-1218.

Chiesa C, Panero A, Rossi N, et al. Reliability of procalcitonin concentrations for the diagnosis of sepsis in critically ill neonates. *Clin Infect Dis.* 1998;26(3):664-672.

Collins A, Weitkamp JH, Wynn JL. Why are preterm newborns at increased risk of infection? *Arch Dis Child Fetal Neonatal Ed.* 2018;103(4):F391-F394.

Committee on Infectious Diseases, Committee on Fetus and Newborn, Baker CJ, et al. Policy statement—Recommendations for the prevention of perinatal group B streptococcal (GBS) disease. *Pediatrics.* 2011;128(3):611-616. doi:10.1542/peds.2011-1466.

Committee on Obstetric Practice. Committee Opinion No. 712: intrapartum management of intraamniotic infection. *Obstet Gynecol.* 2017;130(2):e95-e101.

Cotten CM. Adverse consequences of neonatal antibiotic exposure. *Curr Opin Pediatr.* 2016;28(2):141-149.

Del Vecchio A, Christensen RD. Neonatal neutropenia: what diagnostic evaluation is needed and when is treatment recommended? *Early Hum Deve*. 2012;88:S19-S24.

Dong Y, Speer CP. Late-onset neonatal sepsis: recent developments. *Arch Dis Child Fetal Neonatal Ed*. 2015;100(3):F257-F263.

Edwards, M., Nizet, V., Baker, C. (2011). SECTION II: Bacterial infections. In: *Infectious Diseases of the Fetus and Newborn*. 7th ed. Elsevier. https://dx.doi.org/10.1016/b978-1-4160-6400-8.00012-2.

Ericson JE, Thaden J, Cross HR, et al. No survival benefit with empirical vancomycin therapy for coagulase-negative staphylococcal bloodstream infections in infants. *Pediatr Infect Dis J*. 2015;34(4):371-375.

Escobar GJ, Puopolo KM, Wi S, et al. Stratification of risk of early-onset sepsis in newborns ≥ 34 weeks' gestation. *Pediatrics*. 2014;133(1):30-36. doi:10.1542/peds.2013-1689.

GBD 2015 Mortality and Causes of Death Collaborators. Global, regional, and national life expectancy, all-cause mortality, and cause-specific mortality for 249 causes of death, 1980-2015: a systematic analysis for the Global Burden of Disease Study 2015. *Lancet*. 2016;388(10053):1459-1544.

Greenberg RG, Kandefer S, Do BT, et al. Late-onset sepsis in extremely premature infants: 2000-2011. *Pediatr Infect Dis J*. 2017;36(8):774-779.

Greenberg MB, Anderson BL, Schulkin J, et al. A first look at chorioamnionitis management practice variation among US obstetricians. *Infect Dis Obstet Gynecol*. 2012;2012(2): 628362-628369.

Hooven TA, Catomeris AJ, Bonakdar M, et al. The Streptococcus agalactiae stringent response enhances virulence and persistence in human blood. *Infect Immun*. 2017;86(1): e00612-e00617. doi:10.1128/IAI.00612-17.

Hooven TA, Randis TM, Polin RA. What's the harm? Risks and benefits of evolving rule-out sepsis practices. *J Perinatol*. 2018;38(6):614-622. doi:10.1038/s41372-018-0081-3.

Jan AI, Ramanathan R, Cayabyab RG. Chorioamnionitis and management of asymptomatic infants ≥35 weeks without empiric antibiotics. *Pediatrics*. 2017;140(1):e20162744.

Kang C-I, Kim S-H, Park WB, et al. Bloodstream infections caused by antibiotic-resistant gram-negative bacilli: risk factors for mortality and impact of inappropriate initial antimicrobial therapy on outcome. *Antimicrob Agents Chemother*. 2005;49(2):760-766.

Kelly MS, Benjamin DK, Smith PB. The epidemiology and diagnosis of invasive candidiasis among premature infants. *Clin Perinatol*. 2015;42(1):105-117, viii-ix. doi:10.1016/j.clp.2014.10.008.

Kim CJ, Romero R, Chaemsaithong P, et al. Acute chorioamnionitis and funisitis: definition, pathologic features, and clinical significance. *Am J Obstet Gynecol*. 2015;213 (suppl 4):S29-S52.

Kollmann TR, Levy O, Montgomery RR, et al. Innate immune function by Toll-like receptors: distinct responses in newborns and the elderly. *Immunity*. 2012;37(5):771-783.

Stoll BJ, Hansen N, Fanaroff AA, et al. Late-onset sepsis in very low birth weight neonates: the experience of the NICHD Neonatal Research Network. *Pediatrics*. 2002;110(2 Pt 1): 285-291.

Levy O. Innate immunity of the newborn: basic mechanisms and clinical correlates. *Nat Rev Immunol*. 2007;7(5):379-390.

Monneret G, Labaune JM, Isaac C, et al. Procalcitonin and C-reactive protein levels in neonatal infections. *Acta Paediatr*. 1997;86(2):209-212.

Morioka I, Morikawa S, Miwa A, et al. Culture-proven neonatal sepsis in Japanese neonatal care units in 2006-2008. *Neonatology*. 2012;102(1):75-80.

Muller-Pebody B, Johnson AP, Heath PT, et al. Empirical treatment of neonatal sepsis: are the current guidelines adequate? *Arch Dis Child Fetal Neonatal Ed*. 2011;96(1):F4-F8. doi:10.1136/adc.2009.178483.

Narendran V, Visscher MO, Abril I, et al. Biomarkers of epidermal innate immunity in premature and full-term infants. *Pediatr Res*. 2010;67(4):382-386.

National Collaborating Centre for Women's and Children's Health (UK). *Antibiotics for early-Onset Neonatal Infection: Antibiotics for the Prevention and Treatment of Early-Onset Neonatal Infection*. London: RCOG Press; 2012.

Pappas PG, Kauffman CA, Andes DR, et al. Clinical practice guideline for the management of candidiasis: 2016 update by the Infectious Diseases Society of America. *Clin Infect Dis*. 2016;62(4):e1-e50.

Phares CR. Epidemiology of invasive group B streptococcal disease in the United States, 1999-2005. *JAMA*. 2008;299(17): 2056-2065.

Pintye J, Saltzman B, Wolf E, et al. Risk factors for late-onset group B streptococcal disease before and after implementation of universal screening and intrapartum antibiotic prophylaxis. *J Pediatric Infect Dis Soc*. 2016;5(4):431-438.

Polin RA, Committee on Fetus and Newborn. Management of neonates with suspected or proven early-onset bacterial sepsis. *Pediatrics*. 2012;129(5):1006-1015. doi:10.1542/peds.2012-0541.

Pugni L, Ronchi A, Bizzarri B, et al. Exchange transfusion in the treatment of neonatal septic shock: a ten-year experience in a neonatal intensive care unit. *Int J Mol Sci*. 2016;17(5):695.

Puopolo KM, Draper D, Wi S, et al. Estimating the probability of neonatal early-onset infection on the basis of maternal risk factors. *Pediatrics*. 2011;128(5):e1155-e1163.

Rakoff-Nahoum S, Paglino J, Eslami-Varzaneh F, et al. Recognition of commensal microflora by toll-like receptors is required for intestinal homeostasis. *Cell*. 2004;118(2):229-241.

Raymond SL, Mathias BJ, Murphy TJ, et al. Neutrophil chemotaxis and transcriptomics in term and preterm neonates. *Transl Res*. 2017;190:4-15.

Sadeghi K, Berger A, Langgartner M, et al. Immaturity of infection control in preterm and term newborns is associated with impaired toll-like receptor signaling. *J Infect Dis*. 2007;195(2):296-302.

Sarkar SS, Bhagat I, Bhatt-Mehta V, et al. Does maternal intrapartum antibiotic treatment prolong the incubation time required for blood cultures to become positive for infants with early-onset sepsis? *Am J Perinatol*. 2015;32(4):357-362.

Schelonka RL, Chai MK, Yoder BA, et al. Volume of blood required to detect common neonatal pathogens. *J Pediatr*. 1996;129(2):275-278.

Schmutz N, Henry E, Jopling J, et al. Expected ranges for blood neutrophil concentrations of neonates: the Manroe and Mouzinho charts revisited. *J Perinatol*. 2008;28(4): 275-281.

Schrag SJ, Farley MM, Petit S, et al. Epidemiology of invasive early-onset neonatal sepsis, 2005 to 2014. *Pediatrics*. 2016;138(6):e20162013-e20162013. doi:10.1542/peds. 2016-2013.

Schulman J, Dimand RJ, Lee HC, et al. Neonatal intensive care unit antibiotic use. *Pediatrics*. 2015;135(5):826-833.

Shim GH, Kim SD, Kim HS, et al. Trends in epidemiology of neonatal sepsis in a tertiary center in Korea: a 26-year longitudinal analysis, 1980-2005. *J Korean Med Sci*. 2011;26(2):284-289.

Stoll BJ. Early-onset neonatal sepsis: a continuing problem in need of novel prevention strategies. *Pediatrics*. 2016; 138(6):e20163038.

Stoll BJ, Hansen N, Fanaroff AA, et al. To tap or not to tap: high likelihood of meningitis without sepsis among very low birth weight infants. *Pediatrics*. 2004;113(5):1181-1186.

Stoll BJ, Hansen NI, Sánchez PJ, et al. Early onset neonatal sepsis:

the burden of group B Streptococcal and E. coli disease continues. *Pediatrics*. 2011;127(5):817-826.

Tarr PI, Warner BB. Gut bacteria and late-onset neonatal bloodstream infections in preterm infants. *Semin Fetal Neonatal Med*. 2016;21(6):388-393.

Thaden JT, Ericson JE, Cross H, et al. Survival benefit of empirical therapy for staphylococcus aureus bloodstream infections in infants. *Pediatr Infect Dis J*. 2015;34(11):1175-1179.

Tollin M, Bergsson G, Kai-Larsen Y, et al. Vernix caseosa as a multi-component defence system based on polypeptides, lipids and their interactions. *Cell Mol Life Sci*. 2005;62(19-20):2390-2399.

van den Hoogen A, Gerards LJ, Verboon-Maciolek MA, et al. Long-term trends in the epidemiology of neonatal sepsis and antibiotic susceptibility of causative agents. *Neonatology*. 2010;97(1):22-28.

Vergnano S, Menson E, Kennea N, et al. Neonatal infections in England: the NeonIN surveillance network. *Arch Dis Child Fetal Neonatal Ed*. 2011;96(1):F9-F14.

Weston EJ, Pondo T, Lewis MM, et al. The burden of invasive early-onset neonatal sepsis in the United States, 2005–2008. *Pediatr Infect Dis J*. 2011;30(11):937-941.

Whidbey C, Vornhagen J, Gendrin C, et al. A streptococcal lipid toxin induces membrane permeabilization and pyroptosis leading to fetal injury. *EMBO Mol Med*. 2015;7(4):488-505. doi:10.15252/emmm.201404883.

Wortham JM, Hansen NI, Schrag SJ, et al. Chorioamnionitis and culture-confirmed, early-onset neonatal infections. *Pediatrics*. 2016;137(1):e20152323. doi:10.1542/peds.2015-2323.

第 14 章

动脉导管未闭

William E. Benitz　　Shazia Bhombal

当胎儿在宫内时,动脉导管开放是胎儿循环的关键,这使血液绕过充满液体的肺,直接从肺动脉右向左分流入降主动脉,再回到胎盘进行气体交换。出生时,低阻力的胎盘循环中断,肺血管阻力迅速下降,同时肺部开始充气,使动脉导管的血流方向很快变成以左向右为主,从主动脉进入肺动脉,灌注肺部。因此在动脉导管关闭以前,肺血流量是超过心输出量的。

在足月儿,生后 4 天内动脉导管通常就发生收缩并形成功能性关闭。如果不能关闭,持续左向右分流引起的血流动力学效应会导致病理生理改变,因此可能需要积极的处理。足月儿动脉导管持续开放超过数天应考虑合并其他病理情况的可能,比如某些综合征或先天性心脏病,几乎都需要通过手术或心导管介入进行干预。不过在早产儿,动脉导管的关闭往往延迟,甚至有些情况下,动脉导管不会关闭。这使很多不良结局的风险增加,但我们并不清楚对其进行评估和治疗的最佳策略。因此,对这些患儿的管理是比较困难的。本章的这些病例学习反映的就是我们面临的挑战以及可能的解决方案。

流行病学

病例 1

孕 25 周宫缩发动,孕 27 周出生的体重 840g 的早产儿。她的母亲曾因为保胎而接受吲哚美辛,以及为了胎儿神经保护应用硫酸镁。母亲曾接受 2 剂倍他米松,且用药距分娩的时间间隔超过 24 小时。患儿出生时是有活力的,鼻罩 CPAP 支持下反应良好,所需氧浓度为 35%。

练习 1

问题

1. 如果不进行干预,该婴儿生后 10 天时动脉导管未闭(PDA)的可能性有多少?

　　A. 10%

　　B. 20%

　　C. 33%

　　D. 60%

　　E. 90%

2. 该婴儿围产期哪些因素和动脉导管的持续开放有关?

　　A. 估计胎龄<28 周

　　B. 出生体重<1 000g

　　C. 产前暴露于吲哚美辛

　　D. 产前暴露于硫酸镁

　　E. 产前皮质激素治疗

答案

1. D。

2. 除 E 以外都是。

对于胎龄 36 周以后出生的正常新生儿,动脉导管绝大多数在 72 小时内发生收缩并形成功能性关闭,96 小时则全部完成这一过程。动脉导管关闭的时间也是和成熟度相关的,几乎所有胎龄 38 周以上的婴儿生后 48 小时动脉导管都关闭,而胎龄 36~38 周的婴儿的关闭率为 50%~60%。在早产儿中,动脉导管开放的比例和动脉导管关闭的日龄均随出生胎龄的降低而逐渐增加(图 14.1)。出生胎龄 27 周的婴儿在生后 10 天时超过半数仍然存在动脉导管开放,因此问题 1 的正确答案为 D(60%)。

有些早期的观察性研究发现,如果给予充足的时间,几乎所有的动脉导管都有可能自发性关闭,但

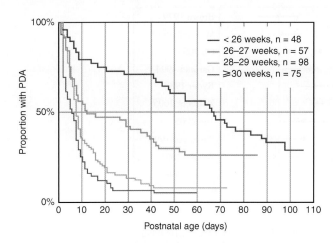

Fig. 14.1* Timing of spontaneous ductal closure in 280 VLBW infants, according to gestational age at birth. (Adapted, with permission, from Semberova J, Sirc J, Miletin J, et al: Spontaneous closure of patent ductus arteriosus in infants≤1500 g, *Pediatrics* 140: e20164258, 2017).

有时候需要几个月(Perloff,1971)。不过,临床实践的一些改变——包括促进动脉导管关闭的治疗的广泛使用,产前皮质激素促进肺成熟,外源性表面活性物质治疗呼吸窘迫综合征(RDS),呼吸支持策略的优化,极低出生体重儿和超低出生体重儿生存率的极大提高——使这些观察性研究的结论已经不再适用了。最近的数据表明,胎龄小于 28 周的婴儿未经治疗,动脉导管也会关闭(Semberova et al.,2017)。对于出院时存在 PDA、体重<1 000g 的早产儿的后续观察发现,75%在 1 岁前已关闭(Jhaveri et al.,2010)。这些数据证实了大部分早产儿的动脉导管是可以自行关闭的。

除了早产和低出生体重,还有很多围产期因素影响着动脉导管的开放。小于胎龄儿、产前曾暴露于吲哚美辛或硫酸镁的新生儿更容易出现 PDA(Katayama,2011),而产前皮质激素治疗则降低 PDA 的发生率。因此问题 2 的正确答案是"除 E 以外都是"。很多年以前就已经认识到了 PDA 和 RDS 具有很强的相关性。尽管这种相关性的原因仍不清楚,但需要辅助通气或外源性表面活性物质的患儿 PDA 发生率更高。因 RDS 而需要正压通气支持或氧疗是 PDA 的危险因素之一。自发性早产和保胎失败可能是宫内细菌感染的征象,这是 PDA 的另一危险因素(Dessardo et al.,2012)。

练习 2

问题

1. 生后 7 天,超声心动图提示大 PDA。下列

哪些情况和生后 7 天的 PDA 相关?

 A. 肺出血

 B. 支气管肺发育不良(BPD)

 C. 坏死性小肠结肠炎(NEC)

 D. 长时间需要呼吸支持

 E. 脑室内出血(IVH)

 F. 死亡

答案

1. 除 A 以外都是。

最早发现动脉导管延迟关闭是在 50 多年前,并且发现 PDA 和早产儿相对严重的 RDS 有关。PDA 随后还和很多不良结局相关,包括长时间机械通气、支气管肺发育不良(BPD)、坏死性小肠结肠炎(NEC)、肾功能不全、脑室内出血(IVH)、脑室周围白质软化(periventricular leukomalacia,PVL)、脑性瘫痪和死亡(Benitz,2010)。这些并发症通常都是动脉导管水平大量的左向右分流引起的肺循环灌注过多和体循环缺血所致,但导致这些关联疾病的病理过程仍不是很明确。

PDA 和不良结局有着很强的相关性(图 14.2)。1978 年波士顿两家医院的资料显示,PDA 使 BPD 的发生率增加 10 倍(*OR* 10.7)(Brown,1979)。1994 年北卡罗来纳州的研究发现,动脉导管开放的早产儿发生 BPD 的 *OR* 为 9.0(Marshall et al.,1999),据 1999—2001 年的一项多中心研究报道,PDA 患儿发生死亡或 BPD 的 *OR* 为 2.0(Oh et al.,2005)。1989—1992 年在波士顿两家医院收集的资料显示,生后 12~18 小时动脉导管维持开放的人群中,发生早期严重肺出血的 *OR* 为 3.0(Garland et al.,1994),但是一周后发生的肺出血与动脉导管持续开放并不相关。最近,DETECT 研究(动脉导管的超声心动图目标监测及早期关闭试验)的最新数据表明,出生后 12 小时内的大 PDA(直径超过该年龄动脉导管直径的第 50 百分位)与生后 72 小时内的肺出血有关(Kluckow et al.,2014)。早期治疗降低了早期肺出血的发生率,但并未降低所有肺出血或其他不良后果的发生率。

20 世纪 70 年代后期进行的 NEC 多中心研究发现 PDA 患儿 NEC 的 *OR* 为 2.5(Ryder et al.,1980),20 世纪 90 年代后期以色列的全国性 NEC 研究报道的 NEC 的 *OR* 为 2.3(Dollberg et al.,2005)。IVH(Jim et al.,2005)和 PVL(Shortland et al.,1990)的 *OR* 据估计都是 3.9。和动脉导管未经治疗就自行关闭的婴儿相比,经过吲哚美辛治疗

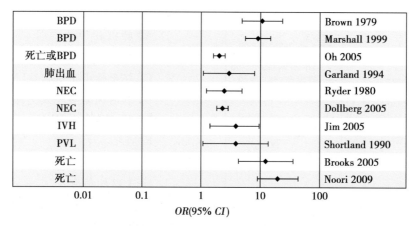

图 14.2　动脉导管持续开放相关不良预后的 *OR*。任何一项的 95% 可信区间是跨过 1 的,说明动脉导管持续开放的早产儿更容易发生这些不良预后,这是有统计学意义的,*P*<0.05(Data from suggested readings:Brooks et al.,2005;Brown,1979;Dollberg et al.,2005;Garland et al.,1994;Jim et al.,2005;Marshall et al.,1999;Noori et al.,2012;Oh et al.,2005;Ryder et al.,1980;and Shortland et al.,1990)

但 PDA 仍存在的婴儿更有可能在出院前死亡。西澳大利亚单中心的资料显示,治疗后 PDA 仍持续存在的婴儿死亡的 *OR* 为 12.3(和自行关闭的婴儿相比),校正胎龄和婴儿临床危险指数评分后的 *OR* 仍达 4.0(95% *CI* 1.1~14.5)(Brooks et al.,2005)。分析俄克拉荷马州的资料显示未校正的 *OR* 是 19.3,校正了围产期因素、成熟度、疾病严重度和并发症情况后的 *OR* 是 16.8(95% *CI* 6.1~46.6)(Noori et al.,2009)。这些 *OR* 的可信区间见图 14.2,均具有统计学意义。尽管这些相关性的强度不一,也并不能证实动脉导管持续开放就是导致这些不良结局的原因,但不管怎样,这些结果提出了一个假设,即关闭动脉导管可能会改善早产儿的远期预后。

临床表现和诊断性评估

病例 1(续)

练习 3

问题

1. 生后第 10 天体格检查时,下列哪些情况提示 PDA?

　　A. 桡动脉搏动亢进

　　B. 手掌上可触及搏动

　　C. 奇脉

　　D. 心前区搏动强烈

　　E. 收缩期杂音

　　F. 双侧肺部啰音

　　G. 肝肿大

　　H. 肢端凉

　　I. 间歇性发绀

　　J. 肠鸣音消失

2. 生后第 7 天下列哪些胸部 X 线片改变提示 PDA?

　　A. 长骨皮质过度增生

　　B. 心脏增大

　　C. 肺透亮度增加

　　D. 肺血管纹理增浓

　　E. 肺水肿伴小心脏

　　F. 左侧膈面上抬

3. 出生后第 2 周临床上出现下列哪些情况提示 PDA?

　　A. 少尿伴 BUN 水平上升

　　B. 喂养不耐受

　　C. 中枢性呼吸暂停发作

　　D. 持续黄疸

　　E. 无法撤离呼吸支持

答案

1. A、B、D、E、F 和 G。

2. B 和 D。

3. A 和 E。

早产儿 PDA 可通过体格检查的阳性结果或循环、呼吸功能受损后的征象来发现。持续性 PDA 最初的征象是在胸骨左缘出现特征性的粗糙的收缩期杂音。不过很多伴有大 PDA 的婴儿尽管存在大量左向右分流以及肺循环灌注过多,但并不能闻及杂音。只有在动脉导管开始收缩,动脉导管内的血流流速增快,出现显著的湍流时,才能闻及杂音。大量左向右分流使心脏每搏输出量增加,引起明显的心前区搏动。动脉脉搏也变得亢进,出现水冲脉,或在原本不能触及搏动的部位触及(如手掌掌面)。在体重>1 000g 的早产儿常有体循环舒张压降低,脉压增大。体重<1 000g 的早产儿则通常出现收缩压、舒张压和平均动脉压均减低,脉压增加则不明显。肺部啰音、肝肿大、外周水肿可能是充血性心力衰竭的表现。这些症状体征都是非特异性的,敏感性较低,并不能可靠地预测超声心动图结果(Skelton et al., 1994)。其他循环系统疾病患儿也可表现相似的症状体征,如主肺动脉窗、半永存动脉干、动静脉畸形,或高血流动力学状态,如贫血、发热、败血症。问题 1 中选项 A,B,D,E,F 和 G 是正确答案。

奇脉或呼吸时收缩压周期性的减弱不应该在 PDA 时出现。如果心脏很大或伴有充血性心力衰竭的婴儿出现奇脉,应考虑心包积液和心脏压塞。较大儿童中典型的连续性机器样或隆隆样 PDA 杂音在新生儿中很少听到。单纯因为血液从动脉导管分流入肺动脉后使主动脉的血流减少还不足以引起显著的肢端发凉、乳酸增高等心输出量下降的症状,如果出现这些情况,应考虑其他引起心输出量减少的原因,如低血容量或败血症。PDA 患儿出现阵发性发绀提示暂时性的右向左分流,这一般是不应该出现的,除非存在肺水肿或其他病理情况,如肺动脉高压或左室流出道梗阻。肠道缺血是动脉导管“盗血”的潜在副作用,但经验表明在动脉导管开放时仍可以肠内喂养(Jhaveri et al.,2010),肠鸣音消失并不是 PDA 的征象。因此,问题 1 中的选项 C,H,I 和 J 不正确。

肺血流量过多导致肺水肿,对氧的需求增加,肺顺应性下降或患儿不能撤离氧气、正压通气时,常会怀疑 PDA。全身的血流动力学效应包括肝肿大、外周水肿和其他脏器灌注不足的征象。特别是大的 PDA 分流会影响肾脏的血流,引起少尿和肾前性肾衰竭的生化改变(BUN 上升,但不伴有成比例的肌酐的上升)。因为这些作用,问题 2 中选项 B 和 D 是正确的,问题 3 中选项 A 和 E 是正确的。

骨皮质过度增生可见于长期应用 PGE₁(前列地尔)以维持动脉导管开放的导管依赖型先天性心脏病患儿,并不是动脉导管开放本身所致。肺血流量过多可以使肺透亮度下降,而不是增加,如图 14.3 所示,该图像也提示了心脏增大。肺水肿患儿心脏

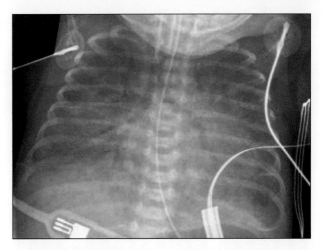

图 14.3　胸部 X 线片显示肺水肿和心脏增大,与动脉导管水平左向右分流符合

较小提示毛细血管渗漏或肺静脉/淋巴管阻塞,PDA 不会引起这样的胸部 X 线片改变。左侧膈肌麻痹可出现于 PDA 手术结扎后,但很少出现于单纯 PDA 患儿。尽管喂养不耐受也被作为评估血流动力学改变显著的 PDA 的标准(Noori,2012),但中等大小的 PDA 不会引起喂养不耐受。PDA 患儿出现喂养不耐受提示严重的动脉导管盗血引起了显著的肠道缺血或严重充血性心力衰竭伴肠道水肿。只要存在这两种情况中的任何一种,患儿必定还会出现其他的临床表现。PDA 并不会影响中枢神经系统或肝功能,所以中枢性呼吸衰竭或长时间的黄疸和 PDA 并不相关。问题 2 中选项 A,C,E 和 F 不是正确答案,问题 3 中 B,C,D 不是正确答案。

病例 2

病例 1 中的婴儿,生后 7~10 天,仍需要 NCPAP 支持,对氧的需求逐渐增加,她的心率为 175 次/min,血压为 35/18mmHg(平均动脉压 26mmHg)。可闻及柔和的收缩期杂音,脉搏饱满,肝脏下缘在右侧肋缘下 2cm 处。

练习 4

问题

1. 如果要明确该婴儿的临床表现是否和 PDA 有关,下列哪项诊断性检查是最有用的?

　　A. 胸部 X 线检查

　　B. 彩色多普勒超声心动图

　　C. 血清 B 型利尿钠肽水平

　　D. 血清肌钙蛋白 T 水平

E. 磁共振血管成像

2. 如果要评估 PDA 大量左向右分流所致的血流动力学改变的严重程度,上述哪项检查最有用?

答案

1. B。

2. 除 E 以外都是。

超声心动图和彩色多普勒是 PDA 的确诊性检查,不仅可以直视动脉导管的解剖结构(图 14.4A 和图 14.4B),还可以测量动脉导管直径、评估动脉导管内分流的方向。问题 1 中的选项 B 是正确的。如果导管是开放的,超声心动图可以提供血流动力学方面的有用信息。左心房和主动脉根部的直径之比>2.0、导管直径>3.0mm、左心室扩张、降主动脉或脑、肾、肠系膜动脉的血流减少或舒张期逆向血流均提示动脉导管存在大量的分流(图 14.4C)。左心室功能不全的表现包括二尖瓣高速反流(>2.0m/s)、

心房早期被动充盈和晚期充盈之比增大(>1.5)、左心室等容舒张时间缩短(<40ms)。这些指标有助于评估 PDA 血流动力学改变的显著性(McNamara and Sehgal,2007),特别是作为某一评分系统的组成部分时。但是如果仅选择其中的某一参数,则可靠性并不高。PDA 治疗前先进行包含 9 项超声心动图指标的综合评分可以对慢性肺疾病进行预测(Sehgal et al.,2013)。这些指标或基于这些指标的评分体系和动脉导管分流所致的其他不良结局之间的相互关系还有待研究。不过,将超声心动图用于血流动力学评估,而不是仅限于 PDA 的诊断,可以在进行临床试验时更好地筛选研究对象,然后制定出更合理、更科学的治疗标准。

血清生物标志也有助于评估血流动力学,指导治疗或预测 PDA 的后遗症。在 PDA 患儿血浆中,B型利尿钠肽(B-type natriuretic peptide,BNP)或 NT-pro-BNP(BNP 的失活产物)水平上升(Choi et al.,

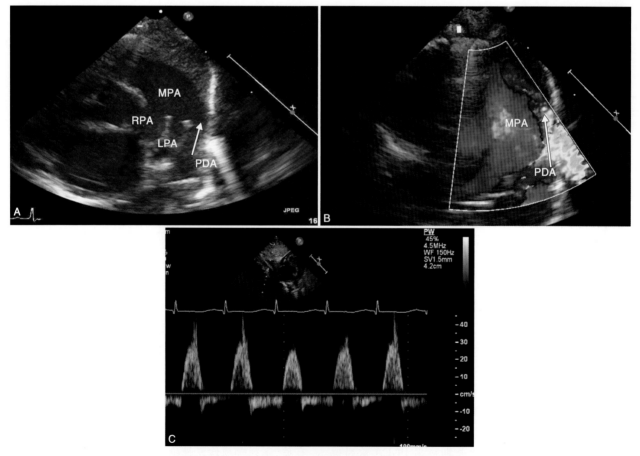

图 14.4　超声心动图显示大 PDA 从降主动脉进入主肺动脉(图 A 二维超声、图 B 彩色多普勒)。图 C 多普勒血流图显示降主动脉舒张期逆向血流,这与血流动力学的显著变化相符合。LPA,左肺动脉;MPA,主肺动脉;PDA,动脉导管未闭;RPA,右肺动脉(A and C modified from Benitz WE,Bhombal S:Patent ductus arteriosus. In Martin RJ,Fararoff AA,Walsh MC,editors:*Fanaroff and Marti's neonatal-perinatal medicine:diseases of the fetus and infant*,ed 11,Philadelphia,2019,Elsevier,pp 1334-1342)

2005；Flynn et al.，2005），PDA 关闭后下降（El-Khuffash et al.，2007；Sanjeev，2005），并与超声心动图结果关联（El-Khuffash et al.，2007；Flynn et al.，2005；Sanjeev et al.，2005；Jeong et al.，2016）。治疗过程中，如果患儿对治疗有反应，BNP 水平下降后立即停用吲哚美辛，就可以减少吲哚美辛的剂量，而不影响别的结局。这提示监测 BNP 水平可以评估患儿对治疗的反应性并指导用药的疗程（Attridge et al.，2009）。PDA 早产儿（胎龄<32 周）若生后 48 小时的 NT-pro-BNP 水平上升，则严重 IVH（Ⅲ/Ⅳ度）和神经发育不良结局的机会增加（El-Khuffash et al.，2007；El-Khuffash et al.，2011）。生后 48 小时血浆肌钙蛋白 T 水平上升和超声心动图提示 PDA 伴有分流相关（El-Khuffash and Molloy，2008），和死亡或Ⅱ~Ⅳ度 IVH 也相关（El-Khuffash and Molloy，2008），且 2 岁时神经系统不良结局的发生率增加（El-Khuffash，2011）。但是这些生物标志在临床应用中的价值并没有完全确定。尽管上述研究提示，监测这些生物标志可能使某些 PDA 患儿的预后得到改善，但这一假设尚未得到验证。

PDA 可以引起心脏增大、肺血管纹理增多或肺水肿等胸部 X 线片改变。这些表现是非特异性的，敏感性也很低（Davis et al.，1995）。因此常规胸部 X 线检查可以提示 PDA，但不能代替超声心动图做出诊断。心脏大小和肺水肿的严重程度有助于评估血流动力学改变的程度。因此选项 A 是问题 2 的正确答案而不是问题 1 的答案。磁共振血管成像能提供动脉导管的影像学依据，但不能同时提供功能方面的信息，尽管也能用于 PDA 的诊断，但相比之下，床边超声心动图检查更具优势。因此选项 E 既不是问题 1 的答案，也不是问题 2 的答案。

预防

病例 3

胎龄 31 周，出生体重 980g 的早产儿，母亲孕期并发慢性高血压和迅速恶化的先兆子痫，曾接受硫酸镁治疗。在 1 剂倍他米松后还不足 12 小时就不得不急诊剖宫产。婴儿出生后肌张力低，自主呼吸弱，在产房就需要气管插管正压通气。给予 1 剂表面活性物质后，他在中等程度的呼吸机参数（PIP 16cmH$_2$O，PEEP 5cmH$_2$O，频率 36 次/min，FiO$_2$ 45%）下逐渐稳定，血气提示：pH 7.21，PaO$_2$

63mmHg，PaCO$_2$ 57mmHg，HCO$_3^-$ 22mmol/L。胸部 X 线检查提示双侧弥漫性颗粒影和支气管充气征。血清镁浓度为 4.5mmol/L。其他血生化和血液学指标未见异常。

练习 5

问题

1. 如果生后当天就结扎动脉导管，下列哪些情况不容易发生？

 A. 早期严重的肺出血

 B. 严重 IVH

 C. NEC

 D. BPD

 E. 18~22 个月时神经发育不良

 F. 动脉导管结扎

 G. 死亡

2. 如果生后 6 小时内开始吲哚美辛治疗，上述哪些情况不容易发生？

3. 如果生后 6 小时内开始布洛芬治疗，上述哪些情况不容易发生？

答案

1. C 和 F。

2. A、B 和 F。

3. F。

既然动脉导管持续开放如此普遍，相关的并发症如此严重，那么理论上尽早干预使其关闭应该是有益的。很多研究对这一假说进行了验证。在一项预防性结扎的单中心小样本（84 例）研究中，出生体重<1 000g 的早产儿生后第 1 天随机进入手术结扎或常规处理组（Cassady et al.，1989）。不出所料，早期结扎组较少需要后续的手术结扎，但死亡率、慢性肺疾病（按照当时的定义）、IVH、严重（>Ⅱ度）IVH、ROP 的发生率都没有差异。早期结扎组并发 NEC 的例数显著少于常规组（OR 0.20，95% CI 0.06~0.68），这可能是由于早期结扎组开始喂养的时间明显延迟。但遗憾的是，这一结果在其他研究中未能重现。对其他结局的影响则未报道。最近对该研究的资料重新分析，发现早期结扎组 BPD 的风险是有所增加的（BPD 定义为纠正胎龄 36 周仍需用氧）（OR 3.8，95% CI 1.1~12.5）（Clyman et al.，2009）。因此问题 1 的答案是 C 和 F（尽管 NEC 是否下降仍不是十分明确）。

吲哚美辛预防性应用是研究最多的促进 PDA 关闭的方法。在这一方法中，早产儿生后不久就开始吲哚美辛治疗,无须等到动脉导管持续开放被确诊。两个较小样本的研究中,吲哚美辛口服给药能有效关闭动脉导管,但死亡率、慢性肺疾病、IVH、ROP 发生率都没有改变。20 项静脉应用吲哚美辛的随机对照试验纳入了约 3 000 例病例,随机分为早期(通常始于生后 6~12 小时)吲哚美辛静脉治疗组和安慰剂组。虽然这些研究大约半数将 IVH 的发生率和/或严重程度作为研究的主要结果,而非 PDA,但最终报道的研究结果中都包括了 PDA 和其他一些并发症的发生率。图 14.5 中总结了这些研究的结果。尽管吲哚美辛预防能显著减少 PDA 的发生率(OR 0.27,95% CI 0.23 ~ 0.32),能减少 IVH、Ⅱ度以上 IVH 和 PVL 的发生率,但其他结局均未改善。尽管超声检查提示 IVH 有所减少,但远期的神

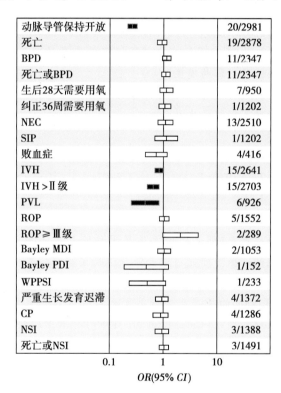

图 14.5　吲哚美辛预防的随机对照试验中观察到的结果的综合比值比。条形代表每个结果的 95% 置信区间;每个条形图的中点处的线表示比值比(OR)点估计。黑色长条代表 OR 显著性差异(双侧 P < 0.05)。每种结果的试验次数(N)和纳入的受试者总数(n)显示在右侧(N/n)。BPD,支气管肺发育不良;CP,脑性瘫痪;IVH,脑室内出血;MDI,心理发展指数;NEC,坏死性小肠结肠炎;NSI,神经感觉障碍;PDI,精神运动发展指数;PVL,脑室周围白质软化;ROP,早产儿视网膜病变;SIP,自发性肠穿孔;WPPSI,韦氏学前儿童智力量表(修订版)(Adapted from Benitz WE: Treatment of persistent patent ductus arteriosus in preterm infants: time to accept the null hypothesis?, J Perinatol 30:241-252,2010)

经发育结局并没有改善。最重要的那些远期结局(死亡、BPD、NEC、ROP、严重生长发育迟滞、脑性瘫痪、感觉神经功能受损)的可信区间很窄,且没有统计学意义。图 14.5 中未包括对肺出血的作用,因为在提及肺出血这一临床结果的 5 项研究中,对肺出血本身的定义并不统一(Alfaleh et al.,2008;Bada et al.,1989;Bandstra et al.,1988;Couser et al.,1996;Domanico et al.,1994)。而且这些研究并未发现在住院期间对肺出血的发生率有显著的影响,只有一项研究(Alfaleh,2008)的分析显示吲哚美辛预防性应用后,早期严重肺出血的发生率降低。但这一效应并没有伴随相应的 BPD 或其他远期并发症发生率的降低。因此问题 2 的正确答案是选项 A,B和 F。

布洛芬预防性治疗的研究相对较少,且未见远期随访资料的报道。图 14.6 中总结了早期应用布洛芬预防的研究。布洛芬能有效降低动脉导管持续开放的发生率(OR 0.24,95% CI 0.17~0.33),对其他的结局并没有显著影响。而且,在布洛芬的研究中并未观察到吲哚美辛那样降低 IVH 发生率的作用。因此问题 3 中唯一正确的答案是选项 F。

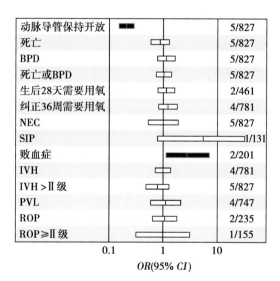

图 14.6　布洛芬预防的随机对照试验中观察到的结果的综合比值比。符号和缩写同图 14.5(Adapted from Benitz WE: Treatment of persistent patent ductus arteriosus in preterm infants: time to accept the null hypothesis?, J Perinatol 30:241-252,2010)

因此,只有在那些可能发生严重 IVH 或严重肺出血的高危早产儿,才考虑吲哚美辛预防性应用促进 PDA 关闭,另外,在 NEC 患儿,有可能进行预防性 PDA 结扎。在那些并发症发生率较高的医疗中心,预防性干预可能是有理由的,但这些潜在的益处似

乎并不能盖过潜在的害处。对所有极低出生体重儿或超低出生体重儿进行常规的预防性干预是不推荐的(Hamricka and Hansmann,2010)。

治疗

病例 4

胎龄 27 周,出生体重 690g 的早产儿,母亲孕期并无并发症,突然发动分娩,产程进展迅速,没有机会应用产前皮质激素。婴儿出生时有活力,1 分钟和 5 分钟 Apgar 评分分别为 5 分和 7 分。最初给予 $5cmH_2O$ 的 NCPAP,FiO_2 40%,但呼吸窘迫进行性加剧,需要气管插管,并在生后 24 小时内给予 2 剂表面活性物质。生后第 3 天,他仍需要正压通气,FiO_2 52%。生命体征:心率 165 次/min,血压 40/24mmHg(平均 29mmHg),可闻及粗糙的收缩期杂音,外周灌注和脉搏正常。胸部 X 线检查提示双侧肺实质高密度影,不能区分膈面和心影。超声心动图提示 PDA 直径为 1.5mm,双向分流,以左向右分流为主。

练习 6

问题

1. 下列哪项是有证据支持的可以改善该婴儿长期预后的治疗策略?

    A. 吲哚美辛 0.2mg/kg×3 剂,静脉注射,间隔 12 小时给药

    B. 首剂布洛芬 10mg/kg,以后 2 剂为 5mg/kg,间隔 24 小时给药

    C. 接下去 48 小时内手术结扎

    D. 以上都不是

答案

1. D。

虽然普遍干预促进动脉导管的早期关闭并没有明显的好处,但仍然有理由假设,对于超过足月儿正常关闭时间仍持续开放的动脉导管进行选择性干预可能是有一定好处的。虽然验证该假设的经验性资料非常少,但也不是完全没有。4 项随机试验——3 项用吲哚美辛(Hammerman et al.,1986;Mahony et al.,1982;Weesner et al.,1987),1 项用布洛芬(Aranda et al.,2009)——检验了对持续开放的动脉导管进行治疗的效果。这些早产儿生后第 3 或第 4 天经超声心动图证实存在 PDA,但没有明显的血流动力学改变的症状(如至少符合以下 2 项:水冲脉、

心前区搏动亢进、肺水肿、胸部 X 线片显示心脏增大、收缩期杂音),和预防性治疗一样,布洛芬和吲哚美辛在生后几天应用一样能有效促动脉导管关闭(持续开放的 OR 0.23,95% CI 0.12~0.41),但没有发现其他益处(图 14.7)。和生后立即预防性治疗不同的是,出生几天后再治疗已经经历了 IVH 风险最高的阶段,因此并没有显示对 IVH 或严重 IVH 的发生率有影响。对于没有血流动力学改变的临床表现的 PDA,尚未见通过手术结扎进行关闭的研究。由于这些资料都没能证实对无症状的 PDA 进行治疗是有益处的,因此上述答案中罗列的治疗策略都不是合适的答案。因此问题 1 的正确选项是 D。

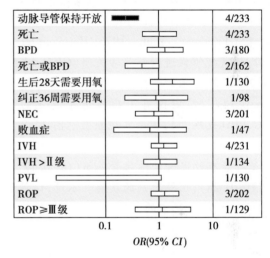

图 14.7　在布洛芬或吲哚美辛治疗无症状早产儿的随机对照试验中观察到的结局综合比值比。符号和缩写同图 14.5

但对于具有血流动力学改变征象的 PDA 进行干预则被证实是有一定获益的。下一个病例便将探讨这一假设。

病例 5

病例 1 和病例 2 中的婴儿在生后 10 天检查超声心动图,证实存在 PDA,直径 2.2mm,收缩期和舒张期都是持续的左向右分流。接下去的一天,体格检查发现双侧啰音,粗糙的收缩期杂音,桡动脉触及水冲脉,并且肝肿大。

练习 7

问题

1. 下列哪项是有证据支持的可以改善该婴儿预后的治疗策略?

A. 吲哚美辛 0.2mg/kg×3 剂,静脉注射,间隔 12 小时给药

B. 首剂布洛芬 10mg/kg,以后 2 剂为 5mg/kg,间隔 24 小时给药

C. 接下去 48 小时内手术结扎

D. 以上都不是

答案

1. D。

等待一段时间直到 PDA 临床症状出现再进行治疗并不能凸显治疗的益处。对于这方面研究的资料中间有一个很明显的断层(Benitz,2010)。早期 2 项手术结扎的研究随机纳入 56 例研究对象,结果发现除了动脉导管关闭本身以外并没有其他益处。20 世纪 80 年代早期还发表了 8 项口服吲哚美辛的随机试验(Friedman et al.,1976;Heymann et al.,1976),证实能够促进动脉导管关闭(OR 0.14,95% CI 0.07~0.25),死亡率有所下降(OR 0.33,95% CI 0.15~0.74)。其中仅有 1 项报道了其他的结局(NEC、BPD 或死亡),但未发现获益。图 14.8 总结了吲哚美辛静脉给药治疗症状性 PDA 的 6 项研究,虽然治疗能有效促进动脉导管关闭(OR 0.17,95% CI 0.10~0.28),但没有别的获益。不过,该结论的力度有限,这些研究中的大部分都没有报道除了动脉导管关闭、BPD 和死亡以外的其他结局。由于所有的治疗策略和预防策略都没有显示除了动脉导管

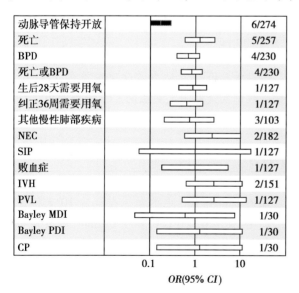

动脉导管保持开放		6/274
死亡		5/257
BPD		4/230
死亡或 BPD		4/230
生后28天需要用氧		1/127
纠正36周需要用氧		1/127
其他慢性肺部疾病		3/103
NEC		2/182
SIP		1/127
败血症		1/127
IVH		2/151
PVL		1/127
Bayley MDI		1/30
Bayley PDI		1/30
CP		1/30

0.1　1　10
OR(95% CI)

图 14.8　静脉应用吲哚美辛治疗症状性 PDA 早产儿的随机对照试验中观察到的结果的综合比值比。符号和缩写同图 14.5(Adapted from Benitz WE:Treatment of persistent patent ductus arteriosus in preterm infants:time to accept the null hypothesis?,*J Perinatol* 30:241-252,2010)

关闭本身以外的其他益处,因此对早产儿进行早期常规治疗来促进动脉导管关闭可能是没有益处也没有指征的(Benitz,2010)。问题 1 中的婴儿都是无症状的,所以正确答案是选项 D。

PDA 的治疗没有远期获益并不等于就没有近期的益处。比如,我们通常认为,用环氧合酶抑制剂或手术结扎关闭动脉导管可以使患儿降低对氧或机械通气的需求。下一个病例将探讨这方面的问题。

病例 6

胎龄 31 周,出生体重 1 140g 的早产儿。母亲新近发现先兆子痫,由于胎心改变、怀疑胎盘早剥而急诊剖宫产。婴儿出生时肌张力较低,对刺激反应差,需要面罩-气囊通气,3 分钟内气管插管,正压通气。1 分钟、5 分钟和 10 分钟 Apgar 评分分别为 1 分(心率<100 次/min)、3 分(心率>100 次/min、身体转红)和 5 分(心率>100 次/min、身体转红、皱眉、肢体稍屈曲)。脐动脉血气:pH 6.75,PaO_2 12mmHg,$PaCO_2$ 106mmHg,HCO_3^- 14mmol/L,BE −18.7mmol/L。由于该婴儿 IVH 的风险很高,因此在入住 NICU 后不久就预防性给予吲哚美辛(0.1mg/kg,每天 1 次,连用 3 天)。

练习 8

问题

1. 经过上述吲哚美辛预防性应用,该婴儿可以获得下列哪些短期益处?

A. 动脉导管尽早关闭

B. 需要应用更多吲哚美辛来使动脉导管关闭

C. 减少手术结扎 PDA 的机会

D. 生后 3~7 天对氧的需求降低

E. 对机械通气的要求降低

F. 尿量减少

G. Ⅲ~Ⅳ度 IVH 的发生率降低

2. 如果早期应用布洛芬,该婴儿可以获得上述哪些短期益处?

答案

1. A、C、F 和 G。

2. A 和 C。

早期给予吲哚美辛预防 IVH 或治疗 PDA 都可以促使动脉导管尽早关闭,减少后续吲哚美辛治疗或手术结扎的机会。因此选项 A 和 C 是正确的,而 B 不对。但是这些治疗并不能减轻呼吸系统疾病的

严重程度或减少患儿对氧及呼吸支持的需求。相反,预防性或早期治疗性应用吲哚美辛的婴儿需要更多剂表面活性物质(Yaseen et al.,1997),需要更多的氧(Schmidt,2006;Van Overmeire et al.,2001;Yaseen et al.,1997),以及生后 7~10 天需要更高的气道压力(Van Overmeire et al.,2001),如图 14.9 所示。因此选项 D 和 E 不正确。

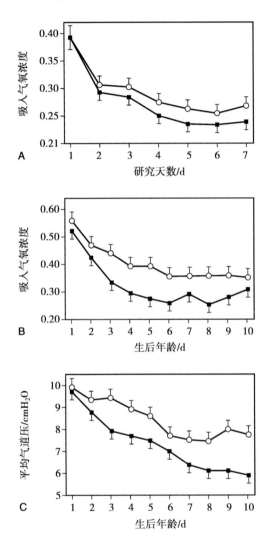

图 14.9　早期吲哚美辛对呼吸支持需求的影响。(A)出生后不久就随机接受预防性吲哚美辛(n=496)或安慰剂(n=503)的超低出生体重儿(1 000g)的每日平均吸入气氧浓度。(B 和 C)早期(第 3 天;n=23)或晚期(第 7 天;n=21)吲哚美辛治疗的小于 28 周早产儿的氧需求(B)和平均气道压(C)。数据用平均值±标准误差表示。在第 3 天及之后的所有数据两组间均存在显著差异(P<0.05)。空心符号代表早期吲哚美辛组。实点表示安慰剂(A)或晚期吲哚美辛(B 和 C)组(Data in A from Schmidt B,Davis P,Moddemann D,et al:Long-term effects of indomethacin prophylaxis in extremely low-birth-weight infants,N Engl J Med 344:1966-1972,2001. B and C adapted from Benitz WE:Treatment of persistent patent ductus arteriosus in preterm infants:time to accept the null hypothesis?,J Perinatol 30:241-252,2010)

吲哚美辛治疗后,脑(Austin,1992)、肠系膜、肾的动脉血流都减少(Coombs et al.,1990;Pezzati et al.,1999),导致脑内氧饱和度降低,肾小球滤过率降低,尿量减少。因此,选项 F 是正确的。幸运的是,这些血流动力学改变并没有显著增加其他并发症的发生率,如 BPD、NEC、肠穿孔、ROP、神经发育不良结局或死亡(Benitz,2010)。不过,早产儿如果联用吲哚美辛和皮质激素,则自发性肠穿孔的风险增加(Stark et al.,2001;Watterberg et al.,2004)。如前所述,吲哚美辛预防性应用可以降低 IVH 和严重 IVH 的发生率,但其机制以及对脑血流局部的影响仍不清楚。因此选项 G 也是正确的答案。

在关闭动脉导管方面,布洛芬和吲哚美辛的效果是等同的,而且减少了进一步应用吲哚美辛或手术结扎的机会。因此对于布洛芬来说,选项 A 和 C 是正确的,B 是错误的。还没有安慰剂对照研究来探究布洛芬治疗对呼吸支持的效果。和吲哚美辛直接比较,布洛芬治疗的婴儿接受呼吸支持或氧疗的天数稍短,对平均气道压和 FiO₂ 的早期影响则未见报道。因此,没有证据来支持选项 D 和 E。和吲哚美辛相比,布洛芬对脑、肾、肠系膜血流量的影响较小。布洛芬可对肾功能产生一定的影响,如肌酐轻度升高,但一般不会引起显著的少尿。在安慰剂对照试验中,吲哚美辛和布洛芬都不会显著增加或降低 NEC 的发生率,但布洛芬治疗组的 NEC 发生率低于吲哚美辛组(Ohlsson et al.,2013)。布洛芬并没有吲哚美辛那样的神经保护作用,不能降低 IVH 的发生率。体外实验还发现布洛芬可以将结合在白蛋白上的胆红素置换出来,因此可能会增加神经损伤的风险(Ahlfors,2004),但其具体的临床意义还有待进一步明确。

少数报告表明,对乙酰氨基酚在治疗 PDA 方面可能与吲哚美辛或布洛芬一样有效,潜在的不良反应较少。但是,现有数据不足以确定该药的治疗可以改善其他结局(Ohlsson et al.,2018)。

病例 7

母亲 2 周前在常规超声检查中发现宫颈扩张。用吲哚美辛保胎,并给予一个疗程的皮质激素治疗,用硫酸镁抑制宫缩,但还是保胎失败,经阴道分娩一胎龄 24 周,出生体重 550g 的早产儿。婴儿没有自主呼吸,在产房就需要气管插管,正压通气,而且对氧和呼吸支持的要求逐渐上升。生后 15 天,他需要高频振荡通气，FiO$_2$ 72%，因低血压而接受氢化可的松[3mg/(kg·d)]和多巴胺[18μg/(kg·min)]治疗。体格检查发现心率 190 次/min，血压 31/17mmHg（平均动脉压 23mmHg）。响亮的收缩期杂音、水冲脉、肝肿大。胸部 X 线片提示心脏增大、肺血管纹理增多，肺门周围的肺水肿。超声心动图证实 PDA，直径 2.5mm，左心房和主动脉根部的直径之比为 2.1，左心室扩张，持续左向右分流，降主动脉舒张期见逆向血流。

练习 9

问题

1. 如果该婴儿的动脉导管通过手术结扎关闭，短期(3~4 天)内可能会产生哪些影响?
　　A. 低血压缓解
　　B. 循环衰竭
　　C. 呼吸情况显著改善
　　D. 左侧膈肌麻痹
　　E. 肺水肿恶化

答案

1. 以上都是。

要消除大的 PDA 所带来的血流动力学影响，手术结扎是相对安全可靠的方法。不过，术后即刻的效应很难预料。当进入肺内的分流被中断以后，体循环血流增加，血压将上升。如果术中出现这一情况，麻醉医生和手术医生都会比较放心，因为可以明确结扎的正是动脉导管。但是，也有约 1/3 的早产儿在术后几小时内出现严重的左心功能不全，导致循环和呼吸衰竭，从而需要呼吸和心脏功能的支持(Teixeiraet al.,2008)。随着出生后日龄的增长，这一并发症的发生率逐渐降低。所以如果可能的话，在出生一个月以后做手术比较好。有些患儿手术后呼吸情况显著改善，但也不全是这样。最理想的是在肺血流量过多的情况解决以后，肺水肿好转，呼吸功能显著改善。不过，存在左心功能不全时可能产生相反的结果。左侧膈神经损伤引起左侧膈肌麻痹的现象并不常见，一旦出现将使辅助通气的时间明显延长。动脉导管结扎的超低出生体重儿中约 2/3 出现左侧声带麻痹(Benjamin et al.,2010;Clement et al.,2008)，也会延长辅助通气和氧疗的时间，延长住院时间，使 BPD 发生率上升，还可能出现喂养困难、需要鼻饲以及永久的发音受损(Roksund et al.,2010)。其他早期的并发症还包括乳糜胸、气胸、膈神经或喉返神经损伤(Benitz,2011)。远期的后遗症

包括 BPD 发生率增加(Chorne et al.,2007;Clyman et al.,2009)和神经发育受损(Kabra et al.,2007)。然而，在最近的队列研究中发现，手术结扎与这些不良预后修正后的概率增加无关(Weisz et al.,2017)。有些不良结局是由手术前的病理状态导致的，而不是手术本身，所以我们并不明确是否避免手术就可以避免这些不良结局。由于 PDA 结扎术后有这些不可预测的结局，且个体差异很大，因此上述所有选项都是答案之一。

几乎所有早产儿常规早期关闭动脉导管的研究都证实早产儿的结局并没有得到改善。这些研究都是在出生 1~2 周内完成的。生后 3~4 周如果动脉导管持续开放，通过干预使其关闭是很常见的，甚至那些原来在安慰剂组的婴儿也常会接受干预。因此这些资料并不支持"早产儿在任何年龄阶段通过干预使动脉导管关闭都不能获益"这样的结论。事实上，我们并不清楚超低出生体重儿出生 2 周以后存在大量左向右分流会导致怎样的后果，也不清楚在什么时间、用什么方法来使动脉导管关闭才是合适的，以及会获得怎样的益处。如果 PDA 的晚期干预是能够获益的，我们也不清楚其最佳干预方法是立即手术结扎还是先用环氧合酶抑制剂再结扎。同样，有些婴儿可能会在生后 2 周内就通过干预关闭PDA，并从中获益，但在之前的临床研究或在用超声心动图或生物标志进行研究对象的筛选时，这些婴儿并不具有代表性。看起来似乎有些婴儿，可能包括病例 7 这样的，在设计良好的临床研究中最终还是会显现出治疗的好处的。在临床研究能够提供足够证据来指导临床实践以前，还是只能在个体化临床判断的基础上进行患儿的管理。

动脉导管关闭的其他方面

病例 8

病例 4 中的婴儿已经生后 1 周，仍需要气管插管机械通气，但他的呼吸机条件比较低(PIP 15cmH$_2$O，PEEP 4cmH$_2$O，频率 24 次/min，FiO$_2$ 28%)，动脉血气:pH 7.21,PaO$_2$ 95mmHg,PaCO$_2$ 42mmHg,HCO$_3^-$ 27mmol/L,BE-3.3mmol/L。已经开始母乳的低剂量肠内营养(2mL，每 3 小时一次)以及肠外营养，总液量 150mL/(kg·d)。血压 44/19mmHg，心脏杂音持续存在，动脉搏动明显。胸部 X 线片提示心脏轻度增大、肺充血。实验室检查发现:肌酐 0.9mg/dL，BUN

43mg/dL,白蛋白 16g/L,血红蛋白 78g/L,血细胞比容 24%。

练习 10

问题

1. 对于该婴儿可能存在的 PDA,下列哪项是最好的干预措施?

　　A. 暂不干预,观察失代偿的征象

　　B. 采取措施缓解 PDA 所致的病理改变

　　C. 开始一个疗程的布洛芬治疗

　　D. 准备手术结扎

2. 如果不给予任何关闭动脉导管的药物或手术干预,下列哪项是可以减轻 PDA 所致病理改变的正确措施?

　　A. 降低呼吸机频率和/或 PIP

　　B. 提高 PEEP 至 6cmH₂O

　　C. 提高 FiO₂ 至 34%

　　D. 限制液体摄入量为 130～150mL/(kg·d)

　　E. 增加肠外营养液中醋酸盐的量

　　F. 在肠外营养液中加入白蛋白

　　G. 输注红细胞

答案

1. A 或 B。

2. B,D 和 G。

能为这些问题提供正确答案的证据很少。由于缺乏药物或手术关闭动脉导管的获益的证据,以及 PDA 对该婴儿造成的影响,因此问题 1 的答案可能是 A,而限制液体可能减轻副作用,因此选项 B 也是正确的。PDA 潜在的病理改变可能是很重要的,因此不能简单地忽视它。避免并发症的发生好过并发症发生后再去治疗,因此单纯的监测可能并不是最好的选择。有些报道显示采取不太积极的管理策略反而取得较好的结果(Sung et al.,2016;Semberovaet al.,2017)。对症状性 PDA 的极低出生体重儿,将液体限制在 130～150mL/(kg·d)、利尿、用卡托普利来降低体循环阻力,可以降低应用吲哚美辛或手术结扎的机会(分别仅占 1.6% 和 3.6%),且临床结局优于 Vermont Oxford 协作网的基础数据(Pietz et al.,2007)。

胎龄≤30 周需要机械通气且超声心动图提示 PDA 的早产儿,通过保守治疗,把液体限制在 130mL/(kg·d)、吸气时间从 0.4～0.45s 缩短至 0.35s、呼气末压力增加至 4.5cmH₂O,结果这些婴儿的临床结局和其他多中心协作组织报道的相仿甚至

更好(Vanhaesebrouck,2007)。这些婴儿中超过 95% 的 PDA 未经治疗自行关闭。在另一中心,对吲哚美辛预防性治疗后动脉导管仍持续开放的婴儿用选择性手术结扎代替原来的全部手术结扎策略,使这些高危儿手术的比例从原来的 100% 降至 72%(Jhaveri et al.,2010)。采取这一策略后,28% 的高危儿避免了手术。这部分没有接受手术的婴儿中,1/3 在出院前动脉导管自行关闭,1/3 在出院后和出生 6 个月内自行关闭,余下 1/3 动脉导管持续开放或通过心导管介入治疗。值得注意的是,在实施选择性手术结扎策略时,接受手术的都是出现循环衰竭症状的患儿,因此这些患儿接受手术的时间相对较迟,暴露于动脉导管分流所致的血流动力学改变的时间也较长。不过,PDA 的长时间开放并没有增加 BPD、败血症、ROP、严重 IVH、神经损伤或死亡等不良结局的发生率,实际上,NEC 的风险还显著降低了(矫正 *OR* 0.25,95% *CI* 0.07～0.95)。

NEC 发生率的降低是最令人关注的,因为这还意味着 PDA 开放的同时这些婴儿还在继续肠内喂养。而以前的临床实践中,这种情况下经常是停止肠内喂养的。另一研究比较了治疗策略改变后对需要呼吸支持且伴有中等以上 PDA 患儿的临床结局的影响,之前是普遍给予吲哚美辛或手术结扎治疗,现在则有选择地治疗。现在的治疗策略包括适当限制液体[大约 130～140mL/(kg·d)],只有不能撤离正压通气或在 NCPAP 下不能维持正常氧合的患儿才给予吲哚美辛或手术结扎(Kaempf,2012)。

尽管改为选择性治疗策略后,吲哚美辛和手术结扎的比例都下降了(分别从 79% 降至 26%,45% 降至 33%),但呼吸支持的情况和其他并发症如 BPD、IVH、PVL、NEC 等的发生率都未受影响。不过,BPD 或死亡合在一起的发生率是上升的(40% 上升至 54%)。那些出院时动脉导管仍保持开放的婴儿,70% 在一岁内自行关闭。最近的观察性研究发现,减少(Semberova et al.,2017)或取消(Sung et al.,2016)对早产儿 PDA 的治疗后,最终这些早产儿的 PDA 具有很高的自发关闭率(图 14.1)。尽管这些研究还不能提供强有力的证据来证实哪一种治疗策略是最优的,但提示我们采用那些早产儿耐受性更好的策略并不会使临床结局变坏。之前我们曾提到,早期常规干预使动脉导管关闭并不能改善结局,因此这一研究提示问题 1 的正确答案可能是适当限制液体量。而其他的措施仍需要试验来评估有效性。

在拥有足够的证据来指导临床管理以前,我们只能依靠动脉导管分流所致的病理生理改变来判断。分流所致的病理生理改变包括:肺血流量过多、其他脏器的灌注减少、充血性心力衰竭。即使大量左向右分流也不一定引起肺水肿,除非存在其他干扰肺液循环的因素,如表面活性物质缺乏、低渗透压或毛细血管渗漏综合征。如果出现肺水肿,肺泡-动脉血氧分压差加大,肺顺应性降低。大量左向右分流引起的"盗血"使心输出量和重要脏器的灌注减少。多普勒超声可以显示降主动脉、大脑中动脉、肠系膜上动脉、肾动脉的舒张期血流减少、消失甚至逆行(Groves et al.,2008)。PDA 相关的大脑血流速度的早期改变可能导致以后的脑室周围白质软化(但其因果关系尚未明确)(Pladys et al.,2001)。肾血流量减少和肾功能损伤相关(Vanpee et al.,1993),肠系膜动脉的血流改变则和 NEC 相关(Dollberg et al.,2005)。患有需要手术矫治的先天性心脏病的足月儿,降主动脉出现舒张期逆向血流和 NEC 高风险相关(Carlo et al.,2007)。不过,PDA 早产儿舒张期逆向血流的意义还没有经过充分的研究。大量动脉导管分流时,左心容量负荷显著增加引起的心肌功能不全可进一步加剧分流所致的缺血性病理改变,引起心房、心室扩张,心室功能不全的超声心动图征象,ST 段压低(Way et al.,1979),或肌钙蛋白水平上升(El-Khuffash and Molloy,2008)。

这些病理生理改变可以逐一去解决(Benitz,2011)。肺血流量过多时可以适当增加肺血管阻力,相关措施包括允许性高碳酸血症、增加气道压力、输血提高血细胞比容,避免碱中毒、过度氧疗,避免肺血管扩张剂(如一氧化氮)的应用等。这些措施也可以增加心输出量和脏器灌注。降低体循环后负荷(如卡托普利)以及避免或非常谨慎地应用体循环缩血管药物有助于减少左向右分流量。通过提供足够的前负荷和应用正性肌力药来保证心输出量也是有帮助的。当怀疑肾上腺皮质功能不全时,补充氢化可的松可以提升血压。充血性心力衰竭的标准处理方法包括通过限制液体或利尿来降低前负荷、给予正性肌力药支持、降低后负荷。已经发表的资料建议在这种情况下应适当限制液体,大约 140mL/(kg·d)就足够了。

除了这些血流动力学因素,处理上还应考虑其他可能直接影响脏器功能、导致动脉导管持续开放,以及和 PDA 无关的影响预后的其他因素。有些情况会加剧肺水肿,如低蛋白血症或毛细血管渗漏,应

该予以预防或治疗。良好的营养状况是预防低蛋白血症的关键,但这还不够。直接补充白蛋白可以迅速纠正低蛋白血症,同时联合利尿剂可以减轻钠的负荷。但白蛋白的补充还是有争议的,这主要是出于其安全性的考虑。毛细血管渗漏可以通过预防细菌性感染来避免。

同样,应尽力避免增加脑损伤(感染、贫血、低血糖)、肾损伤(低血容量、肾毒性药物)或肠道损伤的各种因素。过多补液[特别是超过 180mL/(kg·d)]、医院获得性细菌感染(特别是凝固酶阴性葡萄球菌)、利尿剂治疗都可能会延迟动脉导管的关闭。尽管呋塞米不会影响动脉导管对吲哚美辛的治疗反应(Lee et al.,2010),但可能使没有经过环氧合酶抑制剂治疗的 PDA 延迟关闭(Green et al.,1983)。这些策略都没有经过临床试验验证,这些策略的最终效果取决于正副作用的平衡。例如,积极应用呋塞米有助于缓解肺水肿和充血性心力衰竭,但可能导致低血容量、代谢性碱中毒或动脉导管持续开放等副作用。

这些方面的考虑提示我们问题 2 的答案是选项 B,D 和 G。答案 B 是正确的,因为 PEEP 的增加可能会增加肺血管阻力并降低跨肺动静脉压力梯度。增加 FiO_2(C)并没有帮助,因为这可能会降低肺血管阻力,增加肺血流量。由于 PaO_2 已经很高,因此降低 FiO_2 将是更好的选择。液体限制(D)是合适的,但重要的是要确保营养摄入量足以支持正常生长。增加肠外营养液中醋酸盐的含量(E)会加剧目前轻度代谢性碱中毒,可能会增加肺血流量。将白蛋白添加到肠外营养液中(F)可能有助于提高血清白蛋白水平,减少肺内和其他第三间隙内的液体,但是这种做法存在安全隐患,通常不建议这样做。输红细胞(G),达到目标血细胞比容在40%以上,有助于限制过多的肺血流量(鉴于体肺循环不同的血管流变学效应),可以使机体在较低的心输出量下就满足代谢的需求,但是该策略在 PDA 患儿中的作用尚未确定。

对动脉导管开放的早产儿的处理仍是新生儿医学领域最具挑战性的课题之一。除了已知早期关闭动脉导管并不能改善远期预后,其他很少有经验性证据来指导早产儿 PDA 的处理。接受动脉导管开放,同时密切观察血流动力学改变引起的病理生理效应已经被越来越认同为最好的 PDA 早期干预措施,特别是在那些体重>1 000g 的早产儿,因为这些早产儿的动脉导管几乎都能在未经干预的情况下自

行关闭。对于较小的早产儿,特别是患有 RDS 的早产儿,可能需要对 PDA 进行治疗,但治疗的适应证、合适的治疗时机、最好的治疗方法都尚未明确。鉴于我们还在寻求这些问题的正确答案,在我们处理动脉导管开放的早产儿时,我们要耐心、谦虚、谨慎。

(林慧佳 译)

推荐阅读

Ahlfors CE. Effect of ibuprofen on bilirubin-albumin binding. *J Pediatr*. 2004;144:386-388.

Alfaleh K, Smyth JA, Roberts RS, et al. Prevention and 18-month outcomes of serious pulmonary hemorrhage in extremely low birth weight infants: results from the trial of indomethacin prophylaxis in preterms. *Pediatrics*. 2008;121:e233-e238.

Aranda JV, Clyman R, Cox B, et al. A randomized, double-blind, placebo-controlled trial on intravenous ibuprofen L-lysine for the early closure of nonsymptomatic patent ductus arteriosus within 72 hours of birth in extremely-low-birth-weight infants. *Am J Perinatol*. 2009;26:235-245.

Asbagh PA, Zarkesh MR, Nili F, Sadat NS, Naeem AT. Prophylactic treatment with oral paracetamol for patent ductus arteriosus in preterm infants: a randomized clinical trial. *Tehran Univ Med J*. 2015;73:86-92.

Attridge JT, Kaufman DA, Lim DS. B-type natriuretic peptide concentrations to guide treatment of patent ductus arteriosus. *Arch Dis Child Fetal Neonatal Ed*. 2009;94:F178-F182.

Austin NC, Pairaudeau PW, Hames TK, et al. Regional cerebral blood flow velocity changes after indomethacin infusion in preterm infants. *Arch Dis Child*. 1992;67:851-854.

Bada HS, Green RS, Pourcyrous M, et al. Indomethacin reduces the risks of severe intraventricular hemorrhage. *J Pediatr*. 1989;115:631-637.

Bandstra ES, Montalvo BM, Goldberg RN, et al. Prophylactic indomethacin for prevention of intraventricular hemorrhage in premature infants. *Pediatrics*. 1988;82:533-542.

Benitz WE. Learning to live with patency of the ductus arteriosus in preterm infants. *J Perinatol*. 2011;31(suppl 1):S42-S48.

Benitz WE. Treatment of persistent patent ductus arteriosus in preterm infants: time to accept the null hypothesis? *J Perinatol*. 2010;30:241-252.

Benjamin JR, Smith PB, Cotten CM, et al. Long-term morbidities associated with vocal cord paralysis after surgical closure of a patent ductus arteriosus in extremely low birth weight infants. *J Perinatol*. 2010;30:408-413.

Brooks JM, Travadi JN, Patole SK, et al. Is surgical ligation of patent ductus arteriosus necessary? The Western Australian experience of conservative management. *Arch Dis Child Fetal Neonatal Ed*. 2005;90:F235-F239.

Brown ER. Increased risk of bronchopulmonary dysplasia in infants with patent ductus arteriosus. *J Pediatr*. 1979;95:865-866.

Carlo WF, Kimball TR, Michelfelder EC, et al. Persistent diastolic flow reversal in abdominal aortic Doppler-flow profiles is associated with an increased risk of necrotizing enterocolitis in term infants with congenital heart disease. *Pediatrics*. 2007;119:330-335.

Cassady G, Crouse DT, Kirklin JW, et al. A randomized, controlled trial of very early prophylactic ligation of the ductus arteriosus in babies who weighed 1000 g or less at birth. *N Engl J Med*. 1989;320:1511-1516.

Choi BM, Lee KH, Eun BL, et al. Utility of rapid B-type natriuretic peptide assay for diagnosis of symptomatic patent ductus arteriosus in preterm infants. *Pediatrics*. 2005;115:e255-e261.

Chorne N, Leonard C, Piecuch R, et al. Patent ductus arteriosus and its treatment as risk factors for neonatal and neurodevelopmental morbidity. *Pediatrics*. 2007;119:1165-1174.

Clement WA, El-Hakim H, Phillipos EZ, et al. Unilateral vocal cord paralysis following patent ductus arteriosus ligation in extremely low-birth-weight infants. *Arch Otolaryngol Head Neck Surg*. 2008;134:28-33.

Clyman R, Cassady G, Kirklin JK, et al. The role of patent ductus arteriosus ligation in bronchopulmonary dysplasia: reexamining a randomized controlled trial. *J Pediatr*. 2009;154:873-876.

Coombs RC, Morgan ME, Durbin GM, et al. Gut blood flow velocities in the newborn: effects of patent ductus arteriosus and parenteral indomethacin. *Arch Dis Child*. 1990;65:1067-1071.

Couser RJ, Ferrara TB, Wright GB, et al. Prophylactic indomethacin therapy in the first twenty-four hours of life for the prevention of patent ductus arteriosus in preterm infants treated prophylactically with surfactant in the delivery room. *J Pediatr*. 1996;128:631-637.

Davis P, Turner-Gomes S, Cunningham K, et al. Precision and accuracy of clinical and radiological signs in premature infants at risk of patent ductus arteriosus. *Arch Pediatr Adolesc Med*. 1995;149:1136-1141.

Dessardo NS, Mustac E, Dessardo S, et al. Chorioamnionitis and chronic lung disease of prematurity: a path analysis of causality. *Am J Perinatol*. 2012;29:133-140.

Dollberg S, Lusky A, Reichman B. Patent ductus arteriosus, indomethacin and necrotizing enterocolitis in very low birth weight infants: a population-based study. *J Pediatr Gastroenterol Nutr*. 2005;40:184-188.

Domanico RS, Waldman JD, Lester LA, et al. Prophylactic indomethacin reduces the incidence of pulmonary hemorrhage and patent ductus arteriosus in surfactant-treated infants <1250 g. *Pediatr Res*. 1994;35:331A.

El-Khuffash A, Barry D, Walsh K, et al. Biochemical markers may identify preterm infants with a patent ductus arteriosus at high risk of death or severe intraventricular haemorrhage. *Arch Dis Child Fetal Neonatal Ed*. 2008;93:F407-F412.

El-Khuffash AF, Amoruso M, Culliton M, et al. N-terminal pro-B-type natriuretic peptide as a marker of ductal haemodynamic significance in preterm infants: a prospective observational study. *Arch Dis Child Fetal Neonatal Ed*. 2007;92:F421-F422.

El-Khuffash AF, Molloy EJ. Influence of a patent ductus arteriosus on cardiac troponin T levels in preterm infants. *J Pediatr*. 2008;153:350-353.

El-Khuffash AF, Slevin M, McNamara PJ, et al. Troponin T, N-terminal pro natriuretic peptide and a patent ductus arteriosus scoring system predict death before discharge or neurodevelopmental outcome at 2 years in preterm infants. *Arch Dis Child Fetal Neonatal Ed*. 2011;96:F133-F137.

Flynn PA, da Graca RL, Auld PA, et al. The use of a bedside assay for plasma B-type natriuretic peptide as a biomarker in the management of patent ductus arteriosus in premature neonates. *J Pediatr*. 2005;147:38-42.

Friedman WF, Hirschklau MJ, Printz MP, et al. Pharmacologic closure of patent ductus arteriosus in the premature infant. *N Engl J Med*. 1976;295:526-529.

Garland J, Buck R, Weinberg M. Pulmonary hemorrhage risk in infants with a clinically diagnosed patent ductus arteriosus: a retrospective cohort study. *Pediatrics*. 1994;94:719-723.

Green TP, Thompson TR, Johnson DE, et al. Furosemide promotes patent ductus arteriosus in premature infants with the respiratory-distress syndrome. *N Engl J Med*. 1983;308:743-748.

Groves AM, Kuschel CA, Knight DB, et al. Does retrograde diastolic flow in the descending aorta signify impaired systemic perfusion in preterm infants? *Pediatr Res*. 2008;63:89-94.

Hammerman C, Strates E, Valaitis S. The silent ductus: its precursors and its aftermath. *Pediatr Cardiol*. 1986;7:121-127.

Hamrick SE, Hansmann G. Patent ductus arteriosus of the preterm infant. *Pediatrics*. 2010;125:1020-1030.

Heymann MA, Rudolph AM, Silverman NH. Closure of the ductus arteriosus in premature infants by inhibition of prostaglandin synthesis. *N Engl J Med*. 1976;295:530-533.

Jeong HA, Shin J, Kim E, et al. Correlation of B-type natriuretic peptide levels and echocardiographic parameters in preterm infants with patent ductus arteriosus. *Korean J Pediatr*. 2016;59:183-189.

Jhaveri N, Moon-Grady A, Clyman RI. Early surgical ligation versus a conservative approach for management of patent ductus arteriosus that fails to close after indomethacin treatment. *J Pediatr*. 2010;157:381-387.

Jim WT, Chiu NC, Chen MR, et al. Cerebral hemodynamic change and intraventricular hemorrhage in very low birth weight infants with patent ductus arteriosus. *Ultrasound Med Biol*. 2005;31:197-202.

Kabra NS, Schmidt B, Roberts RS, et al. Neurosensory impairment after surgical closure of patent ductus arteriosus in extremely low birth weight infants: results from the Trial of Indomethacin Prophylaxis in Preterms. *J Pediatr*. 2007;150:229-234.

Kaempf JW, Wu YX, Kaempf AJ, et al. What happens when the patent ductus arteriosus is treated less aggressively in very low birth weight infants? *J Perinatol*. 2012;32:344-348.

Katayama Y, Minami H, Enomoto M, et al. Antenatal magnesium sulfate and the postnatal response of the ductus arteriosus to indomethacin in extremely preterm neonates. *J Perinatol*. 2011;31:21-24.

Kluckow M, Jeffery M, Gill A, Evans N. A randomised placebo-controlled trial of early treatment of the patent ductus arteriosus. *Arch Dis Child*. 2014;99:F99-F104.

Lee BS, Byun SY, Chung ML, et al. Effect of furosemide on ductal closure and renal function in indomethacin-treated preterm infants during the early neonatal period. *Neonatology*. 2010;98:191-199.

Mahony L, Carnero V, Brett C, et al. Prophylactic indomethacin therapy for patent ductus arteriosus in very-low-birth-weight infants. *N Engl J Med*. 1982;306:506-510.

Marshall DD, Kotelchuck M, Young TE, et al. Risk factors for chronic lung disease in the surfactant era: a North Carolina population-based study of very low birth weight infants. *Pediatrics*. 1999;104:1345-1350.

McNamara PJ, Sehgal A. Towards rational management of the patent ductus arteriosus: the need for disease staging. *Arch Dis Child Fetal Neonatal Ed*. 2007;92:F424-F427.

Noori S. Pros and cons of patent ductus arteriosus ligation: hemodynamic changes and other morbidities after patent ductus arteriosus ligation. *Semin Perinatol*. 2012;36:139-145.

Noori S, McCoy M, Friedlich P, et al. Failure of ductus arteriosus closure is associated with increased mortality in preterm infants. *Pediatrics*. 2009;123:e138-e144.

Oh W, Poindexter BB, Perritt R, et al. Association between fluid intake and weight loss during the first ten days of life and risk of bronchopulmonary dysplasia in extremely low birth weight infants. *J Pediatr*. 2005;147:786-790.

Ohlsson A, Walia R, Shah SS. Ibuprofen for the treatment of patent ductus arteriosus in preterm and/or low birth weight infants. *Cochrane Database Syst Rev*. 2013;(4):CD003481.

Ohlsson A, Shah PS. Paracetamol (acetaminophen) for patent ductus arteriosus in preterm or low birth weight infants. *Cochrane Database Syst Rev*. 2018;4:CD010061.

Perloff JK. Therapeutics of nature—the invisible sutures of "spontaneous closure". *Am Heart J*. 1971;82:581-585.

Pezzati M, Vangi V, Biagiotti R, et al. Effects of indomethacin and ibuprofen on mesenteric and renal blood flow in preterm infants with patent ductus arteriosus. *J Pediatr*. 1999;135:733-738.

Pietz J, Achanti B, Lilien L, et al. Prevention of necrotizing enterocolitis in preterm infants: a 20-year experience. *Pediatrics*. 2007;119:e164-e170.

Pladys P, Beuchee A, Wodey E, et al. Patent ductus arteriosus and cystic periventricular leucomalacia in preterm infants. *Acta Paediatr*. 2001;90:309-315.

Roksund OD, Clemm H, Heimdal JH, et al. Left vocal cord paralysis after extreme preterm birth, a new clinical scenario in adults. *Pediatrics*. 2010;126:e1569-1577.

Ryder RW, Shelton JD, Guinan ME. Necrotizing enterocolitis: a prospective multicenter investigation. *Am J Epidemiol*. 1980;112:113-123.

Sanjeev S, Pettersen M, Lua J, et al. Role of plasma B-type natriuretic peptide in screening for hemodynamically significant patent ductus arteriosus in preterm neonates. *J Perinatol*. 2005;25:709-713.

Schmidt B, Davis P, Moddemann D, et al. Long-term effects of indomethacin prophylaxis in extremely-low-birth-weight infants. *N Engl J Med*. 2001;344:1966-1972.

Schmidt B, Roberts RS, Fanaroff A, et al. Indomethacin prophylaxis, patent ductus arteriosus, and the risk of bronchopulmonary dysplasia: further analyses from the Trial of Indomethacin Prophylaxis in Preterms (TIPP). *J Pediatr*. 2006;148:730-734.

Sehgal A, Paul E, Menahem S. Functional echocardiography in staging for ductal disease severity: role in predicting outcomes. *Eur J Pediatr*. 2013;172:179-184.

Semberova J, Sirc J, Miletin J, et al. Spontaneous closure of patent ductus arteriosus in infants ≤ 1500 g. *Pediatrics*. 2017;140:e20164258.

Shortland DB, Gibson NA, Levene MI, et al. Patent ductus arteriosus and cerebral circulation in preterm infants. *Dev Med Child Neurol*. 1990;32:386-393.

Skelton R, Evans N, Smythe J. A blinded comparison of clinical and echocardiographic evaluation of the preterm infant for patent ductus arteriosus. *J Paediatr Child Health*. 1994;30:406-411.

Stark AR, Carlo WA, Tyson JE, et al. Adverse effects of early dexamethasone treatment in extremely-low-birth-weight infants. *N Engl J Med*. 2001;344:95-101.

Sung SI, Chang YS, Chun JY, et al. Mandatory closure versus nonintervention for patent ductus arteriosus in very preterm infants. *J Pediatr*. 2016;177:66-71.

Teixeira LS, Shivananda SP, Stephens D, et al. Postoperative cardiorespiratory instability following ligation of the preterm ductus arteriosus is related to early need for intervention. *J Perinatol*. 2008;28:803-810.

Vanhaesebrouck S, Zonnenberg I, Vandervoort P, et al. Conservative treatment for patent ductus arteriosus in the preterm. *Arch Dis Child Fetal Neonatal Ed*. 2007;92:F244-F247.

Van Overmeire B, Van de Broek H, Van Laer P, et al. Early versus late indomethacin treatment for patent ductus arteriosus in premature infants with respiratory distress syndrome. *J Pediatr*. 2001;138:205-211.

Vanpee M, Ergander U, Herin P, et al. Renal function in sick, very low-birth-weight infants. *Acta Paediatr*. 1993;82:714-718.

Watterberg KL, Gerdes JS, Cole CH, et al. Prophylaxis of early adrenal insufficiency to prevent bronchopulmonary dysplasia: a multicenter trial. *Pediatrics*. 2004;114:1649-1657.

Way GL, Pierce JR, Wolfe RR, et al. ST depression suggesting sub-endocardial ischemia in neonates with respiratory distress syndrome and patent ductus arteriosus. *J Pediatr*. 1979;95:609-611.

Weesner KM, Dillard RG, Boyle RJ, et al. Prophylactic treatment of asymptomatic patent ductus arteriosus in premature infants with respiratory distress syndrome. *South Med J*. 1987; 80:706-708.

Weisz DE, Mirea L, Rosenberg E, et al. Association of patent ductus arteriosus ligation with death or neurodevelopmental impairment among extremely preterm infants. *JAMA Pediatr*. 2017;171:443-449.

Yaseen H, al Umran K, Ali H, et al. Effects of early indomethacin administration on oxygenation and surfactant requirement in low birth weight infants. *J Trop Pediatr*. 1997;43:42-46.

第 15 章

新生儿低血压

Tai-Wei Wu　Shahab Noori　Istvan Seri

简介

早产儿低血压是新生儿重症监护室的常见情况。尽管对于新生儿"低血压"并没有一个精确的数值来进行诊断,但到了某一血压范围还是会让医生紧张。这一章主要讨论新生儿低血压诊断和处理上的复杂性,并指导医生依据现有的证据做出判断,为患儿提供基于生理学的个体化的处理方案。我们提供了一个真实的病例,该病例的心血管问题在NICU 内是很常见的,我们会让读者来做出临床判断。在描述患儿病情进展的同时,我们也会讨论新生儿低血压的定义、诊断、处理方面的目前的一些证据和疑惑,并提供临床结局的相关资料。最后,在该病例的基础上,还提供了其他一些信息,我们希望通过本章的阅读,读者能够得到合理的符合病理生理学的治疗方案。

病例 1

男婴,胎龄 24^{+5} 周,出生体重 618g,因胎心减速剖宫产出生。母亲提前宫缩发动,有发热,接受了抗生素治疗,并完成了产前皮质激素的疗程。

出生时患儿哭声很低,心率>60 次/min。产房内气管插管,给予一剂表面活性物质。1-3-5 分钟的Apgar 评分分别为 3-7-9 分,随后被转入 NICU。生后第 3 天,由于动脉导管"较大",开始一个疗程的吲哚美辛治疗。同一天,头颅超声显示右侧 Ⅲ 度 IVH。生后第 6 天复查超声心动图,发现动脉导管仍然开放。不过,他的血压在正常范围,因此不需要心血管支持治疗。完成吲哚美辛疗程后,开始低剂量肠内

营养:鼻饲母乳 2mL,每 3 小时一次。

生后第 7 天,患儿出现多次心动过缓和氧饱和度下降。腹部 X 线片显示腹腔游离气体。动脉血气:pH 6.9,$PaCO_2$ 75mmHg,PaO_2 50mmHg,BE-10mmol/L。开始给患儿广谱抗生素治疗,多巴胺 2.5μg/(kg·min)泵注。患儿被转运至能够进行手术的三级医院。转运过程中,患儿的低血压逐渐恶化,多巴胺的剂量逐渐上调至 10μg/(kg·min)。给予 20 mL/kg 的等张生理盐水扩容。

到达三级医院时,患儿心率 198 次/min,呼吸 40 次/min。动脉收缩压、舒张压和平均压分别是 37、12、19mmHg。体格检查发现,刺激后患儿能够睁眼,但自主动作很少。皮肤苍白、有花斑,前囟门凹陷,呼吸音两侧对称,心脏闻及响亮的全收缩期杂音。腹胀明显,腹壁颜色发青。入院前 8 小时都没有尿量。持续常频机械通气,末梢血气显示:pH 7.02,$PaCO_2$ 52mmHg,PaO_2 36mmHg,HCO_3^- 13mmol/L,BE － 16.6mmol/L。乳酸14.3mmol/L(正常≤2.5mmol/L)。血常规:WBC 8.11×10^9/L,Hb 90g/L,血细胞比容为 27%,血小板 202×10^9/L。患儿血清皮质醇上升至 62μg/dL。凝血功能:凝血酶原时间(prothrombin time)PT)20s,活化部分凝血活酶时间(activated partial thromboplastin time,APTT)103s,纤维蛋白原 176mg/dL。给他输注血液制品来纠正凝血功能异常。经过最初的紧急处理,小儿外科医生在床边放置了腹腔引流管,引流出 15mL 胎粪样液体。当地医院的血培养革兰氏阴性杆菌为阳性。现在,他已经用了 20μg/(kg·min)的多巴胺和 0.01μg/(kg·min)的肾上腺素。但是他的血压仍然继续降低,收缩压、舒张压、平均压分别为 22、10、15mmHg。于是又给了他两次 10mL/kg 的生理盐

水扩容。

练习

问题

1. 引起患儿目前低血压的最可能的原因是下列哪个？

    A. 全身血管阻力下降（血管舒张性休克）

    B. 心输出量降低（心源性休克）

    C. 动脉导管开放引起显著的血流动力学改变，血液左向右分流，动脉导管盗血，导致动脉导管后的体循环血流量减少

    D. 肾上腺皮质功能不全

    E. 血管内容量不足（低血容量性休克）

讨论

所有上述因素都可以引起低血压。不过，在我们下结论以前，让我们先看看决定血压的因素是什么，以及新生儿"正常"血压是如何定义的。

决定血压的因素

在流体力学中，管道内的压力可以用欧姆定律来表示：压力梯度＝流量×阻力。将该公式用于心血管系统，即：平均血压－右心房压＝心输出量×全身血管阻力。因此，血压取决于两个独立变量：心输出量和体循环血管阻力（systemic vascular resistance，SVR）。心脏每分钟泵出一定容量的血液（心输出量＝每搏输出量×心率）进入动脉血管床，而血管床又提供一定的血管阻力。每搏输出量由心脏前负荷、心肌收缩能力和后负荷所决定，心率则受很多因素的影响，包括交感/副交感神经的调节、儿茶酚胺的产生与释放、体温。充足的循环血容量和心室顺应性是舒张期心脏得到充盈，并在下一次收缩前心肌细胞产生一定牵张的必要前提。Frank-Starling 定律解释了心肌收缩能力随心肌细胞长度的变化规律，即在一定范围内增加前负荷可以使心肌收缩能力增强（图 15.1）。在收缩期，由于心脏必须产生压力来克服阻力，将血液泵出，因此 SVR 和心脏的后负荷有关。除了血压，直接决定后负荷的还有血管的直径，而且后负荷和左心室的厚度成负相关。后负荷的增加使 Frank-Starling 曲线偏移，每搏输出量下降（图 15.2）。血管床内为了产生血流需要克服的总的阻

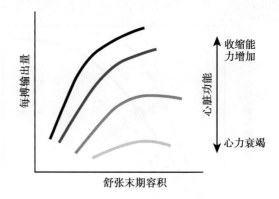

图 15.1　心脏的 Frank-Starling 曲线，反映了舒张末期容积和每搏输出量之间的关系。正常心脏的每搏输出量随舒张末期容积的增加而增加。如果心脏功能受损，曲线向右下方移位，增加舒张末期容积只能使每搏输出量小幅增加（Hanft et al. , 2008）

力就是 SVR。SVR 无法直接测量，但可以通过测量血压和心输出量，再根据欧姆定律计算所得。SVR 是指血管床内血液流动时遇到的平均阻力，而不考虑心动周期中搏动所致的阻力变化。不同区域的血管阻力存在差异，允许终末器官在给定的灌注压范围内自动调节血流（自动调节血压范围）。根据流体力学和泊肃叶定律：阻力＝$8 \times L \times \mu \div (\pi \times r^4)$，其中 L 指血管长度，μ 指血液黏滞度，r 指血管半径。从这个公式我们可以得知，血管长度和血液黏滞度通常变化很小，因此血管直径是调节血管阻力的最重要的因素。血管平滑肌张力的调节是复杂的过程，影响因素包括局部的内皮衍生物质如一氧化氮、内皮素、前列环素以及神经和激素调节因子（抗利尿激素、血管紧张素 II、儿茶酚胺等）。败血症时，炎症细胞因子（如肿瘤坏死因子、白介素-1 家族、前列腺素等）是血管舒张性休克的最有力的介质。

只有理解了这些血压的决定因素，才能够认识到新生儿休克的不同病因，有的病因影响的是其中某个因素，有的病因是影响其中多个因素（如心输出量和/或 SVR）。如果医生能够识别血流动力学改变的特殊病理生理特征以及血压的决定因素之间的相互作用，则有助于在临床上做出正确的诊疗决定，比如升压药、正性肌力药以及扩容等治疗。图 15.3 列出了影响血压的临床因素。在血流动力学参数中，血压是除了心率以外，测量最精确最稳定的参数。临床医生经常依靠测得的血压水平来治疗休克。不过，目前仍不清楚在新生儿，怎样的血压值算是"血压太低"。

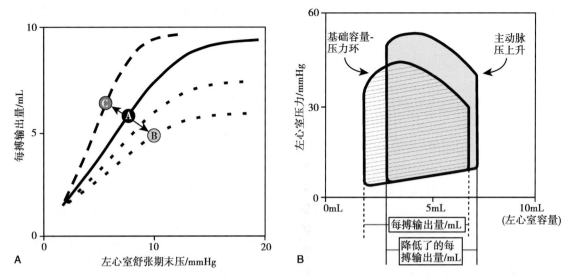

图 15.2　图示增加后负荷(以主动脉压为代表)对左心室舒张期末压-每搏输出量关系(Frank-Starling 曲线,图 A),左心室容量-压力关系(容量-压力环)的影响,并根据新生儿心率、正性肌力作用、左心室壁厚度不变进行了校正。后负荷增加,左心室舒张期末压-每搏输出量关系曲线从 A 向 B 移位;后负荷减少,曲线从 A 向 C 移位(图 A)。图 B 中,斜线表示基础容量-压力环,后负荷变化所致的容量-压力环移位和变化如图所示。后负荷增加时,每搏输出量减少,舒张末期和收缩末期左心室压力增加,容量-压力环向右上方移位并变窄

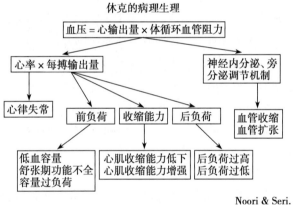

Noori & Seri.
Neonatology: Clinical Practice and Procedural Atlas 2015

图 15.3　新生儿休克的病理生理。根据欧姆定律,血压由两个因素决定:心输出量和血管阻力。这两个独立的变量可以进一步分解为不同的血流动力学变量(From Noori S and Seri I,*Neonatology:clinical practice and procedural atlas*,United States of America,2015,McGraw-Hill)

正常血压的资料

许多研究者报道了基于人群的不同胎龄、出生体重、生后年龄的正常血压范围。大部分的资料都认为体重越大、越成熟的新生儿血压越高,而且血压随着出生后年龄的增长逐渐升高(表 15.1)(Watkins et al.,1989)。临床上常用的评估血压能否接受的标准是平均血压是否达到该患儿的周龄。这一简单又实用的方法是基于 1992 年英国围产医学会的推

荐。值得注意的是,最近一项关于超早产儿的研究报道,出生后 3 天内曾用容量、缩血管-正性肌力药和/或皮质激素治疗的孤立性无症状性低血压(定义为平均血压低于孕周数),其无重大疾病的生存率较高且严重脑发育异常的发生率较低(Durrmeyer et al.,2017)。这一结果说明在目前的临床实践中,很多人认为无害的低血压("允许性低血压")实际上可能和器官(包括大脑)的血流灌注及供氧有关。

其他一些学者主张利用基于人群的血压值来建立正常血压的范围(图 15.4)(Nuntnarumit et al.,1999)。

此外,另一些学者根据脑血流自身调节范围的低限,将 28~30mmHg 定为早产儿生后过渡期所需的血压低限(Greisen,2012;McLean et al.,2012)。有研究支持平均动脉压低于 28~30mmHg 时,早产儿压力被动性脑血流的调节能力受限,导致脑室内出血和脑室周围白质软化(Kleinman and Seri,2012;Munro et al.,2004)。但该观点缺乏高级别的证据支持。

从这些不同的观点中我们可以看出要给新生儿低血压下一个准确的定义(Munro et al.,2004),以及在早产儿血压的处理上达成共识是非常困难的(Dempsey and Barrington,2009;Noori,2012b)。新生儿低血压的定义较为混乱的主要原因是血压是除了心率以外唯一常规持续监测的血流动力学指标。在体循环血流的计算公式(心输出量=BP/SVR)中,血

表 15.1 生后 3 天内 131 例极低出生体重儿平均血压的变化（平均血压的均值/平均血压的第 10 百分位）

出生体重/g	生后年龄/h								
	3	12	24	36	48	60	72	84	96
500	35/23	36/24	37/25	38/26	39/28	41/29	42/30	43/31	44/33
600	35/24	36/25	37/26	39/27	40/28	41/29	42/31	44/32	45/33
700	36/24	37/25	38/26	39/28	42/29	42/30	43/31	44/32	45/34
800	36/25	37/26	39/27	40/28	41/29	42/31	44/32	45/33	46/34
900	37/25	38/26	39/27	40/29	42/30	43/31	44/32	45/33	47/35
1 000	38/26	39/27	40/28	41/29	42/31	43/32	45/33	46/35	47/35
1 100	38/27	39/37	40/29	42/30	43/31	44/32	45/34	46/35	48/36
1 200	39/27	40/28	41/29	42/30	43/32	45/33	46/34	47/35	48/37
—	—	—	—	—	—	—	—	—	—
1 400	40/28	42/29	42/30	43/32	44/33	46/34	47/35	48/36	49/38
1 500	40/29	42/30	43/31	44/32	45/33	46/35	48/36	49/37	50/38

From Watkins AMC, West CR, Cooke RWI: Blood pressure and cerebral haemorrhage and ischaemia in very low birthweight infants, *Early Hum Develop* 19:103-110, 1989.

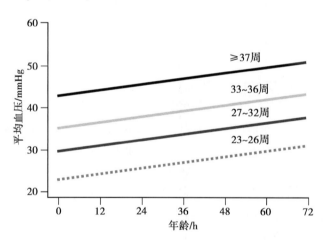

图 15.4 出生胎龄 23~43 周的 103 例新生儿生后 72 小时内平均血压的变化，随着出生胎龄和生后日龄的增加，平均血压逐渐上升（From Nuntnarumit P，Yang W，Bada-Ellzey HS: Blood pressure measurements in the newborn, *Clin Perinatol* 26[4]:981-96, 1999)

压是其中的决定因素之一，因此具有临床意义的低血压定义及其治疗不能单纯依赖于某一血压值。事实上，除了最近的一项大样本研究（Durrmeyer et al.，2017），其他的随机对照研究并未提供早产儿平均动脉压低于胎龄或同胎龄统计正常值的低血压经治疗后临床结局的相关资料。不同研究中的患儿人群、临床表现、治疗方案都存在较大的差异，患儿对血压降低所致的器官灌注血流减少的代偿能力也各不相同，这就可以解释，或至少部分解释为什么早产儿出生后过渡时期的血压范围低限缺乏一个明确的

依据。另外很重要的一点就是不同患儿能够接受的血压低限是不同的，同一患儿在不同年龄也是不同的，这主要取决于患儿对低血压和器官低灌注的代偿能力。因此作为这样一个重要的指标，无法对整个早产儿或足月儿人群都用某一个数值来进行定义。对于每一个患儿在每一个时间节点都应该进行个体化评估，即"精准医疗"的概念（Soleymani et al.，2012）。

很多研究发现早期低血压和早产儿 IVH 以及神经发育不良结局有关（Watkins et al.，1989；Bada et al.，1990；Goldstein et al.，1995；Cunningham et al.，1999；Martens et al.，2003；Fanaroff et al.，2006；Limperopoulos et al.，2007；Batton et al.，2007；Pellicer et al.，2009）。虽然早期低血压和早产儿脑损伤的关系已经明确，但具体发病机制仍有待证实。另一方面，如前所述，一些研究发现单纯血压数值低于孕周数并不影响神经发育的预后，对此发现，也许可以用"扩容或中低剂量的多巴胺治疗低血压并不能显著改善局部脑氧饱和度"来解释（Alderliesten et al.，2014；Bonestroo et al.，2011）。

总之，过低的血压也可能是失代偿性休克。不过，基于欧姆定律，我们能够理解，即使心功能不全或血管张力调节障碍时，早产儿并不成熟的心血管代偿能力也是有可能把血压维持在正常范围的。据此，我们可以把新生儿血流动力学状态分成四大

类:①心功能不全伴血管张力的代偿性增加;②心功能不全且血管张力代偿不充分;③血管张力失调导致血管扩张伴心输出量的代偿;④血管张力失调导致血管扩张且心输出量代偿不充分(图

15.5)。

接下来,我们要重点讨论对于全身或终末器官血流灌注进行直接或间接血流动力学监测的方法以及这些方法的局限性。

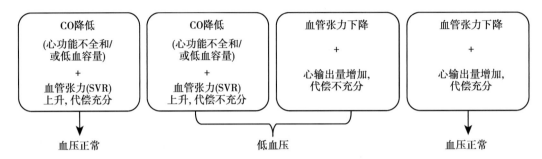

图 15.5　心肌功能障碍或血管张力调节异常所致的新生儿心血管问题的病理生理改变。该图显示了当血管张力或心输出量能够代偿性增加时,血压为什么能维持在"正常"范围。在低血压时,说明这些指标未能充分代偿。CO,心输出量;SVR,体循环血管阻力

血压的测量

如前讨论,传统上一直都把血压作为对心血管功能受损的新生儿进行临床干预的重要参数。NICU 中总是频繁地测量血压,有时甚至用有创的方法进行监测。通过脐动脉置管和外周动脉置管所测得的血压相关性很好,收缩压的一致性达 98%,舒张压的一致性达 97%(Butt and Whyte,1984)。如果袖带尺寸选择合适(袖带宽度与手臂长度之比为 0.45~0.55),患儿没有疼痛刺激、没有肢体的活动,则无创血压计测得的血压值和有创监测也具有较好的相关性(Emery and Greenough,1993;Dannevig et al.,2005)。

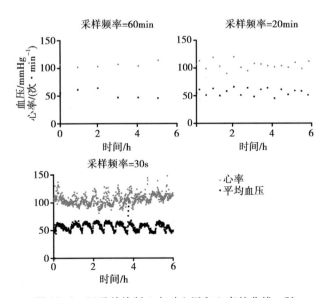

图 15.6　记录并绘制 6 小时血压和心率的曲线。随着采样频率的增加,可以更加精确地反映血流动力学的变化趋势

由于血流动力学可以在数秒或数分钟内发生变化,血流动力学参数的不同采样频率会对血流动力学的变化趋势的分析产生影响。图 15.6 显示了一例缺氧缺血性脑病足月儿的心率和血压的三个不同采样频率的时间曲线。值得注意的是,随着采样频率的增加,血流动力学资料出现了显著的差别。

体循环血流测量

在危重症医学中,心输出量的评估是很重要的,反映了心脏单位时间内的泵血能力。心输出量的终极目标是维持足够的氧输送。临床上,要在早产儿中开展有创监测(热稀释法)是有技术难度的。超声心动图是更为常用的心输出量监测方法。左心室输出量(left ventricular output,LVO)可以利用多普勒技术测定主动脉瓣的血流速度再结合主动脉瓣的直径来获得。在大多数儿科和成人患者,测得的 LVO 能够代表体循环的血流。不过,在早产儿,由于动脉导管未闭,在测量部位的远端存在左向右分流,因此 LVO 经常会高估了体循环血流,因为左心室泵出的血液有一部分通过动脉导管分流进入了肺循环。在这种情况下,LVO 其实包括了体循环和肺循环两部分的血流。事实上,Kluckow 和 Evans 发现,早产儿的平均动脉压和 LVO 之间并没有很好的相关性(r = 0.14)(图 15.7A),当早产儿动脉导管闭合后,这两者之间的相关性也仅仅是略有改善(r = 0.38)。这说明早产儿即使在体循环血流量低于正常时也可以通过心血管的代偿机制来维持正常的血压(图 15.7B)(Kluckow and Evans,1996)。因此,研究中开

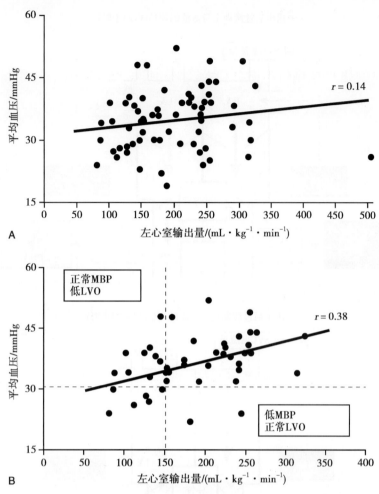

图 15.7　散点图显示了 67 例需要机械通气的早产儿(图 A)和 45 例动脉导管已关闭的早产儿(图 B)的平均血压(MBP)和左心室输出量(LVO)的关系,说明两者之间并没有很好的相关性(From Kluckow M,Evans N:Relationship between blood pressure and cardiac output in preterm infants requiring mechanical ventilation,*J Pediatr* 129[4]:506-12,1996)

始用上腔静脉(superior vena cava,SVC)的血流来代替体循环血流(Kluckow,2000a;Hunt et al.,2004)。

　　尽管 SVC 血流的测定存在一些技术上的限制,在某一既定的研究中需要纳入较大样本量的患儿,但在临床试验中,用 SVC 来评估体循环血流是非常直观的方法,特别是在胎儿血流通路尚未关闭的婴儿中(图 15.8)。事实上,低 SVC 血流和 IVH(Kluckow,2000a)、3 岁时的异常神经发育结局(Hunt et al.,2004)具有显著的相关性。同一研究团队还发现,和 SVC 血流正常的早产儿相比,用多巴胺或多巴酚丁胺治疗低 SVC 血流对于死亡和神经发育不良结局并没有影响(Osborn et al.,2007)。由于该研究未纳入低 SVC 血流且未治疗的对照组,研究中用的正性肌力药剂量是固定的,而不是通过剂量的调整来达到最佳的血流动力学状态,且用了 SVC 血流来代表体循环血流,因此在解读这一研究

结果时还是应该谨慎。最后,在一小样本的感染性休克早产儿队列,根据基于血压制定的流程进行处理,所有患儿,不论存活的还是没有存活的,血压都得到了改善。但是用超声心动图动态评估体循环血流的变化发现,尽管存活者的 SVR 较低,但体循环血流实际上并没有变化。相反,未存活的患儿 SVR 显著上升,体循环血流减少(de Waal and Evans,2010)。这进一步说明,血流动力学的变化非常复杂,仅有血压监测是不够的,还需要动态的超声心动图评估或其他体循环血流监测技术(见下文)。

　　另一无创的心输出量监测技术是电测速法,即通过测定心动周期内红细胞排列变化产生的电阻抗来反映血流的速度,并据此来计算心输出量。在没有 PDA 且血流动力学稳定的新生儿,临床上用电测速法测量的心输出量和超声心动图评估的结果是一致的(Noori et al.,2012a;Blohm et al.,2014;Torigoe

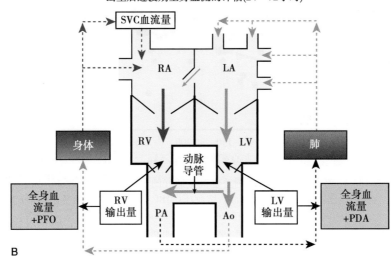

图 15.8 生后最初 24 小时至 72 小时的血流示意图。请注意,如果动脉导管开放,心房水平又没有显著分流,右心室(RV)输出量就代表体循环血流,左心室(LV)输出量就代表从肺回到左心房(LA)并进入左心室,最后分布于肺循环(通过 PDA 的左向右分流)和体循环的血流量

et al.,2015)。电测速法的优点是无创,可以持续监测心输出量。但是当它用于血流动力学不稳定或存在 PDA 的患儿时,其准确性还需要进一步验证。存在 PDA 时,其结果和超声心动图相比就会产生较大的偏倚(Torigoe et al.,2015),其心输出量绝对值的测量是不精确的,只能用于变化趋势的评估(Hsu et al.,2017)。

器官灌注的间接监测

低血压和器官血流量减少的临床表现包括毛细血管充盈时间(capillary refilling time,CRT)延长、乳酸性酸中毒和/或尿量减少或无尿。有经验的临床医生在常规的体格检查中会检查这些情况来评估患儿血流动力学状况。

毛细血管充盈时间

按压皮肤 3~5s 后,计算皮肤的毛细血管床重新充盈即肤色恢复正常的时间就是 CRT(秒)。前额和胸骨的皮肤是观察 CRT 的最合适和最可靠的部位,通常认为 CRT>3s 是异常的(Strozik et al.,1998;Weindling and Paize,2010)。新生儿的 CRT 和血压并不相关,用于评估全身血流减少时,CRT 的敏感度和特异度都较低。CRT 受不同因素的影响,包括评估的部位、手指按压的时间长短、皮肤的成熟度、皮肤和周围环境的温度、观察者之间的差异、是否存在代偿性休克以及药物等。一项纳入 128 例胎龄<30周早产儿的研究发现，CRT 3s 对于 SVC 低血流 [<41mL/(kg·min)] 的敏感度仅为 55%，特异度为 81%。当 CRT<3s 和平均血压<30mmHg 联合用于评估时，敏感性上升至 78%（Osborn et al. ,2004）。

乳酸性酸中毒

如果器官的血流量严重减少，组织缺氧后发生无氧代谢，导致乳酸生成增加。乳酸性酸中毒（乳酸浓度>2.5mmol/L 且 pH 降低）是新生儿循环障碍较迟出现的症状，且必须和其他原因所致的代谢性酸中毒鉴别，如肾脏疾病或更少见的早产儿从消化道丢失碳酸氢盐。在严重循环衰竭时，乳酸首先堆积于那些严重低灌注的器官组织，而在体循环的中心血管中尚未表现。因此在这种情况下，医生起初容易低估酸中毒的严重程度。这些患儿经过复苏，尽管组织氧合已经得到改善，乳酸性酸中毒却可能继续加剧（乳酸"冲洗"现象）。此外，还应注意的是新生儿应用肾上腺素治疗会导致乳酸的产生增加，而且乳酸的增加与患儿的循环状况以及对治疗的反应无关。这是由于肾上腺素在选择性 β_2 受体的介导下促进肝糖原的分解和糖酵解。因此，持续输注肾上腺素治疗低血压时，乳酸水平会上升，监测乳酸水平就不是评价组织低灌注的可靠指标了（Valverde et al. ,2006）。

少尿/无尿

在休克的代偿期，尿量就已经减少，因此少尿常先于乳酸性酸中毒出现。作为一个滤过器官，肾脏接受的血容量大约占心输出量的 20%，但仅需要 5% 即可维持肾脏细胞的完整性和正常的功能。由于肾脏并非重要器官，因此即使早期，休克尚处于代偿期，肾脏的血流灌注已经显著减少。但不幸的是，每一个新生儿刚出生的尿量都比较少，因此生后最初几天早产儿尿量的变化难以作为代偿性休克的早期间接性证据。另一方面，未成熟的肾小管不能充分重吸收水分和溶质，因此即使在肾小球滤过率下降时，仍可能需要较多的尿量才能达到管球平衡。此外，在我们完全弄懂生后最初几天早产儿的肾脏对心血管功能不全的反应之前，和血乳酸的监测一样，尿量和血肌酐水平也需要重复评估。

床边设备对器官灌注情况的直接监测

全身血流或器官血流分布情况的评估是复杂的，很难进行，特别是心血管的变化都是动态发生的。很多因素在数秒内就可以改变全身和器官的血流情况，包括组织的氧输送、代谢中的氧需求、重要器官血流分布的调节、药物/液体容量和种类等（Soleymani et al. ,2012；Lemson et al. ,2011）。另外，医生必须结合患儿临床情况的变化对临床资料进行分析。为了对这些新型的血流动力学检测技术有更完整的认识，我们希望读者能够对此进行更为深入的讨论（Azhibekov et al. ,2015）。

病例总结和其他血流动力学信息

病例总结

- 胎龄 24^{+5} 周，体重 618g 早产儿，因动脉导管开放接受药物治疗，随后出现自发性肠穿孔。血培养革兰氏阴性杆菌生长，因此该患儿还有革兰氏阴性菌败血症。
- 在床边置入腹腔引流管，患儿接受机械通气。持续低血压、无尿和代谢性酸中毒。
- 重复扩容，并给予中高剂量的多巴胺和小剂量的肾上腺素，但血压仍过低。

其他血流动力学信息

为了更客观和直接地评估患儿的心血管状况（Soleymani et al. ,2012；Lemson et al. ,2011），在床边行超声心动图检查（图 15.9），结果显示心肌收缩能力正常，缩短率（shortening fraction, SF）为 48%（正常为 28%~44%）。此外，右心室输出量（right ventricular output, RVO）为 282mL/(kg·min)，LVO 为 282mL/(kg·min) [正常为 150~300mL/(kg·min)]，均在正常水平。还用多普勒超声测量了脑、肠、肾的血流，以间接评估终末器官的灌注情况。首先让我们看一下超声心动图的结果。

SF 是用以评估左心室（left ventricle, LV）收缩功能的，其计算公式为：

$$SF(\%) = (LV\,舒张末期直径 - LV\,收缩末期直径)$$
$$\div LV\,舒张末期直径 \times 100$$

SF 正常为 28%~44%（Eidem et al. ,2010），但在极不成熟早产儿，特别是生后早期，SF 刚超过

20% 也可能是正常的（Noori，2013）。但是前负荷和后负荷都会影响该指标的测量，因此该指标低于正常范围可能提示内源性心肌功能障碍，也可能是心脏的负荷情况发生了改变。

RVO 可能是第一个测得的反映肺循环血流的指标。不过，这也是反映从全身各部位回到右心的血流量的指标。因此，如果心房水平没有显著的分流，RVO 也代表全身血流量。如前所述，当动脉导管存在左向右分流时，LVO 实际包括了体循环血流量和肺循环血流量。因此在这种情况下，动脉导管存在左向右分流时，测量 RVO 或 SVC 的血流量才能更好地反映体循环血流（Kluckow and Evans，2000）。但是这两种方法都具有明显的技术上的和病理生理相关的限制性。例如，当卵圆孔水平存在左向右分流时，RVO 就不再是准确反映体循环血流量的指标。通过图 15.8 的示意图，读者可以更好地理解其血流动力学改变的复杂性。

对于该病例，左心室 SF 正常，说明心肌收缩能力是好的。心输出量（包括 RVO 和 LVO）也在正常范围内。因此，我们可以推断该患儿的低血压并不是心肌功能障碍所致。相比继发于 SVR 显著降低 $[(MBP-CVP)/LVO = 0.04 mmHg \cdot mL^{-1} \cdot kg^{-1} \cdot min^{-1}]$，这更可能是因为革兰氏阴性菌败血症的细胞因子风暴所致的血管舒张性休克，且已经失代偿，导致心输出量下降。另外，因为 LVO 和 RVO 几乎相等 [分别为 282 和 287mL/（kg·min）]，动脉导管的直径相对较小且为双向分流，提示体、肺循环的压力接近，PDA 并不是造成体循环低血压的原因。

除了用床边功能超声心动图评估体循环血流量，还可以用多普勒测量给某一器官供血的主动脉内的血流速度，以此代表终末器官的血流量。需要强调的是，血流速度（cm/s）并不等于血流量（mL/min）。该患儿中存在脑、肠、肾血流量减少的依据（舒张期主要动脉内出现逆向血流或没有血流）（图 15.9）。

因此，我们现在可以明确低血压的原因是 SVR 的显著降低，休克的病理生理就是出现血管舒张，但机体没能通过代偿来增加心输出量。另外，该患儿在低血压的同时，重要器官（脑）和非重要器官（肾和肠）的血流量也是减少的，提示他的血管舒张性休克处于失代偿状态。心输出量仍在正常范围，这说明该患儿在 SVR 降低时并不能通过增加心输出量来有效地代偿。根据我们的观察，和较成熟的早产儿或足月儿相反，极不成熟的早产儿很少能够在

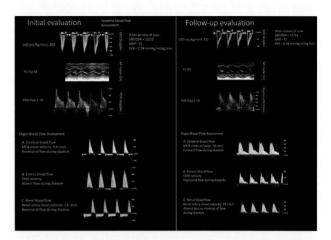

图 15.9 该病例最初的（左图）和增加肾上腺素剂量 1 小时后（右图）的床边超声心动图。LVO 和左心室 SF 都正常，分别为 282mL/（kg·min）和 48%。经过 PDA 的分流方向是左向右的。最初计算的 SVR 非常低（0.04mmHg·mL⁻¹·kg⁻¹·min⁻¹）。同时通过多普勒超声评估发现，终末器官包括脑、肠、肾的血流量都减少，表现为血流速度减慢或舒张期血流消失、逆向血流。在调整了肾上腺素的剂量后，LVO 增加至 332mL/（kg·min），计算的 SVR 增加一倍（0.08mmHg·mL⁻¹·kg⁻¹·min⁻¹），终末器官包括脑、肠、肾的血流量明显改善，流速增快，舒张期逆向血流消失

SVR 降低时通过增加心输出量进行代偿。这可能是由于这些早产儿的心肌功能调节机制尚未发育成熟。最后，该患儿的血清皮质醇水平（>60μg/dL）是升高的，因此也不支持相对肾上腺皮质功能不全。

总之，根据心血管系统的生理特点以及现有的资料，我们认为对于心血管功能受损的患儿，仅凭血压或血流量并不能让医生做出诊断和治疗。在血压的基础上，结合目前可行的全身和器官血流量的测量指标才能对新生儿休克进行及时的诊断，并开始正确的、符合病理生理改变的治疗。不过，必须强调，对任何干预都应该从近期的血流动力学变化和远期对神经发育结局的影响这两方面去评估。

问题

1. 低血压的处理上下一步应该做什么？
   A. 继续目前的治疗并监测休克的症状和体征（尿量、乳酸）
   B. 开始多巴酚丁胺 5μg/（kg·min）泵注，并根据目标 MBP 调整剂量
   C. 逐步增加多巴胺的剂量
   D. 逐步增加肾上腺素的剂量
   E. 开始应用氢化可的松，负荷剂量 1mg/kg，

以后给予维持剂量 0.5mg/kg，每剂间隔 12 小时

讨论

现在这些补充信息已经证实该患儿存在血管舒张性休克，让我们来讨论下最适合该患儿血流动力学改变的干预措施。

选项 A 继续目前的治疗并监测休克的症状体征（尿量、乳酸）。这是不合适的。患儿已经处于休克失代偿期，终末器官的血流量是减少的，由于 SVR 显著降低，循环容量不足，需要血管活性药物支持才能维持足够的灌注压，改善终末器官的血流。

选项 B，C，D 分别为开始应用多巴酚丁胺（选项 B），增加多巴酚丁胺剂量（选项 C），增加肾上腺素剂量（选项 D）。在选择药物以前，先回顾一下每一种药物的作用机制（表 15.2）（Noori and Seri，2012）。

表 15.2　不同的血管活性药物对心血管各种受体的作用

	肾上腺素受体、多巴胺受体和血管升压素受体					
	α_1/α_2	β_2	α_1	β_1/β_2	DA_1/DA_2	V_{1a}
	血管	血管	心脏	心脏	血管/心脏	血管
去氧肾上腺素	++++	0	+	0	0	0
去甲肾上腺素	++++	+/0	++	++++	0	0
肾上腺素	++++	++++	++	++++	0	0
多巴胺[a]	++++	++	++	+++	++++	0
多巴酚丁胺[b]	+/0	++	++	++++	0	0
异丙肾上腺素	0	+++	0	++++	0	0
血管升压素	0	0	0	0	0	++++
PDE-Ⅲ 抑制剂	0	0	0	0	0	0
PDE-Ⅴ 抑制剂	0	0	0	0	0	0

$\alpha_1/\alpha_2/\beta_1/\beta_2$，肾上腺素受体；DA，多巴胺；PDE，磷酸二酯酶；用于新生儿的 PDE-Ⅲ 抑制剂，米力农，氨力农；用于新生儿的 PDE-Ⅴ 抑制剂，西地那非；V_{1a}，血管上表达的血管升压素受体。

[a] 多巴胺具有 5-羟色胺的作用。

[b] 多巴酚丁胺的疗效与它对肾上腺受体的亲和力无关。

From Noori S, Seri I: Neonatal blood pressure support: the use of inotropes, lusitropes, and other vasopressor agents, *Clin Perinatol* 39(1): 221-38, 2012.

多巴酚丁胺是合成的儿茶酚胺，具有显著的正性肌力作用，主要是对心脏的 β 肾上腺素能效应，较弱的血管 β 效应，以及很少的 α_1 效应。因此，多巴酚丁胺显著增加心肌收缩能力，并适当降低后负荷（Eidem et al.，2010；Noori et al.，2013）。但应注意，多巴酚丁胺可能影响心脏的舒张功能，特别是剂量较大时。多巴胺是非人工合成的儿茶酚胺，常用的缩血管-正性肌力药。多巴胺表现为复杂的剂量依赖的血管、心肌、肾脏、内分泌效应。由于新生儿心血管的肾上腺素受体调节机制尚未成熟，多巴胺的剂量-反应曲线和成人不同（Seri，1995）。小剂量时 [≥0.5μg/(kg·min)]，多巴胺刺激多巴胺受体，使肾脏和肠系膜血管扩张，直接作用于肾小管上皮，并产生复杂的内分泌效应（Seri，1995）。中低剂量时 [≥2μg/(kg·min)]，刺激血管的 α_1 受体，使 SVR 上升，并轻度增加心肌收缩能力，产生心血管效应。多巴胺在更高剂量时 [4~8μg/(kg·min)]，刺激 β_1、β_2 受体，使心肌收缩能力和心率增加，心输出量增加。如果再加大剂量，则刺激 α_1 受体，导致显著的外周血管收缩，增加后负荷和血压，对全身血流产生不同的甚至负性的影响。必须记住，在特别危重的早产儿，上述药物剂量产生的心血管效应并不一定如上所述，其影响因素包括心血管系统不成熟，心血管系统肾上腺素受体表达的调节存在个体差异，以及相对肾上腺皮质功能不全（Seri，1995）。肾上腺素是缩血管-正性肌力药，在较低剂量 [0.01~

0.1μg/（kg·min）]时对心肌和血管具有直接的 β 肾上腺素能效应，中高剂量[>0.1μg/（kg·min）]时具有强烈的 α 效应。因此，肾上腺素能显著增加心肌收缩能力、心输出量、全身血管阻力和血压（Noori and Seri，2012）。不过，应注意的是，不恰当的大剂量缩血管-正性肌力药（多巴胺、肾上腺素、去甲肾上腺素）可能使 SVR 明显增加，从而导致全身血流量的减少。另一方面，大剂量多巴酚丁胺会降低心肌的顺应性，从而减少心室充盈，使心输出量下降（Noori and Seri，2012）。

选项 B：如果患儿存在心功能不全，把多巴酚丁胺作为正性肌力药泵注是不合适的（Martinez，1992；Robel-Tillig et al.，2007）。在儿科和成人的感染性休克，心肌功能障碍并不是少见的情况。循环中的细胞因子对心肌细胞收缩能力可能存在直接抑制作用，但其中的机制还没有被准确地认识（Sevransky et al.，2007；Zanotti-Cavazzoni and Hollenberg，2009）。另一方面，早产儿感染性休克的血流动力学研究发现代偿性的心输出量增加或心指数的改善，血管调节障碍可能是最主要的原因（de Wall and Evans，2010；Saini et al.，2014）。在该患儿，功能超声心动图显示左心室 SF 和体循环血流都正常。另外，多巴酚丁胺具有轻度的外周扩血管效应，理论上可以使 SVR 进一步恶化。

选项 C 和 D：对于血管过度扩张所致的休克，不论是否合并心肌功能障碍，多巴胺和肾上腺素都有助于心输出量的改善。不过，这些药物的缩血管效应可能不恰当地增加左心室后负荷，特别是不正确地大剂量应用时，导致体循环灌注减少。将肾上腺素作为新生儿感染性休克的治疗药物之一还缺乏随机试验的支持，但肾上腺素的效果还是使其成为治疗的选择之一。事实上，它强大的 α 效应是我们所期待的，特别是在那些血管舒张性休克患儿。对于该患儿，肾上腺素 0.01μg/（kg·min）的剂量是太低了，可以逐渐增加剂量，以达到目标的血管收缩效应。实际上，逐渐上调肾上腺素剂量至 0.15μg/（kg·min），收缩压/舒张压就上升至 37/24mmHg（Torigoe et al.，2015），复查超声心动图显示 LVO 上升至 332mL/（kg·min），左心室 SF 维持在正常范围，PDA 仍存在，绝大部分为左向右分流。据此计算，SVR 已经显著增加至 0.08mmHg·mL^{-1}·kg^{-1}·

min^{-1}。另外，终末器官的灌注也显著改善，脑血流速度明显增加，且舒张期逆向血流消失，肠道舒张期血流也显著改善，肾脏平均血流速度也改善，舒张期逆向血流消失（图 15.9）。最近的观察性研究发现，在仔细调整剂量的前提下，去甲肾上腺素可能也是正确的治疗选择，特别是在感染性休克和显著的肺血管收缩时（Rizk et al.，2018；Rowcliff et al.，2016）。

选项 E：最后，很多研究发现伴有心血管问题的早产儿对常规剂量的缩血管-正性肌力药无反应，给予小剂量皮质激素后血压才能上升（Helbock et al.，1993；Seri et al.，2001；Ng et al.，2006），全身和器官的血流量得以改善（Noori et al.，2006）。这些现象可以用糖皮质激素和盐皮质激素的基因组和非基因组效应（Seri et al.，2001；Biniwale et al.，2013）以及早产儿相对肾上腺皮质功能不全的高发生率来解释（Ng et al.，2004）。早产儿生后最初几天或几周补充小剂量的地塞米松和远期神经发育的后遗症相关（Shinwell et al.，2000；Doyle and Davis，2000），但小剂量的氢化可的松似乎没这样的作用（Rademaker et al.，2007；Watterberg，2007），因此被用于治疗早产儿出生后过渡期的低血压和心血管问题（Biniwale et al.，2013）。但是小剂量氢化可的松并不能避免其副作用（Biniwale et al.，2013）。最担心的就是显著增加自发性回肠穿孔（spontaneous ileal perforation，SIP），特别是氢化可的松和吲哚美辛或布洛芬联用时（Watterberg et al.，2004；Attridge et al.，2006）。在该病例，血清皮质醇水平是略有上升的，导致革兰氏阴性菌败血症和感染性休克的主要原因是 SIP。因此并不考虑用氢化可的松来改善心血管系统对儿茶酚胺的敏感性。然而，如果增加了肾上腺素的剂量，并加用了去甲肾上腺素（Rowcliff et al.，2016）或血管升压素（Rios and Kaiser，2015），患儿的病情和血流动力学状态仍继续恶化，可考虑小剂量氢化可的松。

总结

正如本章所讨论的，早产儿低血压和循环衰竭的治疗很复杂，床边功能超声心动图联合其他实时的无创的血流动力学持续监测技术有助于明确低血压的病因,并指导治疗。对心血管功能障碍的早产儿进行持续的血流动力学评估并分析治疗后的变化趋势是反映治疗效果的基础。不同胎龄和生后不同日龄早产儿的血压正常范围并没有很好的标准(McLean et al.,2012;Dempsey and Barrington,2009)。另外,没有证据说明新生儿非症状性"低血压"的治疗和远期结局存在相关性(Durrmeyer et al.,2017)。显然在推荐对新生儿非症状性低血压进行常规治疗前,还需要更多的研究证据。

另一方面,如果某个早产儿的血压处于目前我们认为的正常范围,有可能掩盖其他的问题,比如患儿正处于休克早期的代偿期。使事情更为复杂的是,低血压也不总是提示器官低灌注,因为心肌的代偿作用可能在相对较低的灌注压下给器官提供充足的血流。因此,对早产儿早期低血压的诊断和治疗并没有达成共识。

根据已有的证据以及循环系统的生理学特点,我们认为,在判断早产儿是否存在休克以及是否应该开始治疗时,不仅应根据血压,更应通过直接/间接的方法评估全身和器官的血流情况综合考虑。在常规的临床工作中,血压可作为心血管功能障碍的筛查工具之一,同时需结合全身和器官血流的间接的临床和实验室依据进行评估,如 CRT、尿量、乳酸性酸中毒。更重要的是,我们还需要结合其他更先进的无创和持续血流动力学监测技术和功能超声心动图来作为体格检查的补充,并指导治疗。

最后还需要提醒临床医生的是,对于存在围产期感染的患儿,出现低血压时应高度怀疑血管张力调节障碍。仔细调整多巴胺、肾上腺素、去甲肾上腺素或血管升压素的剂量可能取得较好的效果(Valverde et al.,2006;Noori and Seri,2012;Zanotti-Cavazzoni and Hollenberg,2009;Rowcliff et al.,2016;Rios and Kaiser,2015)。持续的实时的血流动力学监测(Azhibekov et al.,2015)和床边超声心动图有助于评估心肌功能障碍、血管张力调节障碍和血管内容量状态,为全身和器官的血流灌注情况提供更多客观信息。

(马晓路　译)

推荐阅读

Alderliesten T, Lemmers PM, van Haastert IC, et al. Hypotension in preterm neonates: low blood pressure alone does not affect neurodevelopmental outcome. *J Pediatr*. 2014;164(5):986-991.

Attridge JT, Clark R, Gordon PV. New insights into spontaneous intestinal perforation using a national data set (3): antenatal steroids have no adverse association with spontaneous intestinal perforation. *J Perinatol*. 2006;26(11):667-670.

Azhibekov T, Soleymani S, Lee BH, et al. Hemodynamic monitoring of the critically ill neonate: an eye on the future. *Semin Fetal Neonatal Med*. 2015;20(4):246-254.

Bada HS, Korones SB, Perry EH, et al. Mean arterial blood pressure changes in premature infants and those at risk for intraventricular hemorrhage. *J Pediatr*. 1990;117(4):607-614.

Batton B, Batton D, Riggs T. Blood pressure during the first 7 days in premature infants born at postmenstrual age 23 to 25 weeks. *Am J Perinatol*. 2007;24(2):107-115.

Biniwale M, Sardesai S, Seri I: Steroids and vasopressor-resistant hypotension in preterm infants. *Curr Pediatr Rev*. 2013;9(1):75-83.

Blohm ME, Obrecht D, Hartwich J, et al. Impedance cardiography (electrical velocimetry) and transthoracic echocardiography for non-invasive cardiac output monitoring in pediatric intensive care patients: a prospective single-center observational study. *Crit Care*. 2014;18(6):603.

Bonestroo HJ, Lemmers PM, Baerts W, et al. Effect of antihypotensive treatment on cerebral oxygenation of preterm infants without PDA. *Pediatrics*. 2011;128(6):e1502-e1510.

Butt WW, Whyte H: Blood pressure monitoring in neonates: comparison of umbilical and peripheral artery catheter measurements. *J Pediatr*. 1984;105(4):630-632.

Cunningham S, Symon AG, Elton RA, et al. Intra-arterial blood pressure reference ranges, death and morbidity in very low birthweight infants during the first seven days of life. *Early Hum Dev*. 1999;56(2-3):151-165.

Dannevig I, Dale HC, Liestøl K, et al. Blood pressure in the neonate: three non-invasive oscillometric pressure monitors compared with invasively measured blood pressure. *Acta Paediatr*. 2005;94(2):191-196.

de Waal K, Evans N. Hemodynamics in preterm infants with late-onset sepsis. *J Pediatr*. 2010;156(6):918-922, 22.e1.

Dempsey EM, Barrington KJ. Evaluation and treatment of hypotension in the preterm infant. *Clin Perinatol*. 2009;36(1):75-85.

Development of audit measures and guidelines for good practice in the management of neonatal respiratory distress syndrome. Report of a Joint Working Group of the British Association of Perinatal Medicine and the Research Unit of the Royal College of Physicians. *Arch Dis Child*. 1992;67(10 Spec No):1221-1227.

Doyle L, Davis P. Postnatal corticosteroids in preterm infants: systematic review of effects on mortality and motor function. *J Paediatr Child Health*. 2000;36(2):101-107.

Durrmeyer X, Marchand-Martin L, Porcher R, et al. Abstention or intervention for isolated hypotension in the first 3 days of life in extremely preterm infants: association with short-term outcomes in the EPIPAGE 2 cohort study. *Arch Dis Child Fetal Neonatal Ed*. 2017;102(6):490-496.

Eidem B, O'Leary P. Basic techniques. In: Eidem B, Cetta F, O'Leary P, eds. *Echocardiography in Pediatric and Adult Congenital Heart Disease*. Philadelphia: Lippincott Williams & Wilkins; 2010.

Emery EF, Greenough A. Assessment of non-invasive techniques for measuring blood pressure in preterm infants of birthweight less than or equal to 750 grams. *Early Hum Dev.* 1993;33(3):217-222.

Fanaroff JM, Wilson-Costello DE, Newman NS, et al. Treated hypotension is associated with neonatal morbidity and hearing loss in extremely low birth weight infants. *Pediatrics.* 2006;117(4):1131-1135.

Goldstein RF, Thompson RJ, Oehler JM, et al. Influence of acidosis, hypoxemia, and hypotension on neurodevelopmental outcome in very low birth weight infants. *Pediatrics.* 1995;95(2):238-243.

Greisen G. Autoregulation of Vital and Nonvital Organ Blood Flow in the Preterm and Term Neonate. In: Kleinman C, Seri I, eds. *Neonatology Questions and Controversies: Hemodynamics and Cardiology.* 2nd ed. Philadelphia: Saunders/Elsevier; 2012:29-47.

Hanft LM, Korte FS, McDonald KS. Cardiac function and modulation of sarcomeric function by length. *Cardiovasc Res.* 2008;77(4):627-636.

Helbock HJ, Insoft RM, Conte FA. Glucocorticoid-responsive hypotension in extremely low birth weight newborns. *Pediatrics.* 1993;92(5):715-717.

Hsu KH, Wu TW, Wu IH, et al. Electrical cardiometry to monitor cardiac output in preterm infants with patent ductus arteriosus: a comparison with echocardiography. *Neonatology.* 2017;112(3):231-237.

Hunt RW, Evans N, Rieger I, et al. Low superior vena cava flow and neurodevelopment at 3 years in very preterm infants. *J Pediatr.* 2004;145(5):588-592.

Kleinman CS, Seri I. *Hemodynamics and Cardiology.* 2nd ed. Polin RA (Series ed.) Philadelphia: Elsevier Saunders; 2012.

Kluckow M, Evans N. Low superior vena cava flow and intraventricular haemorrhage in preterm infants. *Arch Dis Child Fetal Neonatal Ed.* 2000a;82(3):F188-F194.

Kluckow M, Evans N. Relationship between blood pressure and cardiac output in preterm infants requiring mechanical ventilation. *J Pediatr.* 1996;129(4):506-512.

Kluckow M, Evans N. Superior vena cava flow in newborn infants: a novel marker of systemic blood flow. *Arch Dis Child Fetal Neonatal Ed.* 2000b;82(3):F182-F187.

Lemson J, Nusmeier A, van der Hoeven JG. Advanced hemodynamic monitoring in critically ill children. *Pediatrics.* 2011;128(3):560-571.

Limperopoulos C, Bassan H, Kalish LA, et al. Current definitions of hypotension do not predict abnormal cranial ultrasound findings in preterm infants. *Pediatrics.* 2007;120(5):966-977.

Martens SE, Rijken M, Stoelhorst GM, et al. Is hypotension a major risk factor for neurological morbidity at term age in very preterm infants? *Early Hum Dev.* 2003;5(1-2):79-89.

Martinez AM, Padbury JF, Thio S. Dobutamine pharmacokinetics and cardiovascular responses in critically ill neonates. *Pediatrics.* 1992;89(1):47-51.

McLean C, Noori S, Cayayab R, et al. Cerebral circulation and hypotension in the premature infant- diagnosis and treatment. In: Perlman J, ed. *Neonatology Questions and Controversies: Neurology.* 2nd ed. Philadelphia: Saunders/Elsevier; 2012.

Munro MJ, Walker AM, Barfield CP. Hypotensive extremely low birth weight infants have reduced cerebral blood flow. *Pediatrics.* 2004;114(6):1591-1596.

Ng PC, Lee CH, Bnur FL, et al. A double-blind, randomized, controlled study of a "stress dose" of hydrocortisone for rescue treatment of refractory hypotension in preterm infants. *Pediatrics.* 2006;117(2):367-375.

Ng PC, Lee CH, Lam CW, et al. Transient adrenocortical insufficiency of prematurity and systemic hypotension in very low birthweight infants. *Arch Dis Child Fetal Neonatal Ed.*

2004;89(2):F119-F126.

Noori S, Drabu B, Soleymani S, et al. Continuous non-invasive cardiac output measurements in the neonate by electrical velocimetry: a comparison with echocardiography. *Arch Dis Child Fetal Neonatal Ed.* 2012a;97(5):F340-F343.

Noori S, Friedlich P, Wong P, et al. Hemodynamic changes after low-dosage hydrocortisone administration in vasopressor-treated preterm and term neonates. *Pediatrics.* 2006;118(4):1456-1466.

Noori S, Seri I. Neonatal blood pressure support: the use of inotropes, lusitropes, and other vasopressor agents. *Clin Perinatol.* 2012;39(1):221-238.

Noori S, Stavroudis T, Seri I. Etiology, pathophysiology and phases of neonatal shock. In: Kleinman C, Seri I, eds. *Neonatology Questions and Controversies: Hemodynamics and Cardiology.* 2nd ed. Philadelphia: Saunders/Elsevier; 2012b:3-28.

Noori S, Wu TW, Seri I. pH effects on cardiac function and systemic vascular resistance in preterm infants. *J Pediatr.* 2013;162(5):958-963.e1.

Nuntnarumit P, Yang W, Bada-Ellzey HS. Blood pressure measurements in the newborn. *Clin Perinatol.* 1999;26(4):981-996,x.

Osborn DA, Evans N, Kluckow M, et al. Low superior vena cava flow and effect of inotropes on neurodevelopment to 3 years in preterm infants. *Pediatrics.* 2007;120(2):372-380.

Osborn DA, Evans N, Kluckow M. Clinical detection of low upper body blood flow in very premature infants using blood pressure, capillary refill time, and central-peripheral temperature difference. *Arch Dis Child Fetal Neonatal Ed.* 2004;89(2):F168-F173.

Pellicer A, Bravo MC, Madero R, et al. Early systemic hypotension and vasopressor support in low birth weight infants: impact on neurodevelopment. *Pediatrics.* 2009;123(5):1369-1376.

Rademaker KJ, Uiterwaal CS, Groenendaal F, et al. Neonatal hydrocortisone treatment: neurodevelopmental outcome and MRI at school age in preterm-born children. *J Pediatr.* 2007;150(4):351-357.

Rios DR, Kaiser JR. Vasopressin versus dopamine for treatment of hypotension in extremely low birth weight infants: a randomized, blinded pilot study. *J Pediatr.* 2015;166(4):850-855.

Rizk MY, Lapointe A, Lefebvre F, et al. Norepinephrine infusion improves haemodynamics in the preterm infants during septic shock. *Acta Paediatr.* 2018;107(3):408-413.

Robel-Tillig E, Knüpfer M, Pulzer F, et al. Cardiovascular impact of dobutamine in neonates with myocardial dysfunction. *Early Hum Dev.* 2007;83(5):307-312.

Rowcliff K, de Waal K, Mohamed AL, et al. Noradrenaline in preterm infants with cardiovascular compromise. *Eur J Pediatr.* 2016;175(12):1967-1973.

Saini SS, Kumar P, Kumar RM. Hemodynamic changes in preterm neonates with septic shock: a prospective observational study*. *Pediatr Crit Care Med.* 2014;15(5):443-450.

Seri I, Tan R, Evans J. Cardiovascular effects of hydrocortisone in preterm infants with pressor-resistant hypotension. *Pediatrics.* 2001;107(5):1070-1074.

Seri I. Cardiovascular, renal, and endocrine actions of dopamine in neonates and children. *J Pediatr.* 1995;126(3):333-344.

Sevransky JE, Nour S, Susla GM, et al. Hemodynamic goals in randomized clinical trials in patients with sepsis: a systematic review of the literature. *Crit Care.* 2007;11(3):R67.

Shinwell ES, Karplus M, Reich D, et al. Early postnatal dexamethasone treatment and increased incidence of cerebral palsy. *Arch Dis Child Fetal Neonatal Ed.* 2000;83(3):F177-F181.

Soleymani S, Borzage M, Noori S, et al. Neonatal hemodynamics:

monitoring, data acquisition and analysis. *Expert Rev Med Devices*. 2012;9(5):501-511.

Strozik KS, Pieper CH, Cools F. Capillary refilling time in newborns—optimal pressing time, sites of testing and normal values. *Acta Paediatr*. 1998;87(3):310-312.

Torigoe T, Sato S, Nagayama Y, et al. Influence of patent ductus arteriosus and ventilators on electrical velocimetry for measuring cardiac output in very-low/low birth weight infants. *J Perinatol*. 2015;35(7):485-489.

Valverde E, Pellicer A, Madero R, et al. Dopamine versus epinephrine for cardiovascular support in low birth weight infants: analysis of systemic effects and neonatal clinical outcomes. *Pediatrics*. 2006;117(6):e1213-e1222.

Watkins AM, West CR, Cooke RW. Blood pressure and cerebral haemorrhage and ischaemia in very low birthweight infants. *Early Hum Dev*. 1989;19(2):103-110.

Watterberg KL, Gerdes JS, Cole CH, et al. Prophylaxis of early adrenal insufficiency to prevent bronchopulmonary dysplasia: a multicenter trial. *Pediatrics*. 2004;114(6):1649-1657.

Watterberg KL, Shaffer ML, Mishefske MJ, et al. Growth and neurodevelopmental outcomes after early low-dose hydrocortisone treatment in extremely low birth weight infants. *Pediatrics*. 2007;120(1):40-48.

Weindling M, Paize F. Peripheral haemodynamics in newborns: best practice guidelines. *Early Hum Dev*. 2010;86(3):159-165.

Zanotti-Cavazzoni SL, Hollenberg SM. Cardiac dysfunction in severe sepsis and septic shock. *Curr Opin Crit Care*. 2009;15(5):392-397.

第 16 章

新生儿先天性心脏病

Ganga Krishnamurthy　Veniamin Ratner　Stéphanie Levasseur
S. David Rubenstein

简介

先天性心脏病（congenital heart disease，CHD）患儿在出生时就具有心脏和/或大血管的缺损。这样的缺损可能是相对简单的，没有临床症状也不需要处理，也可能是复杂的甚至危及生命的，在新生儿期就需要手术。

CHD 是最常见的出生缺陷，据估计活产儿中的发生率大约为 6‰~10‰。美国每年就有 40 000 例 CHD 患儿出生。

大约 1/4 的 CHD 患儿被称为危重型 CHD（生后一年内需要手术或介入治疗才能存活）。例如动脉导管依赖的先天性心脏病，都需要在出生后维持动脉导管开放，因此属于危重型 CHD。

胎儿循环

出生前，胎儿依赖子宫胎盘系统存活。富含氧气的血液从胎盘流经脐静脉和静脉导管，进入下腔静脉。右心房接受来自上腔静脉（相对氧合较低）

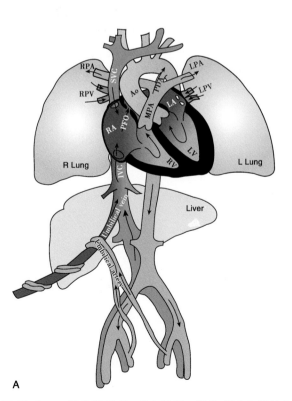
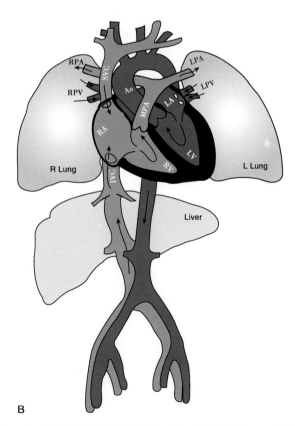

图 16.1　A. 胎儿循环；B. 成人循环。箭头表示血流的方向。Ao，主动脉；IVC，下腔静脉；LA，左心房；L Lung，左肺；LPA，左肺动脉；LPV，左肺静脉；LV，左心室；MPA，主肺动脉；PDA，动脉导管未闭；PFO，卵圆孔未闭；RA，右心房；R Lung，右肺；RPA，右肺动脉；RPV，右肺静脉；RV，右心室；SVC，上腔静脉

和来自下腔静脉的血液(Rudolph,2009)。来自下腔静脉的氧合水平较高的血液通过卵圆孔进入左心房,灌注胎儿心肌和大脑(Edelstone and Rudolph,1979)。来自上腔静脉的氧合水平较低的血液进入右心室,然后通过动脉导管分流进入降主动脉,最后到达胎盘,在胎盘通过单纯扩散作用进行氧气和二氧化碳的交换。胎儿的左心室和右心室都负责把血液送入全身循环和胎盘。由于胎儿肺血管阻力很高,进入肺内的血流量不到右心室输出量的 15%(Rudolph,2009)。这样的胎儿循环系统有利于在相对低氧的环境下供给胎儿足够的氧气(图 16.1A)。

对于伴有 CHD,特别是危重型 CHD 的新生儿,胎儿循环似乎是权宜之计。心内和心外的分流使胎儿能够适应异常的心脏解剖。例如,如果心室流出道存在严重的梗阻,血液就可以通过动脉导管或卵圆孔分流进入另一心室和大血管。

病例 1

胎龄 39 周的婴儿,出生体重为 3.2kg,剖宫产出生。母亲为初产妇,孕期无异常情况。患儿呼吸正常,肤色红润。没有感染的危险因素。空气吸入下生后 5 分钟的导管前氧饱和度为 90%,导管后为 82%。

练习 1

问题

1. 对于该患儿,下列哪一个是最佳的选择?
   A. 继续观察
   B. 咨询心内科医生
   C. 立即超声心动图检查
   D. 测量四肢血压
   E. 左侧桡动脉采血查血气

答案

1. A。

过渡期循环

在出生过渡期,从宫内至宫外循环改变最剧烈的部分就发生于出生即刻,随后几周内继续调整,完成循环的过渡。导致循环从胎儿模式向新生儿模式转变的最根本原因是低阻力的胎盘循环的终止和肺泡开始通气(Rudolph,2009)。肺泡开始通气后,肺血管阻力显著下降,肺内血流量增加数倍。肺静脉回流量增加,左心房压力上升,使卵圆孔逐渐关闭,

心房水平不再有分流。血液中氧分压上升,促使动脉导管关闭,使肺循环和体循环的血流相对独立(图 16.1B)。在足月儿,动脉导管的功能性关闭发生于生后数小时至数天,随后出现解剖性关闭。

出生后的最初数分钟,从胎儿循环向过渡循环的转变使血氧饱和度缓慢上升。健康的足月新生儿生后 5 分钟时,导管前氧饱和度的中位数在 90% 左右,15 分钟上升至 98%。在生后最初的 15 分钟,导管后的氧饱和度明显低于导管前的氧饱和度,并且血氧饱和度的梯度随着时间逐渐缩小。在最初的 15 分钟,剖宫产出生的婴儿比阴道顺产的婴儿导管前后的氧饱和度都要低。病例 1 的新生儿正是生后过渡的表现,因此可以继续观察。

在动脉导管依赖性 CHD 患儿,出生后动脉导管关闭可能危及生命。动脉导管关闭后,如果存在肺循环血流梗阻,患儿出现严重低氧血症和发绀,如果存在体循环血流梗阻,则出现重要器官的低灌注。动脉导管依赖性 CHD 患儿绝大多数在出生时动脉导管是开放的,因此在产房的循环过渡期间很少会表现出这些体征。

对于完全性大动脉转位且室间隔完整(d-trans-position of great arteries with an intact ventricular sep-tum,d-TGA/IVS)的患儿来说,循环过渡期间可能会有生命危险。生后卵圆孔关闭可使这类患儿出现严重的低氧血症。d-TGA/IVS 的主动脉起源于右心室,肺动脉起源于左心室。出生后,随着心房水平的分流逐渐终止,患儿出现严重低氧血症。只有心房水平存在血液的充分混合,才能稳定地度过循环过渡期。对于左心发育不良综合征(hypoplastic left heart syndrome,HLHS)伴二尖瓣闭锁,房间隔完整或仅有小缺损的患儿,出生后的循环过渡也是很困难的。因为肺静脉回流的血液在左心房内难以流出,很快就出现肺水肿,且生后很快就出现严重低氧血症和低心输出量症状。不过,除了这些少数的病例,大部分 CHD 患儿出生后还是能从胎儿循环平稳过渡的。

先天性心脏病的筛查方法

尽管越来越多的 CHD 产前就得以诊断,但还是有相当一部分 CHD 患儿没能在产前发现。只有当患儿在住院期间出现 CHD 的临床表现或通过脉搏血氧饱和度仪进行广泛的筛查,才有可能使 CHD 患儿在产房或婴儿室内得到诊断。最近发表的综述分析了 20 年来危及生命的危重型 CHD 的诊断情况,

62% 在出院前就出现症状,25% 从婴儿室出院后才得以诊断,5% 在尸检时明确诊断(图 16.2)(Wren et al.,2008)。患有左心梗阻性心脏病(如主动脉缩窄)的婴儿出院后才被诊断的可能性较大(图 16.2),而发绀型 CHD 较多在出院前得到诊断。

若危重型 CHD 患儿没有临床症状,是很难发现该疾病的,因为很多先天性心脏缺损即使存在严重低氧血症,也不一定表现为肉眼可见的中心性发绀。

脉搏血氧饱和度仪筛查有助于发现危重型 CHD 患儿没有临床症状的低氧血症。2011 年 9 月,美国推荐所有新生儿从新生儿室出院前都应该用脉搏血氧饱和度仪进行危重型 CHD 的筛查。这一推荐已经得到了包括美国儿科学会的多个全国性学术组织的认可。现在很多个州的新生儿筛查项目中都已经包括了常规的氧饱和度筛查,但还未达到全国性的普及。详细的筛查方案见图 16.3。

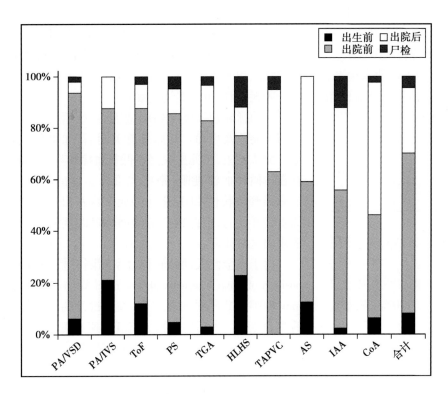

图 16.2　先天性心脏病的诊断时间。AS,主动脉瓣狭窄;CoA,主动脉缩窄;HLHS,左心发育不良综合征;IAA,主动脉弓离断;PA/IVS,肺动脉闭锁,室间隔完整;PA/VSD,肺动脉闭锁,室间隔缺损;PS,肺动脉瓣狭窄;TAPVC,完全性肺静脉异位引流;TGA,大动脉转位;ToF,法洛四联症(Adapted from Wren C, et al：Twenty-year trends in diagnosis of life-threatening neonatal cardiovascular malformations, *Arch Dis Child Fetal Neonatal Ed* 93 [1]：F33-F35, 2008, with permission from BMJ Publishing Group Ltd.)

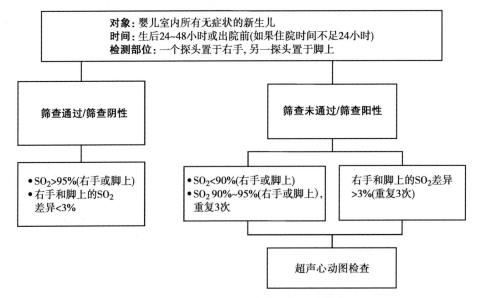

图 16.3　先天性心脏病的脉搏血氧饱和度筛查流程图

脉搏血氧饱和度仪筛查对于危重型 CHD 患儿具有高度特异度(99.9%)和中等敏感度(70%)。如果是出生 24 小时后进行的筛查,其假阳性率很低(0.035%)(Mahle et al.,2009,2012)。应注意的是,尽管脉搏血氧饱和度仪大多数情况下都是可靠的筛查工具,但也可能遗漏一些心脏缺损,特别是那些体循环血流受阻的类型。

有些危重型 CHD 患儿有可能在孕期超声检查、出生后常规的体格检查以及脉搏血氧饱和度仪筛查中都未被发现。只有对危重型 CHD 高度警惕,并及时发现,才有助于改善这些患儿的预后。

CHD 患儿的评估

病史

大多数危重型 CHD 患儿都可以平稳过渡至宫外环境,围产期常无特殊病史。而缺乏临床特殊病史恰恰可能就是 CHD 的特点,提醒医生应考虑这一诊断。例如,严重的梗阻性完全性肺静脉异位引流的新生儿通常在生后 24 小时内就出现呼吸窘迫和发绀。然而,呼吸窘迫是新生儿常见的症状,可以由不同的病因引起。幸运的是,其他病因所致的呼吸窘迫很多都可以在病史中找到线索。表面活性物质缺乏所致的呼吸窘迫常见于早产儿或晚期早产儿,很少累及足月儿。如果母亲有长时间的胎膜早破、绒毛膜羊膜炎、阴道 GBS 定植的病史,则婴儿很可能出现细菌感染所致的呼吸窘迫。如果存在这些病史,呼吸窘迫的常见病因就很容易诊断,如败血症或表面活性物质缺乏。如果缺乏这些病史特点,则更应该怀疑 CHD。

发绀型 CHD 的患儿通常表现为发绀或阵发性发绀。引起肺血流梗阻或左右心血流混合欠佳的心脏缺损,常在出生后住院期间就已经出现症状。这些患儿刚出生时动脉导管仍保持开放,因此看不到发绀。父母或医护人员会在患儿吃奶或哭闹时注意到暂时性的发绀。随着动脉导管逐渐关闭,发绀越来越明显且持续。最重要的是,这样的患儿除了发绀,通常并没有呼吸窘迫的表现。

对于左心梗阻性缺损的患儿,其父母可能会告诉你患儿呼吸频率加快,易激惹,进行性喂养困难。随着动脉导管关闭,体循环血流减少,这些症状逐渐出现,因此常出现于新生儿出院以后,通常是生后 2 周内。接着就出现循环衰竭,这时很多父母会直接带着孩子去急诊室。

大量左向右分流的患儿表现为心力衰竭(如呼吸增快、喂养困难、出汗)。这些症状起初很轻微,一般在生后 4~6 周变得明显,随后逐渐加重。

体格检查

一般体格检查

身体形态测量:应测量体重、身高、头围。有些 CHD 患儿头围较小,如 HLHS。几周大的充血性心力衰竭患儿的体重增长往往是不理想的。

生命体征:CHD 患儿心动过速(正常心率 120~160 次/min)可能反映心室功能受抑制。呼吸频率增加(正常 40~60 次/min)可能是肺水肿、肺血流量过多或代谢性酸中毒所致。四肢血压都应该测量。正常情况下,下肢的血压稍高于上肢。右上肢和下肢的血压相差 10mmHg 以上可能提示主动脉缩窄或主动脉弓离断。用脉搏血氧饱和度仪测量血红蛋白氧饱和度,最好是同时记录导管前(右手)和导管后(双足)的氧饱和度。正常情况下,导管前、后的氧饱和度都在 95% 以上,且相互之间差异很小。导管前或导管后氧饱和度较低(<95%)可能提示发绀型 CHD,特别是对于没有呼吸症状的患儿。

总体检查:CHD 常存在遗传性基础疾病,体表的一些畸形特征可提示染色体异常或特殊的综合征。低氧血症伴中心性发绀的最佳评估部位为颊黏膜、嘴唇和舌。肢端凉、脉搏微弱、皮肤花斑、毛细血管充盈时间延长提示心输出量不足,全身灌注不佳。当心室功能受损时,外周脉搏都减弱。上下肢脉搏、血压的明显差异提示正对动脉导管的主动脉缩窄或左锁骨下动脉起源远端的主动脉离断。

心血管检查:应注意心前区搏动的部位。如果心前区搏动在胸骨右缘更为明显,应怀疑右位心。新生儿的心尖搏动在胸骨旁属于正常,因为新生儿右心室占优势。当右心室压力过负荷(右心室流出道梗阻、肺动脉高压、完全性大动脉转位)时可观察到明显的胸骨旁搏动。右心室流入道梗阻(三尖瓣闭锁或三尖瓣狭窄伴右心室发育不良)时,胸骨旁搏动减弱。左心室容量过负荷伴左向右分流(大的室间隔缺损、大的动脉导管未闭)可导致心尖搏动亢进。

新生儿很少存在第一心音(S_1)异常。Ebstein 畸形患儿可能出现 S_1 分裂。生后不久,肺血管阻力仍较高,主动脉瓣和肺动脉瓣的关闭几乎同时进行,因此常只能听到单一的第二心音(S_2)。随着肺血管阻力下降,肺动脉瓣的关闭落后于主动脉瓣的关闭,S_2 分裂就变得明显了。由于新生儿的心率较快,因此较难区分生理性的 S_2 分裂。新生儿肺血流量过多时,如非梗阻性的完全性或部分性肺静脉异位引流,可以听到 S_2 固定分裂。较宽的 S_2 固定分裂发生于房间隔缺损,但在新生儿期并不典型。S_2 分裂也可在右心室梗阻或传导延迟时被闻及。单一的 S_2 在只有一个半月瓣时闻及,如肺动脉闭锁、主动脉闭锁或永存动脉干。肺动脉高压时肺动脉瓣第二音(P_2)亢进,肺动脉瓣狭窄时 P_2 柔和。半月瓣狭窄、二叶主动脉瓣或发育不良的动脉干瓣膜(永存动脉干)可产生其他的心音或喷射喀喇音。Ebstein 畸形或二尖瓣脱垂有时可闻及收缩中期喀喇音。

心脏杂音常和心脏结构异常有关,但很多时候心脏杂音并没有临床意义。对于经验不够丰富的医生,有时要把病理性杂音和生理性杂音相鉴别是很困难的。系统的评估方法可能有助于识别那些导致心脏杂音的结构异常。杂音的响度、位置、传导性、出现时间和持续时间都是重要的信息。杂音可出现于收缩期、舒张期,或整个心动周期持续出现。应注意在收缩或舒张期不同时相出现的杂音及其持续时间。胸骨左下缘闻及的、至少 3 级以上的粗糙的心脏杂音,持续整个收缩期,这可能是室间隔缺损所致。胸骨右上缘闻及的 3~4 级心脏杂音,向颈动脉方向传导,由轻变重再由重变轻,这可能是主动脉瓣狭窄所致。胸骨左上缘闻及的持续性杂音可能提示大的动脉导管未闭。新生儿期生理性杂音较常见,生理性杂音通常较柔和,出现于收缩期,不伴随其他症状。必须注意的很重要一点是没有杂音并不能排除 CHD。

肺部检查:呼吸频率、呼吸做功、呼吸音的强度、是否出现异常呼吸音都应评估。显著左向右分流和肺血流量增加的患儿常出现呼吸过速、呼吸功增加。大部分发绀型 CHD 患儿的呼吸是正常的,仅表现为低氧饱和度。发绀但呼吸正常的患儿高度怀疑 CHD。

腹部检查:应评估肝脏的大小和位置。肝脏位于左边可见于内脏反位,而中线位置的肝脏常见于内脏异位综合征。肝肿大提示肝脏充血、右心室功能不全或容量过负荷。对于肝脏动静脉畸形和高心输出量的心力衰竭患儿,肝脏可能闻及杂音。

辅助检查

胸部 X 线检查:在某些 CHD 的诊断上,胸部 X 线检查可以提供有用的信息。不过,大部分 CHD 都无法通过胸部 X 线检查进行诊断。

心电图:12 导联心电图(electrocardiogram,ECG)可以提供某些 CHD 类型的典型 ECG 改变。不过,ECG 正常并不能排除严重的 CHD。

高氧试验:高氧试验有助于鉴别结构性心脏病和肺部疾病所致的低氧血症。吸氧前检查动脉血气,然后给患儿头罩吸入 100% 的氧至少 15 分钟,再次检查动脉血气。结构性心脏病患儿的 PaO_2 在吸氧后不会显著上升(一直维持 <150mmHg 的水平)。

超声心动图:一旦怀疑 CHD 就应该请心内科医生会诊,超声心动图通常是确诊结构性心脏病的检查手段。

血液检查:基本的血液检查包括血常规(用以排除感染)、血生化(用于评估电解质和肾功能)、动脉血气(包括乳酸,用于评估气体交换及乳酸性酸中毒的情况)。

早期管理和稳定

对于表现为心肺疾病的患儿,必须评估其气道、呼吸和循环情况。对于表现为低氧血症和呼吸功增加的患儿,气管插管和机械通气有助于改善气体交换。在动脉导管依赖性 CHD 患儿,若动脉导管关闭则循环状况显著恶化。前列腺素 E_1(PGE_1)输注能使动脉导管重新开放,一旦怀疑动脉导管依赖性 CHD,必须尽快开始 PGE_1 输注,不必等待超声心动图确诊。但在完全性肺静脉异位引流患儿,PGE_1 输注可能增加肺血流量,加剧肺水肿,使氧合恶化。输注 PGE_1 使动脉导管重新开放可以让动脉导管依赖性 CHD 患儿的氧饱和度或全身灌注情况得到改善。对于心源性休克的患儿,纠正低血容量、加用强心药可以改善心脏功能。低血糖、低血钙等代谢紊乱也应予以纠正。将患儿尽早转运至心脏中心也很重要。

新生儿期 CHD 的三个最主要的表现是中心性发绀、体循环低灌注和呼吸过速。CHD 的具体类型决定患儿最突出的临床表现。以下的病例展现了 CHD 的典型表现。

发绀新生儿的评估

病例 2

你被叫去看一个选择性剖宫产出生的足月男婴,胎龄 39 周,母亲 32 岁,G2P1,产前常规检查无异常。孕 18 周超声筛查未发现胎儿有畸形。

出生时该婴儿很有活力,哭声响亮。1 分钟和 5 分钟 Apgar 评分分别为 8 分和 8 分。生后 10 分钟由于中心性发绀给患儿吸氧。肤色改善不明显。生后 20 分钟,你发现他的面部、口腔黏膜和舌的颜色都发紫,但腹部和双下肢的肤色较红润。患儿没有呼吸困难,呼吸频率 50 次/min,没有呻吟和吸气性凹陷。肺部听诊双侧呼吸音对称、清晰,心前区搏动正常,心率和心律均正常,未闻及杂音。第二心音较响,周围脉搏正常。肝脏不大。胸部 X 线片显示肺野清晰,未见局灶性病变,心脏大小正常,左位主动脉弓。

练习 2

问题

1. 请判断下列说法是否正确。
   A. 周围性发绀提示动脉血氧合不足
   B. 临床上,红细胞增多症的新生儿比血红蛋白水平正常的新生儿更容易发现中心性发绀
   C. 该患儿发绀的原因更可能是肺部疾病
2. 新生儿中心性发绀的鉴别诊断有哪些?

答案

1. A 不正确,B 正确,C 不正确。
2. 见图 16.4。

因为胎儿正常的动脉血氧饱和度仅 60% ~ 65%,出生时暂时性的发绀是正常现象。随着肺泡通气的建立,大部分足月儿的肤色逐渐好转。持续性发绀是异常的。发绀提示毛细血管内去氧血红蛋白的含量上升。微循环血液中去氧血红蛋白的含量超过 30~50g/L,就可出现肉眼可见的发绀。如果去氧血红蛋白含量低于这一水平,可能就无法识别出发

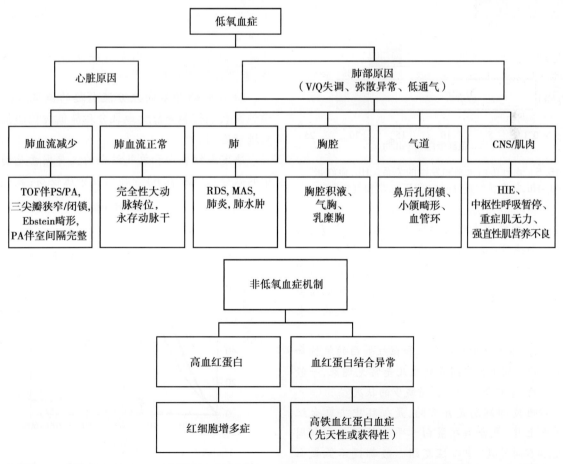

图 16.4 中心性发绀的病理生理机制和疾病示例。CNS,中枢神经系统;HIE,缺氧缺血性脑病;MAS,胎粪吸入综合征;PA,肺动脉闭锁;PS,肺动脉瓣狭窄;RDS,呼吸窘迫综合征;TOF,法洛四联症;V/Q,通气血流比例

绀。比如,假设这个婴儿总血红蛋白水平为180g/L,氧饱和度为83%,计算得出该婴儿的氧合血红蛋白水平为150g/L(0.83×180g/L),那去氧血红蛋白就是30g/L。对于这样的去氧血红蛋白水平,发绀可能被肉眼所见。但如果该婴儿的去氧血红蛋白含量为20g/L,其发绀可能无法为肉眼所见,尽管该患儿氧饱和度只有89%(氧合血红蛋白浓度=160g/L÷180g/L,即89%)。

因此,肉眼可见的发绀时的氧饱和度水平由血红蛋白浓度所决定(图16.5)。在血红蛋白水平正常的新生儿,氧饱和度降至85%以下可能才表现出发绀。红细胞增多症患儿的血红蛋白水平较高,因此患儿更容易出现发绀。例如,血红蛋白220g/L,氧饱和度86%时就表现发绀(220g/L−30g/L=190g/L,190/220=86%)。贫血的患儿不易出现发绀,氧饱和度降至很低水平时发绀才肉眼可见。比如,血红蛋白60g/L,氧饱和度降至50%时才表现发绀(60g/L−30g/L=30g/L,30/60=50%)。

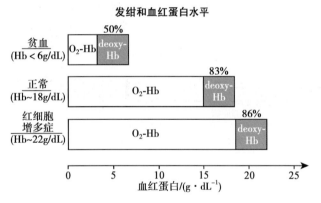

图16.5 血红蛋白水平和发绀的关系。Hb,血红蛋白;O₂-Hb,氧合血红蛋白;deoxy-Hb,去氧血红蛋白

其他影响发绀表现的的因素包括皮肤色素、胎儿血红蛋白浓度,以及影响氧解离曲线的因素。

局限于外周部位(如甲床、手、足)的发绀称为周围性发绀。体温过低、血管张力不稳定、红细胞增多症等引起外周循环血流淤滞,使外周组织对氧的需求增加,微循环中去氧血红蛋白的水平上升。不过,周围性发绀时,体循环中的氧分压和血红蛋白的氧饱和度是正常的。周围性发绀在新生儿是常见现象,一般都是良性的,除非合并心输出量减少的状况。

中心性发绀则总是异常的,是循环中去氧血红蛋白水平上升,氧合血红蛋白水平下降所致。和周围性发绀不同的是,中心性发绀一般都提示低氧血症。低氧血症的原因包括两类基础的病理生理机制:一是肺静脉(以及主动脉)血液的氧分压降低;

二是肺外存在右向左分流,氧分压较低的静脉血分流入动脉循环。

能导致通气血流比例失调、肺内右向左分流或其他影响氧气弥散的情况都可以引起肺静脉血液中氧分压下降。肺静脉氧分压下降的病因包括:肺部疾病(呼吸窘迫综合征、胎粪吸入、肺炎),气道异常(鼻后孔闭锁),神经、神经肌肉或肌肉疾病(强直性肌营养不良),以及骨骼异常(严重脊柱侧凸、胸廓发育不良)。肺外右向左分流发生于发绀型CHD或持续性肺动脉高压。其他引起中心性发绀但不伴有低氧血症的病理生理机制包括红细胞增多症(血红蛋白水平过高使循环中去氧血红蛋白的水平也升高)、血红蛋白与氧气结合异常(先天性或获得性高铁血红蛋白血症)。图16.4总结了引起新生儿中心性发绀的疾病。

要将CHD和其他引起低氧血症及动脉血氧饱和度下降的疾病进行鉴别是可能的。肺实质疾病(肺炎、胎粪吸入)或胸膜腔病变(胸腔积液或气胸)是影响气体交换和氧合的常见原因(图16.4)。在这些情况时,除了发绀、高碳酸血症,患儿还会有其他临床表现提示肺部疾病(如鼻翼扇动、呻吟、呼吸困难)。先天性神经、肌肉、神经肌肉疾病的患儿由于肌张力减低,呼吸驱动力弱,可表现为发绀、高碳酸血症。发绀型CHD患儿,发绀经常是唯一的临床症状。如果发绀的患儿没有呼吸窘迫和高碳酸血症,则高度怀疑CHD。

CHD时肺外右向左分流引起的低氧血症可以通过高氧试验和肺静脉血氧分压降低所致的低氧血症进行鉴别。

决定血红蛋白和氧气结合的主要因素是动脉血中的氧分压(图16.6)。肺内氧分压较高,氧气和血

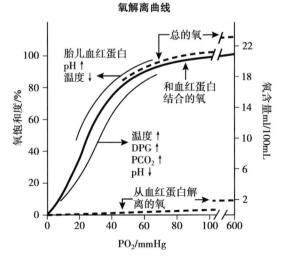

图16.6 氧解离曲线。PaO₂与血红蛋白氧饱和度之间呈S形关系,PaO₂与血液中溶解的氧呈线性关系

红蛋白相结合,组织的氧分压较低,氧气从血红蛋白解离。因为氧解离曲线呈 S 形,氧分压增加至 100mmHg 以上时,氧气和血红蛋白的结合率并不能显著增加。因此当肺泡氧分压超过 100mmHg 后,血红蛋白氧饱和度和氧含量的增加可以忽略不计。高氧试验就是利用氧解离曲线呈 S 形的特点来鉴别肺部疾病和发绀型 CHD 引起的低氧血症。高氧试验时,分别在试验前和吸入 100% 氧气至少 10~15 分钟后检查动脉血气的 PaO_2。在实质性肺疾病时,肺泡、肺静脉、主动脉的 PaO_2 都是降低的。吸入气氧浓度增加至 100% 可以使肺泡氧分压上升,继而增加肺静脉的氧分压、主动脉的氧分压和氧饱和度。通常,肺部疾病的患儿在吸入 100% 的氧气 10~15 分钟后,PaO_2 可以上升至 150mmHg 以上。

发绀型 CHD 患儿的低氧血症是由于静脉血右向左分流入动脉血。于是,体循环动脉血就成了肺静脉血(PaO_2 100mmHg,氧饱和度 100%)和体循环静脉血(PaO_2 40mmHg,氧饱和度大约 70%)的混合。没有肺部疾病的发绀型 CHD 患儿吸入 100% 氧气能使肺泡和肺静脉的氧分压上升(超过 600mmHg),但不能使肺静脉血的氧饱和度上升。如前所述,因为氧解离曲线呈 S 形,增加肺泡氧分压至 100mmHg 以上并不能使氧气和血红蛋白的结合显著上升。如图 16.6 所示,PaO_2 100mmHg 和 PaO_2 600mmHg 时的氧饱和度和氧含量并没有显著区别。因此,给予发绀型 CHD 患儿 100% 的氧时,不能显著改变其肺静脉血的氧饱和度和氧含量,动脉血的 PaO_2 和氧饱和度也不会有明显的变化。通常来说,即使发绀型 CHD 患儿暴露于 100% 的氧气,其 PaO_2 也维持在 100mmHg 以下。持续胎儿循环时,尽管心脏大血管的解剖结构都是正常的,但 PaO_2 也维持在 100mmHg 以下。

表现为中心性发绀的 CHD 包括那些流向肺部血流受限的情况,如严重肺动脉瓣狭窄或闭锁、法洛四联症伴严重肺动脉瓣和/或肺动脉瓣下狭窄。这些情况下,低氧血通过卵圆孔右向左分流进入左心,再进入主动脉,进入肺内的血流减少,导致动脉低氧血症和中心性发绀。通常,这些情况在动脉导管发生收缩,肺血流进一步减少时得以诊断。肺血流没有受限但低氧血分流进入主动脉的心脏病也会出现中心性发绀。这些情况包括完全性大动脉转位、永存动脉干,这些疾病都只有单一的动脉干。表 16.1 列出了可能表现为中心性发绀的 CHD。

表 16.1　表现为中心性发绀的先天性心脏病	
A. 右心室流入道/流出道异常	**具体缺损**
三尖瓣狭窄/闭锁	三尖瓣狭窄/闭锁
Ebstein 畸形	三尖瓣下移
室间隔完整的肺动脉闭锁	肺动脉瓣闭锁
肺动脉瓣狭窄	肺动脉血流在瓣上、瓣膜、瓣下发生梗阻
肺动脉闭锁或狭窄的法洛四联症	圆锥间隔前移导致不同程度的肺动脉流出道梗阻、主动脉骑跨、室间隔缺损、右心室肥大
B. 没有右心室流入道/流出道异常	**具体缺损**
大动脉转位	主动脉起始于右心室,肺动脉起始于左心室
永存动脉干	从心室发出动脉干,肺动脉起始于动脉干
完全性肺静脉异位引流伴梗阻	所有肺静脉异常连接至体循环静脉系统

练习 3

问题

1. 请判断该陈述是否正确:如果患儿是左位主动脉且头部血管的分支走行正常,氧饱和度仪探头放置在左手是测量导管前氧饱和度的理想位置。

答案

1. 不正确。对于 CHD 患儿,测量导管前和导管后氧饱和度是很重要的。假设患儿是左位主动脉,且头部血管的分支走行正常,右手测得的就是导管前氧饱和度,任一下肢测得的就是导管后氧饱和度。左手测得的氧饱和度并不一定是导管前的,因为左锁骨下动脉的开口靠近动脉导管和主动脉的连接处。

练习 4

问题

1. 在什么情况下导管前氧饱和度高于导管后?在哪种先天性心脏病中,又是相反的情况呢?

答案

1. 导管前氧饱和度高于导管后氧饱和度：持续性肺动脉高压、左心梗阻性病变（如严重主动脉缩窄或主动脉弓离断）。导管后氧饱和度高于导管前氧饱和度：完全性大动脉转位伴有肺动脉高压或伴有主动脉缩窄。

病例 2（续）

右手和左脚测得的氧饱和度分别为 60% 和 80%。没有呼吸困难，给予 1.5L/min 的鼻导管吸氧，FiO_2 100%，患儿的肤色没有改善。外周脉搏正常，右侧桡动脉血气提示：pH 7.32，PCO_2 40mmHg，PaO_2 34mmHg，BE −2mmol/L，HCO_3^- 21mmol/L。高氧试验后的 PaO_2 为 40mmHg。

练习 5

问题

1. 病例 2 最可能的诊断是什么？

答案

1. 完全性大动脉转位。中心性发绀的患儿不伴呼吸窘迫，高氧试验阴性，提示该患儿的基础疾病为发绀型 CHD。相反的差异性发绀，没有心脏杂音但 S_2 响亮（主动脉前瓣的位置），心脏大小正常，肺血流量没有减少，这些提示大动脉转位是最有可能的诊断。

病例 2（续）

心内科医生证实了大动脉转位的诊断，而且室间隔是完整的，只有较小的卵圆孔。心内科医生建议开始 PGE_1 0.01μg/（kg·min）输注，并急诊转运至心脏中心行球囊房间隔造口术，以进一步增加血流的混合。

在完全性大动脉转位患儿，主动脉起源于右心室，肺动脉起源于左心室（图 16.7）。出生后，这两个循环是相互平行的，非氧合血回到右心房，进入主动脉进行再循环。患儿想要存活，必须有足量的左心的氧合血通过房间隔、室间隔或动脉导管水平进入体循环。如果室间隔是完整的，出生后卵圆孔逐渐关闭，就没有其他可以让左右心的血液发生混合的途径。患儿在生后几分钟至几小时内就出现严重的低氧血症和发绀。通过心导管介入的方法迅速开通心房水平的血液分流途径可以提高生存率。只有心脏中心专门从事介入治疗的医生才能施行这样的手术，因此必须急诊转运患儿。

若单纯完全性大动脉转位不伴有流出道梗阻，则不是动脉导管依赖性的缺损，因为这种情况下，肺循环和体循环的血流都没有受限。不过，大部分进入肺或主动脉的血流都是无效的。左心室的氧合血被泵回到肺内，右心室的非氧合血被泵入主动脉。PGE_1 的作用就是增加有效的体循环和肺循环血流（图 16.8）。维持动脉导管的开放可以增加主动脉

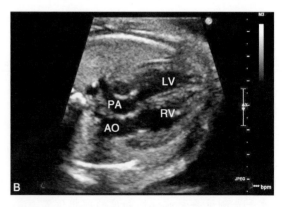

图 16.7 A. 完全性大动脉转位示意图，箭头表示血流的方向；B. 完全性大动脉转位胎儿超声心动图显示心室和大血管异常连接关系（左心室连接肺动脉，右心室连接主动脉）。Ao，主动脉；IVC，下腔静脉；LA，左心房；LPA，左肺动脉；LPV，左肺静脉；LV，左心室；MPA，主动脉；PDA，动脉导管未闭；PFO，卵圆孔未闭；RA，右心房；RPA，右肺动脉；RPV，右肺静脉；RV，右心室；SVC，上腔静脉

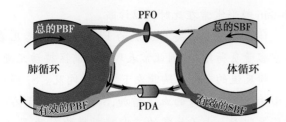

图16.8 室间隔完整的完全性大动脉转位患儿体循环和肺循环的血流示意图。有效的肺动脉血流（PBF）将非氧合血送入肺循环,有效的体循环血流（SBF）将氧合血送入体循环。PDA,动脉导管未闭;PFO,卵圆孔未闭

和肺动脉之间的血液分流,增加有效的肺血流(主动脉的非氧合血通过动脉导管进入肺动脉内)。肺血流增加后左心房压力上升,有效的体循环氧合血增加(左心房的氧合血通过卵圆孔分流入右心房)。有时,由于卵圆孔的大小很有限,开始应用 PGE₁ 后氧合的改善并不能达到预期的效果,需要紧急的球囊房间隔造口术(扩大卵圆孔)以改善血液的混合。一旦施行球囊房间隔造口术,患儿的氧合常发生很大的改善。经过几天的观察,就可以施行选择性动脉转位术。这一手术就是将大动脉的位置对换,使它们各自和正确的心室相连。另外冠状动脉也需要转位。在目前的技术下,动脉转位术的生存率和远期结局都是非常理想的。

新生儿室里的发绀新生儿

病例 3

你被叫去新生儿室评估一位生后 4 小时的女婴。护士担心这位婴儿的发绀情况。该患儿胎龄 39 周,选择性剖宫产出生。母亲 24 岁,G2P1,孕期健康。1分钟、5 分钟 Apgar 评分分别为 8 分、9 分。该婴儿的生命体征如下:体温 36.8℃,心率 160 次/min,呼吸65 次/min,血压 73/45mmHg,导管前后氧饱和度分别为 60% 和 62%。该患儿外表没有畸形,有活力,反应良好,但是有中心性发绀。她没有呼吸费力,两肺呼吸音对称,清晰。心前区搏动亢进,可闻及多个心音,左侧胸骨旁闻及Ⅲ级全收缩期杂音,右侧肋缘下 2cm 触及肝脏,外周脉搏和灌注正常。胸部 X 线片如图 16.9 所示。

ECG 提示 P 波高,右心室传导阻滞。动脉血气

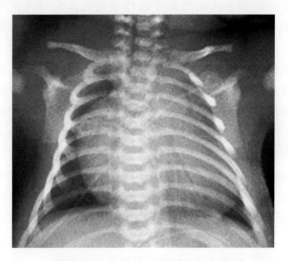

图16.9 病例3患儿的胸部 X 线片

分析:pH 7.35,PCO₂ 32mmHg,PO₂ 36mmHg,HCO₃⁻22mmol/L。血常规:WBC 18×10⁹/L,中性粒细胞55%,淋巴细胞 35%,没有杆状核粒细胞,血红蛋白170g/L,血细胞比容49%,血小板 224×10⁹/L。已请心血管医生会诊。

练习 6

问题

1. 在什么情况下,新生儿的发绀可能是正常现象?

2. 病例 3 中的患儿最有可能的诊断是什么?

答案

1. 发绀或"青紫"发作也可见于健康的新生儿。根据定义,良性的发绀是暂时性的、短暂的。一般发生于婴儿哭闹时,随着婴儿平静下来很快就缓解。发绀缓解后,监测氧饱和度是正常的。婴儿没有其他症状体征,体检都是正常的(框 16.1)。

框16.1 新生儿期可能引起青紫发作的情况
1. 败血症/肺炎
2. 低血糖
3. 体温过低
4. 胃食管反流
5. 气道阻塞
6. 先天性心脏病
7. 持续性肺动脉高压
8. 出生时创伤引起的颅内出血
9. 呼吸暂停,抽搐
10. 母亲镇静剂的影响
11. 高镁血症
12. 先天性代谢缺陷

2. 该患儿发绀最可能的原因是三尖瓣关闭不全。早期听诊闻及胸骨旁的全收缩期杂音很可能是三尖瓣反流的杂音。不论心脏结构是否异常，都可能出现三尖瓣反流。心脏结构正常的三尖瓣反流最可能的原因是生后早期仍存在肺动脉高压，通常是暂时性的。围产期窒息导致乳头肌坏死或断裂可以引起严重的三尖瓣反流。能够引起三尖瓣反流的先天性心脏病包括 Ebstein 畸形和室间隔完整的肺动脉闭锁。其他三尖瓣的先天畸形（如三尖瓣发育不良、三尖瓣连接异常、三尖瓣裂缺）都非常罕见。该患儿可闻及多个心音，包括第一心音和第二心音分裂、第三心音和第四心音，提示该患儿的诊断为三尖瓣异常，特别是 Ebstein 畸形的可能性最大。

Ebstein 畸形的三尖瓣是异常的（图 16.10A 和 B）。三尖瓣的隔瓣和后瓣下移，常和右心室壁相连。异常的腱索附着进一步限制了三尖瓣的运动。随之出现不同程度的三尖瓣反流，右心房增大。较高的右心房压使血液通过卵圆孔或房间隔缺损发生右向左分流。位于三尖瓣瓣环和下移的瓣叶之间的右心室被称为右心室的心房化部分，并不具备右心室输出功能。在收缩期，血流从右心室反流进入右心房，特别是在新生儿期肺血管阻力较高的情况下，这样经过肺动脉瓣进入肺部的血流就减少了。因此，当肺血管阻力较高时，肺血流量就只能依赖于动脉导管的分流。随着动脉导管开始收缩，肺血流量进一步减少，患儿出现氧饱和度下降和发绀，由此，

Ebstein 畸形常常在此时得以诊断。

伴有中重度三尖瓣反流的 Ebstein 畸形患儿右心室容量负荷增加，因此常表现为心前区搏动亢进。三尖瓣反流的杂音在胸骨左下缘最易闻及。S_1 分裂是由于流经三尖瓣的血流增加，S_2 分裂是由于右心室传导阻滞。由于异常的三尖瓣瓣膜的震动，S_3、S_4 常可闻及。发绀的新生儿出现多重心音和胸骨旁的全收缩期杂音，提示 Ebstein 畸形。

练习 7

问题

　1. 新生儿期引起心脏增大的原因有哪些？

答案

　1. 在 CHD 患儿的评估中，胸部 X 线检查和 ECG 是有用的诊断方法。胸部 X 线片上心影的位置和轮廓能提供很多信息。右位心、胃泡位于右侧或肝脏位于中线部位提示复杂的 CHD，如内脏异位综合征。还应注意是否存在胸腺影，以及主动脉弓的位置。如果胸腺影缺如（生后第 1 天），可能提示 22q11.2 缺失综合征，可伴有圆锥动脉干畸形（先天性心脏流出道异常）。某些 CHD 在胸部 X 线片上有特征性表现，如法洛四联症的靴形心，大动脉转位的蛋形心。肺纹理明显提示肺血流量增加，肺纹理减少提示肺血流量减少，完全性肺静脉异位引流伴梗阻的患儿可出现肺静脉充血和肺水肿。

　很少的心脏问题可以使胸部 X 线片上的心影增

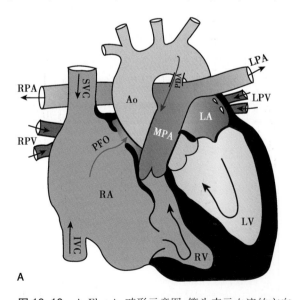
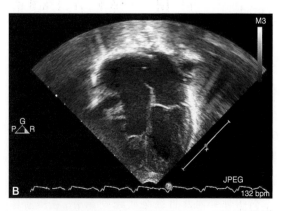

图 16.10　A. Ebstein 畸形示意图，箭头表示血流的方向；B. Ebstein 畸形的超声心动图四腔切面。可以清楚地看到移位的三尖瓣和右心室的心房化部分。Ao，主动脉；IVC，下腔静脉；LA，左心房；LPA，左肺动脉；LPV，左肺静脉；LV，左心室；MPA，主肺动脉；PDA，动脉导管未闭；PFO，卵圆孔未闭；RA，右心房；RPA，右肺动脉；RPV，右肺静脉；RV，右心室；SVC，上腔静脉

大。胸部 X 线片上心影增大的大部分情况都是由于右心房增大,如室间隔完整的肺动脉闭锁、Ebstein 畸形。其他引起心脏增大的情况包括肥厚型心肌病和扩张型心肌病,右心室容量和压力负荷显著增加(大的动静脉瘘),心脏或纵隔肿瘤,心包积液。发绀的新生儿出现显著心脏增大的最常见原因是 Ebstein 畸形,由于三尖瓣反流,右心房显著增大。

练习 8

问题

1. 什么干预可以改善该患儿的氧合水平?

答案

1. 增加吸入气氧浓度,并考虑开始吸入一氧化氮(NO)。

如前所述,右心室心房化部分对右心室输出功能的贡献很小。在新生儿期,当肺血管阻力上升,右心室可能无法产生足够的收缩压来打开肺动脉瓣,就形成了"功能性"的肺动脉瓣闭锁,导致血流无法通过(图 16.11)。这时,肺血流量依赖于动脉导管的开放。如果动脉导管收缩或关闭,缺氧和发绀会加重。如果给患儿增加吸入气氧浓度或吸入 NO,则可以降低肺血管阻力,使更多血流得以通过功能性闭锁的肺动脉瓣。出生后数天,随着时间的推移,肺血管阻力逐渐下降,流经肺动脉瓣的血流逐渐增加,从卵圆孔或房间隔水平分流的血流逐渐减少,这时

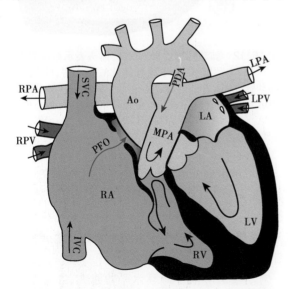

图 16.11　Ebstein 畸形的功能性肺动脉闭锁示意图,箭头表示血流的方向。Ao,主动脉;IVC,下腔静脉;LA,左心房;LPA,左肺动脉;LPV,左肺静脉;LV,左心室;MPA,主肺动脉;PDA,动脉导管未闭;PFO,卵圆孔未闭;RA,右心房;RPA,右肺动脉;RPV,右肺静脉;RV,右心室;SVC,上腔静脉

可以试着逐步撤离氧气或 NO 吸入。解剖结构上存在梗阻的患儿,在通过手术打开右心室流出道以前,维持动脉导管的开放是非常重要的。有时要将真正的右心室流出道梗阻和功能性梗阻进行鉴别是有困难的,需要超声心动图检查和心血管医生会诊。在明确真正的心脏病变以前,应用 PGE_1 是有指征的。

病例 3(续)

心内科医生确诊该患儿为 Ebstein 畸形伴有中重度三尖瓣反流和功能性肺动脉闭锁。鼻导管吸入气氧浓度增加至 50%,患儿氧饱和度逐步上升至 90% 以上。3~4 天后吸入气氧浓度逐渐减至 21%,生后 7 天患儿出院回家,氧饱和度维持在 85%。

Ebstein 畸形的严重程度不一。三尖瓣轻度异常、反流不多的患儿可能一直没有症状,无须进行干预。有些患儿在新生儿期出现暂时性的发绀,就像该病例一样。更严重的病例会在婴儿期出现心力衰竭和/或发绀。

新生儿心脏杂音

病例 4

新生儿室的儿科医生打电话给你,有一例出生 12 小时的男婴,因为体检发现心脏杂音,他想把孩子转至 NICU。母亲是 26 岁的初产妇,孕期无异常情况。胎龄 39 周,自然分娩。1 分钟、5 分钟 Apgar 评分均为 9 分。患儿看起来很舒服,肤色红润,没有呼吸循环异常的表现。出生体重 3.56kg。生命体征如下:心率 150 次/min,呼吸频率 50 次/min,血压 68/45mmHg(右臂),导管前、后氧饱和度均为 86%,呼吸平稳,没有呼吸过速或吸气性凹陷。心前区搏动明显,胸骨左缘上方可闻及 3/6 级喷射性杂音,外周脉搏和血压正常。

胸部 X 线片显示心脏轻度增大,左位主动脉弓,肺血流量轻度减少,肺部没有局部的病变。ECG 显示正常窦性心律,QRS 轴右偏,右心室肥大。正在等待心血管医生会诊。

练习 9

问题

1. 体格检查时怎样区分病理性杂音和生理性杂音?

2. 下列关于杂音的说法哪个是正确的?
　　A. 新生儿期最常见的生理性杂音是外周肺动脉狭窄
　　B. 新生儿期没有杂音可以排除 CHD

答案

1. 出生 24 小时内常规体格检查和出院前再次体格检查可能发现那些尚未出现症状的 CHD 患儿。足月儿心脏杂音的发生率在不同的报道中差异很大。在一些大样本的报道中,新生儿期心脏杂音的发生率<1%。

心脏杂音有些可能是生理性的,无须处理,也有些可能和心脏结构异常有关。在一项大样本研究中,发现有心脏杂音的新生儿约 54% 伴有 CHD (Ainsworth et al.,1999)。有一些特征有助于鉴别病理性杂音。响亮的(3 级及以上)、粗糙的、杂音延长到收缩期以外的、胸骨左上缘听诊最清楚的以及伴有异常 S_2 的杂音最有可能是病理性的,提示可能存在结构性心脏病。

2. A。引起心脏杂音的最常见原因是左向右分流,特别是室间隔缺损。上述研究中(Ainsworth et al.,1999)剩下的 46% 闻及心脏杂音的新生儿心脏结构是正常的,或存在一些和心脏杂音相关的生理现象,如生理性的外周肺动脉狭窄(peripheral pulmonary artery stenosis,PPS)。新生儿期常见的“生理性”杂音来源于 PPS、关闭过程中的动脉导管和 Still 杂音。PPS 的典型杂音为 1~2/6 级的收缩中期喷射性杂音,胸骨左上缘最容易听到,并向腋下和背部放射。大部分 PPS 杂音在 6 个月之内消失。杂音产生的原因是从肺动脉到远端的分支之间动脉内径差距较大而产生血液湍流。Still 杂音通常在学龄期儿童闻及,偶尔在新生儿也可闻及,是等级较低的音乐样收缩期杂音,在胸骨左下缘最易闻及。

未闻及杂音并不能排除 CHD。很多严重的先天性心脏病并没有杂音。有些在新生儿室的时候还没有发展成病理性的改变,因此杂音尚未产生。在之前提到过的大样本研究中,最终诊断为 CHD 的婴儿 47% 在新生儿期是没有杂音的(Ainsworth et al.,1999)。

我们这个病例的患儿心前区搏动明显增强,提示右心室压升高,胸骨左上缘闻及的喷射性杂音可能和右心室流出道梗阻有关。这个梗阻可能位于瓣膜上、瓣膜下和瓣膜处。氧饱和度 86% 提示心房水平存在右向左分流。胸部 X 线片上肺血流量减少说明流入肺内的血流减少。

病例 4(续)

超声心动图证实了该患儿重度肺动脉瓣狭窄的诊断。动脉导管的分流很有限,因此心血管医生立即开始了 PGE_1 输注,初始剂量为 $0.01\mu g/(kg \cdot min)$。患儿氧饱和度上升至 94%。第二天患儿成功施行了导管下的球囊肺动脉瓣成形术。

肺动脉瓣狭窄是右心室流出道梗阻的最常见原因之一(图 16.12)。肺动脉瓣有可能未发育出正常的瓣叶,或者瓣叶在连接处发生了融合。有时,特别是在努南综合征的患儿,肺动脉瓣叶增厚且发育不良。肺动脉瓣梗阻导致右心室肥大,特别是漏斗部的肥厚,从而进一步引起右心室流出道梗阻。

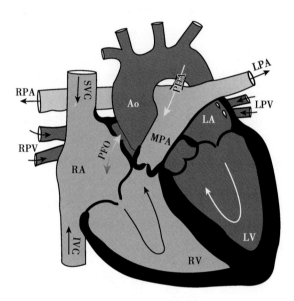

图 16.12　肺动脉瓣狭窄示意图,箭头表示血流的方向。Ao,主动脉;IVC,下腔静脉;LA,左心房;LPA,左肺动脉;LPV,左肺静脉;LV,左心室;MPA,主肺动脉;PDA,动脉导管未闭;PFO,卵圆孔未闭;RA,右心房;RPA,右肺动脉;RPV,右肺静脉;RV,右心室;SVC,上腔静脉

肺动脉瓣狭窄有不同的程度。轻度狭窄很少进展,一般不需要处理。中度和重度狭窄进行性加剧,需要治疗。右心室流出道严重梗阻(重度肺动脉瓣狭窄)使肺血流量减少,需要维持动脉导管开放以增加肺血流量。

对于梗阻局限于瓣膜水平的患儿,导管下的球囊肺动脉瓣成形术是有效的。新生儿的导管下球囊肺动脉瓣成形术成功率很高,一般都不需要再次导管或手术治疗。

球囊肺动脉瓣成形术后通常可以停用 PGE_1。但术后 48 小时,随着动脉导管的关闭可能会出现氧饱和度下降。右心室肥大导致右心室顺应性下降,引起右向左分流,这是氧饱和度降低的原因。数周或数月后,右心室肥大逐渐退化,右心室顺应性得到改善,卵圆孔水平的右向左分流逐渐减少,氧饱和度逐渐改善。

伴有呼吸窘迫的发绀新生儿

病例 5

足月男婴,母亲是 23 岁的初产妇,孕期无异常情况,GBS 筛查阴性。产前 4 小时破膜,羊水清。分娩过程中母亲无发热。胎龄 39 周时产程发动,阴道分娩。1 分钟、5 分钟 Apgar 评分均为 9 分。生后 12 小时,你被叫到新生儿室会诊,因为婴儿出现了呻吟。患儿体重 3kg,没有畸形,但有中心性发绀,鼻翼扇动、吸气性凹陷等呼吸窘迫症状明显,呼吸音双侧对称,可闻及弥漫的啰音。心脏听诊及 S_2,胸骨左上缘闻及 2/6 级收缩期杂音。没有腹胀,肝脏在右侧肋缘下 1~2cm 处触及。肢端温暖,外周脉搏有力。你将患儿转至 NICU 进一步评估。生命体征:心率 168 次/min,呼吸频率 85~90 次/min,血压 76/46mmHg,空气吸入下氧饱和度仅 60%。给予 CPAP 后氧饱和度仍只有 65% 左右,且呼吸窘迫症状明显,于是很快进行气管插管,机械通气。FiO_2 100%,氧饱和度 68%。动脉血气提示:pH 7.32,PCO_2 42mmHg,PaO_2 35mmHg,HCO_3^- 20mmol/L,BE 2mmol/L,SaO_2 65%。

入院时的胸部 X 线片如图 16.13。血常规:WBC 15×10^9/L,中性粒细胞 54%,淋巴细胞 35%,没有杆状核粒细胞。血红蛋白 180g/L,血小板 245×10^9/L。

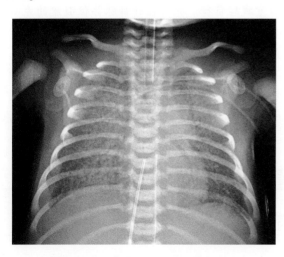

图 16.13　病例 5 患儿的胸部 X 线片

练习 10

问题

1. 根据该患儿的症状和胸部 X 线片表现,最可能的诊断是什么?
  A. 新生儿暂时性呼吸过速
  B. 呼吸窘迫综合征
  C. 完全性肺静脉异位引流伴梗阻
  D. 大的室间隔缺损

答案

1. C。新生儿呼吸窘迫并不少见。症状出现的时间、产前和产时的病史、仔细的体格检查有助于明确诊断。足月儿呼吸窘迫有几个原因,包括 TTN、肺炎、吸入、气漏综合征、胸腔积液或 CHD。

不论是心房、心室还是大血管水平出现的体循环和肺循环之间的异常交通,都会造成肺血流量过多。这样的 CHD 包括大的房间隔或室间隔缺损、房室隔缺损、大 PDA、主肺动脉窗、永存动脉干或不伴有梗阻的完全性肺静脉异位引流。随着肺血管阻力下降,左向右分流增加,呼吸费力的症状逐渐出现。如果出生后肺血管阻力仍较高,则生后最初几天不会出现上述症状。

部分或全部四根肺静脉可能不回流至左心房,而是通过异常的途径回流至体循环的静脉系统(图 16.14)。如果肺静脉异常回流的途径上遭遇明显的阻力,就会出现肺静脉高压。当肺静脉的静水压超过胶体渗透压,就会出现肺水肿,肺顺应性下降,出现呼吸窘迫,氧饱和度降低和低氧血症。症状出现的早晚取决于受梗阻的肺静脉数量以及梗阻程度。伴有梗阻的完全性肺静脉异位引流患儿,可在生后 24 小时内出现呼吸窘迫和发绀的症状,但出生当时一般是正常的。

另外,左心房压增加也会引起肺静脉高压和肺水肿,从而出现呼吸窘迫。引起左心房压增加的缺损包括房间隔完整的伴有二尖瓣闭锁的 HLHS、严重二尖瓣或主动脉瓣狭窄或反流、心肌病导致的左心室收缩或舒张功能下降、左心室流出道梗阻。这些 CHD 患儿除了呼吸窘迫的症状外还表现为灌注不佳。

呼吸窘迫的足月儿,尤其是胸部 X 线片提示肺水肿但心影大小正常时,必须排除完全性肺静脉异位引流(图 16.13)。根据肺静脉引流的位置,完全性肺静脉异位引流可分为不同的类型:心上型、心内型和心下型。完全性肺静脉异位引流也可以根据是

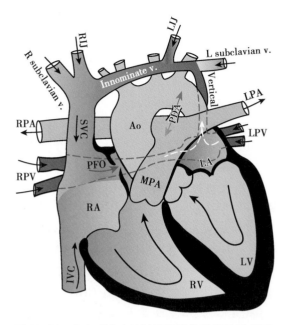

图 16.14   心上型完全性肺静脉异位引流的示意图,箭头表示血流的方向。Ao,主动脉;IVC,下腔静脉;LA,左心房;LPA,左肺动脉;LPV,左肺静脉;LV,左心室;MPA,主肺动脉;PDA,动脉导管未闭;PFO,卵圆孔未闭;RA,右心房;RIJ,LIJ,右颈静脉,左颈静脉;R,L subclavian v. ,右锁骨下静脉,左锁骨下静脉;Vertical v. ,垂直静脉;RPA,右肺动脉;RPV,右肺静脉;RV,右心室;SVC,上腔静脉

否存在梗阻来分类。不同患者梗阻程度不一,临床表现也不同。不伴梗阻的完全性肺静脉异位引流患儿通常在生后 4 至 6 周才出现心力衰竭和肺循环过负荷的症状。

病例 5(续)

超声心动图证实了该患儿为心下型完全性肺静脉异位引流伴梗阻。四支肺静脉汇合成一支,通过长长的垂直静脉汇入门静脉。肺动脉压升高,右心室收缩功能轻度下降,卵圆孔开放,收缩期动脉导管水平右向左分流。心血管医生建议将患儿立即转运至心脏手术中心治疗。

患儿的脉搏血氧饱和度低于 70% ,给予常频机械通气,PIP/PEEP 22/5cmH$_2$O,FiO$_2$ 100% 。

练习 11

问题

1. 在等待转运时,一位医学生跟你建议给患儿吸入 NO 来改善他的氧合。吸入 NO 后很可能会:

    A. 通过增加肺血流量来改善氧合

    B. 通过增加肺血流量而使氧合恶化

答案

1. B。伴有梗阻的完全性肺静脉异位引流需要紧急手术。立即将患儿转运至能够进行手术的心脏中心对于患儿的预后至关重要。伴有梗阻的完全性肺静脉异位引流表现为低氧血症,其严重程度和梗阻程度相关。低氧血症和以下因素有关:①肺水肿,导致肺静脉的氧分压和氧饱和度降低;②氧合血和非氧合血相混合;③低氧血症反射性地引起肺动脉收缩,导致肺动脉高压、动脉导管的右向左分流,使肺血流量减少。肺动脉收缩可以适当减少肺血流量,有助于避免肺水肿的进一步恶化,具有一定的保护作用。降低肺血管阻力的治疗措施,如一氧化氮吸入,会增加肺血流量。在血管下游阻塞的情况下,如果流入肺循环的血大于流出的血,则肺水肿可能会恶化。因此,肺血管扩张剂的应用在这种情况下可能达不到预期目标,所以不建议使用。

练习 12

问题

1. 这位医学生问你该患儿是否可以应用 PGE$_1$。最合适的回答是:

    A. 在所有伴有梗阻的完全性肺静脉异位引流患儿,PGE$_1$ 都是绝对禁忌的

    B. 某些伴有梗阻的完全性肺静脉异位引流患儿可以考虑应用 PGE$_1$

答案

1. B。伴有梗阻的完全性肺静脉异位引流患儿应用 PGE$_1$ 是有争议的。虽然在某些病例,PGE$_1$ 能起一定的作用,但还是应该谨慎。在伴有梗阻的完全性肺静脉异位引流患儿,PGE$_1$ 可以使功能衰竭的右心室减轻负荷。完全性肺静脉异位引流的左心室前负荷和输出量取决于卵圆孔水平的右向左分流,如果卵圆孔较小,分流受限,左心室前负荷降低或充盈不足,左心室的每搏输出量就减少。严重肺动脉高压和右心室扩张时,室间隔向左心室突出,可能使左心室腔的容量缩小,影响左心室的充盈和搏出,这时 PGE$_1$ 或许也能减轻一部分右心室的负荷。

灌注不佳的新生儿

病例 6

胎龄 39 周的女婴,生后 10 天被送至急诊室。

正常阴道分娩出生,生后 48 小时出院。母亲孕期、分娩、产后一切正常。医院记录上显示患儿入院和出院的体格检查都是正常的,住院期间吃奶和排便情况也正常。父母主诉患儿出院后逐渐变得烦躁不安,呼吸比较急促,每次奶瓶喂奶所需要的时间变长了。入院当天,她的奶量不超过 30ml,而且从前一天起就没有排尿。

生命体征:体温 36.8℃,心率 190 次/min,右上肢血压 78/50mmHg,呼吸频率 78 次/min,右手氧饱和度 98%。体重 3.3kg,出生体重和上次出院时体重分别为 3.5kg 和 3.4kg。患儿清醒但比较激惹,伴有中度呼吸窘迫,鼻翼扇动和吸气性凹陷。呼吸音双侧对称,肺底部可闻及细湿啰音,心前区搏动亢进,第二心音较响,未闻及心脏杂音。右侧肋缘下 4cm 处触及肝脏。下肢脉搏难以触及,双脚摸起来很凉。没有皮肤缺损,毛细血管充盈时间 5s。血常规:WBC $15×10^9$/L,中性粒细胞 50%,淋巴细胞 35%,没有杆状核粒细胞,血细胞比容 40%,血小板 $23×10^9$/L。生化:钠 145mmol/L,钾 5mmol/L,氯 110mmol/L,HCO_3^- 14mmol/L,血尿素氮 40mg/dL,血肌酐 1mg/dL。胸部 X 线片显示肺水肿,心影增大,左位主动脉弓。血培养结果未回报。已经给予抗生素静脉应用。

练习 13

问题

1. 该患儿的临床表现最可能的诊断是:
   A. 左心梗阻性病变
   B. 右心梗阻性病变
   C. 肾上腺皮质功能不全
   D. 败血症

答案

1. A。左心室流出道梗阻的新生儿有时很难和败血症相鉴别,临床表现会很相似,但是仔细询问病史和体格检查有助于建立正确的诊断。左心室流出道梗阻可发生于不同的水平,比如主动脉缩窄、主动脉弓离断、主动脉弓发育不良、主动脉瓣或瓣下狭窄。在一些严重的病例,可能整个左心系统发育都很差(HLHS)。左心室流出道梗阻的严重程度不一,轻度仅主动脉缩窄伴轻微梗阻,重度则整个左心室和主动脉弓都发育不良(图 16.15)。

主动脉缩窄是指主动脉狭窄,多是局灶性的,缩窄段常位于靠近动脉导管开口处(图 16.16)。

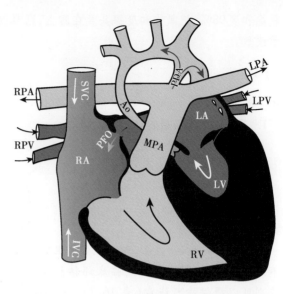

图 16.15　左心发育不良综合征示意图,箭头表示血流的方向。Ao,主动脉;IVC,下腔静脉;LA,左心房;LPA,左肺动脉;LPV,左肺静脉;LV,左心室;MPA,主肺动脉;PDA,动脉导管未闭;PFO,卵圆孔未闭;RA,右心房;RPA,右肺动脉;RPV,右肺静脉;RV,右心室;SVC,上腔静脉

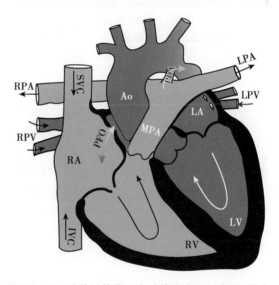

图 16.16　动脉导管附近主动脉缩窄的示意图,箭头表示血流的方向。Ao,主动脉;IVC,下腔静脉;LA,左心房;LPA,左肺动脉;LPV,左肺静脉;LV,左心室;MPA,主肺动脉;PDA,动脉导管未闭;PFO,卵圆孔未闭;RA,右心房;RPA,右肺动脉;RPV,右肺静脉;LV,右心室;SVC,上腔静脉

病例 6(续)

股动脉搏动难以触及,但双侧桡动脉搏动都很容易触及。测量四肢血压:右上肢 78/50mmHg,左上肢 66/40mmHg。努力了几次以后才测得下肢血压:右下肢 30/22mmHg,左下肢 34/22mmHg。右手

的氧饱和度 98%，把氧饱和度探头放在脚上，则难以显示读数。

练习 14

问题

1. 下列哪一个是最可能的诊断：
   A. 动脉导管附近主动脉缩窄
   B. 左心发育不良综合征
   C. 主动脉瓣狭窄
   D. 以上都不是

答案

1. A。如前所述，左心室流出道梗阻可以发生于不同部位。当怀疑梗阻时，临床评估和生命体征的监测可以提供诊断线索（表 16.2）。体格检查可以从触诊患儿的股动脉搏动开始。如果患儿的髋关节没有外展，是不容易触及股动脉搏动的，摆好患儿体位后，就应该能很容易地触及搏动。如果双侧股动脉搏动都无法触及，应该和桡动脉搏动进行比较。如果桡动脉搏动很强而股动脉搏动很弱，主动脉梗阻的位置应位于左锁骨下动脉以下（如果是左位主动脉弓）或右锁骨下动脉以下（如果是右位主动脉弓）。如果右侧桡动脉搏动很容易触及，而左侧桡动脉和双侧股动脉搏动均不易触及，则梗阻的位置可能位于左锁骨下动脉起源的近端。有时，在严重的主动脉缩窄，其累及的锁骨下动脉可能也是狭窄的。因此桡动脉的搏动也会变弱，或弱于对侧。如果双侧桡动脉和股动脉的脉搏都减弱且灌注不良，可能是由于心脏功能受损，另一个可能是主动脉梗阻位于右锁骨下动脉的近端。通过触诊颈动脉搏动可以区分这两种情况。当心脏功能严重受损时，颈动脉搏动也减弱。而在后者的情况中，颈动脉搏动会很强。四肢血压的变化和脉搏的变化是一致的。如果梗阻的部位更靠近心脏，如主动脉瓣狭窄或 HLHS，则四肢的血压和脉搏并没有差别。

表 16.2　不同部位的主动脉弓梗阻

股动脉搏动	右侧桡动脉搏动	左侧桡动脉搏动	梗阻的可能部位
++	++	++	无梗阻
+/-	++	+	动脉导管附近缩窄（若缩窄累及左锁骨下动脉，左侧桡动脉搏动减弱）
+/-	++	+/-	左锁骨下动脉近端离断（左侧桡动脉搏动和股动脉一致）
+/-	+/-	+/-	左心室功能减退 主动脉瓣狭窄 左心发育不良综合征 右锁骨下动脉异常起源于主动脉缩窄处远端

++, Normal pulse 脉搏；+, palpable pulse but diminished 可触及的减弱的脉搏；−, absent pulse 脉搏消失。

练习 15

问题

1. 目前没有心血管医生，急诊室的医生请你帮助他们处理这一患儿。最佳的选择是：
   A. 在超声心动图检查和心血管医生会诊前立即开始 PGE₁ 输注
   B. 等待超声心动图检查和心血管医生会诊，然后开始 PGE₁ 输注

答案

1. A。如果怀疑严重左心梗阻，必须立即开始 PGE₁ 输注，不必等待超声心动图确诊。其他的干预如容量复苏和正性肌力药治疗很少有效，除非动脉导管重新开放，体循环血流重新建立。由于 PGE₁ 半衰期很短，需要连续输注。小剂量[0.01 ~ 0.05μg/（kg·min）] PGE₁ 通常就足以维持动脉导管开放了。较高剂量[0.1~0.2μg/（kg·min）]有可能使已经功能性关闭的动脉导管重新开放。一旦动脉导管重新开放，就可以逐渐下调 PGE₁ 的剂量至最低有效剂量。PGE₁ 有几个副作用，包括呼吸暂停、发热、低血压、血小板减少。这些副作用不是剂量依赖性的，但是在较大剂量时更容易出现。

结论

先天性心脏病是最常见的出生缺陷。尽管有各种类型的缺损，但主要的临床表现不外乎发绀、休克和呼吸过速。仔细的病史和体格检查有助于诊断。

（林慧佳　译）

推荐阅读

Abu-Harb M, Hey E, Wren C. Death in infancy from unrecognized congenital heart disease. *Arch Dis Child*. 1994;71:3-7.

Ainsworth SB, Wyllie JP, Wren C. Prevalence and clinical significance of cardiac murmurs in neonates. *Arch Dis Child Fetal Neonatal Ed*. 1999;80:F43-F45.

Allan LD, Crawford DC, Chita SK. Familial recurrence of congenital heart disease in a prospective series of mothers referred for fetal echocardiography. *Am J Cardiol*. 1986;58:334-337.

Ardrain GM, Dawes GS, Prichard MML, et al. The effect of ventilation of the foetal lungs upon the pulmonary circulation. *J Physiol*. 1952;118:12-22.

Arlettaz R, Archer N, Wilkinson AR. Natural history of innocent heart murmurs in newborn babies: controlled echocardiographic study. *Arch Dis Child Fetal Neonatal Ed*. 1998;78:F166-F170.

Artman A, Mahony L, Teitel DF. Neonatal Cardiology. 3rd ed. New York: McGraw-Hill.

Benjamin JT, Romp RL, Carlo WA, et al. Identification of serious congenital heart disease in neonates after initial hospital discharge. *Congenit Heart Dis*. 2007;2(5):327-331.

Burd L, Deal E, Rios R, et al. Congenital heart defects and fetal alcohol spectrum disorders. *Congenit Heart Dis*. 2007;2(4):250-255.

Burn J, Brennan P, Little J, et al. Recurrence risks in offspring of adults with major heart defects: results from first cohort of British collaborative study. *Lancet*. 1998;351(9099):311-316.

Centers for Disease Control and Prevention. *Congenital Heart Defects (CHDs) (website)*. www.cdc.gov/ncbddd/heartdefects.

Cohen LS, Friedman JM, Jefferson JW. A reevaluation of risk of in utero exposure to lithium. *JAMA*. 1994;271(2):146-150.

Edelstone DI, Rudolph AM. Preferential streaming of ductus venosus blood to the brain and heart in fetal lambs. *Am J Physiol*. 1979;237:H724-H729.

Friedberg MK, Silverman NH, Moon-Grady AJ, et al. Prenatal detection of congenital heart disease. *J Pediatr*. 2009;155(1):26-31.

Hoffman JIE, Kaplan S. The incidence of congenital heart disease. *J Am Coll Cardiol*. 2002;39(12):1890-1900.

Jacobs JP, Jacobs ML, Mavroudis C, et al. Executive summary: The Society of Thoracic Surgeons Congenital Heart Surgery Database—Fourteenth Harvest—January 1, 2007-December 31, 2010. The Society of Thoracic Surgeons (STS) and Duke Clinical Research Institute (DCRI), Duke University Medical Center, Durham, NC, Spring 2011 Harvest.

Kaltman JR, Andropoulos DB, Checchia P. Report of the Pediatric Heart Network and National Heart, Lung, and Blood Institute Working Group on the Perioperative Management of Congenital Heart Disease. *Circulation*. 2010;121:2766-2772.

Kemper AR, Mahle WT, Martin GR, et al: Strategies for implementing screening for critical congenital heart disease. *Pediatrics*. 2011;128(5):1259-1267.

Lisowski LA, Verheijen PM, Copel JA. Congenital heart disease in pregnancies complicated by maternal diabetes mellitus. *Herz*. 2010;35:19-26.

Mackie AS, Jutras LC, Dancea AB, et al. Can cardiologists distinguish innocent from pathologic murmurs in neonates? *J Pediatr*. 2009;154:50-54.

Mahle WT, Martin GR, Beekman RH III, et al. Endorsement of Health and Human Services recommendation for pulse oximetry screening for critical congenital heart disease. *Pediatrics*. 2012;129(1):190-192.

Mahle WT, Newburger JW, Matherne P, et al. Role of pulse oximetry in examining newborns for congenital heart disease: a scientific statement from the AHA and AAP. *Pediatrics*. 2009;124(2):823-836.

McCrindle BW, Shaffer KM, Kan JS, et al. *Arch Pediatr Adolesc Med*. 1996;150:169-174.

Mielke G, Benda N. Cardiac output and central distribution of blood flow in the human fetus. *Circulation*. 2001;103:1662-1668.

Øyen N, Poulsen G, Boyd HA, et al. Recurrence of congenital heart defects in families. *Circulation*. 2009;120(4):295-301.

Rudolph AM. *Congenital Diseases of the Heart: Clinical Physiological Considerations*. 3rd ed. Chichester, West Sussex, UK: Wiley-Blackwell; 2009.

Tararbit K, Houyel L, Bonnet D, et al. Risk of congenital heart defects associated with assisted reproductive technologies: a population-based evaluation. *Eur Heart J*. 2011;32(4):500-508.

van der Linde D, Konings EEM, Slager MA, et al. Birth prevalence of congenital heart disease worldwide. A systematic review and meta-analysis. *J Am Coll Cardiol*. 2011;58:2241-2247.

Wren C, Reinhardt Z, Khawaja K. Twenty-year trends in diagnosis of life-threatening neonatal cardiovascular malformations. *Arch Dis Child Fetal Neonatal Ed*. 2008;93(1):F33-F35.

Wren C, Richmond S, Donaldson L. Presentation of congenital heart disease in infancy: implications for routine examination. *Arch Dis Child Fetal Neonatal Ed*. 1999;80:F49-F53.

第 17 章

新生儿持续性肺动脉高压和低氧血症型呼吸衰竭

Bobby Mathew   Payam Vali   Satyan Lakshminrusimha

胎儿处在"生理性肺动脉高压"的状态。胎儿降主动脉的 PaO_2 大约 20~25mmHg，SaO_2 大约 55%~58%（图 17.1）。尽管处于"低氧血症"（相对于生后的标准 PaO_2 水平较低），胎儿还是能够给组织输送足够的氧，并不缺氧。氧输送（DO_2）依赖于心输出量（cardiac output，CO）和血液中的氧含量（CaO_2）。胎儿利用以下生理特点来维持组织充足的氧输送：①胎儿血红蛋白（HbF）对氧的亲和力较高；②和儿

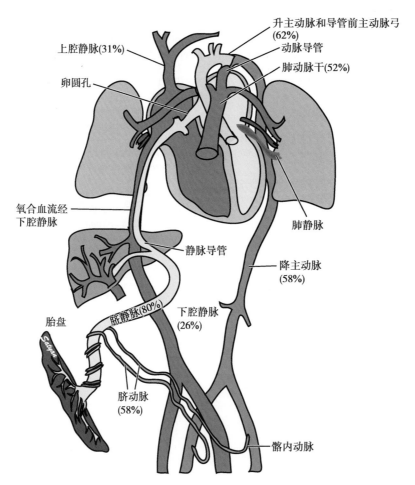

图 17.1　正常胎儿循环。图中标注了不同血管内的血氧饱和度。颜色越暗说明氧饱和度越低。胎儿循环存在三处主要的血管分流：①静脉导管将脐静脉的氧合血直接分流入下腔静脉，然后进入右心房，正对着卵圆孔；②氧合血经卵圆孔从右心房进入左心房，然后入左心室、升主动脉，灌注冠状动脉和大脑；③肺动脉内的非氧合血通过动脉导管进入降主动脉

图中标注：
升主动脉和导管前主动脉弓（62%）
上腔静脉（31%）
卵圆孔
动脉导管
肺动脉干（52%）
氧合血流经下腔静脉
肺静脉
静脉导管
降主动脉（58%）
胎盘
脐静脉（80%）
下腔静脉（26%）
脐动脉（58%）
髂内动脉

童、成人相比,足月胎儿的血红蛋白水平更高,使得 CaO_2 在任何氧饱和度水平下都处于较高水平;③较高的 CO。在胎儿期,胎盘是气体交换的器官。胎儿期脐静脉(80%)与脐动脉(58%)血氧饱和度的差异(反映经气体交换后器官所获取的氧气)和成人肺静脉/主动脉(95% ~ 100%)与肺动脉(70%)血氧饱和度的差异接近(图 17.1)。

胎儿期,胎盘接受的血量大约占心室输出量的 40% ~ 45%,和成人的肺情况相似。胎羊的肺接受心室输出量 8% ~ 10% 的血液,而人类近足月胎儿的肺接受心室输出量的 25%(Rasanen et al.,1996)。出生后随着最初几次呼吸的建立,肺血流量明显增加(Lakshminrusimha and Steinhorn,1999),胎儿的"生理性肺动脉高压"状态得以缓解(Lakshminrusimha,2012)。在宫内就有问题或出生时肺部过渡异常的新生儿,肺血管压力居高不下,导致新生儿持续性肺动脉高压(persistent pulmonary hypertension of the newborn,PPHN),并引起低氧血症型呼吸衰竭(hypoxemic respiratory failure,HRF)。

下面通过一些病例学习来讨论 PPHN 和 HRF 的临床特点、表现和处理。

病例 1

一 32 岁伴有妊娠糖尿病的孕妇在孕 37^{+3} 周时因胎膜早破收住社区医院。她体重 225lb(1lb =

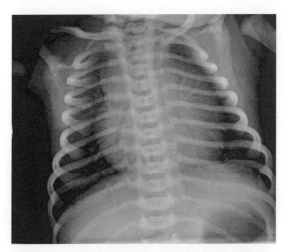

图 17.2 病例 1 生后 2.5 小时的胸部 X 线片,显示肺扩张至第 10 肋,双侧都有条索状肺纹理(Copyright 2015 Bobby Mathew, Satyan Lakshminrusimha. Published by Elsevier Inc. All rights reserved)

0.454kg),曾经剖宫产分娩一健康男孩,已 2 岁。因胎心晚期减速,再次行剖宫产。孩子出生体重 3 855g,生后 2 小时因低血糖转入病房。他有呼吸过速,呼吸频率为 82 次/min,空气吸入下 SpO_2 83%,于是给他 30% 的头罩吸氧。他的 SpO_2 持续在 85%,逐步将吸入气氧浓度提高到 45%,SpO_2 上升至 90%。拍了胸部 X 线片(图 17.2),并呼叫当地围产医学中心转运。

练习 1

问题

1. 导致该患儿低氧血症和呼吸过速的最可能的原因是什么?

  A. 表面活性物质缺乏和呼吸窘迫综合征(RDS)

  B. 肺液潴留和新生儿暂时性呼吸过速(TTN)

  C. 肺炎

  D. 肺不张

  E. 心力衰竭

答案

1. B。该患儿出生时有若干呼吸窘迫的危险因素。

- 早期足月分娩($37^{+0} \sim 38^{+6}$ 周)增加呼吸窘迫和收住 NICU 的风险(Engle,2011)。美国妇产科医师协会强烈反对在胎龄 39 周前诱导分娩或选择性剖宫产(Sponge et al.,2011),并且最近对晚期早产儿和早期足月儿医疗指征的剖宫产的指南进行了更新(Committee opinion no. 560:medically indicated late-preterm and early term deliveries,2013)。

- 母亲糖尿病增加表面活性物质缺乏和 RDS 的风险。

- 剖宫产出生也增加呼吸窘迫的风险。37 周时剖宫产引起呼吸窘迫的风险高于 39 至 40 周时剖宫产。阴道分娩后肺血管阻力(pulmonary vascular resistance,PVF)迅速下降。选择性剖宫产后(Ramachandrappa and Jain,2008;Sulyok and Csaba,1986)肺动脉压延迟下降(图 17.3),PPHN 的风险增加(Wilson et al.,2011)。和对照组相比,PPHN 的患儿中剖宫产出生的比例更高(Hernandez-Diaz et al.,2007)。

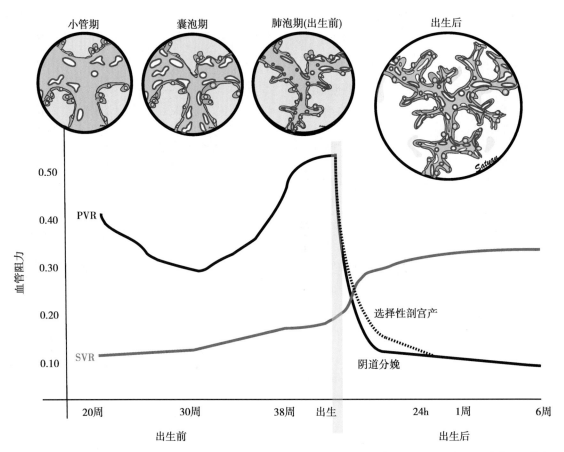

图 17.3　孕后期和出生后的肺血管阻力（PVR）和全身血管阻力（SVR）的变化。在肺发育的小管期，血管密度较低，因此 PVR 很高。在囊泡期，囊泡间隔较宽，内含双层毛细血管网，随着血管密度增加，PVR 略降低。肺泡期，肺小动脉数量迅速增加，但由于活跃的缩血管机制，PVR 仍维持高水平。出生后，肺液吸收，肺泡充气扩张。图中虚线显示选择性剖宫产出生的新生儿 PVR 延迟下降。体循环中，随着脐带结扎和胎盘的摘除，SVR 急剧上升

出生时的肺血管过渡

　　出生后随着啼哭和自主呼吸，空气进入肺泡内，使肺血管床的氧合改善，肺血流量增加，PVR 下降（Teitel et al.，1990）。增加的肺血流量使左心房压上升，并超过右心房压，卵圆孔关闭。而脐带结扎使全身血管阻力（systemic vascular resistance，SVR）上升。生后数分钟内，PVR 降至 SVR 的一半左右。PVR 一旦低于 SVR，主动脉的氧合血就通过动脉导管向肺动脉分流。生后数小时，随着氧分压的提高以及循环中前列腺素水平的下降，动脉导管逐渐关闭，正常的宫外循环模式得以建立。血管舒张物质如一氧化氮（NO）、前列环素（PGI_2）是出生时肺血管过渡的重要调节介质（Abman et al.，1990）。

病例 1（续）

　　转运团队于 3 小时后到达。患儿头罩吸氧所需

氧浓度逐步上升至 95% 才能维持氧饱和度 90% 以上。临床检查发现呼吸过速（72 次/min），呻吟和肋间吸凹。动脉血气：pH 7.21，$PaCO_2$ 66mmHg，PaO_2 52mmHg，复查胸部 X 线片如图 17.4A 所示。决定在转运前先进行气管插管。

练习 2

问题

　　1. 导致该患儿低氧血症和呼吸窘迫的最可能的原因是什么？

　　　A. PPHN

　　　B. 肺炎

　　　C. 吸收性肺不张

　　　D. RDS/表面活性物质缺乏

答案

　　1. C。患儿现在有呻吟，提示他正在努力维持正常的功能残气量。该患儿呼吸情况的恶化可以是以上任一原因所致。然而，常压下给予高浓度的氧

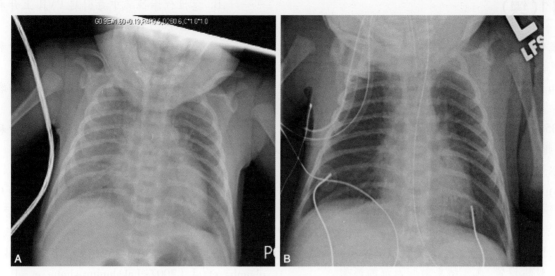

图 17.4　A. 生后 5 小时的胸部 X 线片显示肺扩张至 8~9 肋,肺透亮度下降;B. 气管插管给予表面活性物质后 1 小时的胸部 X 线片

气可以导致"吸收性肺不张"(图 17.5)。与氮气(空气的主要成分)不同,氧气可以很容易地从肺泡吸收入血液,导致肺泡萎陷。因为氮气的溶解度很低,能弥散进入毛细血管的量很少,大部分吸入的氮气留在肺泡内维持肺泡开放。当吸入气氧浓度较高时,吸入气和肺泡内的氮气浓度就降低了。氧气吸收性肺不张可导致通气血流比例失调,分流和低氧血症。因此,应避免在没有正压(如 CPAP)的情况下给予呼吸窘迫新生儿过高的吸入气氧浓度(超过 50%~60%)。

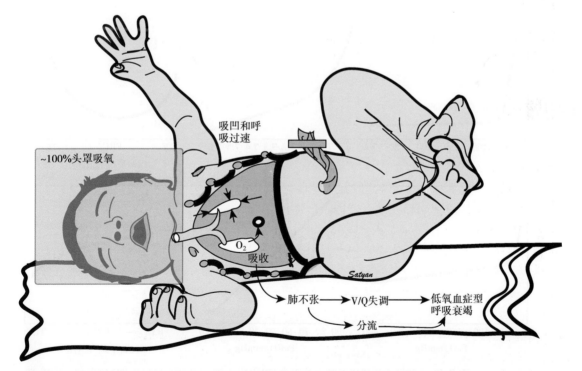

图 17.5　吸收性肺不张——给 RDS 患儿提供高浓度的常压氧可导致氮气洗脱和肺泡萎陷。肺不张会引起通气血流比例(V/Q)失调、分流、HRF 和 PPHN(Copyright 2015 Bobby Mathew,Satyan Lakshminrusimha. Published by Elsevier Inc. All rights reserved)

病例 1（续）

来转运的呼吸治疗师给患儿气管插管并开始机械通气，PEEP 6cmH$_2$O，PIP 18cmH$_2$O，呼吸频率 35 次/min。给予一剂表面活性物质。转运前复查胸部 X 线片显示充气改善（图 17.4B）。对氧浓度的需求降至 35%，右上肢（导管前）SpO$_2$ 94%。到达儿童医院后，超声心动图提示心脏结构正常，动脉导管和卵圆孔水平左向右分流。脐动脉置管内抽血送检血气提示：pH 7.49，PaCO$_2$ 31mmHg，PaO$_2$ 60mmHg。确认呼吸机提供了足够的潮气量以后，呼吸机频率降至 30 次/min，PIP 降至 16cmH$_2$O。新生儿科医生和转运团队在一起讨论关于避免低碳酸血症的重要性以及呼吸机设置、血气结果对肺血流的影响。

练习 3

问题

1. 下列关于 pH、PaCO$_2$、PaO$_2$ 对肺/脑血流影响的表述都是正确的，除了：

　　A. 低氧血症导致肺血管收缩和脑血管扩张

　　B. 急性代谢性酸中毒引起 PVR 上升和脑血管扩张

　　C. 急性呼吸性酸中毒引起 PVR 上升和脑血管扩张

　　D. 降低平均气道压（Paw）和缩小肺容量至功能残气量以下可增加 PVR

　　E. Paw 显著升高可以减少心输出量和脑血流量

答案

1. B。体循环（脑循环）对血气各指标的反应和肺循环不同（图 17.6）。低氧血症使肺血管收缩，PVR 增加。正常血氧水平扩张肺血管，降低 PVR，但高氧血症不会进一步使肺血管扩张（Lakshminrusimha et al.，2007；Lakshminrusimha et al.，2009；Rudolph and Yuan，1966）。在不伴有 PPHN 的新生动物模型中，引起 PVR 上升的相对应的 PaO$_2$ 拐点是 50mmHg，而在伴有 PPHN 的新生动物模型中，PaO$_2$ 拐点是 60mmHg。相反，动脉血氧含量下降可导致脑血管扩张。酸中毒（包括代谢性和呼吸性）引起肺血管收缩，碱中毒（包括代谢性和呼吸

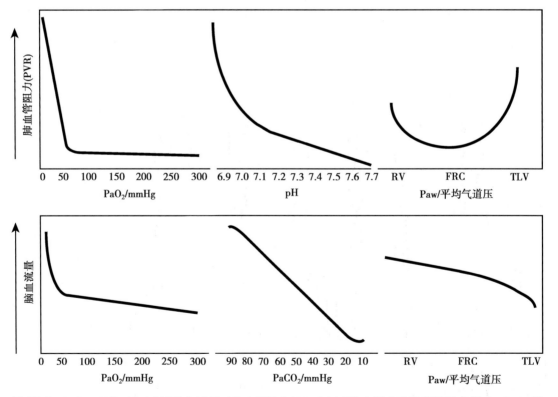

图 17.6　PaO$_2$、pH（PaCO$_2$）和平均气道压对肺血管阻力（PVR）（上图）和脑血流量（下图）的影响。PaO$_2$ 降至 50mmHg 以下会引起低氧性肺血管收缩，从而使 PVR 上升，脑血流量增加。代谢性或呼吸性酸中毒引起肺血管收缩，碱中毒引起肺血管扩张。PaCO$_2$ 上升增加脑血流量，但 pH 的急性代谢性改变不会影响脑血流量，因为氢离子不容易弥散进入血脑屏障。极端的平均气道压会引起 PVR 上升，在功能残气量水平时 PVR 最小。平均气道压的进行性上升会影响静脉回流，从而使 CO 减少。若平均气道压很低又会限制肺的扩张，使肺泡外的肺血管扭曲，增加 PVR

性)引起肺血管舒张。酸中毒和低氧血症并存可以进一步加剧肺血管收缩。维持动脉 pH>7.30 可以减轻低氧血症所致的肺血管收缩(Rudolph and Yuan,1966)。

另一方面,呼吸性碱中毒使脑血流量减少(在成人 $PaCO_2$ 每减低 1mmHg,脑血流量减少约 4%,新生儿影响程度略轻)。$PaCO_2$ 的变化使脑血管周围液体的 pH 改变,从而影响脑血流量(图 17.6 和图 17.7)。急性代谢性酸碱失衡不会引起脑血流量的改变,因为氢离子不能透过血脑屏障。但是在严重窒息的新生儿,快速推注碳酸氢钠可以导致脑血管周围碱中毒(因为血脑屏障通透性增加),使脑血流量减少(Lou et al.,1978)。升高 Paw 使静脉回流减少,CO 和脑血流量也减少。Paw 对 PVR 的影响依赖于肺容量。在功能残气量时,PVR 最低,肺不张和过度通气都使 PVR 上升(图 17.6)。

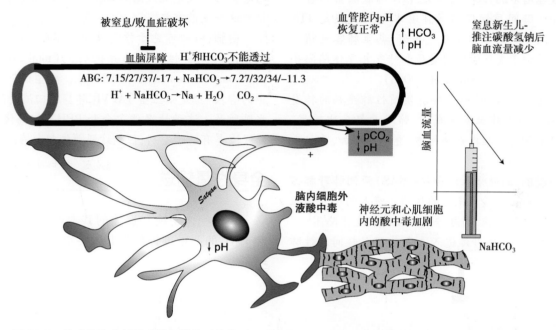

图 17.7　快速推注大剂量碳酸氢钠的后续作用。正常情况下,血脑屏障不能透过氢离子和碳酸氢根离子。不过,CO_2 可以轻松地弥散进入血脑屏障,到达血管周围间隙。脑内血管周围的细胞外液酸中毒导致脑血管扩张,碱中毒则导致脑血管收缩。在病例 6,急性代谢性酸中毒伴呼吸代偿时,低 $PaCO_2$ 导致脑血管收缩。通过快速推注大剂量碳酸氢钠迅速纠正血管内酸中毒会引起血 pH 升高,$PaCO_2$ 上升。不过,更多 CO_2 弥散通过血脑屏障,引起脑血管周围酸中毒。CO_2 的弥散也可以引起神经细胞、神经胶质细胞、心肌细胞的细胞内酸中毒。当血脑屏障遭到破坏(如窒息、缺氧、败血症/脑膜炎),碳酸氢钠可经过血脑屏障,引起脑血管周围的急性碱中毒,减少脑血流量(Lou et al.,1978)。因此,在碱剂治疗时必须引起注意。如果必须应用碳酸氢钠,只能小剂量(1~2mmol/L)缓慢输注,并严密观察酸碱平衡情况

胸部 X 线检查通常有助于 HRF 的诊断。新生儿常见的呼吸系统疾病(框 17.1)的一些特征性 X 线表现见下文。这些描述性术语在 NICU 内很常用,可提供诊断的线索(框 17.2,Snow White and the Radiology Seven Dwarfs)。

框 17.1　PPHN 和 HRF 的鉴别诊断
暂时性呼吸过速/肺液吸收延迟
吸入综合征:胎粪,血液,羊水
出生缺陷:先天性膈疝
呼吸窘迫综合征
肺炎或败血症
气漏
母亲应用抗抑郁药物
围产期窒息

框 17.2　和 PHN 相关的呼吸系统疾病胸部 X 线表现
颗粒状的—RDS 或肺炎
模糊的—RDS,肺炎,肺出血或水肿
斑片影—肺炎或肺不张
毛糙的—胎粪吸入综合征
气泡影—间质性肺气肿(小泡影)和先天性膈疝(大泡影)
黑肺—特发性 PPHN(黑肺 PPHN)和气胸
纹理增多的—新生儿暂时性呼吸过速
白肺—乳糜胸,胸腔积液,大片肺不张

RDS,呼吸窘迫综合征;PPHN,新生儿持续性肺动脉高压。

颗粒状的:这是表面活性物质缺乏所致 RDS 的典型描述。微小的肺不张和过度充气的区域相间分布,形成颗粒状的、半透明的肺野。缺乏表面活性物质时,小肺泡因表面张力较高,更容易萎陷,吸入的气体就进入大肺泡内。大肺泡的表面张力较低,不断变大(拉普拉斯定律),导致半透明的、毛玻璃样或颗粒状的改变。肺容量较小(在没有正压通气的患儿),出现支气管充气征。

纹理增多的:纹理增多是 TTN 肺液潴留的特征性改变。肺间质纹理增多伴有水平裂积液是 TTN 的典型改变。通常肺部充气良好,甚至肺容量稍增加。这是由于支气管周围受压和呼气相气体陷闭导致肺过度膨胀(Guglani et al. ,2008)。

黑肺:在"黑肺"或不伴有实质性肺疾病的特发性 PPHN,因为肺血流量减少,肺野看起来比较黑。气胸时前胸的胸腔内充满气体,透亮度增加,看起来肺野也是黑的。

毛糙的:胎粪吸入综合征(MAS)两侧肺野都可见毛糙的渗出和过度充气的区域。吸入的胎粪颗粒可产生活瓣样效应,引起呼气性梗阻和气体陷闭。

气泡影:气体外溢进入支气管壁引起间质性肺气肿(pulmonary interstitial emphysema,PIE)时,肺野看起来呈气泡样。在先天性膈疝(CDH)的患侧,疝入胸腔的肠管充气后也可见到气泡样表现。

模糊的:肺炎和肺出血的患儿肺野看起来可以是模糊的。

斑片影:胸部 X 线片的斑片影(不均匀的透亮度减低)提示肺炎。B 族链球菌和革兰氏阴性菌如大肠杆菌感染的早发型败血症所致肺炎可以和其他的新生儿呼吸系统疾病如 RDS 或 MAS 非常相似,认识到这一点很重要。

白肺:白肺可见于弥漫性的肺不张。也可见于梗阻性的完全性肺静脉异位引流(total anomalous pulmonary venous return,TAPVR)。典型的"暴风雪中的雪人"征是心上型 TAPVR 肺静脉回流受阻后肺水肿所致。这种情况偶尔会和 PPHN 相混淆,胸部 X 线检查有助于鉴别,但确诊还是依赖超声心动图。

全身性氧输送

理解气体交换和运输的基本原理对于 PPHN 和 HRF 的严重度评估是非常关键的。图 17.8 显

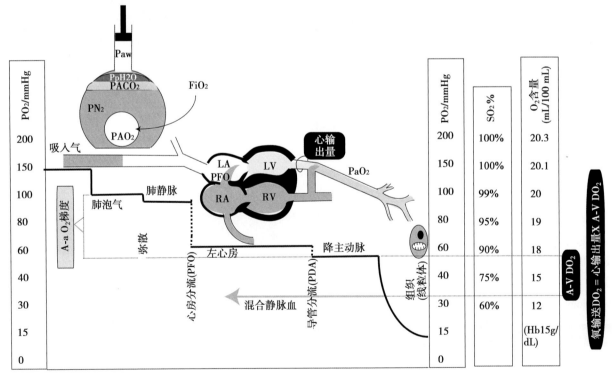

图 17.8　气体交换和转运的机制。图中 y 轴表示氧气转运过程中,从吸入气至组织和线粒体的 PaO_2 的变化。图示还包括相应的氧饱和度和氧含量(假设血红蛋白水平为 150g/L)。图中水平实线表示从吸入气至肺泡的 PaO_2 的变化。在肺泡内,氧气被水蒸气、氮气、二氧化碳稀释。氧气从肺泡弥散进入毛细血管时,PaO_2 有轻微的下降。PPHN 患儿经卵圆孔的右向左分流使左心房的 PaO_2 下降,动脉导管水平的右向左分流进一步降低导管后主动脉内的 PaO_2 水平。血液流经毛细血管时,随着氧气弥散进入组织,PaO_2 下降。细胞和线粒体内的 PaO_2 水平较低。动静脉血氧含量的差异称为 A-V DO_2,单位为 mL/dL。A-V DO_2 和心输出量相乘得到全身性氧输送(DO_2)

示了吸入气中的氧气向线粒体运输的过程中组织氧含量的变化,也演绎了全身性氧输送的概念(通过动静脉血氧含量差和心输出量的乘积计算)。

全身性氧输送 = 心输出量 × (动脉血氧含量 − 静脉血氧含量)

氧含量(mL/dL) = (和血红蛋白结合的氧) + (血浆中溶解的氧)

氧含量(mL/dL) = [血红蛋白浓度(g/dL) × 1.34 × 氧饱和度] + [PO$_2$(mmHg) × 0.003]

问题

1. 将下列和全身组织氧输送有关的因素根据重要性进行排列。

A. 溶解的氧气

B. 血红蛋白浓度

C. 血红蛋白氧饱和度

D. 心输出量

答案

1. D,B,C,A。心输出量和血红蛋白浓度是决定全身性氧输送的最重要的因素。PPHN 治疗的基本目标是保证有充足的氧气输送到组织。

PPHN/HRF 严重度的评估

下面 6 个指标可用来客观地评估 PPHN/HRF 的严重程度(图 17.8 和图 17.9)。

1. **氧合指数(oxygenation index,OI)**:该指标的分子包含了平均气道压和吸入气氧浓度,分母是氧分压。这是为数不多的考虑了呼吸机压力并被广泛用于临床试验来评价 PPHN/HRF 的治疗效果的参数之一。下面是 OI 的计算公式,并在图 17.9 中举例说明。

$$OI = Paw \times FiO_2 \times 100 \div PaO_2$$

有些中心基于 OI 来评估 PPHN/HRF 的严重程度(Golombek and Young,2010)。

轻度:OI ≤ 15

中度:15 < OI ≤ 25

重度:25 < OI ≤ 40

极重度:OI > 40(可能需要体外膜氧合)

2. **氧饱和度指数(oxygen saturation index,OSI)**:对于机械通气的患儿,如果没有动脉置管,很多新生儿中心喜欢用无创的方法进行监测,如用脉搏血氧饱和度仪对氧饱和度(SpO$_2$)进行监测(Rawat et al.,2015)。OSI 通过 FiO$_2$ × Paw × 100 ÷ SpO$_2$ 进行计算。动脉导管前的 SpO$_2$ 水平最好维持在 90% ~ 95%,这样计算得出的 OSI 具有临床意义。较高的 SpO$_2$ 水平(特别是 100%)会使 OSI 的准确性降低,因为根据氧解离曲线,SpO$_2$ 为 100% 时曲线顶端平坦部分对应的 PaO$_2$ 范围很大。在合理的范围内,OSI 的数值大约为 OI 的一半。

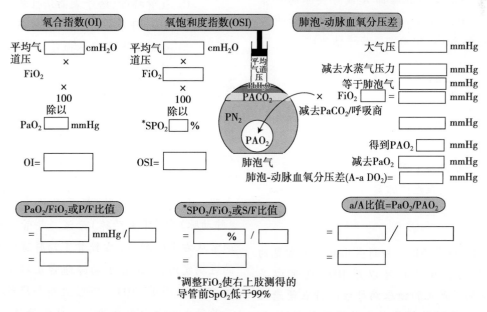

图 17.9 PPHN/HRF 疾病严重程度的评估方法。胎粪吸入综合征的足月患儿,平均气道压 15cmH$_2$O,FiO$_2$ 100%,PaCO$_2$ 50mmHg,PaO$_2$ 50mmHg(大气压 747mmHg)(Copyright 2015 Bobby Mathew,Satyan Lakshminrusimha. Published by Elsevier Inc. All rights reserved)

3. 肺泡-动脉血氧分压差(A-a DO$_2$):该指标估计肺泡氧分压(P$_A$O$_2$)和动脉血氧分压的差值,根据以下公式计算,图 17.9 有详细的解释。

$$A\text{-a } DO_2 = FiO_2 \times [大气压(约 760mmHg) - 水蒸气压(47mmHg)] - (PaCO_2/R) - PaO_2$$

R(呼吸商),在接受葡萄糖输注的新生儿,R=1

4. a/A 比值:动脉血氧分压与肺泡氧分压之比。

5. P/F 比值:在儿童或成人重症患者常用于评估急性肺损伤和/或急性呼吸窘迫综合征的严重度,通过 PaO$_2$/FiO$_2$ 计算。根据低氧血症的严重程度分为:轻度(>200~300mmHg),中度(>100~200mmHg),重度(≤100mmHg)。

6. S/F 比值:通过导管前 SpO$_2$/FiO$_2$ 计算。上文中提及的 OSI 的问题同样存在于该参数(图17.9)。

病例 2

一 38 岁孕 34^{+3} 周的孕妇伴有控制不佳的糖尿病,既往曾有孕 36 周死胎病史,正在产前高危门诊接受评估。因观察到一次长时间的胎心减慢而行急诊剖宫产。孩子因轻度呻吟在产房就接受 CPAP 支持,然后在空气吸入下转入病房。他有呼吸过速,导管前 SpO$_2$ 85% 左右。给他 50% 的头罩吸氧后 SpO$_2$ 上升至 95% 左右。最初的胸部 X 线片提示肺扩张至第 7 肋,双侧肺野模糊,轻度颗粒影,水平裂有积液。他被转运到 NICU 接受进一步评估。

练习 4

问题

1. 最可能的诊断是什么?
   A. RDS
   B. 肺液潴留和 TTN
   C. 早发型败血症伴肺炎
   D. 肺发育不良

答案

1. A 和 B。这是 NICU 和新生儿病房内常见的情景。该患儿的临床症状可以是 RDS 也可以是 TTN。不过晚期早产儿和糖尿病母亲的特点使患儿 RDS 的机会更大。胸部 X 线片上肺容量小、细颗粒影都提示该患儿低氧血症的主要原因是 RDS。另外该患儿在宫缩发动前就出生,未足月,因此也应考虑

一定程度的肺液潴留。

病例 2(续)

收入 NICU 后,患儿接受了 CPAP 支持,压力 4~6cmH$_2$O,FiO$_2$ 40%。最初的末梢血血气提示:pH 7.28,PaCO$_2$ 55mmHg,PaO$_2$ 62mmHg。患儿持续呼吸过速并伴有中度吸凹,CPAP 的压力增加至 6cmH$_2$O,随后进一步增加至 8cmH$_2$O。吸入气氧浓度逐渐增加至 65% 才能维持 SpO$_2$ 95% 左右。生后 4 小时的动脉血气示:pH 7.22,PaCO$_2$ 60mmHg,PaO$_2$ 48mmHg,BE -4mmol/L。复查了胸部 X 线片发现肺容量缩小,细颗粒影增加。送检了血常规和血培养,开始氨苄西林和庆大霉素治疗。白细胞总数 18×10^9/L,未成熟/总中性粒细胞比值(I/T)0.11,血细胞比容 55%,血小板 246×10^9/L。右上肢 SpO$_2$ 92%,右下肢 SpO$_2$ 82%。

练习 5

问题

1. 下一步该怎么处理?
   A. 检查超声心动图,排除发绀型先天性心脏病或 PPHN
   B. CPAP 同时开始 NO 吸入,因为患儿已经出现 PPHN 的临床症状
   C. 气管插管,给予表面活性物质
   D. 维持目前水平的 CPAP(6~8cmH$_2$O),1 小时后复查动脉血气
   E. 鼻导管无创正压通气

答案

1. C。该患儿伴有未经治疗的 RDS,临床上表现为呼吸窘迫、PaCO$_2$ 逐渐升高,对氧的需求也增加。同时还有一些 RDS 危险因素,如晚期早产儿和母亲糖尿病。胸部 X 线片改变也证实这一诊断。右上肢 SpO$_2$ 高于右下肢,提示动脉导管水平存在右(肺动脉)向左(主动脉)分流。导管前的氧饱和度通常从右上肢测量(右锁骨下动脉通常从动脉导管的近端发出,左锁骨下动脉通常正对或在动脉导管远端发出,图 17.10)。下肢氧饱和度低于右上肢提示导管水平右向左分流。如果气管插管,给予表面活性物质和肺复张技术后,症状没有改善,可考虑超声心动图检查。

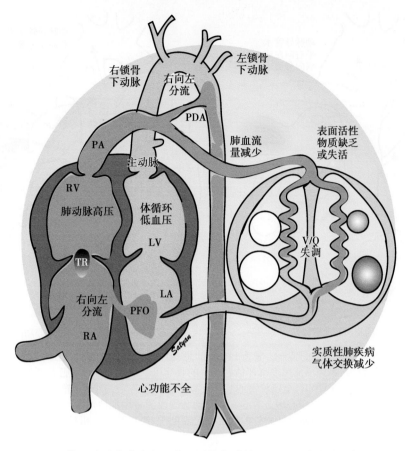

图 17.10　PPHN/HRF 的血流动力学改变。表面活性物质缺乏(RDS)或失活(胎粪吸入或肺炎)导致肺实质病变,通气血流比例失调。肺血管阻力增加使肺血流量减少,通过 PDA 或 PFO 右向左分流。肺动脉高压常合并低血压,使室间隔突向左心室。继发于窒息、败血症或 CDH 的心功能不全使 HRF 更复杂。右锁骨下动脉总是开口于导管前,其血液供应右上肢。左锁骨下动脉可能开口于导管前,也可能正对导管或导管后。因此在右上肢测得的氧饱和度才是导管前水平。PA 肺动脉,LA 左心房,LV 左心室,RA 右心房,RV 右心室,PFO 卵圆孔,PDA 动脉导管(Copyright 2015 Bobby Mathew, Satyan Lakshminrusimha. Published by Elsevier Inc. All rights reserved)

病例 2(续)

　　该患儿气管插管后接受了一剂表面活性物质,呼吸机参数的初始设置为: PIP 20cmH$_2$O, PEEP 4cmH$_2$O,压力支持 12cmH$_2$O,Paw 10cmH$_2$O,频率 40 次/min,吸气时间 0.35s。给予表面活性物质后,吸入气氧浓度略有下降。完成脐动静脉置管,生后 8 小时血气 PaO$_2$ 45mmHg,FiO$_2$ 70% [OI = Paw(10)× FiO$_2$(0.7)×100÷PaO$_2$(45)= 15.6]。

　　做了超声心动图,提示心脏结构正常,右心室收缩压 55mmHg,卵圆孔和动脉导管水平都有右向左分流(图 17.11A)。开始 NO 吸入,浓度 20ppm,15 分钟后再次评估,持续需要 FiO$_2$ 70%。生后 10 小时复查动脉血气示: pH 7.22,PaCO$_2$ 58mmHg,PaO$_2$ 64mmHg,BE −5mmol/L。胸部 X 线片提示肺膨胀不佳,双侧毛玻璃样改变。

练习 6

问题

　　1. 该患儿对 NO 吸入反应不佳的最可能原因是什么?

　　A. 发绀型先天性心脏病被误诊

　　B. 肺泡未充分复张

　　C. 表面活性蛋白 B 缺乏

　　D. 肺静脉高压

答案

　　1. B。对 NO 吸入反应不佳的最可能原因是肺泡未充分复张。胸部 X 线片持续表现为肺膨胀不全,这说明呼吸支持不够充分。常频通气时,增加 PIP、PEEP、吸气时间是增加 Paw、改善氧合的常用策略。用恰当的 Paw 进行高频通气也可以实现肺泡募集。发绀型先天性心脏病很少表现为 PaCO$_2$ 上

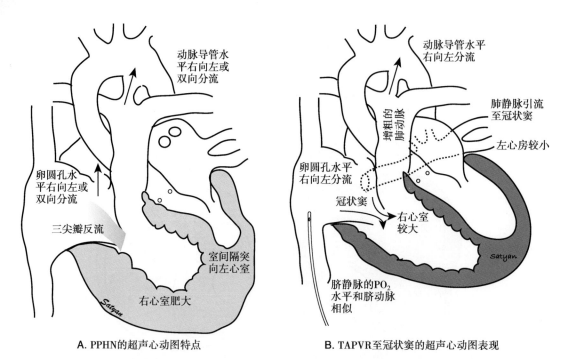

A. PPHN的超声心动图特点　　　**B. TAPVR至冠状窦的超声心动图表现**

图 17.11　A. PPHN 的超声心动图特点。显著 PPHN 的患儿在动脉导管和卵圆孔水平出现右向左或双向分流。常出现三尖瓣反流,可用反流速度来评估右心室的收缩压。常可见右心室肥大,室间隔突向左心室。B. 完全性肺静脉异位引流(TAPVR)至冠状窦的超声心动图表现。左心房小,肺静脉血流进入右心房。卵圆孔水平右向左分流的血液充盈左心房。右心室和肺动脉因血流量增加而增大。肺动脉血流右向左分流通过动脉导管进入主动脉。如果脐静脉置管的管尖位于右心房,PO$_2$ 的水平相对较高,和脐动脉的标本接近,因为从肺内回流的氧合血进入了右心房

升。表面活性蛋白 B 缺乏是很罕见的,表现为足月儿顽固的 RDS。肺静脉高压继发于肺静脉梗阻,二尖瓣狭窄或左心室功能不全。

病例 2(续)

改为高频振荡通气,设置如下:Paw 12cmH$_2$O,振幅 30cmH$_2$O,频率 12Hz,FiO$_2$ 50%。继续吸入 20ppm 的 NO。复查胸部 X 线片提示肺扩张至第 8 肋,双侧透亮度对称,心影大小正常。

为了让 NO 吸入有效,必须把气体送至作用部位(肺动脉的血管平滑肌细胞)。开始 NO 吸入以前未进行肺复张是 NO 吸入治疗失败的一个常见原因。

病例 2(续)

给予患儿另一剂表面活性物质,将 Paw 升至 16cmH$_2$O,氧合很快改善。FiO$_2$ 降至 30%。Paw 降至 14cmH$_2$O。复查血气:pH 7.33,PaCO$_2$ 40mmHg,PaO$_2$ 98mmHg。

随后,FiO$_2$ 降至 21%,接下来 20 小时内,NO 逐渐停用。第二天,切换至常频通气,24 小时后撤离呼吸机,改 30% 的鼻导管吸氧。

病例 3

一 32 岁 G2P0 孕妇在孕 40 周时因破膜和产程发动收住入院。羊水有胎粪污染,开始用缩宫素诱导分娩。发现胎心过速且变异性消失,行紧急剖宫产。

练习 7

问题

1. 羊水胎粪污染的新生儿出生后气管插管清理胎粪的指征是什么?
   A. 胎粪黏稠
   B. 破膜时间
   C. 胎龄
   D. 没有活力
   E. 以上都不是

答案

1. E。基于新的证据,目前的新生儿复苏指南(Wyckoff et al.,2015)并不推荐对于羊水胎粪污染的出生时没有活力的新生儿常规进行气管插管吸引

胎粪。在纳入 297 例羊水胎粪污染的没有活力的新生儿的两项临床试验中，148 例随机进行气管内吸引，149 例则不做气管内吸引，最终死亡率（13% vs. 11%）和/或 MAS 的发生率（32% vs. 28%）都没有差异（Chettri et al. ，2015；Nangia et al 2016；Rawat et al. ，2018）。通过新生羊的胎粪吸入模型发现，气管内胎粪吸引并不能降低 PVR，而且胎粪吸引的操作本身使正压通气的复苏时间显著推迟，从而引起左心室功能不全、左心房压上升和肺静脉高压（Lak-shminrusimha et al. ，2015）。肺静脉高压可能导致对 NO 吸入无反应的 PPHN，从而需要体外膜氧合（extracorporeal membrane oxygenation，ECMO）。实施新的指南后，羊水胎粪污染的新生儿需要 ECMO 以及 ECMO 后死亡的比例都有所下降（图 17.12）。常规气管内吸引已经不再推荐，羊水胎粪污染的新生儿如果伴有心动过缓，应该及时开始正压通气复苏。不过，如果胎粪堵塞气管导致气体无法进入肺内，还是应该考虑气管内吸引胎粪。

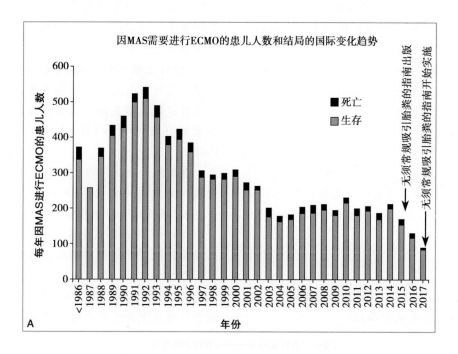

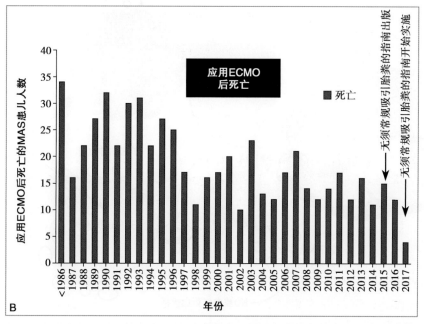

图 17.12　胎粪吸入综合征（MAS）所致呼吸衰竭需要应用 ECMO 的新生儿人数的国际变化趋势（A）和应用 ECMO 以后的死亡人数（B）。羊水胎粪污染的新生儿出生时无须常规吸引胎粪的指南是 2015 年出版并于 2017 年开始实施的（Data courtesy ELSO registry）

病例 3（续）

婴儿出生时没有自主呼吸，肢体松软，心率 50 次/min，开始正压通气，随后心率上升。1-5-10-15 分钟的 Apgar 评分分别是 1-4-5-7 分。脐血 pH 7.02，BE −15mmol/L。患儿开始出现不规则的喘息样呼吸，开始呼吸机机械通气。生后 1 小时的动脉血气示：pH 6.83，PaCO₂ 76mmHg，PaO₂ 52mmHg，BE −22.8mmol/L。FiO₂ 100% 才能维持导管前氧饱和度在 92% 以上。下肢氧饱和度 83%。切换至高频振荡通气，设置参数：Paw 18cmH₂O，振幅 40cmH₂O，频率 9Hz，FiO₂ 100%。神经系统检查发现她肌张力低，反射消失，瞳孔散大、无对光反应，没有拥抱反射。考虑严重缺氧缺血性脑病（HIE），开始全身性亚低温，生后 2.5 小时，食管温度降至 33.5℃。

她的胸部 X 线片提示双侧肺膨胀至第 9~10 肋，可见渗出影。给予 1 剂表面活性物质，但呼吸状况并没有改善。血压 52/36mmHg（平均压 44mmHg）。体温降至 33.5℃ 2 小时后从脐动脉置管采样的动脉血气示：pH 7.21，PaCO₂ 54mmHg，PaO₂ 40mmHg，BE −6.1mmol/L。

练习 8

问题

1. 该患儿的处理上下一步正确的做法是什么？
   A. 输注碳酸氢钠升高 pH
   B. 增加呼吸机频率产生呼吸性碱中毒
   C. 增加 Paw 使肺膨胀至 10~11 肋
   D. 吸入 NO
   E. 输注多巴胺

答案

1. D。该患儿有 MAS（伴 HRF）和 HIE。这些情况提示她容易出现 PPHN（Lakshminrusimha et al.，2018）。患儿导管前后氧饱和度差异说明存在动脉导管水平存在右向左分流，这是 PPHN 的临床表现。该患儿同时伴发多种病理生理改变，使治疗变得棘手。代谢性酸中毒和肺血管收缩相关，使肺动脉高压进一步恶化（图 17.6）。过去，人为制造代谢性/呼吸性碱中毒曾是 PPHN 的主要治疗。尽管过度通气可以引起暂时的肺血管扩张，但呼吸性碱中毒可以造成不良的神经发育结局，使感觉神经性耳聋的发生率增加（Hendricks-Munoz and Walton，1988）。

碳酸氢钠输注可以改善血管内的 pH，但可能导致组织细胞内的酸中毒，且和 HIE 患儿脑血流量减少有关（图 17.7）。和常频通气相反，在高频振荡通气时增加频率使潮气量减少，PaCO₂ 上升。高频振荡通气时调整 Paw 使肺膨胀良好对于氧合和通气两方面都非常重要。但是过度膨胀的肺会导致静脉回流受阻，PVR 增加（图 17.6），从而使全身供氧恶化。该患儿临床上并没有应用多巴胺的指征。她的平均

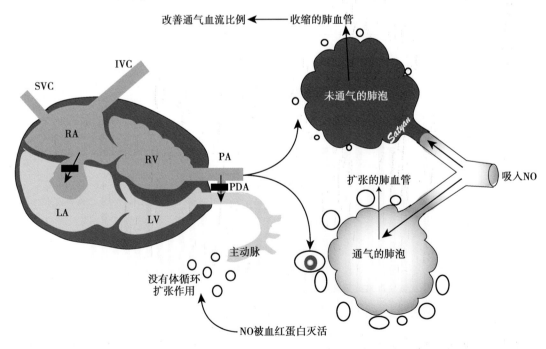

图 17.13 一氧化氮（NO）吸入的选择性效应和微选择效应。NO 吸入是肺循环的选择性扩张剂，对体循环没有显著影响。NO 弥散入肺小动脉后和血红蛋白结合形成高铁血红蛋白。由于 NO 是吸入性的肺血管扩张剂，因此 NO 气体会选择性地进入通气良好的肺泡，改善这些肺泡周围的血流，减少通气血流比例失调（微选择效应）（Copyright 2015 Bobby Mathew，Satyan Lakshminrusimha. Published by Elsevier Inc. All rights reserved）

血压处于足月新生儿的正常范围。此外,多巴胺对于体循环和肺循环血管都具有缩血管作用。

在该患儿,开始 NO 吸入,选择性扩张肺血管是最有效的治疗,且副作用最小。NO 吸入后被血红蛋白灭活,不会导致体循环血管扩张。NO 吸入后通气较好的肺泡周围的血管得到舒张,因此可以减少肺内的右向左分流。这被称为"NO 吸入的微选择效应"(图 17.13)。

病例 3(续)

NO 吸入后,短时间内患儿的氧饱和度上升至 97%,但 30 分钟内,导管前饱和度又下降至 85%。NO 吸入 2 小时的动脉血气示:pH 7.17,$PaCO_2$ 58mmHg,PaO_2 59mmHg,BE −7.3mmol/L。胸部 X 线片提示肺野更加模糊,心影轻度增大,超声心动图提示动脉导管水平的右向左分流,但卵圆孔水平是左向右分流,提示心肌收缩能力下降,心功能不全。

练习 9

问题

1. 该 MAS 合并 HIE 患儿 NO 吸入效果较差的原因是什么?

　　A. 全身性亚低温导致肺血管收缩

　　B. 窒息所致的肝功能障碍使患儿对 NO 吸

　　入反应较差

　　C. 左心室功能不全合并肺静脉高压

　　D. 合并急性肾小管坏死和肾功能不全

答案

1. C。体温过低可引起体循环和肺循环的血管收缩。最近一项荟萃分析纳入的几项试验(降温至 33.5~34.0℃)并未显示亚低温对 PPHN 产生影响,亚低温对 NO 吸入也没有显著影响(Jacobs et al.,2013)。最近的随机试验研究了更长时间(120 小时)、更深程度(32.0℃)的亚低温,发现和目前主流的维持 33.5℃、72 小时的亚低温方案相比,更长时间、更深程度的亚低温有增加 PPHN 的趋势,并且 32.0℃组需要 NO 吸入的比例显著增加(Shankaran et al.,2014)。然而,并没有证据说明患儿在接受亚低温治疗过程中对 NO 吸入的反应性会降低。

该患儿具有心室功能不全。HRF 和 PPHN 患儿通常在 PDA 和 PFO 水平有右向左分流(图 17.10 和图 17.11A)。当出现左心室功能不全时,左心房压上升导致卵圆孔水平的左向右分流(表 17.1)。左心房压上升可引起肺静脉高压。肺静脉高压患儿吸入 NO 可导致肺毛细血管床血流量急剧增加,肺水肿加剧,临床症状恶化(Kinsella,2008)。因此在改善左心功能、缓解肺静脉高压方面,扩血管的正性肌力药如米力农可能比 NO 吸入更有效(Lakshmin-rusimha and Steinhorn,2013)(图 17.14)。

表 17.1　超声心动图上根据心房和动脉导管水平的分流方向对新生儿低氧血症的鉴别诊断

诊断	动脉导管水平分流	心房水平分流	处理
实质性肺疾病、通气血流比例失调、肺内分流	左向右	左向右	肺复张、针对原发病的特异性治疗(抗生素治疗肺炎,表面活性物质治疗 RDS),NO 吸入可以改善通气血流比例失调,可能有好处
PPHN	右向左	右向左	改善氧合,纠正酸中毒,NO 吸入
左心室功能不全(继发于膈疝、窒息、败血症)	右向左	左向右	正性肌力药和血管扩张剂(米力农)
三尖瓣闭锁/狭窄或肺动脉瓣闭锁/狭窄	左向右	右向左	PGE_1+手术
完全性肺静脉异位引流	右向左(肺动脉较粗)	右向左(左心房较小没有三尖瓣反流)	手术

Modified from Lakshminrusimha S,Kumar VH:Disease of pulmonary circulation. NO,一氧化氮;PGE_1,前列腺素 E_1;PPHN,新生儿持续性肺动脉高压;RDS,呼吸窘迫综合征。

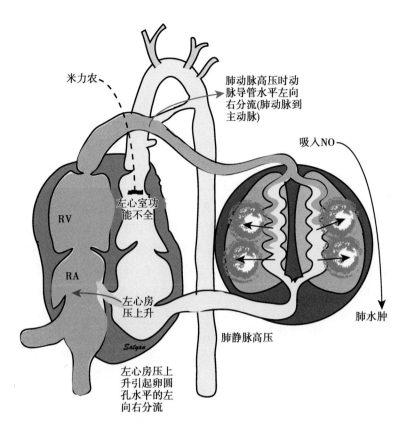

图 17.14 左心室功能不全时的肺部血流动力学改变。左心室功能不全可继发于窒息、败血症、先天性膈疝。左心室功能不全时，左心房的压力上升，导致卵圆孔水平左向右分流，肺静脉高压，继而肺水肿。给予 NO 吸入使肺动脉扩张，肺血流量增加，但不能改善左心室功能和左心房压。这会导致肺水肿进一步加剧，呼吸情况恶化。给予米力农可以改善舒张期和收缩期的左心室功能以及肺静脉高压（Copyright 2015 Bobby Mathew，Satyan Lakshminrusimha. Published by Elsevier Inc. All rights reserved）

病例 3(续)

随着呼吸情况的恶化，停止 NO 吸入，开始应用米力农，负荷剂量 50μg/kg，30 分钟泵注，维持剂量 0.33μg/(kg·min)。2 小时后，米力农剂量增加至 0.66μg/(kg·min)。米力农应用 24 小时后复查超声心动图，提示心功能改善。治疗 3 天后可以从高频通气改为常频通气。

羊水胎粪污染发生于 5%～25% 的正常妊娠。宫内排出胎粪的危险因素包括过期产、胎盘功能不全、胎儿窘迫和胎儿生长受限。窒息时发生喘息样呼吸，使胎粪颗粒吸入气道内。羊水胎粪污染的新生儿约 5% 发生 MAS。随着过期产数量的减少，最近几年 MAS 的发生率有所下降。MAS 的病理生理包括：机械性气道阻塞、化学性肺炎、炎症、表面活性物质失活、PVR 上升。胎头娩出后对口咽部的胎粪进行吸引并不能降低 MAS 的发生率或严重程度，因此现在已不推荐（Fraser et al.，2005；Vain et al.，2004）。MAS 患儿发生 PPHN、HRF、气漏的风险较高。

基本处理原则包括辅助通气，避免呼吸性和代谢性酸中毒，预防低氧所致肺血管收缩，维持正常血压和灌注。由于一些胎粪吸入的患儿会发生表面活性物质失活，因此重症病例可考虑表面活性物质替代治疗，治疗后 MAS 患儿需要 ECMO 支持的机会减少（Lotze et al.，1998）。表面活性物质、NO 吸入和高频通气的综合治疗使 MAS 患儿的 ECMO 支持需求显著减少。因 MAS 接受 ECMO 的患儿生存率显著高于因其他原因接受 ECMO 的患儿（表 17.2）。

表 17.2　不同原发病接受 ECMO 治疗的最新资料(2013—2017)			
诊断	总数/例	生存/例	生存率/%
先天性膈疝	1 291	659	51
胎粪吸入综合征	789	731	93
PPHN	800	589	74
RDS	30	23	77
败血症	133	64	48
其他	925	611	66
总计	3 968	2 677	67

Data from ELSO Registry. Accessed January 2018.

病例 3(续)

该患儿有窒息、MAS 和 PPHN,接受了亚低温治疗,维持体核温度 33.5℃。脐动脉置管采样送检血气示:37℃ 下 pH 7.41,$PaCO_2$ 35mmHg,PaO_2 55mmHg。你给化验室主任打电话,告诉他该患儿体核温度只有 33.5℃。

练习 10

问题

1. 化验室根据患儿 33.5℃ 的体核温度将血气结果进行了校准。你认为在该温度患儿的 $PaCO_2$ 会有怎样的变化?

  A. 低温使 $PaCO_2$ 下降,校准到 37℃ 时 $PaCO_2$ 会上升(40.5mmHg)

  B. 温度对 $PaCO_2$ 没有影响,无须校准

  C. 低温使 $PaCO_2$ 上升,校准到 37℃ 时 $PaCO_2$ 会下降(31.5mmHg)

答案

1. A。HIE 亚低温治疗时,医生要特别注意温度所致的 $PaCO_2$ 改变。低温使 $PaCO_2$ 下降,校准到 37℃ 时 $PaCO_2$ 会上升。由于 $PaCO_2$ 过低可能影响脑血流量,因此我们可接受较高的 $PaCO_2$ 校准值。Pappas 的回顾性研究纳入的是接受全身性亚低温治疗的患儿,结果发现低碳酸血症和 18~22 月龄时的不良神经发育结局相关(Pappas et al.,2011)。对于 MAS、PPHN 和 HIE 患儿,在改善肺血流、气体交换与保证充足的脑灌注、改善神经发育结局之间必须保持平衡(图 17.6)。

病例 4

一产前保健不完善的 19 岁孕妇,在预产期前 1 周因为宫缩发动收住入院。超声检查发现胎儿有左侧膈疝。阴道分娩一 3 245g 的男婴。体检发现有轻度呼吸窘迫,心率 140 次/min。听诊左侧心音消失,移向右侧。插入胃管,插入 3.5mm 的气管插管,放置脐动脉导管。常频机械通气,参数:PIP 23cmH₂O, PEEP 5cmH₂O, Paw 13cmH₂O, RR 40 次/min,FiO₂ 70%。导管前氧饱和度为 70%。动脉血气示:pH 7.27,$PaCO_2$ 57mmHg,PaO_2 29mmHg。为了评估疾病严重度,用图 17.9 中的公式计算他的氧合指数。

练习 11

问题

1. 该患儿的氧合指数(OI)是多少?

  A. 13

  B. 26

  C. 31

  D. 36

  E. 45

2. 该患儿的氧饱和度指数(OSI)是多少?

  A. 13

  B. 26

  C. 31

  D. 36

  E. 45

答案

1. C。

2. A。

病例 4(续)

胸部 X 线片提示腹腔内容物疝入左侧胸腔,心脏向右移位。右肺扩张至第 9 肋。由于氧饱和度低,FiO₂ 逐步上调至 100%。导管前后氧饱和度分别为 86% 和 68%。开始 NO 20ppm 吸入,氧合没有改善。

练习 12

问题

1. 该患儿对 NO 吸入没有反应的原因是什么?

  A. 肺血管的横截面积减少

  B. 肺动脉肌化,顽固的肺动脉高压

  C. 左心室功能不全

  D. NO 通路上的酶异常

  E. 内皮素等缩血管物质水平上升

答案

1. 以上都是。CDH 患儿肺血管发育受阻,肺动脉肌化,导致肺发育不良和 PPHN。CDH 动物模型(karamanoukian et al.,1996)还发现 NO 通路的酶异常(de Buys Roessing et al.,2011)。很多 CDH 患儿存在左心室结构和功能异常,引起肺静脉高压,这也可能和 NO 吸入效果不佳有关。在 CDH 患儿还观察到内皮素(强力的血管收缩因子,图 17.15)水平上升(Keller et al.,2010)。唯一评估 CDH 吸入 NO 治疗的随机对照试验显示 NO 治疗的患儿更加需要

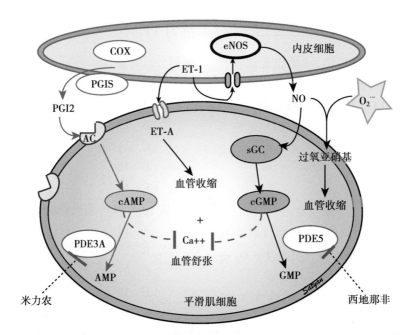

图 17.15　内皮源性血管舒张因子:前列环素(PGI₂)、一氧化氮(NO)。血管收缩因子:内皮素(ET-1)。前列环素的合成过程中还包含了重要的酶:环氧合酶(COX)和前列环素合成酶(PGIS)。前列环素作用于平滑肌细胞上的受体,刺激腺苷酸环化酶产生环腺苷酸(cAMP)。cAMP 由平滑肌细胞中的磷酸二酯酶 3A(PDE3A)降解。米力农抑制 PDE3A,使肺动脉平滑肌细胞和心肌细胞内的 cAMP 水平上升,发挥肺血管(和体循环血管)舒张以及正性肌力作用。内皮素是强力的血管收缩因子,作用于平滑肌细胞的 ET-A 受体,使钙离子浓度上升。内皮细胞上的另一内皮素受体(ET-B)可刺激 NO 释放,引起血管舒张。内皮型一氧化氮合酶(eNOS)合成 NO 后,NO 从内皮细胞弥散入平滑肌细胞,刺激可溶性鸟苷酸环化酶(sGC)产生环鸟苷酸(cGMP)。cGMP 由平滑肌细胞内的 PDE5 降解。西地那非抑制 PDE5,使肺动脉平滑肌细胞和心肌细胞内的 cGMP 水平上升。cAMP 和 cGMP 都可以使细胞质内的钙离子减少,引起平滑肌舒张,肺血管扩张。NO 是一个自由基,可以和超氧阴离子结合形成有毒性的血管收缩因子过氧亚硝基。组织内 NO 的生物利用度取决于局部超氧阴离子的浓度。用 100% 的氧进行通气增加了肺血管平滑肌细胞内形成超氧阴离子的风险,限制了 NO 的生物利用度(Copyright 2015 Bobby Mathew,Satyan Lakshminrusimha. Published by Elsevier Inc. All rights reserved)

ECMO 支持(Inhaled nitric oxide and hypoxic respiratory failure in infants with congenital diaphragmatic hernia. The Neonatal Inhaled Nitric Oxide Study Group,1997)。治疗中,CDH 患儿需要频繁的超声心动图检查,以评估心室压力和心功能。一般需等肺动脉高压控制后方行外科手术。

超声心动图在 HRF 患儿的应用

通过功能性超声心动图评估血流动力学对于 HRF 的诊断、处理和疗效的判断是极为重要的(El-Khuffash and McNamara,2011)。肺动脉压通过三尖瓣反流的速度来计算。利用改良的伯努利方程,右心室收缩压(mmHg)等于 $4v^2$+右心房压,"v"是多普勒测定的三尖瓣反流的最大速度(m/s)(Yoch and Popp,1984)。后负荷过高所致的右心室功能不全是 HRF 预后不良的主要危险因素(Lapointe and Barrington,2011),可影响三尖瓣反流的速度。对低氧血症的新生儿,用超声心动图评估心房和动脉导管水平的分流有助于诊断和正确的处理(表 17.1)。

练习 13

问题

1. 下列哪些疾病合并 PPHN 需要 ECMO 治疗时病死率最高?

　　A. 气漏综合征

　　B. CDH

　　C. MAS

　　D. 表面活性物质缺乏所致的 RDS

　　E. 特发性 PPHN(黑肺)

答案

1. B。引起 PPHN 的不同原因列在框 17.1 中。CDH 需要 ECMO 的机会较高。最近来自体外生命支持组织(extracorporeal life support organization,ELSO)的资料显示,经 ECMO 治疗的 CDH 患儿生存率仅 48%,而 MAS 患儿则高达 95%。

病例 4(续)

尽管给予了常频通气的最大支持和 NO 吸入,患儿仍持续低氧血症。脐动脉血气:pH 7.15,$PaCO_2$ 80mmHg,PaO_2 27mmHg。切换至高频振荡通气。跟家长谈话,告知 ECMO 的风险和益处。医嘱检查头颅 B 超、超声心动图、APTT、PT、纤维蛋白原,预约血液制品。

练习 14

问题

1. 下列哪些是 ECMO 的禁忌证?

   A. 超声心动图提示双心室功能不全

   B. 胸部 X 线片示肝脏疝入胸腔内

   C. 肝素化脐动脉置管中采样的标本:PT 17.5s,APTT 100s,纤维蛋白原 250mg/dL

   D. 头颅 B 超显示Ⅲ度脑室内出血

   E. 脐动脉置管时发现单脐动脉

答案

1. D。ECMO 是长时间的心肺分流术,用于那些尽管尽最大努力治疗但还是无法生存的新生儿可逆性的呼吸循环衰竭。超声心动图评估心室功能对于选择合适的 ECMO 模式(静脉-静脉或静脉-动脉)很重要(见下文和表 17.3)。双心室功能不全不是 ECMO 的禁忌证。APTT 延长可能和血样标本被肝素化有关,需要弃去肝素化的血液后重新采样复查。Ⅲ度 IVH 在 ECMO 治疗和应用抗凝剂后可能进一步恶化,因此是禁忌证(图 17.16)。

表 17.3   VV-ECMO 和 VA-ECMO 的区别

标准	VV-ECMO	VA-ECMO
人工肺和生理肺之间的关系	取代全部或部分生理肺的功能	和生理肺平行,取代全部或部分心、肺的功能
颈动脉结扎	不需要,对脑血流量的影响小	需要。降低脑血液流速,右侧颈动脉置管时脑内氧合下降,血管自身调节机制受损
血栓性卒中	风险很小	存在风险
适应证	新生儿呼吸衰竭时优先考虑	原发性心功能不全、严重呼吸衰竭所致的继发性心功能不全(这种情况有的中心倾向于采用 VV-ECMO)、无法放置 12Fr 的双腔静脉置管、休克/严重低血压
脑循环的压力	正常	升高,增加再灌注损伤的风险
再灌注损伤的风险	低	高氧和低碳酸血症所致的再灌注损伤风险较高
肺血流	由氧合血灌注	肺血流量减少
体循环血流	保留心脏搏出的动脉血流	不保留心脏搏出的动脉血流
PaO_2	45~80mmHg	60~150mmHg
对心脏的影响	可忽略(右心室前负荷或左心室后负荷都不变)	左心室前负荷降低,后负荷增加
冠状动脉血流	来自左心室/升主动脉(氧合血)	来自左心室非氧合血(动脉置管以前)和动脉置管的逆向血流
再循环	会发生	不会发生
稳定的速度	缓慢稳定	很快稳定

VV-ECMO,静脉静脉 ECMO;VA-ECMO,静脉动脉 ECMO。

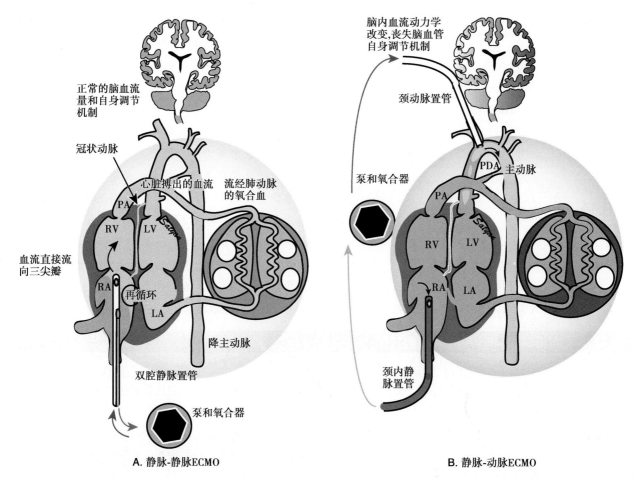

A. 静脉-静脉ECMO　　**B. 静脉-动脉ECMO**

图 17.16　静脉-静脉(VV)ECMO(A)和静脉-动脉(VA)ECMO(B)的血液循环和氧合示意图。VV ECMO 中,放置双腔静脉置管,血液从右心房抽出后再泵回右心房,使血流直接进入三尖瓣。由于流出流入都是利用同一根置管,因此具有再循环的风险。氧合血灌注肺以后回到左心,然后进入体循环。VV ECMO 维持了脑内的血流动力学稳定。VA ECMO 中,血液从右心房抽出后经过氧合泵回主动脉弓。颈动脉置管会影响脑血流量的自身调节机制,灌注肺的是非氧合血(Copyright 2015 Bobby Mathew,Satyan Lakshminrusimha. Published by Elsevier Inc. All rights reserved)

病例 4(续)

　　CDH 患儿,超声心动图显示严重 PPHN,卵圆孔和动脉导管水平右向左分流,射血分数轻度降低。患儿需要 5μg/(kg·min)的多巴胺维持。头颅 B 超正常。呼吸机参数 Paw 15cmH₂O,频率 8Hz,FiO₂ 100%。动脉血气示:pH 7.13,PaCO₂ 55mmHg,PaO₂ 30mmHg。该 NICU 的大气压是 747mmHg。

练习 15

问题

1. 基于这些发现,下列哪些是正确的?

　　A. OI>40 和 A-a DO₂>600mmHg,该患儿只适合做 VA ECMO

　　B. OI>40 和 A-a DO₂>600mmHg,该患儿适合做 VV ECMO

　　C. OI<40 和 A-a DO₂<600mmHg,该患儿尚

不需要 VA 或 VV ECMO

　　D. OI>40 和 A-a DO₂<600mmHg,该患儿可以做 VA ECMO

　　E. 该 CDH 患儿即使做 ECMO 也具有很高的病死率,因此禁忌做 ECMO

答案

　　1. B。ECMO 的适应证包括:胎龄大于 34 周(出生体重大于 2 000g),机械通气少于 10 天(即发生不可逆慢性肺疾病的可能性较小),所患的心肺疾病是可逆的,同时不做 ECMO 死亡的风险很高。为了预测呼吸系统疾病患儿的死亡风险,常用 OI 和 A-a DO₂ 来评估呼吸衰竭的严重程度(图 17.9)。超过 2 小时的时段内 5 次动脉血气中的 3 次 OI>40 提示 60%~80% 的病死率(Engle et al.,1993;UK collaborative randomized trial of neonatal extracorporeal membrane oxygenation,1996)。同样,持续 4 小时以上的 A-a DO₂≥630mmHg 提示 80% 的病死率。很多

医疗中心倾向于在严重的心肺功能失代偿前就启动 ECMO 治疗以改善预后。

病例 5

一例 25 周出生的小于胎龄女婴,母亲 20 岁,没有进行产前检查。还来不及用产前皮质激素就急产出生。生后很快气管插管,常频通气。她患有 RDS (图 17.17A),总共用了 3 剂表面活性物质。病程中呼吸窘迫逐渐加重,并出现肺动脉高压。改为高频通气,PPHN 对 NO 吸入反应良好,3 天内就撤离了 NO。病情一度得到改善,FiO_2 和呼吸机参数都逐渐降低,但是大约生后 2 周左右,她的胸部 X 线片表现为典型的间质性肺气肿(PIE)(图 17.17B)。

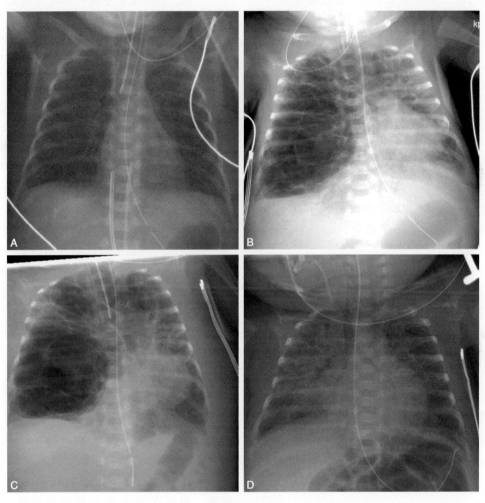

图 17.17　超低出生体重的超早产儿系列胸部 X 线片。生后第 1 天胸部 X 线片显示 RDS 征象,随后应用 2 剂表面活性物质(A);生后 15 天胸部 X 线片显示间质性肺气肿(B);生后 25 天显示大的肺膨出,伴有纵隔移位(C);生后 30 天显示给予小剂量地塞米松疗程后间质性肺气肿得到缓解(D)

练习 16

问题

1. 下列哪些说法是正确的?

　A. PIE 通常发生于长时间(>2 周)的机械通气以后

　B. PIE 的形成是由于肺顺应性升高、肺过度扩张

　C. 肺间质内的气体会压迫气道,使气道阻力上升

　D. PIE 可能并发心包气肿

答案

1. C 和 D。PIE 的形成是由于肺泡基膜断裂后肺泡内的气体进入肺间质,气体潜留在肺血管周围组织内。PIE 通常发生于机械通气的超低出生体重儿,可以累及单侧或双侧肺,生后 96 小时内就可以出现。PIE 的发生和肺顺应性下降、受累侧肺过度扩张有关。间质内的气体可以压迫气道,引起气道

阻力上升。血管周围组织内的气体进一步发展就可能引起气胸、纵隔积气、心包气肿,使 PVR 上升。

病例 5(续)

为了减少气胸的风险并缓解受累侧肺的过度扩张,缓慢降低呼吸机的 Paw,并适当增加通气频率。接下去几天内,患儿出现低血压,尿量也逐渐减少。胸部 X 线片上出现巨大的肺膨出伴纵隔移位(图 17.17C)。超声心动图提示心脏的静脉回流减少,心功能较差。为了维持心输出量和血压,开始应用多巴胺、多巴酚丁胺。

练习 17

问题

1. 对于该患儿的严重 PIE,你会考虑什么样的处理?

　　A. 变换体位,让 PIE 受累侧在下面

　　B. 尝试选择性支气管插管,仅对未受累侧肺进行通气

　　C. 将受累侧肺手术切除

答案

1. 以上全部。PIE 的处理以支持治疗为主。对于单侧受累的患儿,让患儿侧卧位,把受累侧肺放在下面,这样可以减少 PIE 的气体潴留,改善未受累侧肺的气体交换(Swingle et al. ,1984;Cohen et al. ,1984)。如果是支持治疗无效的严重单侧 PIE,通过选择性支气管插管让受累侧肺萎陷,或者利用 Swan-Ganz 导管堵塞受累侧肺的支气管,也可以促进 PIE 的缓解(Brooks et al. ,1977;Rastogi et al. ,2007)。对于特别严重的 PIE,可能会考虑手术切除受累肺叶。

病例 5(续)

呼吸科医生会诊后,决定尝试支气管镜下选择性插管,但因为患儿无法耐受操作而没有成功。也请了外科医生会诊,但鉴于患儿目前情况危重,不建议手术干预。决定先应用地塞米松,剂量和疗程根据 DART 方案(Doyle et al. ,2006)实施。该患儿对地塞米松反应良好,一周内就拔除气管导管改为无创正压通气。复查胸部 X 线片显示 PIE 缓解(图 17.17D)。住院过程中,患儿的其他并发症包括左侧的Ⅲ度 IVH,生后 28 天接受了 PDA 结扎术,还并

发了 NEC 伴肠穿孔。纠正胎龄 38 周时,她因为严重 BPD 需要 CPAP 支持,压力 6~8cmH₂O,FiO₂ 45%。

练习 18

问题

1. 该患儿持续依赖 CPAP 和氧气的病理生理基础是什么?

　　A. 羊水过少导致的肺发育不良

　　B. 肺泡发育障碍

　　C. 气管/支气管软化

　　D. 气道反应性增加

　　E. 肺动脉高压

答案

1. 以上全部。随着极不成熟早产儿生存率的增加,肺动脉高压等并发症的发生率也有所增加。极不成熟早产儿中 15%~20% 发生肺动脉高压(BPD 患儿中该比例约 25%~37%)(An et al. ,2010;Slaughter et al. ,2011)。长时间机械通气、胎儿生长受限和羊水过少都是发展为肺动脉高压的危险因素。这些患儿肺动脉高压的病理生理机制包括肺发育不良和肺血管发育受损。BPD 会出现肺血管床横截面积减少、肺小动脉密度减低以及肺动脉壁异常肌化。

病例 6

生后 3 小时的足月男婴(出生体重 3 925g),母亲 32 岁,G2P1,没有完整的产前检查。现患儿出现呼吸窘迫,呼吸过速,氧饱和度降低,需要吸氧。母亲产前培养 GBS 阳性,并有胎膜早破 8 小时。产时没有发热。患儿被转运至 NICU,60% 的头罩吸氧,氧饱和度 95% 左右,送检血培养后就开始抗生素应用。胸部 X 线片提示双侧肺野模糊,肺血管纹理增多,心影增大。生命体征:体温 37.3℃,心率 162 次/min,呼吸频率 80 次/min,血压 59/40mmHg(平均压 47mmHg)。动脉血气示 pH 7.27,PaCO₂ 42mmHg,PaO₂ 45mmHg。心前区听诊未闻及心杂音。他看起来是舒服的,但是有呼吸过速和轻度肋间凹陷。

练习 19

问题

1. 该患儿下一步最恰当的处理是什么?

　　A. 气管插管给予肺表面活性物质

　　B. CPAP 支持

　　C. 增加 FiO_2 至 100%

　　D. 超声心动图检查

答案

　　1. B、C(进行高氧试验)和 D。该患儿的鉴别诊断包括：①实质性肺疾病，如肺炎和早发型败血症；②特发性 PPHN；③发绀型先天性心脏病。具体见表 17.4。因怀疑败血症，应开始适当的抗生素治疗。

尽管有轻度的呼吸窘迫和呼吸过速，他的 $PaCO_2$ 是正常的，但存在严重低氧血症。综合这些，考虑 PPHN 或发绀型先天性心脏病的可能性较大。产前超声检查正常并不能排除发绀型先天性心脏病。尽管左心发育不良、间隔缺损和单心室等常常能够在产前得以诊断，但是血管的异常如大血管转位、主动脉缩窄、肺静脉异位引流等，不一定能检出。

表 17.4　新生儿 HRF 的鉴别诊断

	肺疾病	PPHN	发绀型 CHD
呼吸窘迫	出现	常出现	通常不出现
SpO_2	供氧后改善	不稳定,导管后常低于导管前	固定的、较低的 SpO_2,供氧后可能小幅上升
$PaCO_2$	升高	常升高(除非"黑肺"PPHN)	通常正常/低
高氧试验	通常 $PaO_2>150mmHg$	通常 $PaO_2>100mmHg$	通常 $PaO_2<100mmHg$
高氧高通气试验	通常 $PaO_2>150mmHg$	高通气后 PaO_2 改善	通常 $PaO_2<100mmHg$
超声心动图	正常	心脏结构正常,右心室肥大,三尖瓣反流,室间隔突向左心室,PFO/PDA 水平右向左或双向分流	心脏结构异常
胸部 X 线检查	常出现肺实质病变	取决于原发的呼吸系统疾病,"黑肺"或特发性 PPHN 肺血管纹理减少	出生时常正常,可能有心影和肺血管纹理异常

病例 6(续)

　　给予患儿 CPAP 支持,使用 100% 的吸入气氧浓度来进行高氧试验。他的血压和灌注都正常。CPAP 支持 30 分钟后桡动脉采血的血气示：pH 7.25,$PaCO_2$ 46mmHg,PaO_2 62mmHg,BE −7.3mmol/L。

练习 20

问题

　　1. 高氧试验的结果提示什么？该患儿下一步最应该选择的处理是什么？

　　　A. 高氧试验的结果提示严重肺实质病变,患儿应气管插管,机械通气

　　　B. 高氧试验的结果证实 PPHN,应气管插管,吸入 NO

　　　C. 高氧试验的结果提示 PPHN 或发绀型先天性心脏病。应开始静脉应用 PGE_1,并检查超声心动图

　　　D. 目前 $PaO_2>60mmHg$,因此吸入气氧浓度 100% 的 CPAP 支持是正确的处理

答案

　　1. C。吸入气氧浓度 100% 的 CPAP 支持下,右侧桡动脉 $PaO_2<150mmHg$ 应高度怀疑发绀型先天性心脏病或严重 PPHN。立即做超声心动图检查以明确这些诊断是很重要的。因为有可能是动脉导管依赖型先天性心脏病,因此应静脉应用 PGE_1 来维持动脉导管开放。PGE_1 同时还具有扩血管效应,因此对 PPHN 也有好处。PGE_1 常见的副作用包括发热,呼吸暂停和低血压。

病例 6(续)

　　患儿开始接受 PGE_1 静脉泵注,剂量为 0.05μg/(kg·min)。出现反复呼吸暂停,需要气管插管和机械通气。超声心动图提示右心室增大,主肺动脉增粗,PFO 和 PDA 水平右向左分流,左心房较小。由于没看到三尖瓣反流,因此无法估计肺动脉压。基于这些现象,怀疑严重的 PPHN。停止 PGE_1 输注,开始 20ppm 的 NO 吸入。一小时后复查脐动脉血气示：pH 7.15,$PaCO_2$ 27mmHg,PaO_2 37mmHg,BE −17mmol/L。接下来 30 分钟内用碳

酸氢钠进行纠酸。

练习 21

问题

1. 快速纠酸会带来下列哪些并发症?
   A. 细胞内酸中毒
   B. 脑血流量的快速波动
   C. 血管内 pH 下降
   D. 以上都不是

答案

1. A 和 B。很多 PPHN 和 HRF 患儿会出现代谢性酸中毒。酸中毒引起肺血管收缩。过去,人为造成代谢性碱中毒是常用的治疗方法,但会增加需要 ECMO 的机会(Walsh-Sukys et al.,2000)。快速输注碳酸氢钠会导致血钠水平和脑血流量的波动。另外,产生的二氧化碳会进入血脑屏障和细胞膜,使颅内血管周围和神经细胞、心肌细胞内都产生酸中毒(图 17.7)。因此应用碳酸氢钠时必须谨慎(Aschner and Poland,2008)。

病例 6(续)

尽管纠正了酸中毒并吸入了 NO,患儿仍持续低氧血症。准备行 ECMO,并复查了超声心动图。心血管医生再次证实之前的超声心动图所见,但是并未观察到肺静脉回流至左心房。行 CT 血管成像,证实肺静脉异常回流至冠状窦(图 17.11B)。手术矫治后,他于生后 20 天出院。

完全性肺静脉异位引流(TAPVR)患儿在临床上和实质性肺疾病及 PPHN 十分相似。很多临床表现和超声心动图改变都具有共同点,尤其是 TAPVR 出现梗阻时。TAPVR 和 PPHN 都可以表现为低氧血症和呼吸窘迫。胸部 X 线片显示纹理增粗,透亮度下降。超声心动图显示肺动脉和右心室扩张,卵圆孔和动脉导管水平右向左分流。如果患儿表现出固定的低氧血症(PPHN 的低氧血症通常是较不稳定的,有较大波动),左心房较小且未见肺静脉,并且没有三尖瓣反流,则提醒医生应考虑 TAPVR 的可能。PGE_1 输注一般对于 TAPVR 是无效的,不过在一些伴静脉导管关闭的膈下型 TAPVR,氧合可能会有所改善。

该病例提示对 PPHN 和 HRF 患儿进行多学科的持续性评估的重要性。

PPHN/HRF 的管理以及肺血管扩张剂治疗概述

PPHN 的病理生理包括肺、肺血管和心功能的异常。因此,治疗也包括肺复张、心功能支持和肺血管扩张。

- 伴有实质性肺疾病的 PPHN 和/或 HRF 是新生儿病房的常见问题。针对基础肺疾病(如肺炎)的正确的诊断性检查和特异性治疗是很重要的。
- 镇静、镇痛、减少刺激对于减少低氧血症的发作很关键。很不稳定的低氧血症是 PPHN 的特点。过度的刺激可以促进低氧性肺血管收缩。
- 对于 RDS 或其他存在表面活性物质失活的疾病(如 MAS),表面活性物质治疗是有好处的(Lotze et al.,1998)。
- 在 PPHN/HRF 的管理中,维持恰当的氧合水平,避免低氧血症和高氧血症都是极其重要的。应维持 PaO_2 在 60～80mmHg,导管前氧饱和度在 90%～97%。
- 温和的机械通气,维持 $PaCO_2$ 在 40～50mmHg,并避免酸中毒(pH<7.30),可以使临床结局改善。
- 如果常频机械通气不能维持充分的氧合和通气,且需要较高的 PIP(>25cmH_2O)才能维持 $PaCO_2$ 在 40～50mmHg,则很多的 NICU 都会切换至高频振荡或高频喷射通气。也有一些 NICU 喜欢在 PPHN/HRF 的治疗中将高频通气作为初始的通气模式。
- 具有临床或超声心动图证据的 PPHN 患儿(图 17.10 和图 17.11A)或中重度 HRF 患儿会从肺血管扩张剂治疗中受益。吸入 NO 是目前唯一经 FDA 批准的可用于婴儿的特异性肺血管扩张剂,通常于 OI 达到 20～25 时开始应用,初始剂量一般为 20ppm。通过恰当的 PEEP、平均气道压或应用表面活性物质来达到肺复张是 NO 吸入取得良好效果的前提。如果 NO 吸入后全身氧合改善,应逐渐下调 FiO_2,维持氧饱和度在 90%～97%。如果 FiO_2<60% 且 PaO_2≥60mmHg 或氧饱和度 ≥90%,可逐渐降低 NO 吸入浓度,如图 17.18 所示。
- 在心功能的支持上,充足的容量(以避免低血容量)和正性肌力药的支持是必须的。左右心室功能的恶化是 PPHN 患儿治疗失败需要 ECMO 的常见原因。需要注意的很重要的一点是,一些正性肌力药(如多巴胺)并非选择性作用于体循环,

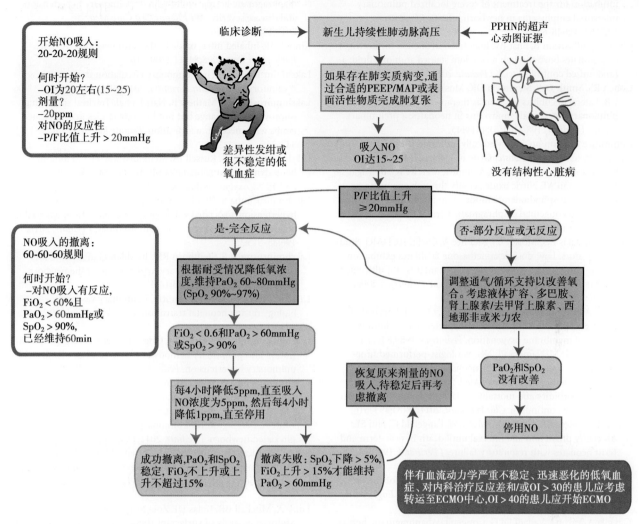

图 17.18　水牛城妇女儿童医院的 NO 吸入治疗方案

因此也会导致肺血管收缩。

- 静脉应用西地那非和/或米力农(图 17.15)目前尚未经 FDA 批准。因此这些治疗措施只能在那些有充分的应用肺血管扩张剂临床经验的中心开展。
- 如果 PPHN/HRF 对常规综合治疗无反应,应尽早转至 ECMO 中心。

总结

呼吸管理和肺血管扩张剂治疗的进展使新生儿呼吸系统疾病需要 ECMO 治疗的比例明显下降。但仍然有 20% ~ 40% 的 PPHN/HRF 对常规治疗无反应,这主要与其基础疾病有关。伴有 CDH 或 BPD 的肺动脉高压疗效较差,未来需更多研究来改善这些患儿的临床结局。

(马晓路　译)

推荐阅读

Abman SH, Chatfield BA, Hall SL, McMurtry IF. Role of endothelium-derived relaxing factor during transition of pulmonary circulation at birth. *Am J Physiol*. 1990;259(6 Pt 2):H1921-1927.

Abman SH, Kinsella JP, Rosenzweig EB, et al. Implications of the U.S. Food and Drug Administration warning against the use of sildenafil for the treatment of pediatric pulmonary hypertension. *Am J Respir Crit Care Med*. 2012;187(6):572-575.

Abman SH, Nelin LD. Management of the infant with severe bronchopulmonary dysplasia. In: Bancalari E, ed. *The Newborn Lung*. Philadelphia, PA: Saunders Elsevier; 2008:407-425.

An HS, Bae EJ, Kim GB, et al. Pulmonary hypertension in preterm infants with bronchopulmonary dysplasia. *Korean Circ J*. 2010;40(3):131-136.

Aschner JL, Poland RL. Sodium bicarbonate: basically useless therapy. *Pediatrics*. 2008;122(4):831-835.

Bassler D, Choong K, McNamara P, Kirpalani H. Neonatal persistent pulmonary hypertension treated with milrinone: four case reports. *Biol Neonate*. 2006;89(1):1-5.

Bhat R, Salas AA, Foster C, Carlo WA, Ambalavanan N. Prospective analysis of pulmonary hypertension in extremely low birth weight infants. *Pediatrics*. 2012;129(3):e682-e689.

Brooks JG, Bustamante SA, Koops BL, et al. Selective bronchial intubation for the treatment of severe localized pulmonary interstitial emphysema in newborn infants. *J Pediatr.* 1977;91(4):648-652.

Chettri S, Adhisivam B, Bhat BV. Endotracheal Suction for nonvigorous neonates born through meconium stained amniotic fluid: a randomized controlled trial. *J Pediatr.* 2015;166(5):1208-1213.e1.

Cohen RS, Smith DW, Stevenson DK, Moskowitz PS, Graham CB. Lateral decubitus position as therapy for persistent focal pulmonary interstitial emphysema in neonates: a preliminary report. *J Pediatr.* 1984;104(3):441-443.

Committee opinion no. 560: Medically indicated late-preterm and early-term deliveries. *Obstet Gynecol.* 2013;121(4):908-910.

de Buys Roessingh A, Fouquet V, Aigrain Y, Mercier JC, de Lagausie P, Dinh-Xuan AT. Nitric oxide activity through guanylate cyclase and phosphodiesterase modulation is impaired in fetal lambs with congenital diaphragmatic hernia. *J Pediatr Surg.* 2011;46(8):1516-1522.

Doyle LW, Davis PG, Morley CJ, McPhee A, Carlin JB, DART Study Investigators. Low-dose dexamethasone facilitates extubation among chronically ventilator-dependent infants: a multicenter, international, randomized, controlled trial. *Pediatrics.* 2006; 117(1):75-83.

Dworetz AR, Moya FR, Sabo B, Gladstone I, Gross I. Survival of infants with persistent pulmonary hypertension without extracorporeal membrane oxygenation. *Pediatrics.* 1989;84(1):1-6.

El-Khuffash AF, McNamara PJ. Neonatologist-performed functional echocardiography in the neonatal intensive care unit [review]. *Semin Fetal Neonatal Med.* 2011;16(1):50-60.

Engle WA. Morbidity and mortality in late preterm and early term newborns: a continuum. *Clin Perinatol.* 2011;38(3):493-516.

Engle WA, Peters EA, Gunn SK, West KW, Langefeld C, Hui SL. Mortality prediction and interval until death in near-term and term neonates with respiratory failure. *J Perinatol.* 1993;13(5): 368-375.

Fraser WD, Hofmeyr J, Lede R, et al. Amnioinfusion for the prevention of the meconium aspiration syndrome. *N Engl J Med.* 2005;353(9):909-917.

Gaxiola A, Varon J, Valladolid G. Congenital diaphragmatic hernia: an overview of the etiology and current management. *Acta Paediatr.* 2009;98(4):621-627.

Golombek SG, Young JN. Efficacy of inhaled nitric oxide for hypoxic respiratory failure in term and late preterm infants by baseline severity of illness: a pooled analysis of three clinical trials. *Clin Ther.* 2010;32(5):939-948.

Guglani L, Lakshminrusimha S, Ryan RM. Transient tachypnea of the newborn. *Pediatr Rev.* 2008;29(11):e59-e65.

Hendricks-Muñoz KD, Walton JP. Hearing loss in infants with persistent fetal circulation. *Pediatrics.* 1988;81(5):650-656.

Hernández-Díaz S, Van Marter LJ, Werler MM, Louik C, Mitchell AA. Risk factors for persistent pulmonary hypertension of the newborn. *Pediatrics.* 2007;120(2):e272-e282.

Inhaled nitric oxide and hypoxic respiratory failure in infants with congenital diaphragmatic hernia. The Neonatal Inhaled Nitric Oxide Study Group (NINOS). *Pediatrics.* 1997;99(6):838-845.

Jacobs SE, Berg M, Hunt R, Tarnow-Mordi WO, Inder TE, Davis PG. Cooling for newborns with hypoxic ischaemic encephalopathy. *Cochrane Database Syst Rev.* 2013;(1):CD003311.

Jani J, Nicolaides KH, Keller RL, et al. Observed to expected lung area to head circumference ratio in the prediction of survival in fetuses with isolated diaphragmatic hernia. *Ultrasound Obstet Gynecol.* 2007;30(1):67-71.

Karamanoukian HL, Peay T, Love JE, et al. Decreased pulmonary nitric oxide synthase activity in the rat model of congenital diaphragmatic hernia. *J Pediatr Surg.* 1996;31(8):1016-1019.

Keller RL, Tacy TA, Hendricks-Munoz K, et al. Congenital

diaphragmatic hernia: endothelin-1, pulmonary hypertension, and disease severity. *Am J Respir Crit Care Med.* 2010;182(4):555-561.

Kinsella JP. Inhaled nitric oxide in the term newborn [review]. *Early Hum Dev.* 2008;84(11):709-716.

Lakshminrusimha S. The pulmonary circulation in neonatal respiratory failure. *Clin Perinatol.* 2012;39(3):655-683.

Lakshminrusimha S, Mathew B, Nair J, et al. Tracheal suctioning improves gas exchange but not hemodynamics in asphyxiated lambs with meconium aspiration. *Pediatr Res.* 2015;77(2): 347-355.

Lakshminrusimha S, Russell JA, Steinhorn RH, et al. Pulmonary hemodynamics in neonatal lambs resuscitated with 21%, 50%, and 100% oxygen. *Pediatr Res.* 2007;62(3):313-318.

Lakshminrusimha S, Shankaran S, Laptook A, et al. Pulmonary hypertension associated with hypoxic-ischemic encephalopathy-antecedent characteristics and comorbidities. *J Pediatr.* 2018; 196:45-51.e3.

Lakshminrusimha S, Steinhorn RH. Inodilators in nitric oxide resistant persistent pulmonary hypertension of the newborn. *Pediatr Crit Care Med.* 2013;14(1):107-109.

Lakshminrusimha S, Steinhorn RH. Pulmonary vascular biology during neonatal transition. *Clin Perinatol.* 1999;26(3): 601-619.

Lakshminrusimha S, Swartz DD, Gugino SF, et al. Oxygen concentration and pulmonary hemodynamics in newborn lambs with pulmonary hypertension. *Pediatr Res.* 2009;66(5):539-544.

Lakshminrusimha S, Wynn RJ, Youssfi M, et al. Use of CT angiography in the diagnosis of total anomalous venous return. *J Perinatol.* 2009;29(6):458-461.

Lapointe A, Barrington KJ. Pulmonary hypertension and the asphyxiated newborn. *J Pediatr.* 2011;158(suppl 2):e19-e24.

Logan JW, Rice HE, Goldberg RN, Cotten CM. Congenital diaphragmatic hernia: a systematic review and summary of best-evidence practice strategies. *J Perinatol.* 2007;27(9): 535-549.

Lotze A, Mitchell BR, Bulas DI, Zola EM, Shalwitz RA, Gunkel JH. Multicenter study of surfactant (beractant) use in the treatment of term infants with severe respiratory failure. Survanta in Term Infants Study Group. *J Pediatr.* 1998;132(1):40-47.

Lou HC, Lassen NA, Fris-Hansen B. Decreased cerebral blood flow after administration of sodium bicarbonate in the distressed newborn infant. *Acta Neurol Scand.* 1978;57(3):239-247.

McNally H, Bennett CC, Elbourne D, Field DJ. United Kingdom collaborative randomized trial of neonatal extracorporeal membrane oxygenation: follow-up to age 7 years. *Pediatrics.* 2006;117(5):e845-e854.

McNamara PJ, Laique F, Muang-In S, Whyte HE. Milrinone improves oxygenation in neonates with severe persistent pulmonary hypertension of the newborn. *J Crit Care.* 2006;21(2):217-222.

McNamara PJ, Shivananda SP, Sahni M, Freeman D, Taddio A. Pharmacology of milrinone in neonates with persistent pulmonary hypertension of the newborn and suboptimal response to inhaled nitric oxide. *Pediatr Crit Care Med.* 2013;14(1):74-84.

Mourani PM, Abman SH. Pulmonary vascular disease in bronchopulmonary dysplasia: pulmonary hypertension and beyond. *Curr Opin Pediatr.* 2013;25(3):329-337.

Mourani PM, Sontag MK, Ivy DD, Abman SH. Effects of long-term sildenafil treatment for pulmonary hypertension in infants with chronic lung disease. *J Pediatr.* 2009;154(3):379-384, 384.e1-2.

Mourani PM, Sontag MK, Younoszai A, et al. Clinical utility of echocardiography for the diagnosis and management of pulmonary vascular disease in young children with chronic lung disease. *Pediatrics.* 2008;121(2):317-325.

Nangia S, Sunder S, Biswas R, Saili A. Endotracheal suction in term non vigorous meconium stained neonates-a pilot study. *Resuscitation*. 2016;105:79-84.

Pappas A, Shankaran S, Laptook AR, et al. Hypocarbia and adverse outcome in neonatal hypoxic-ischemic encephalopathy. *J Pediatr*. 2011;158(5):752-758.e1.

Ramachandrappa A, Jain L. Elective cesarean section: its impact on neonatal respiratory outcome. *Clin Perinatol*. 2008;35(2): 373-393.

Rasanen J, Wood DC, Weiner S, Ludomirski A, Huhta JC. Role of the pulmonary circulation in the distribution of human fetal cardiac output during the second half of pregnancy. *Circulation*. 1996;94(5):1068-1073.

Rastogi S, Gupta A, Wung JT, Berdon WE. Treatment of giant pulmonary interstitial emphysema by ipsilateral bronchial occlusion with a Swan-Ganz catheter. *Pediatr Radiol*. 2007;37(11):1130-1134.

Rawat M, Chandrasekharan PK, Williams A, et al. Oxygen saturation index and severity of hypoxic respiratory failure. *Neonatology*. 2015;107(3):161-166.

Rawat M, Nangia S, Chandrasekharan P, Lakshminrusimha S. Approach to infants born through meconium stained amniotic fluid: evolution based on evidence? *Am J Perinatol*. 2018;35(9): 815-822.

Rosenberg AA, Lee NR, Vaver KN, et al. School-age outcomes of newborns treated for persistent pulmonary hypertension. *J Perinatol*. 2010;30(2):127-134.

Rudolph AM, Yuan S. Response of the pulmonary vasculature to hypoxia and H+ ion concentration changes. *J Clin Invest*. 1966;45(3):399-411.

Sehgal A, Athikarisamy SE, Adamopoulos M. Global myocardial function is compromised in infants with pulmonary hypertension. *Acta Paediatr*. 2012;101(4):410-413.

Shankaran S, Laptook AR, Pappas A, et al. Effect of depth and duration of cooling on deaths in the NICU among neonates with hypoxic ischemic encephalopathy: a randomized clinical trial. *JAMA*. 2014;312(24):2629-2639.

Slaughter JL, Pakrashi T, Jones DE, South AP, Shah TA. Echocardiographic detection of pulmonary hypertension in extremely low birth weight infants with bronchopulmonary dysplasia requiring prolonged positive pressure ventilation. *J Perinatol*. 2011;31(10):635-640.

Spong CY, Mercer BM, D'Alton M, Kilpatrick S, Blackwell S, Saade G. Timing of indicated late-preterm and early-term birth. *Obstet Gynecol*. 2011;118(2 Pt 1):323-333.

Sulyok E, Csaba IF. Elective repeat cesarean delivery and persistent pulmonary hypertension of the newborn. *Am J Obstet Gynecol*. 1986;155(3):687-688.

Swingle HM, Eggert LD, Bucciarelli RL. New approach to management of unilateral tension pulmonary interstitial emphysema in premature infants. *Pediatrics*. 1984;74(3):354-357.

Teitel DF, Iwamoto HS, Rudolph AM. Changes in the pulmonary circulation during birth-related events. *Pediatr Res*. 1990;27 (4 Pt 1):372-378.

UK collaborative randomised trial of neonatal extracorporeal membrane oxygenation. UK Collaborative ECMO Trail Group. *Lancet*. 1996;348(9020):75-82.

Vain NE, Szyld EG, Prudent LM, Wiswell TE, Aguilar AM, Vivas NI. Oropharyngeal and nasopharyngeal suctioning of meconium-stained neonates before delivery of their shoulders: multicentre, randomised controlled trial. *Lancet*. 2004;364(9434):597-602. doi:10.1016/S0140-6736(04) 16852-9.

Walsh-Sukys MC, Tyson JE, Wright LL, et al. Persistent pulmonary hypertension of the newborn in the era before nitric oxide: practice variation and outcomes. *Pediatrics*. 2000;105(1 Pt 1): 14-20.

Wilson KL, Zelig CM, Harvey JP, Cunningham BS, Dolinsky BM, Napolitano PG. Persistent pulmonary hypertension of the newborn is associated with mode of delivery and not with maternal use of selective serotonin reuptake inhibitors. *Am J Perinatol*. 2011;28(1):19-24. doi:10.1055/s-0030-1262507.

Wiswell TE, Gannon CM, Jacob J, et al. Delivery room management of the apparently vigorous meconium-stained neonate: results of the multicenter, international collaborative trial. *Pediatrics*. 2000;105(1 Pt 1):1-7.

Wung JT, James LS, Kilchevsky E, James E. Management of infants with severe respiratory failure and persistence of the fetal circulation, without hyperventilation. *Pediatrics*. 1985;76(4): 488-494.

Wyckoff MH, Aziz K, Escobedo MB, et al. Part 13: Neonatal resuscitation: 2015 American Heart Association guidelines update for cardiopulmonary resuscitation and emergency cardiovascular care. *Circulation*. 2015;132(18 suppl 2):S543-S560.

Yock PG, Popp RL. Noninvasive estimation of right ventricular systolic pressure by Doppler ultrasound in patients with tricuspid regurgitation. *Circulation*. 1984;70(4):657-662.

第 18 章

新生儿肾衰竭

Kimberly J. Reidy　Fangming Lin

新生儿肾衰竭的原因包括慢性疾病,如肾、输尿管的先天畸形,也包括急性原因,如缺氧、缺血或药物毒性所致的急性肾损伤(acute kidney injury,AKI)(Moghal et al.,2006)。新生儿 AKI 较难定义,特别是在早产儿。成人和儿科 AKI 的诊断主要依赖于血清肌酐和尿量的变化(Fortenberry et al.,2013)。胎儿发育过程中,胎盘代替肾脏行使血浆代谢废物的清除功能。生后第 1 天新生儿的肌酐水平主要反映母亲的肾功能。新生儿刚出生时的肾小球滤过率相对较低,在以后几周迅速上升。正常胎儿的肾发生一直持续至孕 34~35 周,因此在 34 周前出生的早产儿,血清肌酐的"正常"水平很难定义。另外,新生儿 AKI 可表现为严重的少尿或无尿性肾衰竭而需要肾脏替代治疗(renal replacement therapy,RRT),但也可表现为非少尿性 AKI,尤其是肾毒性药物造成的损伤。因此,新生儿 AKI 没有标准化的定义,并且由于非少尿性肾衰竭难以被临床医生发觉,要确定新生儿 AKI 的真实发生率是比较困难的。既往新生儿 AKI 的研究中通常把血清肌酐>1.5mg/dL 或血尿素氮(blood urea nitrogen,BUN)>20mg/dL 作为胎龄 34 周以上新生儿 AKI 的标准,近期更多的研究则应用改良的 KDIGO(肾脏疾病:改善全球预后标准)来定义新生儿 AKI,包括:与前次测量最低值比较,血清肌酐升高至少 0.3mg/dL(或升高 50%)和/或尿量少于 1mL/(kg·h)(Fortenberry et al.,2013;Jetton and Askenazi,2012)。

一项评估全球新生儿急性肾损伤流行病学的多国、多中心的回顾性研究(AWAKEN)对 AKI 及其并发症给出了新的理解(Harer et al.,2018;Jetton et al.,2016,2017;Kraut et al.,2018)。总的来说,30%的新生儿存在 AKI(Jetton et al.,2017)。不同胎龄儿的 AKI 发生风险也不同,胎龄最小和最大的新生儿均处于 AKI 高风险,因此风险曲线呈 U 型。毫无意外,极早产儿(胎龄 22~28 周)发生 AKI 的概率最高,大约有一半(48%)会发生 AKI。AKI 的新生儿合并缺氧缺血性脑病、先天性心脏病和坏死性小肠结肠炎的机会也更多(Jetton et al.,2017)。另外新生儿高血压在 AKI 患儿中也更普遍(Kraut et al.,2018)。早产儿早期应用咖啡因可能有助于预防生后 7 天内 AKI 的发生(Harer et al.,2018)。

人们越来越认识到新生儿 AKI 可以引起不良的远期预后。新生儿 AKI 导致 NICU 内的死亡率上升 4 倍,并且出院后的死亡率也增加(Koralkar et al.,2011)。另外,研究还提示低出生体重、早产和新生儿 AKI 可导致在以后的生命里微量白蛋白尿、高血压、慢性终末期肾病的发生率增加(Carmody and Charlton,2013;Hoy et al.,2005)。

病例 1

一个 35^{+2} 周的新生男婴,母亲 29 岁,G3P2,妊娠合并羊水过少、右肾不发育、左肾发育不良和早产。母亲检查结果:快速血浆反应素(rapid plasma regain,RPR)阴性,乙型肝炎表面抗原阴性,GBS 定植阴性,HIV 阴性,羊水穿刺显示正常男性核型。他经阴道自然分娩出生,出生 1-5-10 分钟 Apgar 评分分别为 6-7-8 分,出生体重 2 510g。

练习 1

问题

1. 应该进行哪项最初的诊断性检查?

   A. 肾脏和膀胱 B 超

   B. 血清肌酐测定

   C. 排尿期膀胱尿道造影

答案

1. A。在生后 24 小时内,新生儿血清肌酐反映的是母亲的血清肌酐水平,对诊断新生儿肾衰竭并无帮助。该新生儿有羊水少以及双侧肾脏发育异常病史。因此肾脏和膀胱 B 超是最合适的初始诊断性检查。同时应监测新生儿尿量。产前检查没有描述膀胱异常,但是后尿道瓣膜应作为鉴别诊断来考虑。后尿道瓣膜在尿道前列腺部,通过放置导尿管缓解梗阻是其初步处理。若排尿期膀胱尿道造影中存在由排泄障碍引起的尿道前列腺部扩张,可以明确后尿道瓣膜的诊断,但对于该患儿来说这不是初步的诊断方法(表 18.1)。

表 18.1　新生儿 AKI 的原因	
肾前性	血管内容量不足
	肾灌注减少,如心力衰竭
肾性	肾毒性药物
	继发于缺氧/缺血/窒息的急性肾小管坏死
	败血症
	低血压
	肾发育不良/发育不全/不发育
	囊性肾病
	血管性:肾动脉/静脉血栓
肾后性	后尿道瓣膜

病例 1(续)

患儿被收入 NICU。肾脏 B 超提示右肾较小(2.12cm),低回声,没有肾积水;左肾略大(2.62cm),低回声,肾盂分离不伴肾盏扩张。膀胱无异常。排尿期膀胱尿道造影显示双侧膀胱输尿管反流 3 级,医嘱开始预防性应用阿莫西林治疗(图 18.1)。BUN 13mg/dL,血肌酐 2.2mg/dL。

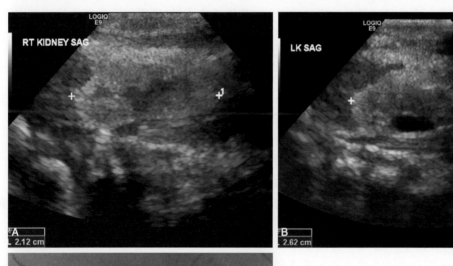

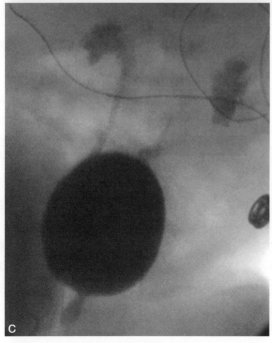

图 18.1　肾脏(A 和 B)和排尿期膀胱尿道造影(C)。肾脏 B 超显示一个小的、低回声的右肾(2.12cm),不伴肾积水,以及一个略大的、低回声的左肾(2.62cm),伴肾盂扩张。排尿期膀胱尿道造影显示双侧膀胱输尿管反流 3 级

练习 2

问题

1. 下列哪一项电解质异常最易发生于该病例？
   A. 低钾血症
   B. 低钠血症
   C. 低磷血症

答案

1. B。有三种类型的急性肾衰竭：肾前性、肾性以及肾后性。这个婴儿可能存在双侧肾脏发育不良引起的肾性肾衰竭。存在肾发育异常和肾衰竭的婴儿可能出现多尿、少尿或者无尿。尿量处于两个极端时都可以出现低钠血症。许多患有多尿性肾衰竭和低钠血症的婴儿需要水和电解质的补充。研究表明补充钠可以改善线性生长。这一类肾衰竭婴儿尽管多尿，高钾血症和高磷血症还是比低钾血症和低磷血症更常见。肾脏是主要的排泄磷的脏器。在肾功能不全时，磷的排泄减少，血磷水平上升，刺激甲状旁腺激素分泌，引起继发性甲状旁腺功能亢进和由肾脏 1-羟化作用减低所致的活化维生素 D（1,25-二羟维生素 D）合成减少，导致慢性肾脏病（chronic kidney disease，CDK）相关的骨矿化异常以及由钙磷沉积于血管所致的远期心血管并发症。母乳和雅培 Similac PM60/40 配方奶的钾、钙、磷含量都较低，因此是肾功能不全患儿较好的选择。高热卡的配方奶和母乳强化剂都含有较多的钾、钙、磷，可在肾衰竭患儿引起高钾血症、高磷血症。此外，在后尿道瓣膜切除术后，很多患儿因负责水分重吸收的集合管功能不能恢复而出现多尿。这些患儿需要摄入更多的水分来补偿从稀释尿中丢失的水分。因此，持续尿量较多且尿比重较低的患儿应避免使用高热卡的配方奶。

新生儿高钾血症及其处理

高钾血症（血钾超过 6.0mmol/L）是新生儿 AKI 危及生命的并发症。早产儿的肾小球滤过率（glomerular filtration rate，GFR）较低，对醛固酮相对抵抗，从而排钾能力受限。因此在处理 AKI 患儿时，减少全肠外营养（TPN）或静脉输注液中的钾和/或使用低钾的配方奶（雅培 Similac PM60/40 或母乳）等来减少钾的摄入是重要的环节。给予聚苯乙烯磺酸钠可以实现钠钾交换，但在新生儿，直接口服和直肠给药都应避免，因为曾有给药后引起肠道缺血、梗阻、穿孔的报道。将聚苯乙烯磺酸钠和雅培 Similac PM60/40 或母乳混合后，可以使钾离子沉淀，倒出上清液经口或胃管喂入可减少钾离子的摄入，同时又可以避免交换树脂直接口服。

在高钾血症的急诊处理中，需要检查心电图以评估高钾对心脏电生理的影响。当有心电图改变时，应给予葡萄糖酸钙。由于酸中毒会促使钾离子向细胞外转移，使血钾升高，应给予碳酸氢钠治疗酸中毒。但如果没有代谢性酸中毒，则不用碳酸氢钠。急性高钾血症时，可以静脉应用胰岛素和葡萄糖促进钾离子向细胞内转移，使血钾暂时性降低。但是胰岛素和葡萄糖并不能促进钾离子的排泄。对于有尿的患者，静脉给予呋塞米可以促进钾离子的排泄，但这一做法缺乏循证依据。最近，有报道用沙丁胺醇吸入来治疗高钾血症。小样本随机临床试验显示该药物是有效的，但尚未经大样本研究评估。如果药物治疗无效，则需要行透析来排出钾离子。

病例 1（续）

进一步询问发现，患儿的一个哥哥曾因先天性肾病接受肾移植治疗。

练习 3

问题

1. 下列哪一项是下一步诊断性检查的最佳选择？
   A. 超声心动图评估相关心脏畸形
   B. 眼科检查以评估相关的眼部畸形
   C. 基因检测

答案

1. C。采用高通量技术的精准医疗已经越来越多地被应用到先天性肾脏和尿道畸形（congenital anomalies of the kidney and urinary tract，CAKUT）的诊断和管理中。到目前为止，大约有 40 种单基因病因被报道。然而，依然只占不到全部 CAKUT 的 20%，这意味着导致这类疾病的更多遗传或者环境因素还没有被发现（van der Ven et al.，2018）。在 CAKUT 的基因突变中，一些转录因子不仅对肾脏和尿道的发育重要，而且对其他器官的发育也比较重要，这就解释了为什么在某些表现为综合征的 CAKUT 患者中存在多种器官畸形。因为突变被认为是致病性的，就需要包括动物模型在内的功能研究去建立因果关系。关于 CAKUT 致病基因的发现一直处于变化之中,这是因为相同的基因突变在不同的个体中可以有不同的表达,并且有的个体虽然发生了基因突变却并没有异常表现,这是因为这些突变的基因存在不完全外显现象。预计通过先进的基因和分子技术,更多的致病性遗传缺陷将被识别和确认。另外,通常被定义为生殖 DNA 碱基增加或减少的拷贝数变异也被证实可以导致 CAKUT,其碱基数量变化可从上千到几兆不等(Sanna-Cherchi et al.,2018)。这些干扰基因的拷贝数变异通常包含不止一个基因,可导致多器官畸形。例如,先天性肾脏发育异常患者的拷贝数变异同时也与发育延迟或精神性疾病相关(Sanna-Cherchi et al.,2012)。因此,发现这些拷贝数变异有助于精确的分子学诊断,并对包括早期神经认知干预在内的多学科管理具有指导意义。

肾脏的胚胎发育

肾脏起源于中胚层的中层。在胚胎发育过程中,一共经历三个阶段的胚胎性肾脏:前肾(孕 3周)、中肾(孕 4 周)和后肾(孕 5 周)(图 18.2)。前肾和大部分中肾都退化了,中肾管(沃尔夫管)形成男性的附睾、输精管、精囊、射精管。成熟的肾脏由中肾发育而来。无论男性或女性,从中肾管长出的输尿管芽,深入到后肾间充质,发育出系列分支,形成集合管。输尿管芽的顶端促进间充质内肾单位的

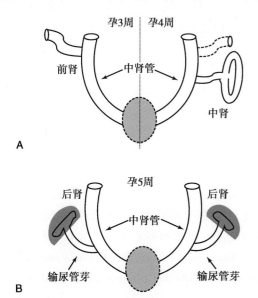

图 18.2　肾脏的胚胎发育。A. 孕 3 周时前肾发育,孕 4 周时中肾形成、前肾退化。中肾具有一过性的分泌功能,但其主要结构也逐渐退化。B. 后肾从孕 5 周起逐渐发育为成熟的肾脏,输尿管芽的生长进一步促进肾发生

形成。因此输尿管芽分支的数量会影响肾单位的数量。输尿管芽移行和分支障碍会导致肾脏的先天异常(如肾不发育、发育不良、发育不全)和泌尿道的畸形,如肾盂输尿管连接处或输尿管膀胱连接处的梗阻和膀胱输尿管反流。

来源于输尿管芽的感应信号刺激间充质细胞向上皮细胞转变,上皮细胞球组成的肾泡是最早期的肾单位雏形。发育中的肾单位经历了一系列形态学的改变,变成 S 形小体,S 形小体的不同部位分化为远曲小管、近曲小管和肾小球足细胞。内皮细胞移行进入 S 形小体,形成肾小球血管内皮细胞。驱动肾发生的分子信号需要输尿管芽和周围的后肾间充质之间的交互作用。这些信号通路的基因缺陷可导致 CAKUT。

肾小球最早形成于孕 9 周,肾发生一直持续至孕 34~35 周。输尿管和膀胱大约与后肾形成于相同时间。肾小球滤过功能大约始于孕 9~10 周。孕16 周开始,胎儿尿液成为羊水的主要来源。因此,泌尿系统流出道梗阻(如后尿道瓣膜)或肾不发育/严重发育不全可使尿液生成减少,引起羊水过少,羊水过少与胎儿肺发育不良有关,因为羊水的缺乏导致促进胎儿肺发育的呼吸和胸廓运动减少。

在美国,CAKUT 是儿童终末期肾病的主要原因。后尿道瓣膜所致的梗阻性病变引起的肾发育不全和发育不良是婴儿期接受透析的最主要原因。

后尿道瓣膜是位于尿道前列腺部和球部连接处的膜。虽然其发生机制尚未完全明了,但这些膜被认为是正常发育过程中所形成的。若尿道发育过程中,这些膜不能再通,就可导致膀胱流出道梗阻。当存在高压力的梗阻时,膀胱的发育受损,形成很厚的壁。在胎儿 B 超上,尿道前列腺部扩张形成典型的钥匙孔征。膀胱梗阻可导致不同程度的肾发育不良。

CAKUT 可能与一些综合征(如 21-三体综合征)和单基因缺陷相关(Uy and Reidy,2016)。其中单基因缺陷所致的 CAKUT 通常伴有肾外表现。例如,*PAX2* 突变被认为与肾缺损有关。肾-视神经乳头缺损综合征是一种常染色体显性遗传病,与视神经缺损或发育不良和肾缺损(包括伴或不伴膀胱输尿管反流的肾发育不良)相关。正如前面所讨论的,先进的基因技术可以帮助发现引起这些畸形的基因突变。识别这些潜在的缺陷以后就可以开展合适的检查和会诊,从而进一步认识肾外疾病并进行治疗。

病例1(续)

　　该患儿在随后的一周里出现了显著的病情变化,发热伴血流动力学不稳定,并且尿量少,大约 $0.25mL/(kg \cdot h)$。患儿需要多次液体扩容,并开始接受广谱抗生素治疗。表18.2列出了其他实验室数据和临床信息。

表18.2　主要的实验室检查结果和临床表现

年龄/d	Na$^+$/(mmol·L^{-1})	K$^+$/(mmol·L^{-1})	Cl$^-$/(mmol·L^{-1})	HCO$_3^-$/(mmol·L^{-1})	BUN/(mg·dL^{-1})	Cr/(mg·dL^{-1})	Ca^{2+}/(mg·dL^{-1})	PO$_4^{3-}$/(mg·dL^{-1})	液体入量/mL	液体出量/mL	其他治疗
0	132	4.4	106	21	8	1.6	7.7		186	12	低血压需要扩容和升压药
1	133	3.6	104	20	17	2	8.2		378	22	
2	129	3.4	91	25	37	3.3	9.1	3.4	297	98	
3	130	3.6	94	24	45	3.7	9.2	3.7	250	135	容量过负荷开始用呋塞米
4	132	3.3	94	29	50	3.8	10	3.2	281	177	
5	138	5.7	96	32	55	4.2	10.3	2.8	251	156	
6	150	6.5	98	34	64	4.9	10.3	4.1	240	80	

体格检查

　　身长 52cm,体重 3.75kg,头围 33.5cm,体温 37.1℃,心率 149 次/min,呼吸 60 次/min,血压 81/58mmHg,SpO$_2$ 97%。

神志:清醒

面部:眼眶周围水肿

肺部:双侧呼吸音减低,没有吸凹

心血管:S$_1$ 和 S$_2$ 正常,未闻及心脏杂音

腹部:腹软,稍膨隆,无压痛,肋缘下 1cm 触及肝脏

泌尿生殖:男性外生殖器,阴囊水肿

四肢:灌注良好,双侧肢体均有水肿

神经系统:正常

练习4

问题

　　1. 对这个婴儿来讲下一步最好的做法是:

　　　A. 生理盐水扩容以增加尿量

　　　B. 姑息治疗

　　　C. 放置腹膜透析管

答案

　　1. C。这个婴儿有正常的血压和组织灌注,不支持容量不足。相反,这个婴儿存在水肿并且可能存在容量过负荷,应避免生理盐水扩容。容量过负荷与儿童死亡率相关,并且液体正平衡与新生儿机械通气时间延长相关(Arikan et al.,2012;Askenazi et al.,2012;Basu et al.,2015;Goldstein et al.,2001;Heung et al.,2017;Selewski et al.,2018;Sutherland et al.,2010;Webb et al.,2017)。这个婴儿存在明显的液体过负荷(体重增加了 1kg),因此透析是有指征的。

　　透析的适应证包括:①液体过负荷导致充血性心力衰竭、肺水肿和严重的高血压;②顽固的酸中毒;③高钾血症;④尿毒症并发症(出血、脑病等);⑤减轻液体负荷以优化营养和用药措施。

　　给新生儿进行透析始终要考虑伦理问题,因为这意味着患儿可能终身需要 RRT 以及最终的肾移植。这个婴儿能够撤离呼吸机,这提示肺发育不良的程度尚未危及生命,而且该患儿没有严重的神经系统并发症。因此,该患儿适合透析治疗。婴儿期开始透析的患儿 1 岁的生存率大约 85%,无尿的患儿预后稍差。死亡的常见原因是心血管问题和感染(North American Pediatric Renal Trials and Collaborative Studies or NAPRTCS reports,2014)。

病例2

　　这是一个胎膜早破 2 天后经阴道分娩出生的女孩,胎龄 26 周,现生后 1 天。出生体重 750g,1 分

钟、5 分钟 Apgar 评分分别为 5 分、6 分。气管插管下给予肺表面活性物质。送检血培养后开始氨苄西林和庆大霉素抗感染，静脉补液。生后 24 小时一直未排尿，持续低血压，30/20mmHg。

练习5

问题

1. 新生儿生后应于什么时候第一次排尿？
2. 你应该对该患儿先进行哪些检查和治疗？
3. 她是否具有庆大霉素毒性的高风险？

答案

1. 研究显示几乎 100% 的新生儿在生后 24 小时内开始排尿，约一半新生儿在生后 8 小时内排尿（Clark，1977）。虽然这些研究仅包含很少的胎龄 <32 周的早产儿，且不同新生儿第一次排尿的时间相差很大，但任何胎龄的新生儿如果未在 24 小时内排尿，都应该引起医生的重视，对其进行检查和干预。

2. 她在出生时需要复苏，且持续低血压，这可能导致心脏、肾脏等脏器的低灌注。长时间低血压是导致肾脏急性缺氧缺血性损伤的肾前性因素，故应及时纠正低血压。此时可给予生理盐水 10mL/kg 在 30min 内输注进行扩容，若血压没有明显的改善，可重复一次相同剂量的生理盐水。推荐做肾脏 B 超。她需要密切监测呼吸、心血管和液体平衡的状况。放置导尿管引流膀胱内的尿液，并观察后续的尿量。如果液体复苏后血压仍持续偏低，需要考虑应用升压药（如多巴胺）。

3. 氨基糖苷类抗生素因其快速杀菌效应，和 β-内酰胺酶类抗生素具有协同作用，以及价格低廉等特点，常被用于新生儿可疑败血症的治疗。但药物可以在肾脏、耳等组织内蓄积，引起肾毒性和耳毒性。庆大霉素是肾毒性最强且研究最多的氨基糖苷类药物之一（Lopez-Novoa et al.，2011）。庆大霉素从肾脏排泄，其毒性可累及肾脏各个部分。庆大霉素肾毒性的发生率在 10%~25%。和其毒性相关的危险因素包括肾脏质量小、血管内容量低、长时间大剂量的治疗以及联合应用其他肾毒性药物。庆大霉素可引起肾小管细胞的凋亡和坏死，特别是近曲小管的上皮细胞。其机制十分复杂，包括磷脂沉积、线粒体内 ATP 产生减少和过度氧化应激。肾小管细胞死亡导致肾小管阻塞，小管腔和肾小囊内的静水压上升，使滤过压力梯度缩小，GFR 下降。细胞死亡还伴随着间质炎症。上皮细胞损伤会干扰铁的转

运，引起非少尿性或多尿性肾衰竭。远端肾单位接受的液体或溶质过多可触发管球反馈（管球反馈是肾脏调节 GFR 的几个机制之一），使 GFR 进一步下降。另外，庆大霉素能直接引起肾小球功能的改变，增加肾血管阻力，使肾血流量减少。因为其毒性作用通常和血药浓度以及用药时间有关，因此在后续治疗中密切监测血药浓度是有必要的，尤其在怀疑肾功能受损时。在该患儿，早产使肾单位数量减少，肾血流量减少使血药浓度升高，低血压导致肾脏低灌注，这些因素都增加了庆大霉素毒性的风险。通过扩容和血管活性药物改善全身循环有助于减轻肾损伤。

早产儿肾功能的检测

血清肌酐反映的是肌肉代谢中肌酐的生成和肾脏排泄的总和。临床医生用它评估稳定状态下的肾功能。出生时新生儿的肌酐水平主要反映母亲的肌酐水平（Quigley，2012）。足月儿生后 2 周左右血清肌酐水平下降至新的稳态。而早产儿出生后血清肌酐水平先上升，然后才缓慢下降，可能需要 5~6 周才达到稳态（Thayyil et al.，2008）。最初血清肌酐水平的上升是由于肾小管功能不成熟使肌酐在肾小管的重吸收增加，并不一定是 AKI。因此，早产儿的肌酐水平并不能真实地反映 GFR。据估计，足月儿的 GFR 约 26mL/$(min \cdot 1.73m^2)$，至生后 2 周，GFR 达出生时的 2 倍。

出生后 GFR 的增加主要是因为肾血管阻力减小以及体循环血压升高引起的肾血流量增多和肾血流量在髓质和皮质之间的重新分布。因为 GFR 取决于每一个肾单位的滤过速度，早产儿（<35 周）可用以滤过的肾单位数量较少，因此 GFR 较低。一项关于胎龄 27~31 周早产儿的前瞻性研究显示，GFR 在生后 1 个月内缓慢上升，且 GFR 的上升和胎龄成反比（Vieux et al.，2010）。生后 7 天和 28 天，出生胎龄 27 周早产儿的 GFR 分别为 13.4mL/$(min \cdot 1.73m^2)$ 和 21mL/$(min \cdot 1.73m^2)$。早产儿 GFR 降低的危险因素包括：应用肾毒性药物、低血压、低血容量、窒息、败血症和胎儿生长受限。

与足月婴儿相比，早产儿有较高的尿钠排泄分数（FeNa）和相对较高的血钾水平。FeNa 可高达 5%，因此在鉴别肾前性和肾性疾病上的用处不太大。集合管的主细胞是调节尿钠重吸收和尿钾排泄

的最后一步。在早产儿,主细胞的上皮细胞钠通道对醛固酮的反应较差,钠离子转运活性也较低。引起较高血钾水平的原因尚不清楚,可能是由于肾脏排钾减少或钠钾 ATP 酶水平较低,使钾离子从细胞内漏出细胞外。

新生儿的尿液浓缩能力受限是因为集合管对抗利尿激素(antidiuretic hormone, ADH)的反应低下,髓质浓度梯度较低,以及髓襻较短。和足月儿相比,早产儿的 GFR 显著降低,肾小管转运功能也不成熟。尽管新生儿在 50mOsm/kg 的渗透压就可以排尿,和成人相近,但新生儿只能将尿液浓缩到 600mOsm/kg,其浓缩能力仅成人的一半(Calcagno et al.,1954)。尿液浓缩能力大约在 2 岁时达成人水平。另外,新生儿通过皮肤造成大量不显性失水,尤其在辐射台上时。新生儿根据体重计算的每日液体需要量较大。

应注意的是,新生儿较低的 GFR 也能使自由水的排泄能力受限。母乳中钠含量较低,但新生儿能够排出足够的从母乳中摄取的自由水。如果配方奶过度稀释,当新生儿为了获取足够的能量而进食大量的稀释奶时可造成低钠血症。新生儿肾脏近曲小管重吸收碳酸氢钠的速度较慢,因此和成人相比,新生儿血清的碳酸氢钠水平较低。同样,葡萄糖在近曲小管的重吸收速度也较慢,因此胎龄<30 周的早产儿容易出现肾性糖尿。相反,新生儿磷的重吸收较成人更主动,从而导致较高的血磷水平以及生长所需的磷的正平衡。

总之,新生儿肾脏在出生后仍经历着功能逐渐发育成熟的过程。足月新生儿肾脏结构更完全,而胎龄 34 周前出生的早产儿,肾发生过程尚未完成(Hughson et al.,2003)。我们给早产儿用药或进行液体、电解质、营养管理的时候,必须注意早产儿肾脏的生理特点。

病例 2(续)

生后 48 小时血培养阴性,停用抗生素。生后 72 小时,尿量为 1mL/(kg·h),血肌酐 1.5mg/dL。患儿仍在机械通气治疗中,体检发现水冲脉,心前区搏动强烈,闻及响亮的持续性杂音。超声心动图提示 3mm 的 PDA,左向右分流,主动脉舒张期逆向血流。治疗团队考虑使用非甾体抗炎药(nonsteroidal anti-inflammatory drug,NSAID)关闭动脉导管。

练习 6

问题

1. 大 PDA 会影响肾脏灌注吗?

2. 在关闭动脉导管时哪种非甾体抗炎药对肾脏的影响最小?

答案

1. PDA 是早产儿常见的并发症,会增加脑室内出血(IVH)、支气管肺发育不良(BPD)、坏死性小肠结肠炎(NEC)和死亡的风险(Hamrick and Hansmann,2010)。显著的左向右分流增加肺血流量,使患儿需要长时间的呼吸支持。舒张期降主动脉的逆向血流使得远离降主动脉的脏器(如肾脏和消化道)得到灌注的血流减少。肾动脉舒张期的血流速度亦可受 PDA 影响,在有些病例可观察到逆向的舒张期血流(Bomelburg et al.,1989)。肾脏低灌注使代谢废物的排出受限,可以导致严重的代谢性酸中毒。

2. 所有的前列腺素类激素(PGD_2,PGE_2,PGF_2,PGI_2,血栓素 A_2)都在环氧合酶(COX-1 和 COX-2)的作用下于肾脏内合成。PGE_2 是肾脏合成的主要的前列腺素,在调节肾血管张力(血流动力学效应)和水盐排泄(肾小管效应)方面起重要作用。在应激状态(如脱水、低血压、心力衰竭)下,血管收缩因子(血管紧张素 Ⅱ、内皮素和儿茶酚胺)的水平上升。这时血管扩张因子 PGE_2 和 PGI_2 的扩血管作用在维持肾小球滤过率方面就非常重要。新生儿肾脏的肾小球前、后血管阻力都比较高,前列腺素的扩血管作用对于维持正常的肾功能尤为重要,而且肾脏对于 NSAID 的副作用更为敏感(Antonucci and Fanos,2009)。NSAID 包括吲哚美辛和布洛芬,可以抑制 PGE_2 合成,用于促进动脉导管收缩至功能性关闭。尽管有关低出生体重儿的研究显示布洛芬在关闭 PDA 的效果上和吲哚美辛是一样的,而且对肾脏、消化道和脑血流的影响可能更小,相对更安全,但仍需记住,所有 NSAID 都可以导致急性肾衰竭,特别是有其他危险因素合并存在时。总体上,NSAID 所致的急性肾损害是可逆的。

病例 2(续)

由于存在血流动力学明显改变的 PDA,患儿接受了 2 剂布洛芬的治疗。接下来的 24 小时,她的尿量下降至 0.3mL/(kg·h),血肌酐上升至 1.8mg/dL。给药后 72 小时,血肌酐上升至 2.2mg/dL。她变得水肿,但不需要更高条件的呼吸支持。超声心动图提示动脉导管已关闭。

练习 7

问题

　　1. 这个婴儿是否存在急性肾损伤?

答案

　　1. 直到肾功能下降 25%～50% 以后,血肌酐值才会上升。刚出生的最初几天,血肌酐值会上升,然后逐渐下降,需要 5～6 周才达到稳定。通常新生儿的 AKI 是多尿型的[尿量>1mL/(kg·h)],因此尿量不是衡量肾功能的可靠指标。尽管早产儿 AKI 尚没有广泛接受的统一定义,该患儿的尿量从 1mL/(kg·h)降至 0.3mL/(kg·h),同时肌酐逐渐上升至 2.2mg/dL 使其 AKI(和肾衰竭)的诊断明确无疑。

　　该患儿发生 AKI 的危险因素包括 PDA 所致的肾脏灌注压减低、NSAID 的应用和早产。

病例 2(续)

　　复查化验指标显示:血 Na^+ 132mmol/L,K^+ 5.9mmol/L,Cl^- 102mmol/L,CO_2 15mmol/L,BUN 30mg/dL,肌酐 1.2mg/dL。

练习 8

问题

　　1. 在该患儿电解质管理方面,下一最佳治疗步骤是什么?
　　　　A. 氯化钙
　　　　B. 碳酸氢钠
　　　　C. 聚苯乙烯磺酸钠口服
　　　　D. 沙丁胺醇吸入

答案

　　1. B。血清钾浓度 5.9mmol/L 不太可能引起心电图变化,本身也不是任何干预的指征。仅仅在有心电图改变时才是静脉补钙治疗高血钾的指征。用碳酸氢钠治疗酸中毒可以使血钾进入细胞内,从而降低血钾水平。也可以将醋酸盐以醋酸钠的形式加入静脉溶液中,几天以后血液中的碳酸氢盐水平会逐渐上升。由于潜在的肠道副作用,新生儿应该避免口服聚苯乙烯磺酸钠。在血清钾水平急需处理时吸入沙丁胺醇是一个有效的办法,但在这个病例中是不必要的。

病例 2(续)

　　患儿尿量增加至 1mL/(kg·h),血肌酐在生后 3 周下降至 0.8mg/dL,生后 5 周降至 0.4mg/dL。她已撤离呼吸机,能够耐受喂养并且体重增长理想。患儿母亲期待她很快可以回家了。

练习 9

问题

　　1. 关于她的肾脏情况,你会跟她家长说什么?

答案

　　1. 她的女儿曾经有过 AKI,但她的肾功能已经恢复,可以将体内的水分和代谢废物排出。然而她远期发生慢性肾脏病(CKD)的风险还是比较高,且可能出现高血压。从 NICU 出院后她应该接受儿童肾脏科医生的长期随访。

早产儿在儿童期出现的远期肾脏后遗症

　　随着新生儿重症监护技术的发展,更多早产儿能够存活并从 NICU 出院回家。但是这些存活的患儿在后期的健康管理中还存在特殊的需要。远期肾脏问题也不应忽略。临床研究和观察性资料显示早产和低出生体重都可能使 CKD 的风险增加。在胎龄 34 周以前,肾脏的发育尚未完全。肾脏发育的高峰期处于孕晚期,早产导致肾单位数量减少,肾脏不论结构还是功能都不成熟。婴儿、儿童、成人的尸检显示,不同个体的肾小球数量相差可达 8 倍之大,少的只有 220 000 个肾小球,多的可达 1 825 000 个。

　　低出生体重和肾小球数量之间存在线性关系(图 18.3)(Hughson et al. ,2003)。体重每增加 1kg,肾小球数量可增加 257 000。尸检发现,出生体重小于 1 000g 的婴儿出生 40 天时并没有新生肾单位形成的证据。宫外因素(如肾毒性药物、感染、低血压)能影响肾脏发育。曾经经历 AKI 的患儿肾小球数量则更少。此外,早产儿的肾小球体积较大(先天性肾单位减少伴代偿肥大),在数量较少的肾单位中发生过度滤过,这可导致继发性的局灶性肾小球硬化。蛋白尿和高血压可迅速进展、加速 CKD,并导致肾功能进一步下降。一项系统综述显示,出生时低体重的婴儿至成人期发生 CKD 的概率比其他人群增加 70%。因此,有必要对早产儿的肾脏进行长期监护(Carmody and Charlton,2013)。

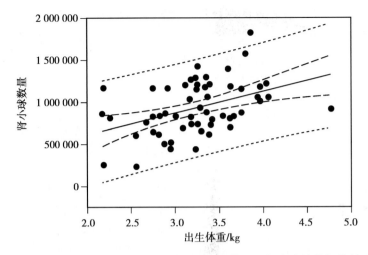

图 18.3　包括婴儿、儿童和成人在内的所有病例中,出生体重和肾小球总数间的关系。(●)表示出生体重与肾小球总数的关系,(——)代表肾小球数量与出生体重的回归关系,(--)表示 95% 回归可信区间,(--)表示回归范围。回归系数预测出生体重每增加 1kg,肾小球总数增加 257 426 个,$r = 0.423$,$P = 0.001\,2$,$n = 56$

值得注意的是,从 NICU 出院的大部分婴儿血肌酐水平正常,但是血肌酐水平并不能准确地反映 GFR。因为功能性的代偿作用,即使丧失一半的肾单位数量,GFR 仅降低 20%~30%。目前,还没有敏感的可用于筛查肾功能受损的方法,也没有针对 NICU 出院患儿远期肾功能随访的指南。新生儿科、儿科和肾脏科医生之间相互合作,对高危儿进行远期随访是至关重要的。早产和 AKI 既往史都提示患儿需要肾脏科长期随访。如果简单的尿常规检查检测到蛋白尿,就可提示肾小球损伤。高血压可能是功能性肾单位数量下降后水钠潴留的征象。生长缓慢也可能是 CKD 的反映。尽管现在没有特异性的治疗可以使已经破坏的肾单位再生或预防 CKD 的发生,但早期识别出患有 CKD 的孩子有助于减少 CKD 相关并发症,如贫血、生长受限、肾性骨营养不良、神经认知功能障碍以及生存质量不佳。应教育家长避免孩子肥胖和使用 NSAID 等肾毒性药物,因为这两者均可影响肾功能。当患儿进入青春期,如果存在应激状况,需要严密监测并将其向成人肾脏科转诊。

病例 3

一个产后诊断为左心发育不良综合征的男婴,Norwood 修复术后第一天。他无法脱离旁路循环,仍在行体外膜氧合(ECMO)治疗。术前实验室检查提示 BUN 6mg/dL,血清肌酐 0.4mg/dL。术前 B 超提示右侧肾脏长 3.8cm,左侧肾脏长 4cm。双肾回声正常。没有肾积水或隐匿性肾结石。他的 BUN 是 15mg/dL,血肌酐是 0.9mg/dL。尽管注射了呋塞米,他的尿量持续低至 0.4mL/(kg·h),并且液体量正平衡达 1L。

练习 10

问题

1. 下列哪项是处理该患者液体过负荷的最佳方法?

A. 持续的肾脏替代治疗

B. 应用大剂量呋塞米

C. 放置腹膜透析管

答案

1. A。在心脏修补术后预测存在 AKI、少尿、液体过负荷的高风险时,可以选择放置腹膜透析管。有随机试验通过比较对少尿患者分别采取呋塞米静脉滴注和腹膜透析管放置治疗,证实了后者可降低液体负荷(Kwiatkowski et al.,2017)。然而,在我们的这个病例中,婴儿正在接受 ECMO 治疗,因此没有放置腹膜透析管。仅通过大剂量呋塞米滴注增加尿量是不太可能解决液体过负荷问题的。因此,最好的选择是提供经 ECMO 的持续性肾脏替代治疗(continuous renal replacement therapy,CRRT)。

AKI 在接受 ECMO 治疗的婴儿和儿童中很普遍。多中心研究表明超过 90% 的 ECMO 患儿发展为 AKI,其中几乎 50% 需要 RRT(Elella et al.,2017;Fleming et al.,2016)。为了去除多余的液体,有的中心将血液过滤器与 ECMO 管路串联。过滤器的入口接在泵的后方,出口在 ECMO 氧合器前方。然而,这种方法不能严密控制液体的去除。或者,可以选择把 CRRT 仪器与 ECMO 联用(Cavagnaro et al.,2007;Murphy et al.,2018;Santiago et al.,2009;Sutherl et al.,2012)。CRRT 的入口接在离心泵后方,它的出口在氧合器前。为了适应 ECMO 的高负压,CRRT 仪器的报警设置需适当调整(如果允许的话)或者调节回路的压力(如使用夹子)(Ostermann et al.,2018)

病例 3(续)

这个婴儿已经成功撤离 ECMO。然而,他仍然有少尿和液体过负荷。

练习 11

问题

1. 下列哪个血管通路是新生儿连续性静脉-静脉血液滤过的最好途径?
    A. 两根 5F 脐动脉和脐静脉导管(UAC/UVC)
    B. 股静脉 7F 双腔导管
    C. 颈内静脉 7F 双腔导管
    D. 锁骨下静脉 7F 双腔导管

答案

1. B 或 C。新生儿进行连续性静脉-静脉血液滤过(continuous veno-venous hemofiltration,CVVH)时,能否建立静脉通路是主要的限制因素,特别是在患儿全身水肿的情况下(Bunchman et al.,2008;Goldstein,2011)。血管阻力和血管半径的四次方成反比,因此导管的管径越小,对血流的阻力越高。如果能置入短而粗的导管是比较理想的。患儿体重越小,导管管径越细,对血流的阻力越大,管路内形成血凝块的风险也越高。虽然有用 5F UVC/UAC 进行 CVVH 的报道,但常常不能成功。多数医生更愿意选择 7F 双腔导管。

病例 3(续)

严重的全身水肿和既往 ECMO 通路置管史使静脉置管很不容易成功。最终放置了腹膜透析管,开始腹膜透析(简称"腹透")。从 35mL 腹透液,每次留置 40 分钟开始。成功达到超滤,患儿水肿有所消退,反应好转,撤离呼吸机。但仍然少尿,于是放置了永久性腹膜透析管。开始用雅培 Similac

PM60/40 配方奶喂养。但是几天后,腹透变得不那么有效(超滤量越来越少),水肿又加剧了。

练习 12

问题

1. 下一步干预:
    A. 增加腹透液的糖浓度
    B. 减少腹透液的糖浓度
    C. 给予呋塞米

答案

1. A。腹透液中的糖浓度可以产生渗透梯度,使水分超滤,所以建议增加腹透液糖浓度。减少糖浓度会降低渗透梯度,导致超滤减少。不过,糖浓度超过 1.5% 的腹透液只能短时间应用,因为高浓度(如 4.25%)的腹透液会引起腹膜损伤,最终使透析失败。在严重急性肾小管坏死而少尿或无尿的患儿,应用呋塞米并不能增加尿液。

病例 3(续)

增加腹透液糖浓度至 2.5%,超滤量增加,随后几天内患儿水肿逐渐消退。

练习 13

问题

1. 为了评估该患儿的肾功能是否恢复,下列哪项检查最合适:
    A. 血肌酐
    B. 肾脏超声
    C. 肾动脉超声多普勒

答案

1. C。伴有肾小管坏死和肾间质炎症的 AKI 恢复需要几周至几个月的时间。严重缺血性损伤也可以导致肾皮质坏死以及肾脏灌注不良,这可以通过多普勒检查肾动脉血流进行评估。可逆的和不可逆的肾衰竭在肾脏超声上都可以表现为回声增强,因此不能用于判断肾脏预后。由于肌酐已经通过腹透进行清除,因此在进行腹透时,肌酐水平的变化并不能反映实际的肾功能。除了肾血流的检查,尿量增加也是说明腹透患儿肾功能恢复的有用指标。

病例 3(续)

复查超声显示双肾动脉血流良好,在接下来的一个星期,尿量增加至 2mL/(kg·h),停止透析。血肌酐逐渐降至 0.2mg/dL。出院后,患儿继续在肾脏科门诊随访,因为流行病学和动物实验表明 AKI 增加了患 CKD 和高血压的风险。

(程柯 译)

推荐阅读

Antonucci R, Fanos V. NSAIDs, prostaglandins and the neonatal kidney. *J Matern Fetal Neonatal Med.* 2009;22(suppl 3):23-26.

Arikan AA, Zappitelli M, Goldstein SL, Naipaul A, Jefferson LS, Loftis LL. Fluid overload is associated with impaired oxygenation and morbidity in critically ill children. *Pediatr Crit Care Med.* 2012;13(3):253-258. doi:10.1097/PCC.0b013e31822882a3.

Askenazi DJ, Ambalavanan N, Goldstein SL. Acute kidney injury in critically ill newborns: what do we know? What do we need to learn? *Pediatr Nephrol.* 2009;24(2):265-274.

Askenazi DJ, Goldstein SL, Koralkar R, et al. Continuous renal replacement therapy for children ≤10 kg: a report from the prospective pediatric continuous renal replacement therapy registry. *J Pediatr.* 2013;162(3):587-592.e3. doi:10.1016/j.jpeds.2012.08.044.

Askenazi DJ, Koralkar R, Levitan EB, et al. Baseline values of candidate urine acute kidney injury biomarkers vary by gestational age in premature infants. *Pediatr Res.* 2011;70:302-306.

Basu RK, Kaddourah A, Terrell T, et al. Assessment of worldwide acute kidney injury, renal angina and epidemiology in critically ill children (AWARE): a prospective study to improve diagnostic precision. *J Clin Trials.* 2015;5(3):222.

Bömelburg T, Jorch G. Abnormal blood flow patterns in renal arteries of small preterm infants with patent ductus arteriosus detected by Doppler ultrasonography. *Eur J Pediatr.* 1989;148:660-664.

Bunchman TE, Brophy PD, Goldstein SL. Technical considerations for renal replacement therapy in children. *Semin Nephrol.* 2008;28(5):488-492.

Calcagno PL, Rubin MI, Weintraub DH. Studies on the renal concentrating and diluting mechanisms in the premature infant. *J Clin Invest.* 1954;33:91-96.

Carmody JB, Charlton JR. Short-term gestation, long-term risk: prematurity and chronic kidney disease. *Pediatrics.* 2013;131:1168-1179.

Cavagnaro F, Kattan J, Godoy L, et al. Continuous renal replacement therapy in neonates and young infants during extracorporeal membrane oxygenation. *Int J Artif Organs.* 2007;30(3):220-226.

Clark DA. Times of first void and first stool in 500 newborns. *Pediatrics.* 1977;60:457-459.

Elella RA, Habib E, Mokrusova P, et al. Incidence and outcome of acute kidney injury by the pRIFLE criteria for children receiving extracorporeal membrane oxygenation after heart surgery. *Ann Saudi Med.* 2017;37(3):201-206. doi:10.5144/0256-4947.2017.201.

Fleming GM, Sahay R, Zappitelli M, et al. The incidence of acute kidney injury and its effect on neonatal and pediatric extracorporeal membrane oxygenation outcomes: a multicenter report from the Kidney Intervention During Extracorporeal Membrane Oxygenation Study Group. *Pediatr Crit Care Med.* 2016;17(12):1157-1169.

Fortenberry JD, Paden ML, Goldstein SL. Acute kidney injury in children: an update on diagnosis and treatment. *Pediatr Clin North Am.* 2013;60(3):669-688.

Goldstein SL. Advances in pediatric renal replacement therapy for acute kidney injury. *Semin Dial.* 2011;24(2):187-191.

Goldstein SL, Currier H, Graf Cd, Cosio CC, Brewer ED, Sachdeva

R. Outcome in children receiving continuous venovenous hemofiltration. *Pediatrics.* 2001;107(6):1309-1312.

Hamrick SE, Hansmann G. Patent ductus arteriosus of the preterm infant. *Pediatrics.* 2010;125:1020-1030.

Harer MW, Askenazi DJ, Boohaker LJ, et al. Association between early caffeine citrate administration and risk of acute kidney injury in preterm neonates: results from the AWAKEN Study. *JAMA Pediatr.* 2018;172(6):e180322. doi:10.1001/jamapediatrics.2018.0322.

Heung M, Bagshaw SM, House AA, Juncos LA, Piazza R, Goldstein SL. CRRTnet: a prospective, multi-national, observational study of continuous renal replacement therapy practices. *BMC Nephrol.* 2017;18(1):222. doi:10.1186/s12882-017-0650-2.

Hoy WE, Hughson MD, Bertram JF, Douglas-Denton R, Amann K. Nephron number, hypertension, renal disease, and renal failure. *J Am Soc Nephrol.* 2005;16:2557-2564.

Hughson M, Farris AB III, Douglas-Denton R, Hoy WE, Bertram JF. Glomerular number and size in autopsy kidneys: the relationship to birth weight. *Kidney Int.* 2003;63:2113-2122.

Jetton JG, Askenazi DJ. Update on acute kidney injury in the neonate. *Curr Opin Pediatr.* 2012;24(2):191-196. doi:10.1097/MOP.0b013e32834f62d5.

Jetton JG, Boohaker LJ, Sethi SK, et al. Incidence and outcomes of neonatal acute kidney injury (AWAKEN): a multicentre, multinational, observational cohort study. *Lancet Child Adolesc Health.* 2017;1(3):184-194. doi:10.1016/S2352-4642(17)30069-X.

Jetton JG, Guillet R, Askenazi DJ, et al. Assessment of worldwide acute kidney injury epidemiology in neonates: design of a retrospective cohort study. *Front Pediatr.* 2016;4:68. doi:10.3389/fped.2016.00068.

Koralkar R, Ambalavanan N, Levitan EB, McGwin G, Goldstein S, Askenazi D. Acute kidney injury reduces survival in very low birth weight infants. *Pediatr Res.* 2011;69:354-358.

Kraut EJ, Boohaker LJ, Askenazi DJ, Fletcher J, Kent AL. Incidence of neonatal hypertension from a large multicenter study [Assessment of Worldwide Acute Kidney Injury Epidemiology in Neonates-AWAKEN]. *Pediatr Res.* 2018;84(2):279-289. doi:10.1038/s41390-018-0018-8.

Kwiatkowski DM, Goldstein SL, Cooper DS, Nelson DP, Morales DL, Krawczeski CD. Peritoneal dialysis vs furosemide for prevention of fluid overload in infants after cardiac surgery: a randomized clinical trial. *JAMA Pediatr.* 2017;171(4):357-364. doi:10.1001/jamapediatrics.2016.4538.

Lopez-Novoa JM, Quiros Y, Vicente L, Morales AI, Lopez-Hernandez FJ. New insights into the mechanism of aminoglycoside nephrotoxicity: an integrative point of view. *Kidney Int.* 2011;79:33-45.

Moghal NE, Embleton ND. Management of acute renal failure in the newborn. *Semin Fetal Neonatal Med.* 2006;11(3):207-213.

Murphy HJ, Cahill JB, Twombley KE, Annibale DJ, Kiger JR. Implementing a practice change: early initiation of continuous renal replacement therapy during neonatal extracorporeal life support standardizes care and improves short-term outcomes. *J Artif Organs.* 2018;21(1):76-85. doi:10.1007/s10047-017-1000-7.

Murphy HJ, Cahill JB, Twombley KE, Kiger JR. Early continuous renal replacement therapy improves nutrition delivery in neonates during extracorporeal life support. *J Ren Nutr.* 2018;28(1):64-70. doi:10.1053/j.jrn.2017.06.008.

North American Pediatric Renal Trials and Collaborative Studies (NAPRTCS). *2011 Annual Report.* Available at: https://web.emmes.com/study/ped/annlrept/annlrept.html.

Ohlsson A, Walia R, Shah S. Ibuprofen for the treatment of patent ductus arteriosus in preterm and/or low birth weight infants. *Cochrane Database Syst Rev.* 2008;(1):CD003481.

Ostermann M, Connor M Jr, Kashani K. Continuous renal replacement therapy during extracorporeal membrane oxygenation: why, when and how? *Curr Opin Crit Care.* 2018;24(6):493-503.

doi:10.1097/MCC.0000000000000559.

Quigley R. Developmental changes in renal function. *Curr Opin Pediatr*. 2012;24:184-190.

Sanna-Cherchi S, Kiryluk K, Burgess KE, et al. Copy-number disorders are a common cause of congenital kidney malformations. *Am J Hum Genet*. 2012;91(6):987-997. doi:10.1016/j.ajhg.2012.10.007.

Sanna-Cherchi S, Westland R, Ghiggeri GM, Gharavi AG. Genetic basis of human congenital anomalies of the kidney and urinary tract. *J Clin Invest*. 2018;128(1):4-15. doi:10.1172/JCI95300.

Santiago MJ, Sánchez A, López-Herce J, et al. The use of continuous renal replacement therapy in series with extracorporeal membrane oxygenation. *Kidney Int*. 2009;76(12):1289-1292. doi:10.1038/ki.2009.383.

Selewski DT, Akcan-Arikan A, Bonachea EM, et al. The impact of fluid balance on outcomes in critically ill near-term/term neonates: a report from the AWAKEN study group. *Pediatr Res*. 2018;85(1):79-85. doi:10.1038/s41390-018-0183-9.

Sutherland SM, Alexander SR. Continuous renal replacement therapy in children. *Pediatr Nephrol*. 2012;27(11):2007-2016. doi:10.1007/s00467-011-2080-x.

Sutherland SM, Zappitelli M, Alexander SR, et al. Fluid overload and mortality in children receiving continuous renal replacement therapy: the prospective pediatric continuous renal replacement therapy registry. *Am J Kidney Dis*. 2010;55(2):316-325. doi:10.1053/j.ajkd.2009.10.048.

Thayyil S, Sheik S, Kempley ST, Sinha A. A gestation- and postnatal age-based reference chart for assessing renal function in extremely premature infants. *J Perinatol*. 2008;28:226-229.

Uy N, Reidy K. Developmental genetics and congenital anomalies of the kidney and urinary tract. *J Pediatr Genet*. 2016;5(1):51-60. doi:10.1055/s-0035-1558423.

van der Ven AT, Vivante A, Hildebrandt F. Novel insights into the pathogenesis of monogenic congenital anomalies of the kidney and urinary tract. *J Am Soc Nephrol*. 2018;29(1):36-50. doi:10.1681/ASN.2017050561.

Vieux R, Hascoet JM, Merdariu D, Fresson J, Guillemin F. Glomerular filtration rate reference values in very preterm infants. *Pediatrics*. 2010;125:e1186-e1192.

Webb TN, Goldstein SL. Congenital heart surgery and acute kidney injury. *Curr Opin Anaesthesiol*. 2017;30(1):105-112. doi:10.1097/ACO.0000000000000406.

Zaritsky J, Warady BA. Peritoneal dialysis in infants and young children. *Semin Nephrol*. 2011;31(2):213-224.

第 19 章

新生儿惊厥

Tristan T. Sands   Cigdem I. Akman

简介

惊厥发生率在新生儿期最高,每 1 000 例足月儿中约有 1~3 例,而在早产/低出生体重儿则更高,比足月儿高 10 倍(Vasudevan and Levene,2013)。大多数新生儿惊厥是急性症状性惊厥,在急性脑损伤后随即发生(图 19.1)。新生儿急性症状性惊厥的病因包括 HIE(38%)、缺血性脑卒中(18%)和颅内出血(12%)。其他较不常见的病因包括暂时性代谢紊乱(4%)和中枢神经系统感染(4%)。癫痫,即反复发生的无诱因的惊厥发作,其发生占比在新生儿惊厥中不足 15%(Shellhaas et al.,2017b)。然而,早期识别癫痫对其预后和治疗具有重要意义,因为新生儿癫痫在评估和干预上与急性症状性惊厥均有所不同(Cornet et al.,2018)。新生儿癫痫在很大程度上是遗传相关的,包括显性遗传的新生儿癫痫(15%)、癫痫性脑病(46%)以及通常由体细胞突变所致的皮质发育畸形(39%)(Glass et al.,2016)。

新生儿惊厥的发作时间对其病因可能有所提示。HIE 常发病于生后 12~24 小时内。中枢神经系统感染或出血所致的惊厥出现较迟,甚至到生后数周才出现。围产期脑卒中相关的惊厥通常在生后 24~48 小时内出现(Kirton et al.,2011),但也可能在之后的婴儿期发生。继发于早产儿脑室内出血的惊厥通常在生后一周内发病。

新生儿颅内出血可以表现为惊厥,与其发生的部位和出血类型有一定相关性。硬膜外出血在新生儿中很少见,通常发生于创伤事件后。产伤所致的

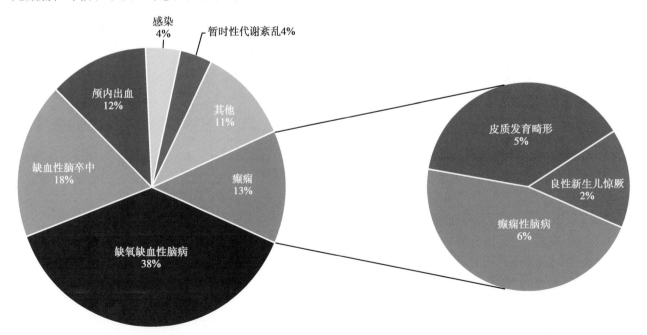

图 19.1　新生儿惊厥的病因。主要为缺氧缺血性脑病和缺血性脑卒中引起的急性脑损伤,但也有少数为脑结构异常和/或基因问题相关的新生儿期发病的癫痫

硬脑膜下出血是新生儿最常见的颅内出血类型,但只有在损伤累及其下方的皮层时才出现惊厥(Sirgiovanni et al., 2014)。脑实质出血累及皮质和/或皮质下灰质时通常会出现惊厥。

低钠血症、低钙血症、低血糖等代谢紊乱亦可导致生后数日之内的急性惊厥发作。尽管这些代谢紊乱大多为暂时性的,但应排查其相关情况以明确是否存在先天性或获得性的肝脏、肾脏或内分泌系统异常。

中枢神经系统感染的发生已较以往减少。与其相关的惊厥可迟至生后数周才出现,可由细菌、真菌或病毒感染引起(如单纯疱疹病毒、副肠孤病毒等)。

尽管惊厥本身不足以作为诊断依据,但惊厥的表现形式结合临床病史、体格检查、脑电图(electroencephalography,EEG)和神经影像学检查等,可以促进病因的探究(表 19.1)。例如围产期新生儿缺血性脑卒中相对常见,每 1 000 例中有 1~2 例发生,最常受累的是大脑中动脉供血区域(左侧较右侧多发),并可能表现为对侧局灶性阵挛性发作。通常认为这类脑卒中由脐带或胎盘的栓塞所致,多数患儿没有凝血功能障碍,故再次发作的风险相对较低。发生脑卒中的新生儿并无明显偏瘫表现,因皮质脊髓束尚未用于控制运动功能。因此,惊厥通常会成为此类婴儿脑损伤的唯一表现。

表 19.1　临床分类

诊断	惊厥类型	临床表现	EEG 背景
缺血性脑卒中	单侧局灶性惊厥发作	正常	轻度异常
缺氧缺血性脑病	多灶性亚临床惊厥	中至重度脑病	中至重度异常
大田原综合征(如半侧巨脑畸形所致)	强直性痉挛	中至重度脑病	暴发抑制
早期肌阵挛脑病(如 D-甘油酸血症所致)	肌阵挛	中至重度脑病	暴发抑制
良性新生儿惊厥	非对称性强直发作	正常	轻度异常
KCNQ2 脑病	非对称性强直发作	中至重度脑病	重度异常

新生儿的急性症状性惊厥以局灶发作为主,扩散到邻近位置或大脑其他部位的惊厥并不常见。因为受累部位局限,可能没有明显的临床症状,故临床诊断较为困难。另外,当应用药物治疗惊厥时,常会发生所谓的脑电-临床分离现象,即临床表现消失后脑电发作仍然持续。基于上述原因,应对具有惊厥危险因素的人群予以持续 EEG 监测。已知或怀疑脑损伤(如 HIE 等)或具有脑损伤危险因素(如接受 ECMO 治疗)的患儿被认为是惊厥的高危人群(表 19.2)。例如,大约 50% 因 HIE 接受亚低温治疗的患儿有惊厥

表 19.2　持续视频脑电图监测的指征

指征	示例
原因不明的阵发性发作	日龄 2 天的足月儿无明显诱因下反复发作呼吸暂停
病因不明的新生儿脑病	34 周女婴,产前及分娩史无异常,但 Apgar 评分 1 和 8 分;检查提示脑病,表现为视觉注视能力减弱、肌张力低下及自主活动减少
先天性心脏病	10 日龄男婴,左心发育不良综合征 Norwood 术后
体外膜氧合(ECMO)	2 周龄女婴,永存动脉干修复术后,并发心脏停搏,目前静脉-动脉 ECMO 治疗中
缺氧缺血性脑病	37 周男婴,因胎盘早剥、胎心异常经急诊剖宫产分娩出生,接受亚低温治疗中
脑卒中(缺血性梗死或颅内出血)	29 周女婴,生后第 1 周头颅 B 超筛查发现左侧脑室周围出血性梗死(Ⅳ度颅内出血)
可疑/确诊的脑膜炎	新生儿发热、嗜睡及易激惹交替发作伴有角弓反张,血培养提示革兰氏阴性杆菌生长
遗传相关的可疑或确诊癫痫	37 周男婴,产前影像学检查发现结节性硬化复合症相关的多发性心脏横纹肌瘤
皮质发育异常	38 周男婴,无异常出生史,产前检查胎儿 MRI 确诊为无脑回畸形

发生(Glass et al.,2014),这些惊厥通常是亚临床型的,或随病程发展而转为亚临床型(Nash et al.,2011)。另一个高危群体是先天性心脏病患儿,其惊厥(绝大多数为亚临床型)发生率约为10%(Naim et al.,2015)。

尽管我们将新生儿惊厥分为急性症状性惊厥和新生儿癫痫发作这两类,但同时也必须清楚地认识到,急性脑损伤确实常常与其他原因导致的脑病相关联,因而可能出现双重诊断。当发现病史与诊断不完全相符或缺乏确定的关联性时,需慎重对待,因为错误归因是很常见的。许多癫痫性脑病的患儿最初被诊断为HIE。

新生儿急性症状性惊厥的病程演变过程并非一成不变。HIE患儿通常在生后23小时左右达到惊厥发作高峰期。从首次发作到发作高峰的时间中位数为5.9小时(Lynch et al.,2012)。新生儿单次惊厥很少呈持续性,大部分惊厥的发作持续时间少于90秒。新生儿癫痫持续状态定义为在1小时的EEG监测中,至少有50%以上时间存在惊厥放电。

病史与神经系统体格检查

诊断流程应包括对下列病史的详细采集:孕母及其家族病史(如既往流产史、新生儿惊厥的家族史)、产前妊娠期病史(如胎儿运动的减少、药物滥用等)、分娩相关事件(如胎盘早剥等征兆)和产后的急性事件(如Apgar评分、复苏干预及其持续时间)。体格检查应关注生命体征;生长参数记录应包括头围、身长和体重;需要注意前囟的触诊和听诊;应完成全面的皮肤检查和心血管检查。另外还需要仔细留意有无面部畸形、指趾畸形和生殖器异常。

惊厥与大脑皮层定位相关,但由于发育特点(如新生儿期的肌肉运动并非直接由皮层控制),新生儿脑干损伤相关的神经系统检查是非常有限的。新生儿的大脑皮层功能异常可表现为以下几个方面:

- 对感官刺激(视觉引导、声音、触觉、疼痛)、吸吮反射和其他原始反射呈脑病样表现(过度激惹,注视能力低下、嗜睡、无反应或昏迷)
- 肌张力异常是另外一个较为敏感但特异性不强

的间接征象。可表现为整体肌张力降低或伸肌张力较屈肌张力存在异常增高(如患有核黄疸或脑膜炎的新生儿表现为过度激惹和角弓反张)
- 急性大脑皮质损伤通常表现为自主活动的减少,但也会涉及非对称性的周围神经系统病变

可疑惊厥的初步诊断性检查

持续多导视频EEG监测的作用

新生儿惊厥可以是严重神经系统疾病或全身性疾病的首发表现。我们需要对新生儿异常的发作性事件进行紧急评估,同时另一方面也需要注意,尽管绝大多数新生儿惊厥是仅能通过EEG才能确诊的亚临床型,但事实上绝大多数的新生儿异常活动并非惊厥,也不伴有EEG异常。即便是经验最为丰富的临床医师也有可能将异常的发作性事件误诊为新生儿惊厥。不过,这并不意味着这些情况就一定是正常的,它们也提示了神经系统的功能异常(如角弓反张,虽非惊厥,却是异常表现)。准确区分新生儿惊厥及非惊厥性事件是非常重要的,一方面可以对惊厥进行及时的治疗,另一方面又能避免给予非惊厥新生儿抗惊厥治疗。

在持续EEG监测应用之前,惊厥根据临床表现得以诊断并被分为强直性发作、阵挛性发作、肌阵挛、微小发作(如踏车样动作、呼吸暂停、异常眼动)(Volpe,1989)。但随后,单一的临床诊断便被证实为依据不足,主要理由如下:

- 特异度低:新生儿的许多阵发性行为并不伴有EEG改变(Mizrahi and Kellaway,1987)
- 灵敏度低:惊厥常表现为亚临床型,缺乏一致的临床表现(Murray et al.,2008)
- 观察人员的统一认可度低(Malone et al.,2009)

病例1

胎龄39周、体重3 500g的男婴经阴道分娩出生,母亲是28岁的初产妇,孕期曾因B族链球菌定植伴青霉素过敏史而接受克林霉素预防性抗感染治疗。婴儿出生过程顺利,生后完成常规体检,于母婴同室接受看护,生后36小时随母出院。

一周后,该名婴儿被发现有突发的短暂而快速的手足震颤样动作,在睡眠时发作较为集中,每次持续 1~5min,发作期间喂养正常。

就诊后,儿科医生查体发现这名婴儿表现为轻度嗜睡,体重 3 600g,头围测定 35.5cm,生命体征平稳。患儿在母亲的怀中沉睡,突然其左臂出现紧张性强直样改变,之后左腿,随即右臂开始无节律地抽动。儿科医生将其放置检查台面并打开包被。患儿随即啼哭,上述肢体异常活动停止,但期间伴有短暂的呼吸暂停。

病例 2

胎龄 30 周的新生儿因颅内出血而转院进一步评估。他的精神状态较差,已接受气管插管和镇静治疗,已安排在 2 小时内完成头颅 MRI 检查。

病例 3

胎龄 39 周的女婴,母亲为 30 岁经产妇,孕期有多种药物滥用史。目前婴儿生后 2 天,表现为紧张不安,有频繁发作的全身僵硬和哭闹。血培养和脑脊液培养均为阴性。

练习 1

新生儿惊厥的诊断方法包括床边(临床)观察、常规 EEG、视频 EEG 监测和振幅整合 EEG(aEEG)。

问题

上述病例中的婴儿是否发生了惊厥? 需要完成哪种类型的电生理诊断试验(常规 EEG,振幅整合 EEG 或视频 EEG)?

答案

病例 1 中的患儿具有败血症和化脓性脑膜炎的危险因素,需考虑急性症状性惊厥。克林霉素的产前预防作用被认为是不足的。患儿的呼吸暂停可能是发作性表现,也可能与惊厥并不相关。左臂的强直僵硬可能是惊厥的局灶性发作。惊厥的微小或亚临床发作可能使患儿的精神状态进一步变差。此病例中最合适的检查是视频 EEG 监测。如果描记的 EEG 未发现惊厥发作,背景也是正常的,24 小时后可停止监测。如果描记的 EEG 中

发现惊厥,则需要持续监测,直至 24 小时无惊厥发作。

病例 2 中的患儿因存在颅内出血,故具有发生惊厥的危险因素。他的精神状态较差,需要考虑是否发生了亚临床的惊厥发作。可由于他需要在 2 小时内转运至 MRI 室完成头颅 MRI 检查,而 EEG 的导联含有金属成分,无法带着这些导联去做 MRI 检查,因此在 MRI 检查前先完成振幅整合 EEG 是比较妥当的。在 MRI 结束后可以为患儿安排常规 EEG 的检查。

病例 3 中的患儿很可能发生了婴儿戒断综合征。尽管这类情况会增加新生儿惊厥的可能性,但非局灶性发作的特点提示该患儿惊厥的可能性并不大。由于发作较为频繁,因此实施常规 EEG 检查捕获发作的概率比较高。若能记录到数次(三或四次)典型的发作并排除惊厥且 EEG 背景基本正常,便可以停止 EEG 检查。

新生儿惊厥的诊断是基于临床表现和 EEG 来完成的。当怀疑惊厥时,多方面的评估和治疗应同时进行:①对所担心的情况进行准确的诊断(如惊厥或非惊厥性发作),一般 EEG 的改变是最有特征性的;②明确引起惊厥的可能病因(如败血症、电解质紊乱、先天性或获得性大脑异常);③对最可能的病因进行经验性治疗(如抗生素、充分补液)。在这里,我们首先讨论这些发作性事件的特点,但在临床实际工作中,诊断性评估和治疗往往是同步进行的。

新生儿视频 EEG 的连续监测是多方面的,可以从头皮记录大脑的电活动(图 19.2),可以记录心脏(心电图)、眼(眼电图)、肌肉(肌电图)和呼吸活动,从而区分大脑以外干扰的常见来源,并确定患儿的行为状态。由于我们认为及时发现和治疗惊厥会改善最终临床结果,因此希望能检测出惊厥发作。常规 EEG 仍然是新生儿惊厥诊断的金标准。大部分急性症状性惊厥(50%~80%)在新生儿期是亚临床型的,即没有明显的外在表现。亚临床型惊厥是独立于 EEG 背景之外的电生理事件,可以通过定位、形态和/或频率来进行区分,持续至少 10 秒(图 19.3)。临床型惊厥则是与临床表现息息相关的异常脑电改变。发作时不伴有相关脑电改变的不应被视为惊厥。

不准确的诊断一方面会延误惊厥治疗,另一方

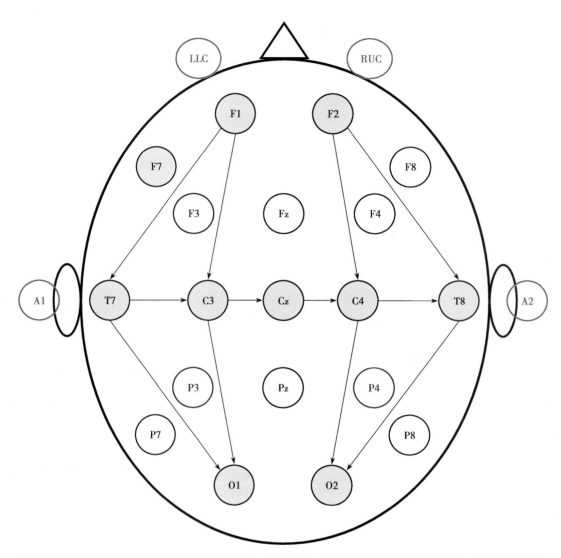

图 19.2   国际 10-20 系统的 EEG 电极位置（新生儿修正版）。EEG 电极如图示位置放置。奇数代表左颅，偶数代表右颅，Z 代表中线。阴影标注部分为新生儿描记的电极。顶部电极是振幅整合 EEG 的推荐位置。非大脑相关电极用以记录眼球运动（左下眦 LLC，右上眦 RUC），置于双耳（A1 和 A2）的参考电极也如图所示。另外，为精确判读，尚需一呼吸通道和心电单通道，上图未予显示

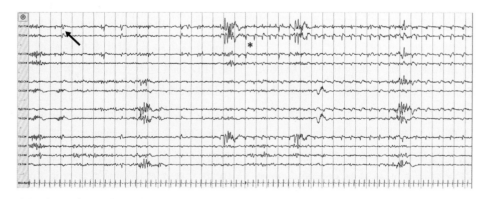

图 19.3   一名发生缺血性脑卒中的足月儿，其左后象限（＊所示）的电极处记录到有亚临床型惊厥发作。在 T3（与 T7 相同）记录到惊厥发作前有周期性的尖波（箭头所示）产生

面又会导致抗惊厥药的不当使用,因此世界卫生组织新生儿惊厥指南强烈建议如有条件,所有临床型惊厥现象均需 EEG 确认(WHO,2011)。新生儿的阵发性发作事件是视频 EEG 的主要指征之一。除了可以捕获和惊厥相关的任何临床特征外,视频 EEG 还可以协助诊断其他良性病变或异常现象(如睡眠肌阵挛、震颤、角弓反张)或其他神经异常(如肌张力增高、阵发性剧痛症)。

振幅整合 EEG(aEEG)可呈现 2~15Hz 频率窗口的信号转换图形,通常是通过两个电极进行记录并将其压缩在时间轴上,其代表为双顶电极(图19.3 和图 19.4)。aEEG 提供了床边监控和即刻解读的可能性,但由于覆盖范围和技术局限性等因素,其灵敏度相对较低(Boylan et al.,2013;Rakshasbhu-vankar et al.,2015;Shellhaas et al.,2007)。由于在缺乏多道描记的情况下,伪差非常容易被误判为惊厥发作,因此也存在假阳性的可能性(图 19.5)。在aEEG 上发现的可疑惊厥需要经常规 EEG 得以确认。

最近发表的专家评论建议,对于新生儿惊厥的监测,长时间的常规视频 EEG 检查还是非常必要的,因为它具备最佳的惊厥识别能力(Boylan et al.,

2013)。通过 aEEG 准确捕捉到惊厥的机会仅为12%,如果惊厥发作持续时间延长,捕捉到惊厥的灵敏度还可以更高(Rakshasbhuvankar,2017)。例如,当发作持续时间少于 2min 时,aEEG 检测到惊厥的灵敏度仅为 13%,但当发作持续 5~10min 和超过10min 时,其灵敏度分别为 65.5% 和 81%。aEEG 对惊厥检测能力有限的原因包括:惊厥发作持续时间太短,其振幅较低,发作位置也可能离电极较远,或者 aEEG 判读人员缺乏相关培训。

除了对发作性事件进行归类和对亚临床型惊厥的高危人群进行检测,aEEG 还可以通过定量测定大脑皮层功能障碍(如脑病)对精神状态的临床评估加以补充,甚至还可以突出受损的特异性区域(框 19.1)。在镇静和/或肌松状态下的患儿,EEG是进行中枢神经系统检查的唯一方法。此外,EEG的背景及其随时间的演变图形可以预测急性脑损伤的预后情况。例如,在 HIE 病例中,严重的 EEG背景异常(如暴发抑制、极低电压)通常预示着神经系统的不良后遗症(Awal et al.,2016),而最初36h 内的正常 EEG 则提示预后良好(Nash et al.,2011)。振幅整合 EEG 可作为 EEG 背景异常的筛查工具。

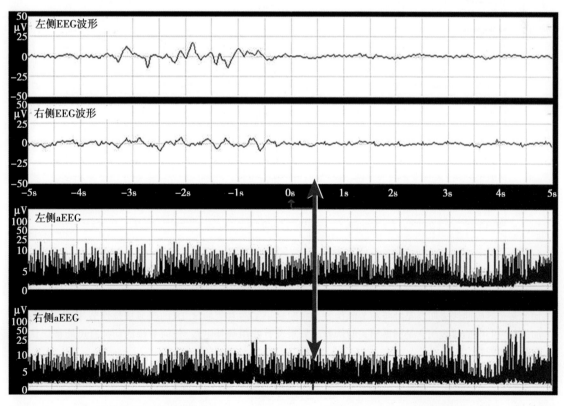

图 19.4　一名足月儿的双通道振幅整合 EEG(aEEG)记录。上方两图显示了 10s 的"原始"EEG,而下方两图显示的是 3h 的 aEEG。箭头指向的位置为原始 EEG 图像所对应的 aEEG 时间点

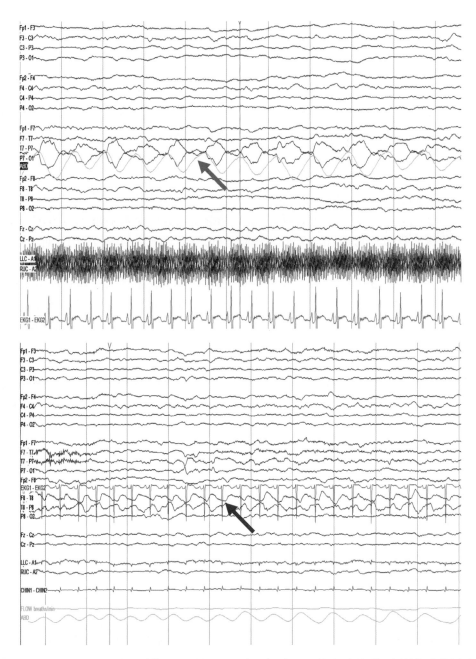

图 19.5   多导记录可以正确识别伪差。上图显示了在左侧顶区 P7 电极处的明显局灶性节律活动。叠加的灰色呼吸曲线表明这是呼吸相关的伪差。底图显示了在右侧颞区 T8 的明显局灶性节律活动。叠加的灰色心电曲线表明它是脉搏相关的伪差。如果没有使用脑外电极,任何节律活动都有可能被误认为是惊厥发作

框 19.1　新生儿脑电图(EEG)相关的名词与意义

　　新生儿 EEG 反映了定量与定性特征,而这些特征在出生前后的不同时期,每周都有不断变化。给定的某种 EEG 表现,既可能是正常的,也可能是异常的,需要结合患儿胎龄。因此胎龄如果不准确会影响到结果的判读。

　　非连续性:高电压的"暴发"被小幅度的周期即"暴发间期"(interburst interval, IBI)打断。非连续性是存在暴发和 IBI 表现的新生儿 EEG 中的常见特征,在不同胎龄,其电压高低和同步特征有所不同。如果排除了胎龄因素(即"不成熟")以后,非连续性是一种异常表现。

　　电压:正常的 EEG 背景是对称的,在不同的胎龄和不同状态下有不同振幅范围的特征性表现。在皮层受损伤或任何能增加大脑与电极之间距离的情况下(如头皮水肿、硬脑膜下出血),电压可能会弥漫性或局灶性减低。没有变化或失去了正常特征的持续低电压是严重异常的脑电背景。

　　变异性:在 EEG 记录过程中出现的正常 EEG 变化,自发性变异包括患儿状态的改变,反应性变异是指外界刺激(听觉、触觉等)引起的相关改变。

　　暴发抑制:严重缺乏变化的 EEG 非连续背景,伴有长而平坦的 IBI 和暴发。

　　均值活动:足月新生儿和晚期早产儿觉醒时的持续低中幅度电压活动。

　　交替轨迹:足月新生儿安静睡眠期间交替出现的中高振幅电压周期。

　　间断轨迹:早产儿 EEG 中的正常非连续性背景。

　　命名元素:新生儿 EEG 的正常命名模式。

　　尖波:在中央区和颞区表面的负性波,具有特征性的丰度和形态学。如果过多发生和/或多灶性分布则为异常,提示大脑功能障碍(注意:并不像在儿童或成人中那样特异性地提示癫痫发作风险)。

　　正性尖波:与白质损伤(如Ⅳ级脑室内出血)相关的在顶区和中央区出现的异常的表面正性波。

　　短暂节律性放电:持续时间<10s 且没有临床因素相关的短暂异常节律性改变,因过于短暂而不符合惊厥发作的 EEG 标准。提示激惹过度且其出现区域易发生惊厥。

　　电惊厥发作:持续≥10s 且振幅≥2μV 的异常的节律性发作。其中发作无临床相关性的为亚临床型惊厥,有临床相关性的为临床型惊厥。

　　癫痫持续状态:在 1 小时的 EEG 中监测到惊厥发作时间累计≥50%。

Adapted from Tsuchida TN, Wusthoff CJ, Shellhaas RA, et al: American clinical neurophysiology society standardized EEG terminology and categorization for the description of continuous EEG monitoring in neonates: report of the American Clinical Neurophysiology Society critical care monitoring committee, *J Clin Neurophysiol* 30(2):161-173, 2013; Mizrahi EM, Hrachovy RA: *Atlas of neonatal electroencephalography*, ed 4, New York Demos, 2016, Medical Publishing.

新生儿惊厥的诊断性评估

病例 4

　　一名出生体重 2 900g 的男婴,胎龄 39 周,剖宫产出生。母亲是 39 岁初产妇,分娩前有发热,绒毛膜羊膜炎可疑,孕 36 周时 B 族链球菌筛查结果为阴性。患儿出生后需要 2min 正压通气来复苏。1 分钟和 5 分钟 Apgar 评分分别为 4 分和 8 分。脐血 pH 7.18,BE −9mmol/L。生后 10min 他的状况看起来很好,但在生后 2 小时出现了角弓反张,且有右上肢强直-阵挛发作。经 aEEG 检查证实频繁的惊厥发作。

练习 2

问题

　　还需要做其他哪些诊断性检查?

答案

- 血培养、白细胞计数及分类
- 腰椎穿刺,查细胞数、蛋白质、葡萄糖
- 血生化(Na$^+$、K$^+$、Cl$^-$ 和 HCO$_3$$^-$)和血糖、血钙、血镁

　　对于任何诊断考虑新生儿惊厥的患儿,强烈建议进行全面的感染评估(包括血、脑脊液和尿的培养,尿培养主要用于排除晚发型败血症的可能),并在得到血培养阴性结果以前给予抗生素治疗。还应立即评估血糖及电解质水平,如有异常及时纠正。同时需完善腰椎穿刺检查,评估脑脊液细胞数、蛋白质和葡萄糖水平,并送检脑脊液培养。在无法完成腰椎穿刺时,应按化脓性脑膜炎给予治疗,联合应用氨苄西林及针对革兰氏阴性菌且血脑屏障通透性较好的抗生素。当临床特征提示可疑的单纯疱疹病毒感染时,应按照单纯疱疹病毒性脑炎进行治疗,并送检脑脊液标本,通过 PCR 方法完善单纯疱疹病毒检测。同时需要完善肝、肾功能检查,以帮助提供病因诊断的相关线索,同时也有助于选择治疗措施(如对于存在严重肝功能障碍的患儿需要避免大剂量的苯巴比妥应用)。

　　如果完善上述相关实验室检查后仍无法明确惊厥的病因,则需要进一步排查代谢性疾病(如完善乳酸、丙酮酸、血氨、血浆氨基酸、尿液有机酸等检查,有时还需要送检脑脊液以检测神经递质、乳酸和氨基酸)。如果怀疑新生儿癫痫则应考虑做遗传检测(如癫痫基因系列、染色体微阵列)。

神经影像学检查

在绝大多数急诊室和 NICU 中,是能够在很短时间内完成床旁头颅超声检查的。尽管超声无法提供脑影像的具体细节信息,但可以发现明显的颅内出血和脑积水。由于具有放射性损伤且提供的脑实质方面信息较为有限,CT 通常不作为新生儿的常规检查项目。新生儿惊厥的首选神经影像学检查是 MRI。在缺血性脑损伤发生后的最初几天内,弥散加权成像可以提供特别重要的信息,但如果需要延后 MRI 检查,则必须避免"假正常化"窗口期。"假正常化"窗口期的时间因脑损伤和亚低温治疗的情况而有所不同,但通常发生于生后 6~8 天,接受亚低温治疗的患儿则多发生于生后 11~12 天。MRI 对于先天性脑发育畸形的识别也有非常重要的作用。

急性症状性惊厥的治疗

病例 5

胎龄 38 周、体重 3 800g 的女婴,确诊为化脓性脑膜炎。由于其临床情况比较危重且当时的精神状态比较抑制,医生已经给她安排了常规视频 EEG 监测。EEG 证实了存在多部位的亚临床型局灶性发作。

练习 3

问题

对于确诊的惊厥,你认为一线用药是什么? 如果一线药物无效,你会如何用药以控制惊厥?

答案

苯巴比妥是新生儿抗惊厥的常规一线用药。详细流程见图 19.6。

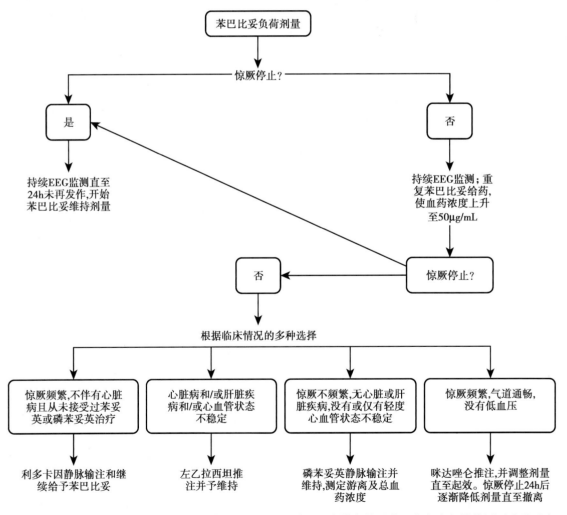

图 19.6　新生儿急性症状性惊厥的治疗流程图。苯巴比妥是一线代表性用药。当存在频繁惊厥无法及时应用苯巴比妥或其他任何二线、三线药物时可暂予 0.1mg/kg 的劳拉西泮治疗,剂量详见表 19.3

目前关于治疗新生儿急性症状性惊厥的药物指南临床证据等级较低。苯巴比妥和苯妥英作为一线药物有相对最好的证据支持基础,被应用于迄今两项样本量最大的新生儿随机对照试验中。然而其疗效并不令人满意,对惊厥的控制率不足 50%(Painter et al.,1999;Pathak et al.,2013)。尽管结果令人比较失望,但苯巴比妥仍然是目前新生儿抗惊厥的一线用药。通常其负荷剂量为 20~30mg/kg,静脉推注。之后评估治疗效应,根据用药的有效性和副作用,对负荷剂量可做追加,继而给予 4~6mg/(kg·d)的维持剂量。由于苯妥英外渗易产生局部毒性,因此通常用其前体磷苯妥英完成静脉给药。由于磷苯妥英在新生儿体内很快被代谢,在治疗期间维持有效治疗浓度较为困难,因此在这两种药物中,苯巴比妥往往是首选的。

输注利多卡因治疗新生儿惊厥虽然在临床试验中一直表现出较好的疗效(Boylan et al.,2004;Lundqvist et al.,2013;Weeke et al.,2016),但会产生严重的心脏副作用。不过,其不良事件可能相对少见,且主要与血钾水平不稳定、合并使用苯妥英或存在心脏功能障碍基础等有关(Weeke et al.,2015)。其他新生儿二线抗惊厥药的支持证据不多,而某些药物诸如左乙拉西坦尚在积极研究中。输注咪达唑仑(或其他苯二氮䓬类药物)通常是二线或三线药物。新生儿中常见抗惊厥药的用法和剂量见表 19.3。

表 19.3　新生儿惊厥的药物治疗

药物	负荷剂量	起始维持剂量
苯巴比妥	20~40mg/kg i.v.	足月儿 3~5mg/(kg·d)分成两次应用 早产儿 5~7mg/(kg·d)分成两次应用
磷苯妥英	20~30mg/kg i.v. (根据苯妥英成分的剂量)	4~8mg/(kg·d)分成两次或三次应用
左乙拉西坦	40~60mg/kg i.v.	30~60mg/(kg·d)分成三次应用
咪达唑仑	0.1~0.3mg/kg i.v. (最大输注速度 4mg·min^{-1})	0.05mg/kg,每 15min 以 0.05mg/kg 增至 1mg/(kg·h)
利多卡因	2mg/kg i.v. 10min 以上	7mg/(kg·h)持续 4h,之后每 12h 减量 50%
吡哆醇	100mg,可以重复	15~18mg/(kg·d)分成两次应用 可以同时补充 2.5mg b.i.d. 的亚叶酸
5'-磷酸吡哆醛	—	40mg/(kg·d)分成四次应用
卡马西平	—	10mg/(kg·d)分成两次应用

新生儿急性症状性惊厥通常在脑损伤后 24 小时内发生,并在之后的 2~4 天消失,因此可干预的时间窗较为短暂(Lynch et al.,2012)。通常惊厥会产生较大的风险,而癫痫持续状态也相对比较常见(Glass et al.,2016)。考虑到惊厥可能影响预后,治疗时机较为短暂,且急性症状性惊厥的药物治疗效果欠佳,有人建议用相对积极的治疗以减轻惊厥可能带来的风险。一旦惊厥得以控制,停用 EEG 监测和抗惊厥药一般是安全的。美国临床神经生理学会指南建议在末次惊厥记录后至少再监测 24 小时的 EEG(Shellhaas et al.,2011)。尽管对于治疗的最佳疗程尚无定论,但通常认为惊厥停止后 72 小时停用抗惊厥药是相对安全的。也有一些中心常用的做法是在患儿出院前停药(Fitzgerald et al.,2017)。意识到抗惊厥药对新生儿尚处于发育阶段的大脑会有损害这一点是非常重要的(Bittigau et al.,2002;Ikonomidou,2009)。当然,如果患儿的脑损伤存在复发的高风险,早期停药并不妥当。在某些病例中,脑损伤相关的癫痫发作可在损伤后数周才开始,认识到这一点也是非常重要的。

由于新生儿一线抗惊厥药的疗效欠理想,因此专家们开始探索基于新生儿生理学的靶向治疗。新生儿对抗惊厥药疗效不佳的部分原因可能是氯化物的逆转电位改变导致了 γ-氨基丁酸能神经递质的异常去极化效应。布美他尼便是基于此项假说的药物,曾在一项研究中作为叠加在苯巴比妥上的药物进行治疗,但由于担心布美他尼增加了听力减退的发生率,该研究被提早终止(Pressler et al. ,2015)。

抗惊厥药的疗程

病例 6

练习 4

问题

一旦新生儿的惊厥得以控制,抗惊厥药还需要持续应用多久? 在作出相关决策时需要考虑哪些因素?

答案

用药疗程取决于多种因素:病因、控制惊厥的难易程度、所需要的药物数量以及治疗的总体目标。

多数新生儿惊厥为急性症状性惊厥。此类惊厥通常持续数日后便缓解消失。通常无法确定症状是自限性的还是经药物控制才终止。同样,抗惊厥药的应用疗程是否合理也常常难以确定。影响决策的重要因素包括下列几项:

- 惊厥发生的病因是什么?
- 控制惊厥有多困难?
- 继续治疗可能的风险和益处是什么?

亚低温治疗下新生儿惊厥的治疗

病例 7

体重 2 800g 的新生儿因胎盘早剥行急诊剖宫产娩出。1-5-10 分钟的 Apgar 评分分别为 1-2-5 分。收入 NICU 时,她有吸吮样动作,考虑惊厥,并有中度嗜睡。你认为,她有应用全身亚低温治疗这一神经保护策略的临床指征。

练习 5

问题

1. 亚低温治疗对新生儿惊厥是否有效?

2. 在亚低温治疗期间,抗惊厥药的剂量是否需要特别调整?

答案

1. 对于接受亚低温治疗的新生儿,其抗惊厥药的应用与未接受亚低温治疗的新生儿是相似的。但在亚低温治疗期间,惊厥发作时间通常较短,EEG 上出现惊厥的年龄相对跨度较大(最后一次惊厥可出现于生后 35~95 小时)。另外,也有在复温期间再次惊厥的报道。

2. 亚低温对大多数抗惊厥药的药代动力学或血药浓度没有影响,因此在亚低温治疗期间,苯巴比妥或苯二氮䓬类药物的起始剂量不需要特别调整。但利多卡因的清除会受亚低温影响,因此亚低温治疗期间利多卡因的剂量应适当调整。

抗惊厥治疗无效的情况

病例 8

胎龄 36 周的婴儿生后第 1 天出现频繁的局灶性惊厥,表现为呼吸暂停以及偶发的局灶性肢体阵挛性抽动。发作间歇的 EEG 明显异常,有高幅多灶性的尖波,缺乏正常波形。头颅 MRI 和最初的感染筛查及电解质均正常。治疗上用了苯巴比妥、磷苯妥英、左乙拉西坦和咪达唑仑,但惊厥仍无法控制。

练习 6

问题

如果常规抗惊厥药无法控制惊厥,你会如何进一步处理?

答案

对于该病例,进一步查清惊厥的病因是十分关键的。一旦病因清楚了,治疗就有了方向。

新生儿期发病的癫痫

对于新生儿期发病的癫痫,其治疗措施是有别于急性症状性惊厥的。由于惊厥可能是某种持续性疾病(如基因改变、脑损伤)的临床表现,因此其治疗措施应根据其特定的病因来选择,且治疗很可能持续至新生儿期以后。新生儿期发病的癫痫包括了先天性代谢缺陷、脑发育畸形、良性新生儿惊厥和癫痫性脑病等。许多新生儿期发病的癫痫是有遗传相关病因的(Cornet et al. ,2018),我们着重列举了其中一些疾病的治疗建议。

先天性代谢缺陷是导致新生儿脑病和癫痫的罕见病因。吡哆醇依赖性癫痫是一种隐性遗传病,表现为生后早期甚至宫内即发生的频繁惊厥发作(阵挛、肌阵挛、强直)和脑病。antiquitin 是一种对赖氨酸分解代谢至关重要的酶,由 *ALDH7A1* 编码。其代谢中间产物 α 氨基己二酸半醛的堆积可导致吡哆醇的缺乏。该产物可通过尿液检测发现。如果考虑该疾病,可静脉给予 100mg 吡哆醇经验性用药,若无效可重复给药。如果有效,则表现为呼吸暂停、惊厥立即停止,随后 EEG 逐渐恢复正常。但上述经典的疗效反应在约 15% 的病例中可能并不会出现,因此药物治疗的阴性结果并不能排除该疾病的诊断。另外,即便药物治疗呈阳性结果,亦无法确诊该疾病(Bok et al. ,2010;Cirillo et al. ,2015;Mills et al. ,2010)。因此,若怀疑上述情况,吡哆醇的治疗需持续至该疾病被完全排除。目前已知亚叶酸治疗有效的惊厥也是一种类似机制的代谢性疾病(Gallagher et al. ,2009)。5′-磷酸吡哆醇氧化酶(PNPO)缺乏则更为罕见,需要接受 5′-磷酸吡哆醛(P5P)的治疗(Hoffmann et al. ,2007;Mills et al. ,2005)。由于 P5P 同时也能治疗吡哆醇依赖性癫痫,因此有人建议当怀疑吡哆醇相关性疾病时便给予 P5P 治疗,直至诊断明确。

　　脑畸形所致的新生儿期的癫痫可以是宫内脑损伤导致的获得性病变,也可以是遗传相关的(如脑穿通畸形、多小脑回畸形、无脑回畸形、半侧巨脑畸形、局灶性皮质发育不良、皮质结节等)。目前认为该类畸形的主要遗传机制是脑发育过程中出现了体细胞突变并影响了细胞亚群(Jamuar et al. ,2014)。在新生儿期,发育畸形相关的癫痫可能表现为一系列表型,从外观正常的亚临床局灶性惊厥到大田原综合征(有暴发抑制和强直性痉挛表现的脑病)等。虽然很多皮质畸形相关的基因病变都与 MTOR(雷帕霉素靶蛋白)信号通道部分相关(D'Gama et al. ,2015;Mirzaa and Poduri,2014),但尚未证实 MTOR 抑制剂对新生儿癫痫有效。实施癫痫手术、切除或断开受损或畸形的脑组织,这样的治疗可能会最终使许多孩子受益,但在新生儿期进行干预性神经手术的风险很高,通常至少延迟至出生 2 个月以后进行。

　　遗传性癫痫可以是遗传性发病或由基因新发突变所致的散发性发病。良性家族性新生儿惊厥(be-

nign familial neonatal epilepsy,BFNE)是一种不完全外显的显性遗传性癫痫,由 *KCNQ2* 和 *KCNQ3* 基因变异所致,它们是编码电压门控钾通道的异聚体,对调节神经元兴奋性起重要作用。罹患该病的婴儿在生后头几天内便呈现出强直性惊厥现象,由姿势不对称逐渐演变为单边或双边不同步的阵挛性抖动,除此以外其他情况良好。强直性惊厥可以频繁发作,也可以伴有呼吸暂停。在治疗反应上,苯巴比妥效果较差但卡马西平极为有效(图 19.7),其他钠通道阻滞剂也可能有效(Sands et al. ,2016)。

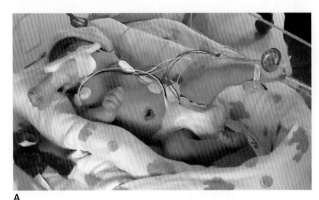

A

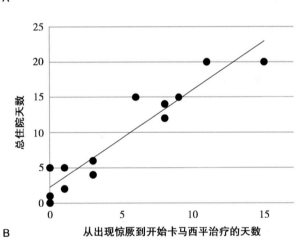

B

图 19.7　良性家族性新生儿惊厥。惊厥的临床表现包括非对称性强直姿势伴呼吸暂停(图 A),之后表现为非同步的痉挛性抽动。及时识别并给予卡马西平或奥卡西平治疗可以使一般情况稳定的新生儿住院时间缩短

　　尽管 *KCNQ2* 的遗传变异是导致 BFNE 的主要病因(*KCNQ3* 所占比例较小),但 *KCNQ2* 的新发突变会导致 KCNQ2 脑病,这是新生儿癫痫性脑病的主要原因,其占比高达三分之一(Shellhaas et al. ,2017b)。该表型的特征是严重的新生儿脑病,其惊厥发作形式类似于 BFNE,但程度严重、发作频繁、治疗困难(Numis et al. ,2014;Weckhuysen et al. ,2012,2013)。引起 BFNE 的基因突变导致钾离子电流轻

度降低,但引起 KCNQ2 脑病的新发突变则导致更严重的通道功能障碍。与 BFNE 一样,KCNQ2 脑病的惊厥发作对钠通道阻滞剂的治疗有较好的反应(Pisano et al. ,2015)。除上述情况外,新生儿期发病的癫痫很少再有其他特异性治疗方案,但与钠通道基因 SCN2A 和 SCN8A 相关的新生儿癫痫也可能对钠通道阻滞剂的治疗反应特别好。因此,当临床怀疑基因相关性癫痫时,经验性应用钠通道阻滞剂(如卡马西平)是合理的治疗措施。

病例 9

女婴 BG,出生胎龄 38 周,产前、生后均无特殊并发症。生后第 2 天,其母亲观察到她身体变僵硬,继而侧向一边,抬起一只手臂并抖动。之后,这样的情况在当天又重复发作了两次。发作间歇婴儿看起来一切正常,外观健康。第四次发作是由一名护士观察到的,她怀疑这是惊厥。随后这名孩子接受了 20mg/kg 的苯巴比妥负荷剂量治疗,并被转移到重症监护室,完善视频 EEG 检查。

练习 7

问题

1. 针对上述事件应考虑什么鉴别诊断?

2. 此病例中视频 EEG 的作用是什么?

3. 如果证实是惊厥发作,需要完成哪些常规诊疗? 最可能的病因是什么?

答案

1. 新生儿的阵发性运动可能是惊厥的临床发作,也可能是其他生理或病理现象的一种表现。据各种文献报道,新生儿的强直僵硬除惊厥外,还可以是费力排便或脑膜炎引起的角弓反张等各种情况。较少见的原因包括痉挛同步性全身运动序列征,表现为脑损伤后出现的阵发性的剧烈疼痛,这是一种新生儿期发病的周围神经系统通道疾病,由发作性疼痛引起躯体僵硬和呼吸暂停。

2. 应通过视频 EEG 对婴儿进行动态监测以捕捉惊厥发作事件。视频 EEG 应持续监测,直至类似症状被再次记录,并能够判定该事件是否为惊厥发作。即便不是惊厥,相关视频也能记录下可反复回看的事件,用以总结特征、提供更多线索。另外,EEG 可提供脑功能相关的信息。上述相关情况均能协助除惊厥以外导致阵发性运动症状的其他疾病的诊断。

3. 如果惊厥得以确诊,则需要进行急性脑损伤的评估。HIE 和脑卒中是最常见的病因,另外,感染和代谢紊乱也需要进行全面排查,因为这些都是可逆性的情况。由于此病例中婴儿的一般情况良好,因此 HIE 的可能性很小。该婴儿需要重点鉴别的是脑卒中和良性新生儿惊厥。家族史的采集应是检查工作中的一个非常重要的项目。

病例 9(续)

该婴儿在重症监护室进行 EEG 监测时一般情况一直良好,神经系统检查无异常发现。视频 EEG 记录了她的另一次症状发作。视频记录了起于左侧的非对称性强直姿势,随后又发生了非同步性阵发性抽动。EEG 显示在开始发作时呈弥漫性衰减,随后在中央颞区出现了有规律的尖波。在惊厥发作之前,中央区和颞区的 EEG 背景有一过性增多的尖波,但其他方面是正常的。静脉推注 20mg/kg 的苯巴比妥负荷剂量后,该婴儿苯巴比妥的血药浓度为 42μg/mL。

惊厥发作和用药后,婴儿看上去较虚弱,视觉注视能力减弱,反应差,EEG 显示与日龄不相符的非连续性轻度增加的现象。实验室检查提示血清、尿液和脑脊液相关检测均无异常,不支持感染。头颅超声检查为阴性,已预约了 MRI 检查。经神经科医生判读,EEG 报告提示为典型的遗传性癫痫表现。孩子的父母否认了婴儿期发病的家族史。随后为该婴儿订购了一个"快速"基因检测项目,其中包含了新生儿癫痫相关的基因,2 周出结果。之后婴儿再次发生惊厥,这次是始于右臂,与之前首次记录下的发作呈镜像表现。惊厥发作开始变得频繁,每 15 分钟就发生一次。

练习 8

问题

1. 这时候应考虑什么诊断?

2. 是否有干预的指征?

答案

1. 根据强直性惊厥发作和其他病因的排除,这时应首先考虑遗传性癫痫。脑卒中尚需鉴别,因头颅 B 超对其灵敏度较低,即便阴性也无法排除,而目前尚未完成 MRI 检查。但除非是双侧病变,否则脑卒中通常导致单侧惊厥,表现为对侧阵挛性抽动。而此病例中患儿表现为有双侧轮换动作的动态变化型脑电-临床惊厥,因此更支持遗传性癫痫的诊断。而根据患儿持续稳定的一般情况和用药前的 EEG 背景,则进一步指向良性新生儿惊厥。阴性的家族史并不能排除该诊断,原因包括:①有不完全显性遗传的存在,因此未必一定影响到一级亲属;②父母可能曾经有过新生儿期惊厥但并不自知;③由于不愿背负诊断的恶名,且相关癫痫发作可在生后最初几月内便缓解消失,因此家庭成员可能并不愿意坦诚公开相关病史。另外,癫痫性脑病也有可能,因为该疾病的部分患儿在最初阶段可能程度较轻。因此对于本病例中婴儿的后续情况有必要进行追踪。

2. 像本病例那样表现为强直性惊厥发作的遗传性癫痫,可能会由具体的不同病因所致,但这些病因较为常见,且钠通道阻滞剂的治疗效果都比较好。由于 2 周之内无法获得基因报告,先启动卡马西平的经验性治疗是比较合理的。卡马西平是口服制剂,但起效很快。另一种钠通道阻滞剂磷苯妥英也可能有效,可以先开始应用,然后给予卡马西平维持治疗。奥卡西平也可能起效,但在类似病例应用的相关研究相对较少。

病例 9(续)

启动卡马西平治疗,初始剂量 10mg/(kg·d),分成两次应用。患儿服药后又发作了一次惊厥,之后未再发作。待苯巴比妥药效消失后,患儿又完成了一次体检提示正常,EEG 也有所改善。孩子的外公来探视时提到患儿的阿姨在新生儿期曾有过惊厥病史。2 周后基因检测报告提示存在 KCNQ2 基因的病理性点状变异,而之后的检查提示了这是母源性的遗传病变。

新生儿惊厥的神经发育预后

练习 9

问题

一名婴儿发生了急性症状性惊厥,你即将与其父母进行一次会谈。他们希望了解婴儿的预后。你会告诉他们哪些内容?

答案

关于惊厥新生儿发生死亡或严重神经系统损伤的风险是难以估计的,但这确实是家长最为关心的问题。尽管没有人可以完全确定地预测某个新生儿的预后,但相关数据可以提供一些参考信息。对预后的预测应考虑出生胎龄、年龄、惊厥病因、药物控制惊厥的难易程度、EEG 和神经影像学数据等诸多因素影响。发生不良预后的风险总体较高,具体取决于基础病因。

关于新生儿惊厥的临床重要性,历史上曾有一些争论。在动物模型中,有证据显示新生儿惊厥发作会加重潜在的脑损伤并带来远期不良后果(Srinivasakumar et al. ,2015),这也是需要对急性症状性惊厥进行治疗的原因。目前已知有约 20% 的急性症状性惊厥与神经发育不良和日后癫痫发作相关(Pisani and Spagnoli,2016)。

对于诊断为惊厥的新生儿,EEG 的背景活动为其临床预后的预测提供了重要信息。通常,正常或轻度异常的 EEG 背景提示预后良好。反之,EEG 背景出现低电压、暴发抑制,则预示预后不佳。但如果 HIE 患儿的 EEG 背景在 24~36 小时内恢复,则有可能避免不良结局。因此,对于 EEG 背景的动态监测有助于更为精准地评估预后。

结论

惊厥是新生儿相对常见的症状,但诊断较为困难。临床观察缺乏灵敏度和特异度,推荐进行 EEG 监测以明确病情。传统的视频 EEG 仍然是诊断新生儿惊厥的金标准,但在某些情况下也可以通过振幅整合 EEG 完善和补充。务必要多方位努力寻找和治疗惊厥的根本病因。通常急性症状性惊厥的一线药物是苯巴比妥,根据临床特点选择适当的二线或三线药物。新生儿期发病的癫痫不太常见,但正确的诊断对于预后和治疗都非常重要。治疗因神经系统病变入住重症监护室的新生儿时,与神经科专科医生的通力合作会非常有价值。导致惊厥的根本病因和对药物的治疗反应对于长期神经系统预后的评估有着极为关键的作用。

(包盈颖　译)

参考文献

Awal MA, Lai MM, Azemi G, et al. EEG background features that predict outcome in term neonates with hypoxic ischaemic encephalopathy: a structured review. *Clin Neurophysiol.* 2016;127(1):285-296.

Bittigau P, Sifringer M, Genz K, et al. Antiepileptic drugs and apoptotic neurodegeneration in the developing brain. *Proc Natl Acad Sci U S A.* 2002;99(23):15089-15094.

Bok LA, Maurits NM, Willemsen MA, et al. The EEG response to pyridoxine-IV neither identifies nor excludes pyridoxine-dependent epilepsy. *Epilepsia.* 2010;51(12):2406-2411.

Boylan GB, Rennie JM, Chorley G, et al. Second-line anticonvulsant treatment of neonatal seizures: a video-EEG monitoring study. *Neurology.* 2004;62(3):486-488.

Boylan GB, Stevenson NJ, Vanhatalo S. Monitoring neonatal seizures. *Semin Fetal Neonatal Med.* 2013;18(4):202-208.

Cirillo M, Venkatesan C, Millichap JJ, et al. Case report: intravenous and oral pyridoxine trial for diagnosis of pyridoxine-dependent epilepsy. *Pediatrics.* 2015;136(1):e257-e261.

Cornet MC, Sands TT, Cilio MR. Neonatal epilepsies: clinical management. *Semin Fetal Neonatal Med.* 2018;23(3):204-212.

D'Gama AM, Geng Y, Couto JA, et al. Mammalian target of rapamycin pathway mutations cause hemimegalencephaly and focal cortical dysplasia. *Ann Neurol.* 2015;77(4):720-725.

Fitzgerald MP, Kessler SK, Abend NS. Early discontinuation of antiseizure medications in neonates with hypoxic-ischemic encephalopathy. *Epilepsia.* 2017;58(6):1047-1053.

Gallagher RC, Van Hove JL, Scharer G, et al. Folinic acid-responsive seizures are identical to pyridoxine-dependent epilepsy. *Ann Neurol.* 2009;65(5):550-556.

Glass HC, Shellhaas RA, Wusthoff CJ, et al. Contemporary profile of seizures in neonates: a prospective cohort study. *J Pediatr.* 2016;174:98-103.

Glass HC, Wusthoff CJ, Shellhaas RA, et al. Risk factors for EEG seizures in neonates treated with hypothermia: a multicenter cohort study. *Neurology.* 2014;82(14):1239-1244.

Hellström-Westas L, Blennow G, Lindroth M, et al. Low risk of seizure recurrence after early withdrawal of antiepileptic treatment in the neonatal period. *Arch Dis Child Fetal Neonatal Ed.* 1995;72(2):F97-F101.

Hoffmann GF, Schmitt B, Windfuhr M, et al. Pyridoxal 5'-phosphate may be curative in early-onset epileptic encephalopathy. *J Inherit Metab Dis.* 2007;30(1):96-99.

Ikonomidou C. Triggers of apoptosis in the immature brain. *Brain Dev.* 2009;31(7):488-492.

Jamuar SS, Lam AT, Kircher M, et al. Somatic mutations in cerebral cortical malformations. *N Engl J Med.* 2014;371(8):733-743.

Kirton A, Armstrong-Wells J, Chang T, et al. Symptomatic neonatal arterial ischemic stroke: the international pediatric stroke study. *Pediatrics.* 2011;128:e1402-e1410.

Lundqvist M, Ågren J, Hellström-Westas L, et al. Efficacy and safety of lidocaine for treatment of neonatal seizures. *Acta Paediatr.* 2013;102(9):863-867.

Lynch NE, Stevenson NJ, Livingstone V, et al. The temporal evolution of electrographic seizure burden in neonatal hypoxic ischemic encephalopathy. *Epilepsia.* 2012;53(3):549-557.

Malone A, Ryan CA, Fitzgerald A, et al. Interobserver agreement in neonatal seizure identification. *Epilepsia.* 2009;50(9):2097-2101.

Mills PB, Footitt EJ, Mills KA, et al. Genotypic and phenotypic spectrum of pyridoxine-dependent epilepsy (ALDH7A1 deficiency). *Brain.* 133(Pt 7):2148-2159.

Mills PB, Surtees RA, Champion MP, et al. Neonatal epileptic encephalopathy caused by mutations in the PNPO gene encoding pyridox(am)ine 5'-phosphate oxidase. *Hum Mol Genet.* 2005;14(8):1077-1086.

Mirzaa GM, Poduri A. Megalencephaly and hemimegalencephaly: breakthroughs in molecular etiology. *Am J Med Genet C Semin Med Genet.* 2014;166C(2):156-172.

Mizrahi EM, Hrachovy RA. *Atlas of Neonatal Electroencephalography.* 4th ed. New York: Demos Medical Publishing; 2016.

Mizrahi EM, Kellaway P. Characterization and classification of neonatal seizures. *Neurology.* 1987;37(12):1837-1844.

Murray DM, Boylan GB, Ali I, et al. Defining the gap between electrographic seizure burden, clinical expression and staff recognition of neonatal seizures. *Arch Dis Child Fetal Neonatal Ed.* 2008;93(3):F187-F191.

Naim MY, Gaynor JW, Chen J, et al. Subclinical seizures identified by postoperative electroencephalographic monitoring are common after neonatal cardiac surgery. *J Thorac Cardiovasc Surg.* 2015;150(1):169-178; discussion 178-180.

Nash KB, Bonifacio SL, Glass HC, et al. Video-EEG monitoring in newborns with hypoxic-ischemic encephalopathy treated with hypothermia. *Neurology.* 2011;76(6):556-562.

Numis AL, Angriman M, Sullivan JE, et al. KCNQ2 encephalopathy: delineation of the electroclinical phenotype and treatment response. *Neurology.* 2014;82(4):368-370.

Painter MJ, Scher MS, Stein AD, et al. Phenobarbital compared with phenytoin for the treatment of neonatal seizures. *N Engl J Med.* 1999;341(7):485-489.

Pathak G, Upadhyay A, Pathak U, et al. Phenobarbitone versus phenytoin for treatment of neonatal seizures: an open-label randomized controlled trial. *Indian Pediatr.* 2013;50(8):753-757.

Pisani F, Spagnoli C. Neonatal seizures: a review of outcomes and outcome predictors. *Neuropediatrics.* 2016;47(1):12-19.

Pisano T, Numis AL, Heavin SB, et al. Early and effective treatment of KCNQ2 encephalopathy. *Epilepsia.* 2015;56(5):685-691.

Pressler RM, Boylan GB, Marlow N, et al. Bumetanide for the treatment of seizures in newborn babies with hypoxic ischaemic encephalopathy (NEMO): an open-label, dose finding, and feasibility phase 1/2 trial. *Lancet Neurol.* 2015;14(5):469-477.

Rakshasbhuvankar A, Paul S, Nagarajan L, et al. Amplitude-integrated EEG for detection of neonatal seizures: a systematic review. *Seizure.* 2015;33:90-98.

Rakshasbhuvankar A, Rao S, Palumbo L, et al. Amplitude integrated electroencephalography compared with conventional video EEG for neonatal seizure detection: a diagnostic accuracy study. *J Child Neurol.* 2017;32(9):815-822.

Sands TT, Balestri M, Bellini G, et al. Rapid and safe response to low-dose carbamazepine in neonatal epilepsy. *Epilepsia.* 2016;57(12):2019-2030.

Shellhaas RA, Chang T, Tsuchida T, et al. The American Clinical Neurophysiology Society's Guideline on Continuous Electroencephalography Monitoring in Neonates. *J Clin Neurophysiol.* 2011;28(6):611-617.

Shellhaas RA, Chang T, Wusthoff CJ, et al. Treatment duration after acute symptomatic seizures in neonates: a multicenter cohort study. *J Pediatr.* 2017a;181:298-301.e1.

Shellhaas RA, Soaita AI, Clancy RR. Sensitivity of amplitude-integrated electroencephalography for neonatal seizure detection. *Pediatrics.* 2007;120(4):770-777.

Shellhaas RA, Wusthoff CJ, Tsuchida TN, et al. Profile of neonatal epilepsies: characteristics of a prospective US cohort. *Neurology.* 2017b;89(9):893-899.

Sirgiovanni I, Avignone S, Groppo M, et al. Intracranial haemorrhage: an incidental finding at magnetic resonance imaging in a cohort of late preterm and term infants. *Pediatr Radiol.* 2014;44:289-296.

Srinivasakumar P, Zempel J, Trivedi S, et al. Treating EEG seizures in hypoxic ischemic encephalopathy: a randomized controlled trial. *Pediatrics*. 2015;136(5):e1302-e1309.

Tsuchida TN, Wusthoff CJ, Shellhaas RA, et al. American clinical neurophysiology society standardized EEG terminology and categorization for the description of continuous EEG monitoring in neonates: report of the American Clinical Neurophysiology Society critical care monitoring committee. *J Clin Neurophysiol*. 2013;30(2):161-173.

Vasudevan C, Levene M. Epidemiology and aetiology of neonatal seizures. *Semin Fetal Neonatal Med*. 2013;18(4):185-191.

Volpe JJ. Neonatal seizures: current concepts and revised classification. *Pediatrics*. 1989;84(3):422-428.

Weckhuysen S, Ivanovic V, Hendrickx R, et al. Extending the KCNQ2 encephalopathy spectrum: clinical and neuroimaging findings in 17 patients. *Neurology*. 2013;81(19):1697-1703.

Weckhuysen S, Mandelstam S, Suls A, et al. KCNQ2 encephalopathy: emerging phenotype of a neonatal epileptic encephalopathy. *Ann Neurol*. 2012;71(1):15-25.

Weeke LC, Schalkwijk S, Toet MC, et al. Lidocaine-associated cardiac events in newborns with seizures: incidence, symptoms and contributing factors. *Neonatology*. 2015;108(2):130-136.

Weeke LC, Toet MC, van Rooij LG, et al. Lidocaine response rate in aEEG-confirmed neonatal seizures: retrospective study of 413 full-term and preterm infants. *Epilepsia*. 2016;57(2):233-242.

World Health Organization. *Guidelines on Neonatal Seizures*. Geneva: World Health Organization; 2011.

第 20 章

脑室内出血

Shahab Noori

脑室内出血（intraventricular hemorrhage，IVH）是早产儿的主要并发症。尽管该名称指的是脑室内出血，但它包括局限于生发基质的出血（Ⅰ度）、脑室内出血不伴脑室扩张（Ⅱ度）或伴脑室扩张（Ⅲ度），以及脑室周围脑实质出血（Ⅳ度）。尽管脑室周围出血（Ⅳ度）可被视为一个单独的诊断（Inder et al.，2017），但就本章而言，仍用 IVH 的原始定义来划分所有四个级别（Papile et al.，1978）。IVH 影响大约三分之一的超早产儿（胎龄 <28 周）（Stoll et al.，2010），是这些早产儿发生脑性瘫痪、神经发育障碍、脑积水和死亡的主要危险因素（Adams-Chapman et al.，2018；Mukerji et al.，2015）。

尽管 IVH 也发生在足月儿身上，但早产儿的大脑结构和功能不成熟，尤其容易受到伤害。早产儿的出血部位是生发基质（图 20.1 至图 20.3）。这里是未来神经细胞和胶质细胞活跃增殖的场所，因此是一个高度血管化和代谢活跃的组织（Bassan，2009）。这

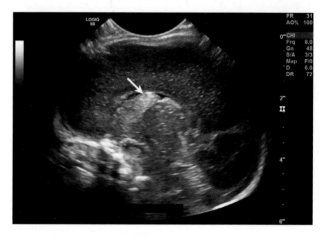

图 20.2　孕 25 周出生早产儿生后 2 天的头部超声影像（与图 20.1 相同病例）。这是大脑的右侧矢状位图。箭头指向丘脑尾状核沟前回声增强，与Ⅰ度 IVH 一致

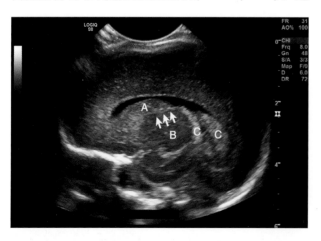

图 20.1　孕 25 周早产儿生后 2 天的头部超声影像。这是大脑的左侧矢状位图，显示尾状核（A）、丘脑（B）和脉络丛（C）。箭头指向丘脑尾状核沟。丘脑尾状核沟前无回声增强提示无生发基质出血

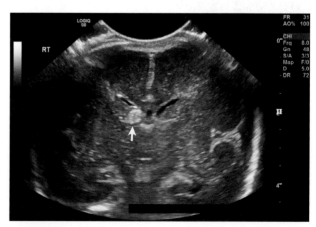

图 20.3　孕 25 周出生早产儿生后 2 天的头部超声影像（与图 20.1 相同病例）。箭头指向右侧Ⅰ度 IVH

种血管床存在以下几个特点，因此特别容易出血：毛细血管网由薄壁且缺乏支撑的脆弱血管组成（Ballabh，2010）；它位于动脉末端区域，故容易受到低灌

注-再灌注损伤（du Plessis，2008）。髓质静脉、脉络膜静脉和纹状体静脉的汇合形成终末静脉，终末静脉在流入大脑内静脉时在生发基质中形成 U 形转弯，在生发基质大出血的情况下容易充血（Bassan，2009；Hambleton and Wigglesworth，1976）。这种静脉充血增加了脑室周围出血性梗死的风险（Ⅳ度，图20.4 和图 20.5）。生发基质在孕 28～36 周逐渐退化，退化完成以前该区域一直存在较高的出血风险（Bassan，2009；Hambleton and Wigglesworth，1976）。

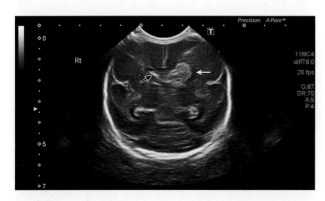

图 20.4 孕 25 周出生早产儿生后 1 天的头部超声影像。这是大脑的冠状位图。黑色箭头示右侧室管膜下出血，出血可能扩散至脑室间隙，无脑室扩大（可能为 Ⅱ度 IVH）。白色箭头指向生发基质出血，并扩散至左侧脑室，可能累及脑室周围（可能为 Ⅳ度）

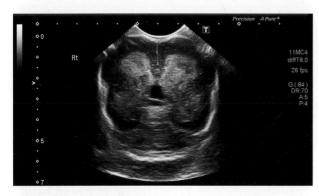

图 20.5 孕 25 周出生早产儿的头部超声影像（与图20.4 相同病例）。这是生后第 6 天复查的冠状位图。双侧脑室周围回声与出血性梗死一致（Ⅳ度）

除结构不成熟外，早产儿的大脑在功能上也不成熟。脑血流量（cerebral blood flow，CBF）自动调节功能（即在血压波动的情况下保持 CBF 相对恒定的能力）在早产儿中不太稳定，并且通过自动调节维持CBF 稳定的平台范围非常狭窄（Soul et al.，2007；Vesoulis et al.，2016；Wong et al.，2008）。因此，超早产儿的大脑容易出现低灌注或高灌注状态。而 CBF自动调节功能受损的确与早产儿 IVH 的发生有相关

性（O'Leary et al.，2009；Vesoulis et al.，2016）。另外，超早产儿前脑（包括皮层、丘脑和基底节）的血管床并没有像后脑那样受到额外的代偿保护（Noori et al.，2009），因此在缺氧或低灌注压的情况下，后脑的血管会出现扩张，而前脑的血管却可能出现收缩，这是另一种大脑功能不成熟的表现。这种前脑血管系统的不成熟导致生发基质易发生低灌注-再灌注损伤，从而引起 IVH。

虽然早产儿脑发育不成熟是 IVH 的关键因素，但 IVH 的发病机制还涉及心、肺等其他脏器过渡期不成熟和/或适应不良等诸多因素。此外，用于帮助早产儿在宫外生存的很多干预措施也可增加 IVH 的风险（见下文）。下面将通过一例胎龄 26 周出生的双胞胎案例进一步讨论 IVH 的病因、危险因素、病理生理学和临床结局。

病例

一对白人男性双胎，胎龄 26 周，因臀位和早产通过剖宫产出生。母亲是健康的 30 岁女性，孕期基本正常。她在分娩前 2 天服用倍他米松一个疗程。分娩时没有胎膜早破，也没有实施脐带延迟结扎或脐带挤压。两个婴儿的 Apgar 评分都是 1 分钟 7 分和 5 分钟 8 分，在产房内因为呼吸功增加而接受持续气道正压通气（CPAP）支持，之后因呼吸窘迫持续存在而气管插管。他们都接受了一剂表面活性物质，然后继续常频机械通气支持。

练习 1

问题

1. 出生胎龄 26 周的早产儿中 IVH 的发生率是多少？

2. 该病例中，有哪些因素增加了患儿发生 IVH 的风险？

3. 该病例中，有哪些因素可以防止患儿发生 IVH？

答案

1. 约有四分之一的极低出生体重儿（<1 500g）和三分之一的超低出生体重儿（<1 000g）发生 IVH。尽管新生儿医学在不断进步，超低出生体重儿的生存率不断提高，但 IVH 的发病率在过去十年中没有改变。国家儿童健康与人类发展研究所（NICHD）的统计数据显示，胎龄 26 周早产儿的 IVH 发病率为33%（Stoll et al.，2010）。越接近存活的胎龄极限，

IVH 的发病率就越高（表 20.1*）。胎龄 28 周或更早出生的早产儿中，中重度 IVH（Ⅲ度和Ⅳ度）的总发病率为 16%，该发病率在过去十年中没有改变（Stoll et al.，2010；Adams-Chapman et al.，2018）。

TABLE 20.1　Incidence of All Grades IVH Among Preterm Infants ≤28 Weeks' Gestation Who Survived >12 Hours	
Gestational Age (Week)	**Incidence**
22	64%
23	56%
24	48%
25	40%
26	33%
27	28%
28	22%
All	34%

From Stoll BJ et al: Neonatal outcomes of extremely preterm infants from the NICHD Neonatal Research Network, *Pediatrics* 126:443–456, 2010.

2. 增加 IVH 风险的因素包括超早产、男性和需要机械通气的呼吸窘迫综合征。没有进行胎盘输血是另一个最近被证明增加 IVH 风险的因素。延迟或生理性脐带结扎有助于新生儿完成宫内到宫外的过渡。有几项研究报道了延迟脐带结扎可使 IVH 的发生率降低，基于此，目前建议有活力的早产儿出生后至少延迟 30～60 秒结扎脐带（Baenziger et al.，2007；Committee Opinion No. 684，2017；Ghavam et al.，2014；Rabe et al.，2008；Sommers et al.，2012）。尽管做出了这样的推荐，但关于其具体的保护机制知之甚少。在发生 IVH 的早产儿中，体循环血管阻力突然上升比逐渐上升的更容易发生左心室功能不全。动物研究表明，如果出生后胎盘循环一直持续直至呼吸建立，会使肺血流量增加（Bhatt et al.，2013）。肺血流量的增加会进一步增加左心室输出量和全身的血流量。在 IVH 风险最高的早产儿中，脑灌注不足是十分常见的。延迟脐带结扎后大脑低灌注的情况得以改善，这可能就是其保护作用的部分作用机制。

大部分人类研究表明，接受了延迟脐带结扎的早产儿 CBF 指数较高（Baenziger et al.，2007；Popat et al.，2016；Sommers，2012）。在接受了脐带挤压的早产儿中也观察到了类似的血流动力学变化，且

IVH 也减少了（Hosono et al.，2009；Katheria et al.，2015；Takami et al.，2012），这说明胎盘输血（获得更高的循环容量）可能比其他潜在的机制发挥了更重要的作用（Noori and Seri，2015）。虽然延迟脐带结扎和脐带挤压似乎都是有益的，但关于如何最有效地进行这两个操作仍然存在问题。事实上，最近的一项大型随机对照试验发现，与即刻脐带结扎相比，延迟脐带结扎并不会降低死亡率以及主要疾病的发病率（包括严重 IVH）。

3. 本例中的几个因素降低了 IVH 的风险。这对双胞胎产前接受了一个完整的皮质激素疗程，这一干预措施一直被证明能有效低 IVH 的发病率。剖宫产可能也提供了一些保护作用。因为研究发现阴道分娩和产程延长与 IVH 风险增加有关（Leviton et al.，1991；Shankaran et al.，1996），这可能与阴道分娩过程中脑静脉压增加相关（Inder et al.，2017）。然而，这种关联并不确切，尤其是在最近的研究中（Bhatta，2011；Riskin et al.，2008）。这对双胞胎的 Apgar 评分很好，这表明他们出生时生理状态良好。低 Apgar 评分和需要产房复苏会增加 IVH 的风险（Riskin et al.，2008）。一般来说，Apgar 评分低，尤其是需要胸外按压的婴儿，发生心肌功能不全、低血压、心输出量减少、CBF 自动调节功能受损、肺动脉高压和缺氧的风险较高，所有这些因素都增加 IVH 的发生风险。

病例（续）

双胎 A 在出生 24 小时后撤离了 CPAP。而双胎 B 在生后 44 小时因严重二氧化碳（CO_2）潴留，将呼吸机切换到高频振荡模式。这对双胎都被认为是血流动力学稳定的，并且没有应用血管升压药/正性肌力药。然而，双胎 B 在出生第一天曾出现数小时平均血压低于 26mmHg（23～25mmHg），但毛细血管充盈时间和尿量正常。这对双胎在生后第一周均未出现高钠血症、高血糖、血小板减少或凝血功能障碍的情况。生后 18 小时，超声心动图检查发现双胎 A 存在 3.5mm 的动脉导管未闭（PDA）伴左向右分流，生后 41 小时复查没有变化，给予吲哚美辛口服治疗。双胎 B 生后 18 小时的超声心动图同样发现一个 3.5mm 的 PDA 伴右向左分流，生后 41 小时复查 PDA 大小没有变化，但分流方向转变为左向右。当时未对 PDA 进行治疗，生后 76 小时复查 PDA 缩窄至 1.8mm。然而，PDA 在几天后变大并伴有血流动

* 根据版权授权要求，本书部分图、表和框须在文中保留原文，相应译文参考书末第 350 页。

力学不稳定,故给予吲哚美辛关闭 PDA。双胎 B 在生后 41 小时的头部超声检查发现单侧 I 度 IVH,在生后 51 小时扩展至同侧 IV 度 IVH。双胎 A 没有发生 IVH。这对双胎参与了一项观察性研究,正在接受密切监测。图 20.6 显示了通过近红外光谱(near-

infrared spectroscopy,NIRS)测量的局部脑氧饱和度(cerebral regional oxygen saturation,CrSO$_2$)和经计算得出的大脑氧摄取分数(cerebral fractional oxygen extraction,CFOE),其结果与过渡期头部超声的结果密切相关。

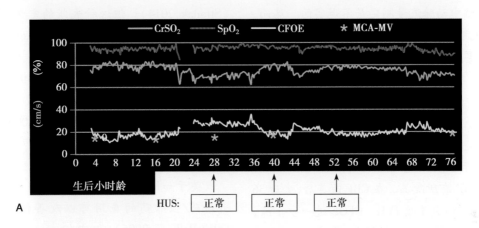

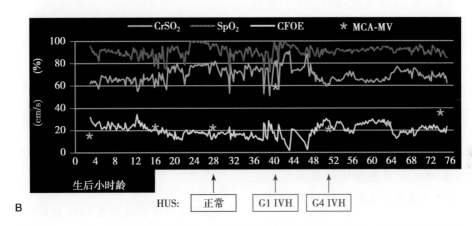

图 20.6　双胎 A(A)和双胎 B(B)出生后最初 76 小时内 CrSO$_2$(绿色)、动脉血氧饱和度(SpO$_2$,粉色)、大脑氧摄取分数(CFOE,黄色)和大脑中动脉平均流速(MCA-MV,蓝色星号)的变化。有关详细信息,请参阅文本。HUS,头部超声检查

练习 2

问题

1. 从图 20.6,我们可以得知是什么生理事件导致了 IVH?

2. 低血压会增加 IVH 的风险吗?

3. PDA 会促进双胎 B 的 IVH 进展吗?

4. 切换到高频通气或高 CO$_2$ 水平会导致 IVH 吗?

5. 双胎 B 患脑积水的概率有多大?

答案

1. 图 20.6 显示了出生后最初 3 天内 CBF 指标的变化,超过 90% 的早产儿 IVH 在这一阶段可以被发现。随着技术的进步,NIRS 已进入临床应用,并

越来越多地用于 NICU 病房的临床和研究工作。利用近红外光对深度约为 2cm 的组织进行检查。根据氧合血红蛋白和去氧血红蛋白分别吸收不同波长光的特性,NIRS 装置可以计算出氧合血红蛋白的相对浓度并显示为氧饱和度百分比。因为组织中的大部分血液都在静脉系统中(70%~75%),所以测得的血氧饱和度主要反映了静脉血氧饱和度。通过脉搏血氧饱和度仪测量动脉血氧饱和度(SpO$_2$),可以根据公式(SpO$_2$-CrSO$_2$)/SpO$_2$ 计算出 CFOE。如果氧输送减少,组织将代偿性地提取更多氧气,所以 CBF 的增加或减少将分别导致 CFOE 的减少或增加。这种反向关系已被用作评估 CBF 变化的指标。然而,只有当氧输送(血红蛋白、血氧饱和度、动脉血氧分压)和氧耗量(代谢)的其他决定因素保持稳定,且

组织中静脉血、毛细血管血和动脉血的比率保持稳定时，这一方法才可靠。

图中反映CBF的另一个指标是大脑中动脉平均流速（MCA-MV）。要确定通过血管的血流量，需要知道流速和血管直径。考虑到精确测量小血管直径的难度，大脑中动脉流量测定是不现实的。然而，在血管直径无明显变化的情况下，MCA-MV的变化可作为CBF变化的指标。因此在监测局部CBF变化方面，CFOE和MCA-MV指数比直接测量CBF的绝对值更实用。图20.6显示了双胎之间CFOE和MCA-MV变化模式的区别。双胎B出生时CFOE较高，CFOE的变异性和波动性比双胎A大。初始CFOE较高提示出生后患者CBF较低，之后CFOE的降低表明CBF有所改善。在CBF改善后，生后36小时头部超声检测到Ⅰ度IVH。CFOE进一步下降，MCA-MV增加，提示CBF继续增加，生后44小时头部超声检测到Ⅳ度IVH。

使用不同技术对代表CBF的相关指标进行的评估表明，出生后不久CBF水平较低的早产儿发生IVH的风险较高（Kluckow and Evans，2000；Meek et al.，1999）。一些研究报道，通过间歇性$CrSO_2$和使用NIRS计算CFOE发现在该人群中，低CBF状态可以持续一周以上（Verhagen，2010）。与之相反，其他一些研究在生后最初几天利用相同的监测技术发现，发生IVH的早产儿在出血之前的24小时内CBF水平较高（CFOE较低）（Alderliesten et al.，2013）。这两项研究结果的不一致可能与监测的时间点及持续时间有关（Noori and Seri，2015）。对胎龄28周早产儿的脑氧合进行连续的前瞻性监测，并通过频繁的头部超声检查来评估IVH发生的时间，发现IVH发生前会出现一个两阶段的损伤（即缺血-再灌注）（Noori，2014）。后来发展为IVH的患儿在生后第1天有一段时间的低灌注/缺血，这可以从低$CrSO_2$和高CFOE得到证实（图20.7）。这段时间之后，出现$CrSO_2$增加及CFOE减少，这表明在第1天结束时或生后第2天CBF恢复了正常（即再灌注），之后患儿便出现IVH（Noori，2014）。因此，从脑血流动力学的角度来看，IVH的发病机制分为两个不同的阶段：生后早期的低灌注和生后第2天的再灌注。如前所述，围产期因素和过渡期的某些事件会进一步加剧低灌注和再灌注（见下文）。

2. 低血压一直被认为是IVH的危险因素（Pel-

licer et al.，2009；Watkins et al.，1989）。低血压可通过减少CBF而诱发IVH，这与IVH发病机制中的缺血阶段相关（见上文）。然而，对于超早产儿低血压的定义尚未完全明确，特别是在过渡期。平均动脉压低于胎龄周数是最广泛使用的低血压定义（Stranak，2014）。但这种武断的定义并未考虑CBF的自动调节、功能和缺血阈值（Noori et al.，2018）。此外，其他伴发因素的影响也未纳入本定义。这一点很重要，因为缺氧（Low et al.，1993）、代谢性酸中毒（Goldstein et al.，1995）和高碳酸血症（使CBF自动调节功能减弱）（Kaiser et al.，2005；Noori，2014）等因素和低血压叠加时会进一步增加脑损伤的风险。

关于如何管理低血压还存在另一个难题。尽管升压药/强心药的应用可以改善低血压早产儿的CBF（Pellicer，2005），但它们有可能加重再灌注损伤。由于低血压的早产儿会出现压力被动性CBF，不恰当地应用药物会导致血压显著升高而出现过度灌注（Munro et al.，2004）。因此，如果对可能伴有低CBF的低血压早产儿不适当地使用高剂量升压药/强心药治疗，其导致IVH的风险非常高，因为缺血-再灌注这两个阶段的损伤都会被进一步加剧。虽然诊断低血压的阈值可能不同，但只要诊断了低血压就总是会对其进行治疗。因此，如何评估低血压本身、低血压的治疗措施以及低血压的潜在原因这三者在低血压早产儿发生IVH的风险中所占比重仍是一个巨大的挑战。最近，法国对29周以下早产儿进行的全国前瞻性人群队列研究发现，在过渡期内对孤立性低血压进行治疗（定义为平均血压低于孕周，且没有其他心血管功能不足的临床症状）可以获得更高的不伴有严重疾病（包括IVH）的生存率（Durrmeyer et al.，2017）。而血压更低时，即低血压定义为平均血压<（胎龄周数-5），这种相关性更强，这也增加了两者存在因果关系的可能性。

在本病例中，双胎B生后第1天出现了数小时的低血压（图20.8）和较高的CFOE。因此，低血压可能导致了脑内低灌注状态。双胎B没有使用升压药/强心药治疗，因为临床医生认为没有证据表明心血管功能不全。尽管循环受损的临床和/或实验室证据提示低血压相关风险增加（Batton et al.，2007；Dempsey et al.，2009），但低血压持续的时间也很重要，尤其是作为远期预后的预测指标（Goldstein et al.，1995；Hunt et al.，2004）。

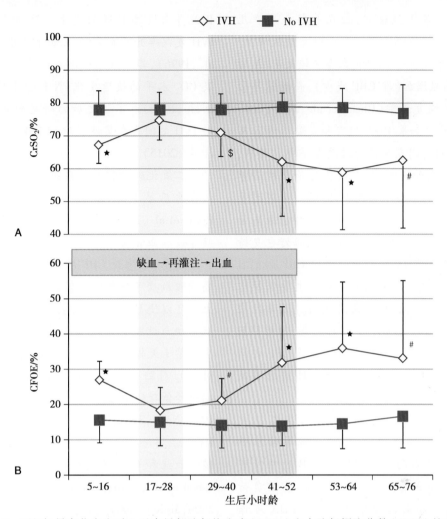

图20.7 两组极早产儿出生后3天内局部脑氧饱和度(CrSO₂)和大脑氧摄取分数(CFOE)的变化趋势,分两组:IVH组(粉色)和无IVH组(蓝色)。无IVH组表现出稳定的CrSO₂(A)和CFOE(B)值,而IVH组表现出特征性的变化模式。在研究的前12小时,IVH组的CrSO₂较低,CFOE较高,随后这些参数恢复到正常水平,紧接着就发生了IVH。这些数据表明,在IVH发生之前,最初的脑灌注不足后会接着出现一段时间的再灌注。在第二个研究阶段之后,CrSO₂降低,CFOE增加,表明在IVH发生期间及之后CBF减少。两组之间存在统计学显著性差异。★$P<0.005$,#$P<0.04$,\$ $P<0.05$(From Noori S,McCoy M,Anderson MP,et al:Changes in cardiac function and cerebral blood flow in relation to peri/intraventricular hemorrhage in extremely preterm infants,*J Pediatr* 164:264-270. e1-e3,2014)

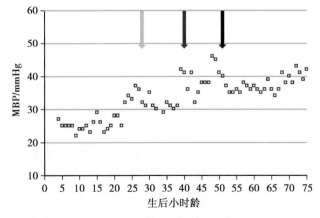

图20.8 双胎B生后前3天的平均血压(MBP)变化。在生后第1天MBP持续数小时低于胎龄周数(26周)。绿色、红色和紫色箭头分别代表头部超声未发现IVH和发现Ⅰ度、Ⅳ度IVH的时间点。有关详细信息,请参阅文本

最后,尽管有证据表明低血压会增加IVH的风险,而及时、恰当的治疗可以减轻低血压对大脑的潜在不良影响(Pellicer et al. ,2009;Vesoulis,2016),但只有通过精心设计的前瞻性RCT才能得出确切结论。可惜的是,由于多种原因,包括难以获得患者知情同意、临床医生对治疗的偏好等,此类试验目前仍很难开展(Batton et al. ,2012)。不过,也有一些研究正在对低血压的不同干预阈值进行评估,希望能解决这一临床难题。

3. 随着肺血管阻力在生后数分钟内急剧下降,PDA分流逐渐变成左向右方向(Noori et al,2012)。生后4小时,95%的早产儿PDA分流已经完全变成左向右分流或大部分是左向右分流(Kluckow and

Evans，2000）。尽管未经证实，但在一部分早产儿中，有可能因对分流的代偿不足而出现大脑低灌注。大部分研究（但不是全部）表明，在存在较大PDA的情况下CFOE明显增加（即CBF减少），而动脉导管闭合后CFOE可恢复正常（Chock et al.，2016；Lemmers，2008，2016）。如果PDA确实和大脑低灌注有关，那么最关键的时间点应该是过渡期早期。的确，生后最初几小时内的大型PDA被认为是上腔静脉血流量（反映CBF的指标）减少的独立预测因子（Kluckow and Evans，2000）。预防性应用吲哚美辛可以同时降低IVH和PDA的发病率，这正好也支持了上述观点。然而，PDA和吲哚美辛对CBF和IVH的交互影响更为复杂，因为吲哚美辛的主要保护作用可能并不是通过关闭PDA来实现的。预防性应用布洛芬在关闭PDA方面有类似的效果，但对IVH的发生率并没有影响。不过，大PDA与低CBF之间的密切关系确实表明了PDA可能和IVH前的脑缺血阶段有关。

尽管双胎B的PDA直径较大，但在本例中PDA并没有导致大脑低灌注，因为动脉导管水平的分流在第1天是右向左的。但双胎B的呼吸窘迫综合征导致了肺血管阻力上升，使左心室前负荷和输出量降低，从而引起脑灌注不足。PDA可作为右心室压升高的"安全阀"，因此未给予关闭PDA的治疗。

4. 正压通气可显著影响心血管功能。正压通气时CBF的变化被认为与IVH的发病有关（Perlman et al.，1983）。动物研究表明，随着气道正压的增加，全身静脉回流减少，肺血管阻力增加（Cheifetz et al.，1998；Polglase et al.，2005），而这些变化会影响氧合和全身血流。尽管针对人类新生儿的研究很有限，研究结论也并不一致，但大多数研究结果显示出与动物模型相似但更温和的效果（Abdel-Hady et al.，2008；Beker et al.，2014；de Waal et al.，2007；Hausdorf and Hellwege，1987）。肺顺应性似乎是决定气道正压对心血管功能影响程度的最重要因素。如果肺顺应性较好，胸膜腔内压就更容易传导到血管系统。因此，如果平均气道压超过了肺部疾病的需要而使肺顺应性降低，则更有可能引起全身灌注不足、CBF减少和静脉压升高，从而促使IVH的发生。在双胎B，平均气道压与肺部疾病的程度相符，

因此并未促进IVH的发生。最初认为高频通气与IVH发病率升高有关（N Engl J Med，1989；Wiswell et al.，1996），其原因可能是高频通气使静脉回流受阻及CO_2水平的快速变化（N Engl J Med，1989；Clark et al.，1996）。不过之后的研究确实发现高频通气与IVH之间存在某些关联（Clark et al.，1996；Cools et al.，2015）。

二氧化碳对脑血管系统具有强大的影响，尤其是在生后第1天（Levene et al.，1988；Noori，2014；Pryds et al.，1989；Tyszczuk et al.，1998）。低碳酸血症导致脑血管收缩和CBF减少。相反，高碳酸血症扩张脑血管，导致CBF增加。因此，低碳酸血症和高碳酸血症可分别加剧低灌注和再灌注损伤，理论上都可以使IVH的风险增加。然而，尽管低碳酸血症与缺血性脑损伤明确相关，但与IVH并无关联。生后第1天较常出现IVH低灌注阶段的表现，但此时CO_2对脑血管系统的影响很弱甚至不存在，这可以解释低碳酸血症与IVH之间缺乏相关性（Levene，1988；Noori，2014；Pryds et al.，1989；Tyszczuk et al.，1998）。另一方面，流行病学研究描述了IVH与高碳酸血症和CO_2显著波动之间的相关性（Ambalavanan et al.，2015；Fabres et al.，2007；Kaiser et al.，2006；McKee，2009）。高碳酸血症除了使CBF增加以外，还会削弱CBF的自动调节功能，这可能进一步加剧再灌注损伤（Kaiser et al.，2005；Noori，2014）。初步研究结果表明，在出生后的前3天，PCO_2升至略高于50mmHg的水平后，对超早产儿的CBF有更显著的影响（图20.9）（Noori，2014）。虽然两者间的因果关系尚未确定，但流行病学调查结果和生物学合理性强烈提示高碳酸血症在IVH发病机制中的作用。这对双胎在最初3天的CO_2水平不同（图20.10），双胎B的CO_2水平波动幅度更大（图20.10和图20.11）。此外，在IVH从Ⅰ度进展到Ⅳ度之前，CO_2水平非常高，这可能也促进了IVH的进展。

5. 随着IVH的进展，血液扩散到脑室系统，可能会导致血凝块形成和闭塞性蛛网膜炎，从而形成阻塞性脑积水（图20.12和图20.13）。IVH越严重，脑积水的发生率越高。对于Ⅳ度IVH（如本例所示），出血后脑积水的发生率为28%，其中约三分之一的患儿需要放置永久性分流装置（Christian et al.，2016）。

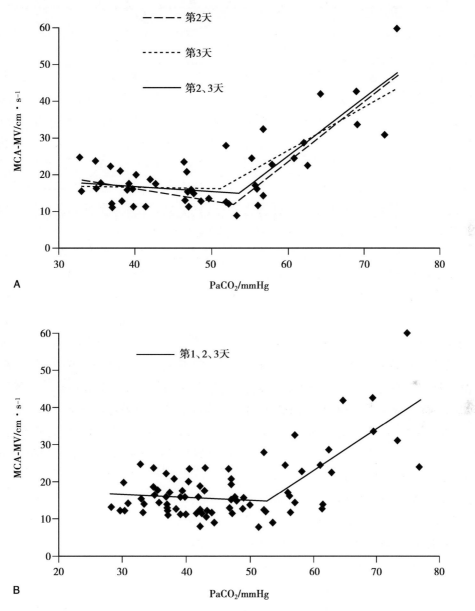

图20.9　二氧化碳和 CBF 指数之间的关系。图中描述了分段双线性回归,确定了 MCA-MV 和 $PaCO_2$ 关系中的折点。图 A 显示了第 2 天的折点在 $PaCO_2$ 52.7mmHg 时(虚线,$R^2 = 0.74$,$P < 0.000 1$),第 3 天的折点在 $PaCO_2$ 51.0mmHg 时(点线,$R^2 = 0.60$,$P < 0.034$),第 2 天和第 3 天合并时的折点为 53.2mmHg(实线,$R^2 = 0.66$,$P < 0.000 1$)。图 B 显示了综合所有数据(包括生后第 1 天)后的折点为 $PaCO_2$ 51.7mmHg($R^2 = 0.49$,$P < 0.000 1$)。MCA-MV,大脑中动脉平均流速;$PaCO_2$,动脉血二氧化碳分压(From Noori S,Anderson M,Soleymani S,et al:Effect of arterial CO_2 on cerebral blood flow in preterm infants during the early postnatal transition,Acta Paediatr 103:e334-9,2014)

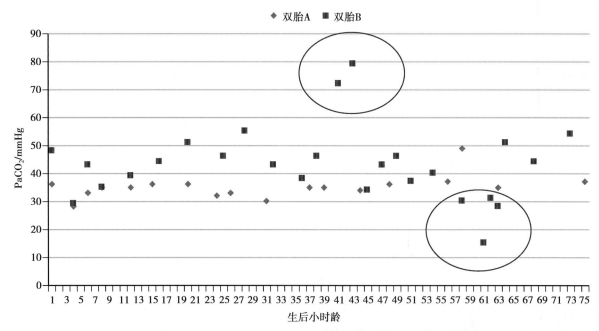

图 20.10 双胎 A（蓝色菱形）和双胎 B（红色方块）出生后前 3 天动脉血二氧化碳分压（PaCO$_2$）的变化。注意双胎 B 存在更大的波动和更极端的数值。详情见正文

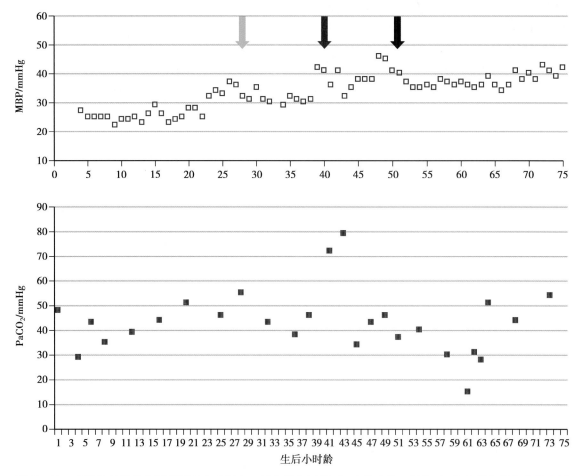

图 20.11 双胎 B 的平均血压（MBP）和动脉血二氧化碳分压（PaCO$_2$）的变化。绿色、红色和紫色箭头分别表示头部超声未发现 IVH 和发现 I 度、Ⅳ度 IVH 的时间点。MBP 较高的同时出现高 PaCO$_2$ 是特别令人担心的，因为随着 PaCO$_2$ 升高超过正常水平，脑血流量自动调节功能逐渐减弱，而这会加重再灌注损伤。IVH 的发生和进展至Ⅳ度都与这样的情况吻合

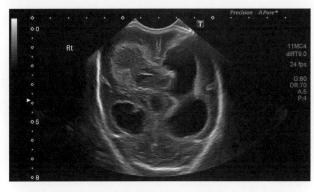

图 20.12　胎龄 25 周早产儿生后 20 天的头部超声影像。这是大脑的冠状位图,显示出血后脑积水

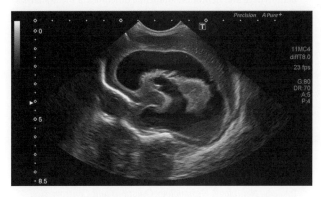

图 20.13　胎龄 25 周早产儿生后 20 天的头部超声影像(与图 20.12 相同病例)。这是大脑的矢状位图,显示出血后脑积水

病例(续)

双胎 B 出现了阻塞性脑积水,接受脑室腹腔分流术。除此之外,住院期间基本顺利,纠正胎龄 37 周时办理出院,无须带氧气回家。双胎 A 曾并发金黄色葡萄球菌败血症,在纠正胎龄 38 周时出院回家,也无须再用氧。出院后该家庭搬到另一个州,在那里继续接受长期的随访。

结论

该双胎案例说明了 IVH 发病机制的复杂性,以及心血管和呼吸系统对脆弱的未成熟大脑的影响。虽然这一对双胎有着相同的产前危险因素,出生时似乎也处于相同的条件,但他们的临床病程在出生后第 1 天就出现了差异。双胎 A 的呼吸状况有所改善,并在生后第 1 天结束时成功拔管,而双胎 B 的呼吸支持条件在第 1 天升高,并在第 2 天结束时升级为高频通气。他们的心血管状况也存在差异,包括血压、CBF 和 PDA 血流模式,这无疑受到了呼吸状

况差异的影响。尽管这一对双胎都有神经发育损伤的风险,但双胎 B 的风险要高得多,因为他存在Ⅳ度 IVH 和进行性脑积水,需要密切随访。

(沈晓霞　译)

推荐阅读

Abdel-Hady H, Matter M, Hammad A, El-Refaay A, Aly H. Hemodynamic changes during weaning from nasal continuous positive airway pressure. *Pediatrics.* 2008;122:e1086-e1090.

Adams-Chapman I, Heyne RJ, DeMauro SB, et al. Neurodevelopmental impairment among extremely preterm infants in the Neonatal Research Network. *Pediatrics.* 2018;141(5):pii: e20173091. doi:10.1542/peds.2017-3091.

Alderliesten T, Lemmers PM, Smarius JJ, van de Vosse RE, Baerts W, van Bel F. Cerebral oxygenation, extraction, and autoregulation in very preterm infants who develop peri-intraventricular hemorrhage. *J Pediatr.* 2013;162:698-704.e2.

Ambalavanan N, Carlo WA, Wrage LA,et al. Paco2 in surfactant, positive pressure, and oxygenation randomised trial (SUPPORT). *Arch Dis Child Fetal Neonatal Ed.* 2015;100:F145-F149.

Baenziger O, Stolkin F, Keel M, et al. The influence of the timing of cord clamping on postnatal cerebral oxygenation in preterm neonates: a randomized, controlled trial. *Pediatrics.* 2007;119:455-459.

Ballabh P. Intraventricular hemorrhage in premature infants: mechanism of disease. *Pediatr Res.* 2010;67:1-8.

Bassan H. Intracranial hemorrhage in the preterm infant: understanding it, preventing it. *Clin Perinatol.* 2009;36: 737-762.

Batton B, Batton D, Riggs T. Blood pressure during the first 7 days in premature infants born at postmenstrual age 23 to 25 weeks. *Am J Perinatol.* 2007;24:107-115.

Batton BJ, Li L, Newman NS, et al. Feasibility study of early blood pressure management in extremely preterm infants. *J Pediatr.* 2012;161:65-69.e1.

Beker F, Rogerson SR, Hooper SB, Wong C, Davis PG. The effects of nasal continuous positive airway pressure on cardiac function in premature infants with minimal lung disease: a crossover randomized trial. *J Pediatr.* 2014;164:726-729.

Bhatt S, Alison BJ, Wallace EM, et al. Delaying cord clamping until ventilation onset improves cardiovascular function at birth in preterm lambs. *J Physiol.* 2013;591:2113-2126.

Cheifetz IM, Craig DM, Quick G, et al. Increasing tidal volumes and pulmonary overdistention adversely affect pulmonary vascular mechanics and cardiac output in a pediatric swine model. *Crit Care Med.* 1998;26:710-716.

Chock VY, Rose LA, Mante JV, Punn R. Near-infrared spectroscopy for detection of a significant patent ductus arteriosus. *Pediatr Res.* 2016;80:675-680.

Christian EA, Jin DL, Attenello F, et al. Trends in hospitalization of preterm infants with intraventricular hemorrhage and hydrocephalus in the United States, 2000-2010. *J Neurosurg Pediatr.* 2016;17:260-269.

Clark RH, Dykes FD, Bachman TE, Ashurst JT. Intraventricular hemorrhage and high-frequency ventilation: a meta-analysis of prospective clinical trials. *Pediatrics.* 1996;98:1058-1061.

Committee Opinion No. 684: Delayed umbilical cord clamping after birth. *Obstet Gynecol.* 2017;129:e5-e10.

Cools F, Offringa M, Askie LM. Elective high frequency oscillatory ventilation versus conventional ventilation for acute pulmonary dysfunction in preterm infants. *Cochrane Database Syst Rev.* 2015;(3):CD000104.

Dempsey EM, Al Hazzani F, Barrington KJ. Permissive hypotension in the extremely low birthweight infant with signs of good perfusion. *Arch Dis Child Fetal Neonatal Ed*. 2009;94:F241-F244.

de Waal KA, Evans N, Osborn DA, Kluckow M. Cardiorespiratory effects of changes in end expiratory pressure in ventilated newborns. *Arch Dis Child Fetal Neonatal Ed*. 2007;92:F444-F448.

du Plessis AJ. Cerebrovascular injury in premature infants: current understanding and challenges for future prevention. *Clin Perinatol*. 2008;35:609-641.

Durrmeyer X, Marchand-Martin L, Porcher R, et al. Abstention or intervention for isolated hypotension in the first 3 days of life in extremely preterm infants: association with short-term outcomes in the EPIPAGE 2 cohort study. *Arch Dis Child Fetal Neonatal Ed*. 2017;102:490-496.

Fabres J, Carlo WA, Phillips V, Howard G, Ambalavanan N. Both extremes of arterial carbon dioxide pressure and the magnitude of fluctuations in arterial carbon dioxide pressure are associated with severe intraventricular hemorrhage in preterm infants. *Pediatrics*. 2007;119:299-305.

Ghavam S, Batra D, Mercer J, et al. Effects of placental transfusion in extremely low birthweight infants: meta-analysis of long- and short-term outcomes. *Transfusion*. 2014;54:1192-1198.

Goldstein RF, Thompson RJ, Oehler JM, Brazy JE. Influence of acidosis, hypoxemia, and hypotension on neurodevelopmental outcome in very low birth weight infants. *Pediatrics*. 1995;95:238-243.

Hambleton G, Wigglesworth JS. Origin of intraventricular haemorrhage in the preterm infant. *Arch Dis Child*. 1976;51:651-659.

Hausdorf G, Hellwege HH. Influence of positive end-expiratory pressure on cardiac performance in premature infants: a Doppler-echocardiographic study. *Crit Care Med*. 1987;15:661-664.

High-frequency oscillatory ventilation compared with conventional mechanical ventilation in the treatment of respiratory failure in preterm infants. The HIFI Study Group. *N Engl J Med*. 1989;320:88-93.

Hosono S, Mugishima H, Fujita H, et al. Blood pressure and urine output during the first 120 h of life in infants born at less than 29 weeks' gestation related to umbilical cord milking. *Arch Dis Child Fetal Neonatal Ed*. 2009;94:F328-F331.

Hunt RW, Evans N, Rieger I, Kluckow M. Low superior vena cava flow and neurodevelopment at 3 years in very preterm infants. *J Pediatr*. 2004;145:588-592.

Inder TE, Perlman JM, Volpe JJ. Preterm intraventricular hemorrhage/posthemorrhagic hydrocephalus. In: Volpe JJ, ed. *Neurology of the Newborn*. Philadelphia, PA: Elsevier; 2017:637-698.

Kaiser JR, Gauss CH, Pont MM, Williams DK. Hypercapnia during the first 3 days of life is associated with severe intraventricular hemorrhage in very low birth weight infants. *J Perinatol*. 2006;26:279-285.

Kaiser JR, Gauss CH, Williams DK. The effects of hypercapnia on cerebral autoregulation in ventilated very low birth weight infants, *Pediatr Res*. 2005;58:931-935.

Katheria AC, Truong G, Cousins L, Oshiro B, Finer NN. Umbilical cord milking versus delayed cord clamping in preterm infants. *Pediatrics*. 2015;136:61-69.

Kluckow M, Evans N. Superior vena cava flow in newborn infants: a novel marker of systemic blood flow. *Arch Dis Child Fetal Neonatal Ed*. 2000;82:F182-F187.

Lemmers PM, Benders MJ, D'Ascenzo R, et al. Patent ductus arteriosus and brain volume. *Pediatrics*. 2016;137(4):e20153090.

Lemmers PM, Toet MC, van Bel F. Impact of patent ductus arteriosus and subsequent therapy with indomethacin on cerebral oxygenation in preterm infants. *Pediatrics*. 2008;121:142-147.

Levene MI, Shortland D, Gibson N, Evans DH. Carbon dioxide reactivity of the cerebral circulation in extremely premature infants: effects of postnatal age and indomethacin. *Pediatr Res*. 1988;24:175-179.

Leviton A, Fenton T, Kuban KC, Pagano M. Labor and delivery characteristics and the risk of germinal matrix hemorrhage in low birth weight infants. *J Child Neurol*. 1991;6:35-40.

Low JA, Froese AB, Galbraith RS, Smith JT, Sauerbrei EE, Derrick EJ. The association between preterm newborn hypotension and hypoxemia and outcome during the first year. *Acta Paediatr*. 1993;82:433-437.

McKee LA, Fabres J, Howard G, Peralta-Carcelen M, Carlo WA, Ambalavanan N. Paco2 and neurodevelopment in extremely low birth weight infants. *J Pediatr*. 2009;155:217-221.e1.

Meek JH, Tyszczuk L, Elwell CE, Wyatt JS. Low cerebral blood flow is a risk factor for severe intraventricular haemorrhage. *Arch Dis Child Fetal Neonatal Ed*. 1999;81:F15-F18.

Mukerji A, Shah V, Shah PS. Periventricular/intraventricular hemorrhage and neurodevelopmental outcomes: a meta-analysis. *Pediatrics*. 2015;136:1132-1143.

Munro MJ, Walker AM, Barfield CP. Hypotensive extremely low birth weight infants have reduced cerebral blood flow. *Pediatrics*. 2004;114:1591-1596.

Noori S, Anderson M, Soleymani S, Seri I. Effect of carbon dioxide on cerebral blood flow velocity in preterm infants during postnatal transition. *Acta Paediatr (Oslo Nor. 1992)*. 2014;103:e334-e339.

Noori S, McCoy M, Anderson MP, Ramji F, Seri I. Changes in cardiac function and cerebral blood flow in relation to peri/intraventricular hemorrhage in extremely preterm infants. *J Pediatr*. 2014;164:264-270.e1-3.

Noori S, McLean CW, Wu TW, et al. Hypotension in the premature infant: diagnosis and treatment. In: Perlman JM, Cilio MR, Polin RA, eds. *Neurology: Neonatology Questions and Controversies*. Philadelphia, PA: Saunders Elsevier; 2018.

Noori S, Seri I. Hemodynamic antecedents of peri/intraventricular hemorrhage in very preterm neonates. *Semin Fetal Neonatal Med*. 2015;20:232-237.

Noori S, Stavroudis TA, Seri I. Systemic and cerebral hemodynamics during the transitional period after premature birth. *Clin Perinatol*. 2009;36:723-736.

Noori S, Wlodaver A, Gottipati V, McCoy M, Schultz D, Escobedo M. Transitional changes in cardiac and cerebral hemodynamics in term neonates at birth. *J Pediatr*. 2012;160:943-948.

O'Leary H, Gregas MC, Limperopoulos C, et al. Elevated cerebral pressure passivity is associated with prematurity-related intracranial hemorrhage. *Pediatrics*. 2009;124:302-309.

Papile LA, Burstein J, Burstein R, Koffler H. Incidence and evolution of subependymal and intraventricular hemorrhage: a study of infants with birth weights less than 1,500 gm. *J Pediatr*. 1978;92:529-534.

Pellicer A, Bravo MC, Madero R, Salas S, Quero J, Cabañas F. Early systemic hypotension and vasopressor support in low birth weight infants: impact on neurodevelopment. *Pediatrics*. 2009;123:1369-1376.

Pellicer A, Valverde E, Elorza MD, et al. Cardiovascular support for low birth weight infants and cerebral hemodynamics: a randomized, blinded, clinical trial. *Pediatrics*. 2005;115:1501-1512.

Perlman JM, McMenamin JB, Volpe JJ. Fluctuating cerebral blood-flow velocity in respiratory-distress syndrome. Relation to the development of intraventricular hemorrhage. *N Engl J Med*. 1983;309:204-209.

Polglase GR, Morley CJ, Crossley KJ, et al. Positive end-expiratory pressure differentially alters pulmonary hemodynamics and oxygenation in ventilated, very premature lambs. *J Appl Physiol (1985)*. 2005;99:1453-1461.

Popat H, Robledo KP, Sebastian L, et al. Effect of delayed cord clamping on systemic blood flow: a randomized controlled trial. *J Pediatr*. 2016;178:81-86.e2.

Pryds O, Greisen G, Lou H, Friis-Hansen B. Heterogeneity of cerebral vasoreactivity in preterm infants supported by mechanical ventilation. *J Pediatr*. 1989;115:638-645.

Rabe H, Reynolds G, Diaz-Rossello J. A systematic review and meta-analysis of a brief delay in clamping the umbilical cord of preterm infants. *Neonatology*. 2008;93:138-144.

Ray Chaudhuri Bhatta S, Keriakos R. Review of the recent literature on the mode of delivery for singleton vertex preterm babies. *J Pregnancy*. 2011;2011:186560.

Riskin A, Riskin-Mashiah S, Bader D, et al. Delivery mode and severe intraventricular hemorrhage in single, very low birth weight, vertex infants. *Obstet Gynecol*. 2008;112:21-28.

Shankaran S, Bauer CR, Bain R, Wright LL, Zachary J. Prenatal and perinatal risk and protective factors for neonatal intracranial hemorrhage. National Institute of Child Health and Human Development Neonatal Research Network. *Arch Pediatr Adolesc Med*. 1996;150:491-497.

Sommers R, Stonestreet BS, Oh W, et al. Hemodynamic effects of delayed cord clamping in premature infants. *Pediatrics*. 2012;129:e667-e672.

Soul JS, Hammer PE, Tsuji M, et al. Fluctuating pressure-passivity is common in the cerebral circulation of sick premature infants. *Pediatr Res*. 2007;61:467-473.

Stoll BJ, Hansen NI, Bell EF, et al. Neonatal outcomes of extremely preterm infants from the NICHD Neonatal Research Network. *Pediatrics*. 2010;126:443-456.

Stranak Z, Semberova J, Barrington K, et al. International survey on diagnosis and management of hypotension in extremely preterm babies. *Eur J Pediatr*. 2014;173:793-798.

Takami T, Suganami Y, Sunohara D, et al. Umbilical cord milking stabilizes cerebral oxygenation and perfusion in infants born before 29 weeks of gestation. *J Pediatr*. 2012;161:742-747.

Tarnow-Mordi W, Morris J, Kirby A, et al. Delayed versus immediate cord clamping in preterm infants. *N Engl J Med*. 2017;377:2445-2455.

Tyszczuk L, Meek J, Elwell C, Wyatt JS. Cerebral blood flow is independent of mean arterial blood pressure in preterm infants undergoing intensive care. *Pediatrics*. 1998;102:337-341.

Verhagen EA, ter Horst HJ, Keating P, et al. Cerebral oxygenation in preterm infants with germinal matrix-intraventricular hemorrhages. *Stroke J Cereb Circ*. 2010;41:2901-2907.

Vesoulis ZA, Liao SM, Trivedi SB, Ters NE, Mathur AM. A novel method for assessing cerebral autoregulation in preterm infants using transfer function analysis. *Pediatr Res*. 2016;79:453-459.

Vesoulis ZA, Ters NE, Foster A, Trivedi SB, Liao SM, Mathur AM. Response to dopamine in prematurity: a biomarker for brain injury? *J Perinatol*. 2016;36(6):453-458.

Watkins AM, West CR, Cooke RW. Blood pressure and cerebral haemorrhage and ischaemia in very low birthweight infants. *Early Hum Dev*. 1989;19:103-110.

Wiswell TE, Graziani LJ, Kornhauser MS, et al. High-frequency jet ventilation in the early management of respiratory distress syndrome is associated with a greater risk for adverse outcomes. *Pediatrics*. 1996;98:1035-1043.

Wong FY, Leung TS, Austin T, et al. Impaired autoregulation in preterm infants identified by using spatially resolved spectroscopy. *Pediatrics*. 2008;121:e604-e611.

第 21 章

新生儿外科急症

Ariela Zenilman   Vincent Duron   Steven Stylianos

本章主要讨论新生儿外科急症的常见临床表现,通过典型病例的描述,并对疾病进程和治疗的相关问题进行讨论和解释。坏死性小肠结肠炎是早产儿重要的急腹症,有独立章节介绍,本章中不再赘述。

气管、食管和胸部的急症

病例 1

足月新生男婴,生后几个小时内就被发现大量的口腔分泌物,喂奶时出现呕吐和呛咳。尝试放置胃管,但插入 10cm 以后就无法深入了。孕期有羊水过多的病史,没有其他并发症。胸部 X 线片提示胃管在食管近端卷曲(图 21.1)。

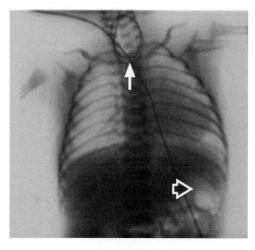

图 21.1　新生儿不能耐受最初的肠内喂养,不能插入胃管。胸部 X 线片显示胃管在近端食管内卷曲,远端肠管有充气(From Arensman R:*Pediatric surgery*. ed 2,Austin TX,2009,Landes Bioscience)

练习 1

问题

1. 对该新生儿的下一步处理,以下哪项是合适的?

　　A. 立即气管插管,保护气道

　　B. 禁食,开始全肠外营养

　　C. 在内镜引导下放置胃管,进行胃肠减压

　　D. 重复体格检查

2. 产前哪项检查结果和该患儿的诊断密切相关?

　　A. 心脏解剖异常

　　B. 肾脏解剖异常

　　C. 羊水量异常

　　D. 未见胃泡

　　E. 以上全部

3. 根据所得信息,最可能的诊断是什么?

　　A. 孤立性食管闭锁

　　B. 食管狭窄

　　C. 食管闭锁伴远端气管食管瘘

　　D. 食管闭锁伴近端气管食管瘘

4. 术前下列哪些检查很重要?

　　A. 超声心动图

　　B. 复查腹部平片

　　C. 肾脏超声

　　D. 钡剂上消化道造影

答案

1. D。

2. E。食管闭锁伴气管食管瘘(esophageal atresia/tracheoesophageal fistula,EA/TEF)的患儿约 50%

伴有其他畸形,最常见的是心脏(25%)、泌尿生殖系统(20%)和消化道(20%)畸形。这些畸形很多在产前就可以被发现。

3. C。肠道内有气体,说明存在远端 TEF。

4. A。超声心动图有助于明确主动脉弓的位置,因为这会影响到手术的方式。同时还可以明确是否合并先天性心脏病,这对于手术和麻醉的安排都是很重要的。

每 2 500~3 000 例新生儿中约发生 1 例先天性气管食管畸形。伴有气管食管瘘的食管闭锁婴儿多在生后数小时内就出现典型症状。产前胎儿超声如果发现羊水过多伴小胃泡或未见胃泡,应怀疑 EA/TEF,但不到 50% 的患儿能够在产前得到确诊(Arensman,2009)。出生后,EA 患儿表现为过多口腔分泌物从口、鼻涌出,呼吸声音粗重,发作性呛咳和发绀。不能插入胃管时应高度怀疑食管闭锁。正侧位 X 线片上的证据包括胃管在食管近端卷曲,以及食管近端呈一囊袋状盲端(图 21.2)。X 线片是很重要的,因为:

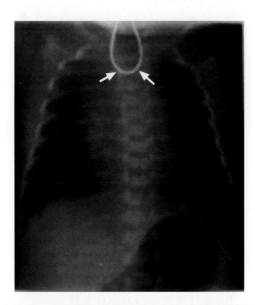

图 21.2　食管闭锁,胸部 X 线片显示胃管在食管盲端内卷曲(From Coran A: Pediatric surgery, ed 7, Philadelphia, 2012, Elsevier Saunders)

- 如果腹部有气体,可以证实食管闭锁伴有远端 TEF,85% 的病例都是这种情况。相反,腹部没有气体则提示孤立性食管闭锁,可能需要分期手术或延期手术

- 还能够发现脊柱或其他结构畸形
- 也能识别一些心脏结构畸形
- 腹部充气的情况有助于鉴别食管闭锁与十二指肠闭锁
- 可以评估肺炎和其他肺部情况(Mattei,2011)

食管闭锁一经诊断,与此相关的其他结构畸形也应该进行筛查。EA/TEF 是 VACTERL 综合征(vertebral, anal, cardiac, tracheoesophageal, renal, limb)的其中一部分,因此脊椎、肛门、心脏、肾脏和四肢的畸形也应该检查。需要检查脊柱和肾脏 B 超,但超声心动图是最重要的,需要及时完成,以明确主动脉弓的位置,因为这会影响手术方式的选择。而且先天性心脏病对于预后也有较大影响。

EA/TEF 可以有五种解剖学变异(图 21.3),最常见的是 C 型,即 EA 合并远端 TEF。如果患儿在吃奶时出现呛咳、咳嗽或反复的肺炎,特别是右上叶的肺炎,应考虑 H 型畸形(Mattei,2011)。这样的患儿需要进一步的影像学检查来明确诊断,如食管造影。

EA/TEF 的手术方式取决于合并的畸形和患儿的全身情况。这些患儿最初的治疗包括预防误吸和肺炎,放置胃管持续引流口腔分泌物,抬高患儿头位以减少反流和误吸。经验性应用 H_2 受体拮抗剂和广谱抗生素。应尽量避免气管插管,因为正压通气时大量气体会通过气管食管瘘进入胃内,引起胃扩张,使呼吸情况进一步恶化。必须要气管插管时,如 EA/TEF 早产儿伴有 RDS,可能需要急诊干预,关闭气管食管瘘(Arensman, 2009)。

EA/TEF 的手术修补包括食管吻合术和 TEF 关闭术,一般通过右侧胸腔切开术或胸腔镜完成。手术总体生存率为 85%~95%,但如果患儿合并有其他严重畸形,特别是先天性心脏病,则预后较差。极低出生体重也是手术预后不佳的重要危险因素。术后并发症比较常见,但大多可以治疗。吻合口瘘并不少见(15%),一般不需要再次手术。大多数能自行愈合。食管狭窄可以通过球囊扩张术来治疗。

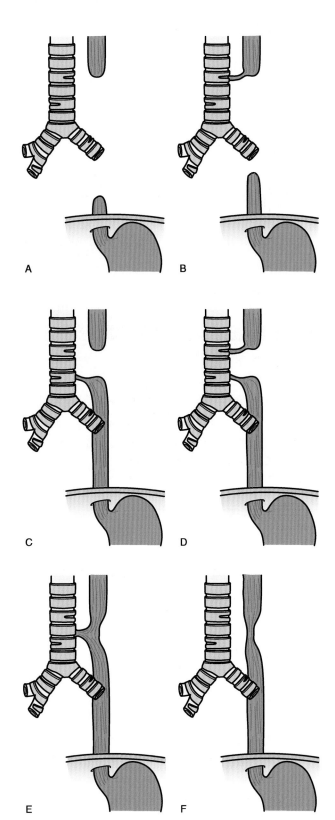

图21.3　食管闭锁的分型。A. 食管闭锁不伴有 TEF,可能是远距离的食管闭锁;B. 食管闭锁合并近端 TEF;C. 食管闭锁伴有远端 TEF,这是最常见的类型;D. 食管闭锁伴有近、远端 TEF;E. 没有食管闭锁的 TEF。F. 食管狭窄(From Coran A: *Pediatric surgery*, ed 7, Philadelphia, 2012, Elsevier Saunders)

病例2

足月男婴,出生时没有并发症,但表现为呼吸过速、呻吟、发绀和肤色苍白。查体发现舟状腹(图21.4),左侧未闻及呼吸音,右侧呼吸音减低。

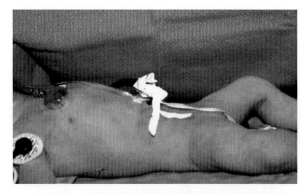

图21.4　舟状腹的出现有助于先天性膈疝的诊断

练习2

问题

1. 下一步处理是什么?
    A. 因为担心误吸,开始经验性抗生素治疗
    B. 气管插管并置入鼻胃管
    C. 超声心动图检查
    D. 放置左侧胸腔引流管

2. 最正确的初步诊断性检查是什么?
    A. 超声心动图评估先天性心脏病
    B. 胸腹部平片
    C. 胸部超声
    D. 胸部 CT

3. 操作之后,患儿在 100% 吸入气氧浓度的机械通气下,导管前、后的氧饱和度分别为 88% 和 65%,他的下一步治疗计划应包括以下哪些?
    A. 外科会诊急诊手术
    B. 体外膜氧合(ECMO)支持
    C. 肌松以保证足够的通气
    D. 温和通气,不用肌松药

答案

1. B。
2. B。
3. D。

先天性膈疝(congenital diaphragmatic hernia, CDH)是导致新生儿呼吸窘迫的相对常见的原因,其发病率为每 2 000～4 000 例新生儿中约发生 1 例

CDH,最常见的类型是后外侧型,占 85% ~ 90% (Coran,2012),80% ~ 90% 发生于左侧。通常产前的胎儿超声就可以诊断,可以通过对肺发育不良严重程度的评估来判断预后,并对分娩过程做好计划和预案。出生时,患儿的呼吸情况可以反映肺发育不良和肺动脉高压的严重程度(Coran,2012)。肺发育不良的严重程度和腹腔内容物何时疝入胸腔以及持续时间有关。严重受累的患儿生后就出现呼吸窘迫,绝大多数患儿出生 24 小时内出现症状。患儿通常表现为舟状腹,胸腔不对称隆起,胸部 X 线片可见肠管位于胸腔内(图 21.5)。

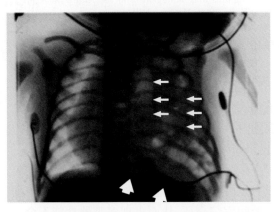

图 21.5 左侧膈疝患儿的胸部 X 线片。鼻胃管位于膈上说明肠管疝入胸腔内(From Mattei P:*Fundamentals of pediatric surgery*, New York, 2011, Springer International Publishing)

膈疝同侧的肺发育不良程度较为严重,但由于胸腔内脏器被推挤到对侧,因此双侧肺发育均有受累。CDH 患儿的肺泡发育不成熟,支气管分支较少,表面活性物质缺乏,导致气体交换能力受限。肺血管过度肌化是引起肺动脉高压的原因。存在肺动脉高压时,非氧合血通过卵圆孔和动脉导管分流进入体循环内,导致导管前、后的氧饱和度差异(Arensman,2009)。尽管左心室功能不全可能是一氧化氮吸入的禁忌证,但还是有部分患儿需要肺血管扩张剂。药物治疗无效的患儿需要 ECMO 支持(Mattei,2011)。

所有 CDH 患儿都需要手术干预。手术后发育不良的肺并不能马上复张,甚至短期内呼吸情况可能进一步恶化。这样,治疗方案就从最初的出生后立即急诊手术逐渐转变成先稳定患儿的情况,再择期手术。我们并不能确定正确的手术时机,但如果肺动脉高压有恢复或缓解的迹象,通常应该推迟手术。这种情况下,监测导管前、后的氧饱和度有助于判断。生后即刻的干预包括呼吸支持和胃肠道减压。

腹壁缺损

病例 3

社区医院的医生联系你,说有 1 例刚出生的胎龄 32 周,体重 1 900g 的男婴,腹部可见大量肠管外露,肠壁看上去较厚而且僵硬,似皮革样(图 21.6)。由于大量肠管迂曲外露,腹壁缺损部位的确切情况难以观察。其他体格检查的阳性发现是双侧睾丸未下降。

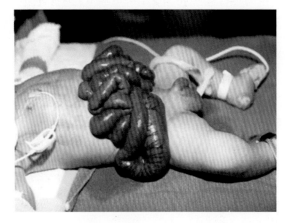

图 21.6 腹裂患儿暴露的肠管没有膜覆盖,肠管壁因炎症反应而变厚(From Arensman RM:*Pediatric surgery*, ed 2, Texas, 2009, Landes Bioscience)

练习 3

问题

1. 根据上述描述,首先考虑哪种类型的腹壁缺损?
   - A. 脐膨出破裂
   - B. 脐膨出
   - C. 腹裂
   - D. Cantrell 五联症
   - E. 上腹壁疝
2. 下一步该怎么处理?
   - A. 立即转运进行手术前的评估
   - B. 放置鼻胃管
   - C. 用湿润的纱布覆盖外露的肠管或用肠袋包裹肠管
   - D. 立即尝试回纳手术以减少对暴露脏器的进一步损害
   - E. B 和 C
3. 腹裂常合并心血管畸形,如法洛四联症、房间隔缺损和室间隔缺损。这句话是否正确?
   - A. 正确
   - B. 错误

4. 患儿到达你们医院后,外科医生考虑通过一期手术关闭腹壁缺损。患儿的术前准备中以下哪项是合适的?

　　A. 气管插管

　　B. 开通静脉通路进行液体复苏

　　C. 保温

　　D. 识别肠管是否存在充血或肠系膜血管扭结的情况

　　E. 以上全部

5. 术后,患儿尿量少,腹胀显著,触诊紧张,下肢出现新的水肿,下一步怎么处理?

　　A. 容量负荷试验

　　B. 临时用一次呋塞米,缓解术后的尿潴留

　　C. 再次打开腹腔

　　D. 腹部超声检查排除下腔静脉血栓

答案

1. C。

2. E。

3. B。

4. E。

5. C。

新生儿腹壁缺损主要为脐膨出和腹裂,一般都可以在胎儿超声检查时发现,给新生儿及外科医生足够的时间去制订围产期及产后的处理计划。

腹裂

腹裂通常是腹壁上孤立的、全层的缺损,缺损范围通常比较小,位于脐带右侧。母亲年龄小和孕期抽烟是发生腹裂的危险因素。出生时暴露在外的肠管是水肿的,肠壁厚,被描述为特征性的"外皮"。外皮的形成主要是肠管的浆膜暴露于羊水后产生的炎症反应所致(图21.7)。出生时,应尽量减少热量和水分的丢失。暴露的肠管显著增加水分的蒸发,应该用温热生理盐水纱布覆盖,接触肠管的过程中注意无菌操作。患儿下腹部到乳头之间也应该用干净的塑料膜包裹,并将患儿置于侧卧位,以利于肠管的静脉回流。注意避免肠系膜血管发生扭结,减少肠管肿胀。

这些患儿会有很显著的液体丢失,应该仔细评估液体平衡状态,确保静脉通路。需要放置鼻胃管以防止误吸及肠管的进一步充气扩张。由于暴露肠管会引起热量的丢失,应将患儿置于辐射台以维持稳定的环境温度,避免患儿出现体温过低和凝血功能障碍。尽管脐膨出患儿更容易伴发其他的畸形,但腹裂可以合并有肠闭锁(10%),且几乎所有患儿

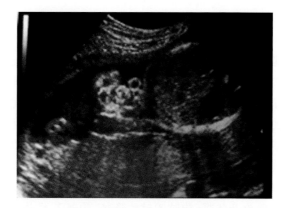

图21.7 产前超声显示,腹裂的肠管漂浮在羊水中(From Bianchi D, Crombleholme T, D'Alton M: *Fetology. Diagnosis and management of the fetal patient*, ed 2, New York, 2000, McGraw-Hill)

都存在肠旋转不良。

手术方式包括一期关闭缺损或分期手术(图21.8)。生后应尽快进行初步的手术干预。术后由于液体大量进入腹腔,患儿仍需要持续补充液体,还需要通过经外周静脉穿刺的中心静脉导管(peripherally inserted central venous catheter,PICC)或深静脉置管提供肠外营养。随着暴露肠管回纳入腹腔,腹腔没有足够容量而可能导致腹内压力显著增加,引起腹腔间室综合征,从而出现多脏器功能不全,如静脉回流减少、肾脏灌注减少、呼吸功能障碍。因此,应特别注意尿量、全身灌注情况、乳酸水平、下肢水肿、腹胀以及 PCO_2 水平。对于发生腹腔间室综合征的患儿,可能需要再次打开腹腔进行减压(Bianchi

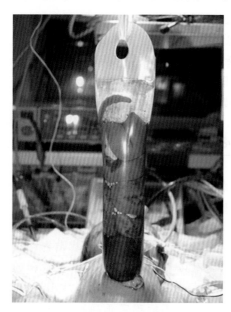

图21.8 把暴露的肠管装入肠袋可以观察肠管的活力、灌注情况,确保在缺损处没有太多张力(From Mattei P: *Fundamentals of pediatric surgery*, New York, 2011, Springer International Publishing)

et al,2000)。

脐膨出

和腹裂不同的是,脐膨出的暴露物表面被一层腹膜和羊膜组成的膜状物覆盖(图 21.9)。由于这层膜的存在,肠管受到了一定的保护,最初的热量和液体的丢失不像腹裂这么显著。脐膨出的患儿一般也不是特别早产。但是脐膨出合并其他畸形的机会很多。高达 45% 的患儿合并有心脏畸形,20% 染色体异常,30% 神经、泌尿生殖或消化道异常。Cantrell 五联症包括:脐膨出、膈疝、胸骨裂、心包缺损和心内畸形。对于这些患儿,包括超声心动图在内的全面的心血管检查是很有必要的。

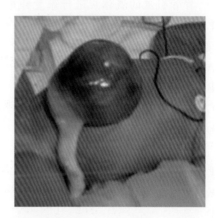

图 21.9　脐膨出的照片,膨出物表面覆盖着由腹膜和羊膜形成的一层膜

脐膨出可以分为小型脐膨出和巨大型脐膨出。小型脐膨出通常生后就能手术回纳,而包括肝脏膨出的、腹壁筋膜的缺损超过 4~6cm 的巨大型脐膨出的治疗是非常困难的。一般需要先等待至膨出物的囊膜表面上皮形成,数周甚至数月以后才进行缺损的修补。

病例 4

原本胎龄 30 周的早产男婴,由父母送来急诊,主诉是孩子哭闹不安,拒绝吃奶,无法安抚。患儿原来在 NICU 出院期间过程顺利。当你检查该婴儿时,你注意到他看起来很不舒服,右侧腹股沟区域有明显突起的包块,表面皮肤发红。

练习 4

问题

1. 最可能的诊断是什么?
   A. 鞘膜积液
   B. 左腹股沟疝
   C. 嵌顿的右腹股沟疝
   D. 未下降的睾丸

2. 引起该患儿疾病最可能的原因是什么?
   A. 未诊断出的十二指肠闭锁
   B. 肠管套入自己的肠管内
   C. 鞘突未能完全关闭
   D. 宫内肠系膜血管异常

3. 诊断之后,你成功回纳了腹股沟疝,接下来要做什么?
   A. 留院观察,直到患儿自行排便
   B. 出院回家,因为该缺损随着年龄增加能够自行闭合
   C. 计划 48 小时内外科手术
   D. 急诊手术

4. 几个小时后,护士跟你说患儿的腹股沟疝又出现了。你体检发现这回的疝没法再回纳进去。下一步该怎么处理?
   A. 放置胃管进行胃肠减压
   B. 紧急手术
   C. 继续观察,等到明晨再行手术
   D. 液体复苏,4~6 小时后再次尝试回纳

答案

1. C。
2. C。
3. C。
4. B。

腹股沟疝比较常见,是鞘突持续开放的结果。60% 的腹股沟疝发生于右侧,早产儿的发生率更高。如果疝囊内容物不能回纳入腹腔,则形成嵌顿疝,早产儿发生嵌顿疝的风险更高。如果婴儿发生腹股沟疝,即使能够自行回纳,也应视为急诊情况(Coran,2012)。小儿典型的腹股沟疝表现为外环处显著的突起或突入阴囊内(图 21.10)。如果早产儿出现呕吐,体检发现腹股沟肿块不能回纳,应考虑嵌顿性腹股沟疝。腹股沟包块表面紧张、水肿、发红或者原来可以回纳现在变成不可回纳,都应该考虑嵌顿疝。腹股沟疝是无法自愈的,必须通过手术进行修补。

一旦怀疑嵌顿性腹股沟疝,应尽快尝试回纳。因为疝内容物可以是肠管、膀胱、大小网膜或卵巢(女孩的话)。应尽快联系外科医生。尝试轻柔地以一定压力将疝内容物往疝环方向回纳。如果回纳成

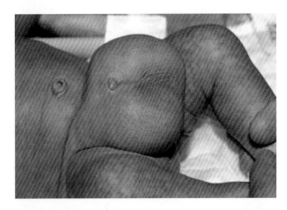

图 21.10 较大的疝,表面皮肤发红,外周皮肤有花斑

功,应在 48 小时内进行手术修补,否则容易再次嵌顿。如果回纳失败,即使在使用镇静剂的情况下回纳也不能成功,应该急诊手术(Arensman,2009)。

消化道急症

病例 5

出生体重 2.5kg,出生胎龄 32 周的新生儿,孕期除了羊水过多以外无其他并发症。生后第 1 天就出现胆汁性呕吐,但没有腹胀。腹部平片如图所示(图 21.11)。

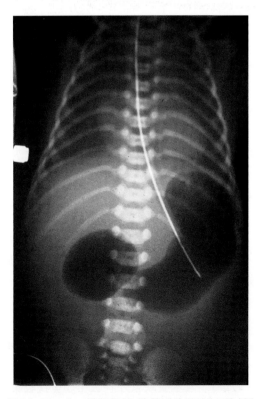

图 21.11 十二指肠闭锁,腹部平片显示"双泡征"

练习 5

问题

1. 下列哪个疾病会出现胆汁性呕吐?
   A. 肠狭窄
   B. 先天性巨结肠
   C. 肠旋转不良伴肠扭转
   D. 十二指肠梗阻
   E. 以上全部

2. 下一步怎么处理?
   A. 急诊手术
   B. 立即放置胃管减压
   C. 多次拍片,动态观察梗阻缓解的情况
   D. 胃管引流的液体应进行等量补充
   E. B 和 D

3. 这种情况和哪些疾病相关?
   A. 21-三体综合征
   B. 先天性心脏病
   C. 环状胰腺
   D. 以上全部

答案

1. E。
2. E。
3. D。

病例 6

生后 1 周的新生儿,之前健康,突然在喂奶后出现胆汁性呕吐。之前的排便功能正常。除了心率比较快,其他生命体征稳定。体检发现腹部饱满,没有其他显著的异常。置入胃管后抽出胆汁样液体。

练习 6

问题

1. 下一步该怎么做?
   A. 检查腹部超声,重点关注幽门
   B. 行上消化道造影
   C. 改为豆乳配方喂养
   D. 开始用质子泵抑制剂治疗胃食管反流

2. 该患儿最有可能是下列哪种疾病?
   A. 幽门狭窄
   B. 肠旋转不良伴中肠扭转
   C. 结肠闭锁
   D. 肠系膜上动脉综合征

答案

1. B。

2. B。

病例 7

出生体重 2.7kg 的婴儿,生后数小时内出现腹胀和胆汁性呕吐。生后还没有排过胎粪。腹部 X 片排除了肠旋转不良,但显示肠管扩张。

练习 7

问题

1. 48 小时后该患儿仍没有排出胎粪,下一步应进行哪一项影像学检查?

 A. 腹部 CT

 B. 钡灌肠造影

 C. 腹部超声

 D. 无须进一步检查,需要手术干预

2. 影像学改变见图 21.12。基于临床情况和影像学改变,最可能的诊断是什么?

 A. 先天性巨结肠

 B. 十二指肠闭锁

 C. 肛门闭锁

 D. 肠扭转

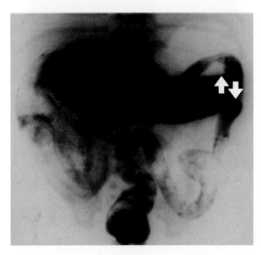

图 21.12 先天性巨结肠患儿下消化道造影显示结肠从近端至远端无神经节细胞节段的移行区(From Arensman RM:*Pediatric surgery*, ed 2, Texas, 2009, Landes Bioscience)

3. 如果钡灌肠造影显示未梗阻的小结肠,灌肠后不久患儿就开始排便,应考虑什么情况?

 A. 便秘,且随着生长能够缓解

 B. 胎粪栓塞综合征

 C. 空肠回肠闭锁

 D. 以上均不是

答案

1. B。

2. A。

3. B。

新生儿出现胆汁性呕吐的现象是病理性的,首先应该排除肠旋转不良,因为该疾病可危及生命。十二指肠球部远端存在梗阻就会引起胆汁性呕吐。腹胀和未排胎粪提示存在肠梗阻。新生儿期引起肠梗阻的主要原因包括肠闭锁、肠旋转不良伴扭转、胎粪性肠梗阻、胎粪栓塞综合征、先天性巨结肠及肛门闭锁。诊断的第一步应该仔细询问病史和体格检查,包括产前的病史以及异常的超声检查结果。

处理上首先应放置胃管进行胃肠减压,拍摄胸部 X 线片和腹部平片也是需要的,但是肠旋转不良的评估应选择上消化道造影。如果患儿存在胆汁性呕吐、胃肠减压后呈舟状腹、血流动力学不稳定,则有必要立即进行手术探查。如果患儿没有休克征象,且怀疑肠旋转不良,则应进行上消化道造影,若十二指肠和近端空肠位于脊柱左边,呈红酒开瓶器样螺旋状排列即可诊断(图 21.13)(Coran,2012)。

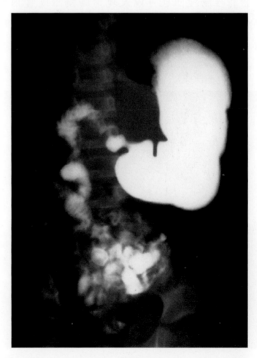

图 21.13 中肠扭转:上消化道造影显示十二指肠和近端空肠位于中线的左侧,呈红酒开瓶器样螺旋状排列(From Coran A:*Pediatric surgery*,ed 7,Philadelphia,2012,Elsevier Saunders)

不是所有的肠旋转不良都会发生肠扭转,但如果发生,应立即手术(Mattei,2011)。

　　十二指肠闭锁是相对常见的肠梗阻的原因,通常表现为胆汁性呕吐、喂养困难,但因为是高位的梗阻,腹胀并不常见。生后,随着气体的吞咽,腹部平片上出现病理性的"双泡征",即扩张的胃泡和十二指肠,远端的肠道缺乏充气(图 21.11)。并不需要急诊手术,可以等到检查完善,并处理完其他伴发的畸形(如先天性心脏病)后再安排手术。手术前需要胃肠减压和容量复苏。

　　逆行的下消化道造影可以更好地评估下消化道畸形,包括结肠的粗细、是否存在移行区等。如果下消化道造影显示明显的无神经节细胞的节段性移行区,则有助于先天性巨结肠的诊断(图 21.12)。即使造影发现移行区,依然需要直肠活检来确诊。下消化道造影也可能显示细小的结肠,这可能和小肠闭锁或胎粪性肠梗阻相关。约20%的囊性纤维化患者早期症状表现为胎粪性肠梗阻(Di Sant'Agnese and Davis,1976)。这些患儿下消化道造影显示结肠细小,腔内可见肥皂泡样的充盈缺损,这就是干结的胎粪,近端的肠管则是扩张的(图 21.14)。单纯胎粪性肠梗阻的治疗包括乙酰半胱氨酸或泛影葡胺灌肠。胎粪性肠梗阻也可以表现为肠梗阻或宫内肠穿孔导致腹膜炎。这被称为复杂性胎粪性肠梗阻,通常需要手术治疗。

　　相反,胎粪栓塞综合征是相对常见的结肠梗阻

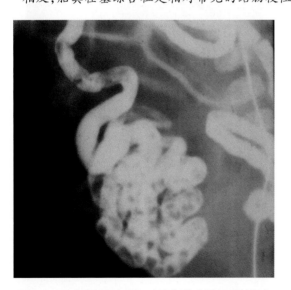

图 21.14　胎粪性肠梗阻:下消化道造影显示结肠细小,以及阻塞的胎粪导致的充盈缺损,近端肠管则扩张(From Mattei P:*Fundamentals of pediatric surgery*,New York,2011,Springer International Publishing)

的原因,一般刚开始时能够耐受喂养,生后 24~48 小时逐渐出现胆汁性呕吐。对于这些患儿,下消化道造影既可诊断,又可治疗,堵在乙状结肠处的大量胎粪常会在造影过程中排出体外。胎粪栓塞综合征的症状通常于 24 小时内缓解,无需其他干预便可重新开始喂养。

病例 8

　　胎龄 28 周,出生体重 850g 的新生儿,急诊剖宫产出生,因为呼吸窘迫需要 CPAP 支持,同时腹胀明显。体检发现腹部紧张,肠鸣音存在。在得到实验室检查结果后,你怀疑是 NEC,还拍了腹部平片和垂直侧位片(患儿侧卧,身体和床面垂直)(图 21.15)。

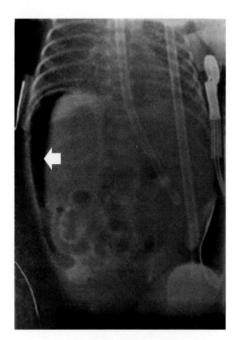

图 21.15　气腹(From Polin R:*Workbook in practical neonatology*,ed 3,2001,Elsevier Health Sciences Division)

练习 8

问题

1. 下一步怎么处理?
   A. 4 小时后复查腹部 X 片,观察病变是否进展
   B. 调整呼吸支持,降低通气的压力,因为腹胀可能是正压呼吸支持所致
   C. 请外科医生会诊

　　D. 以上全部

　　2. 需要手术干预的 NEC 患儿，引起远期并发症的主要原因是什么？

　　A. 短肠综合征

　　B. 反复腹部拍片所致的辐射暴露

　　C. 胃食管反流

　　D. 需要反复输注血小板

答案

　　1. C。

　　2. A。

　　坏死性小肠结肠炎（NEC）、自发性肠穿孔和胃穿孔是导致早产儿气腹的最常见原因。NEC 又是肠穿孔的最常见原因。NEC 常导致不同程度的炎症和血流动力学不稳定。治疗上，程度较轻的患儿需要肠道休息、抗生素和系列的检查，如果发生腹腔间室综合征则需要紧急手术减压。自发性肠穿孔通常炎症反应较轻，多见于接受皮质激素或吲哚美辛治疗的极低出生体重儿。胃穿孔可以是自发性的，也可能和放置鼻胃管的操作有关。和所有新生儿急诊一样，处理都是从 ABC 开始——评估气道（airway）、呼吸（breathing）、循环（circulation），建立静脉通路进行复苏。出现图 21.15 中这样的大量气腹时，应及时请外科会诊。

　　在该患儿中，必须手术干预，但手术的实施取决于患儿血流动力学的情况。如果情况很不稳定而无法耐受剖腹手术，或是体重非常小的早产儿，可以选择放置腹腔引流管，以排出腹腔内的气体和液体。一旦血流动力学稳定，可以考虑剖腹手术。对于没有气腹或较大体重的患儿，直接选择剖腹手术。应尽可能保留更多的肠管，如果剩余肠管过短，无法吸收足够的营养物质保证生长，就会导致短肠综合征，这是 NEC 远期并发症的最主要原因。

病例 9

　　产前 B 超发现骶尾部肿块，没有胎儿水肿，家长被叫过来进行产前咨询。

练习 9

问题

　　1. 产前咨询时，该患儿治疗上哪些问题很重要，需要重点讨论？

　　A. 可能需要剖宫产

　　B. 患儿可能会心力衰竭

　　C. 结合患儿年龄，恶性肿块的可能性很大

　　D. A 和 B

　　E. 以上全部

答案

　　1. D。

　　骶尾部畸胎瘤占所有儿童畸胎瘤的 70%，是新生儿最常见的性腺外肿瘤。心血管的分流可导致胎儿水肿，使病死率增加。骶尾部畸胎瘤通常表现为两种形式：产前或出生时发现显著的外在肿块（图 21.16），或在较大的婴儿或儿童发现隐藏在盆腔内的肿块。如果产前已经通过超声诊断，且肿块的大小超过 5cm，就需要剖宫产以避免难产和肿块破裂。伴有羊水过多、胎盘肿大、胎龄 <30 周的患儿预后较差。通过充分的产前评估和分娩计划，宫内诊断的生存率可以超过 90%（Coran，2012）。骶尾部畸胎瘤的并发症包括高输出性心力衰竭、DIC、瘤体破裂或出血。

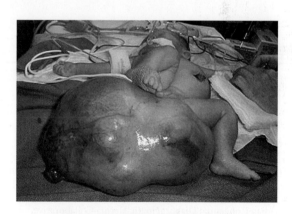

图 21.16　骶尾部畸胎瘤的婴儿照片

　　骶尾部畸胎瘤是基于肿瘤所在位置进行分类的（图 21.17）。Ⅲ型和Ⅳ型完全位于骶前，没有体外的肿块。对于这类隐藏在体内的肿块，恶性的比例较高。术前应该通过超声、CT、MRI 等影像学检查来评估盆腔或腹部受累的程度以及肿块相关的血管情况。如果患儿情况允许，一般在新生儿期进行肿块切除术。

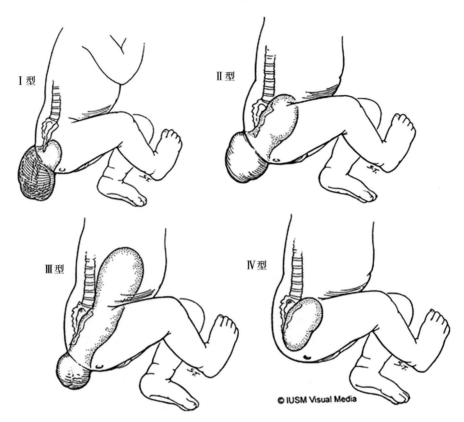

图 21.17   骶尾部畸胎瘤的分型。Ⅰ型肿瘤完全位于体外，Ⅱ型以体外为主，部分延伸至体内，Ⅲ型部分体外可见但大部分位于盆腔或腹腔内，Ⅳ型完全位于体内骶前部位（From Coran A：*Pediatric surgery*，ed 7，Philadelphia，2012，Elsevier Saunders，IUSM Visual Media）

（马晓路 译）

推荐阅读

Akinkuotu AC, Coleman A, Shue E, et al. Predictors of poor prognosis in prenatally diagnosed sacrococcygeal teratoma: a multiinstitutional review. *J Pediatr Surg*. 2015;50(5): 771-774.

Arensman R. *Pediatric Surgery*. 2nd ed. Austin, TX: Landes Bioscience; 2009.

Bianchi D, Crombleholme T, D'Alton M. *Fetology. Diagnosis and Management of the Fetal Patient*. 2nd ed. New York: McGraw-Hill; 2000.

Canadian Congenital Diaphragmatic Hernia Collaborative, Puligandla PS, Skarsgard ED, et al. Diagnosis and management of congenital diaphragmatic hernia: a clinical practice guideline. *CMAJ*. 2018;190(4):E103-E112.

Coran A. *Pediatric Surgery*. 7th ed. Philadelphia, PA: Elsevier Saunders; 2012.

Coren ME, Madden NP, Haddad M, Lissauer TJ. Incarcerated inguinal hernia in premature babies—a report of two cases. *Acta Paediatr*. 2001;90(4):453-454.

Di Sant'Agnese PA, Davis PB. Research in cystic fibrosis (first of three parts). *N Engl J Med*. 1976;295(9):481-485.

El Mhabrech H, Ben Hmida H, Charfi H, Zrig A, Hafsa C. [Prenatal diagnosis of abdominal wall defects]. *Arch Pediatr*. 2017;24(10):917-924.

Fawley JA, Abdelhafeez AH, Schultz JA, et al. The risk of midgut volvulus in patients with abdominal wall defects: a multi-institutional study. *J Pediatr Surg*. 2017;52(1):26-29.

Hirose S, Farmer DL. Fetal surgery for sacrococcygeal teratoma. *Clin Perinatol*. 2003;30(3):493-506.

Jancelewicz T, Vu LT, Keller RL, et al. Long-term surgical outcomes in congenital diaphragmatic hernia: observations from a single institution. *J Pediatr Surg*. 2010;45(1):155-160, discussion 160.

Mattei P. *Fundamentals of Pediatric Surgery*. New York: Springer International Publishing; 2011.

Parolini F, Bulotta AL, Battaglia S, Alberti D. Preoperative management of children with esophageal atresia: current perspectives. *Pediatric Health Med Ther*. 2017;8:1-7.

Polin R. *Workbook in Practical Neonatology*. 3rd ed. Philadelphia, PA: Elsevier Health Sciences Division; 2001.

Sabiston textbook of surgery: the biological basis of modern surgical practice, Philadelphia, PA: Elsevier Saunders; 2004.

Saraç M, Bakal Ü, Aydın M, et al. Neonatal gastrointestinal perforations: the 10-year experience of a reference hospital. *Indian J Surg*. 2017;79(5):431-436.

Sydorak RM, Harrison MR. Congenital diaphragmatic hernia: advances in prenatal therapy. *Clin Perinatol*. 2003;30(3):465-479.

Townsend C, Beauchamp RD, Evers BM, Mattox KL. *Sabiston Text-Book of Surgery: The Biological Basis of Modern Surgical Practic*. 20th ed. Philadelphia, PA: Elsevier Saunders; 2017.

第 22 章

坏死性小肠结肠炎

Lauren Astrug　Erika Claud

简介

在新生儿重症监护室（NICU）的患儿会面对不少可怕的疾病，这些疾病显著增加死亡率和并发症发生率。大部分这样的疾病尚未得到足够的认识，包括它们的病因、诊断、治疗方法。其中，新生儿坏死性小肠结肠炎（necrotizing enterocolitis，NEC）就是这样的一种疾病，它主要发生于早产儿，引起肠道坏死。NEC 的发生与胎龄和出生体重密切相关，胎龄越小，出生体重越低，NEC 的发生率越高。出生体重 500g 至 1 500g 的早产儿中，该病发生率为 7%（Neu，2014）。肠管累及的范围、疾病的严重程度和并发症决定了 NEC 的病死率（Lin，2006）。根据疾病的严重程度，有一系列的诊断标准和治疗方法。除了短肠综合征、需要长期肠外营养等合并症，存活患儿神经系统发育不良结局的风险也会增加（Sharma and Hudak，2013）。正是因为全世界范围对 NEC 的认识不足，针对 NEC 的研究很多，包括预防该疾病的措施。

病例 1

男婴 MD，胎龄 27 周，出生体重 1 400g，因胎膜早破 4 天，担心胎盘早剥行剖宫产娩出。母亲孕期并发症包括：免疫性血小板减少症，因子 V 莱登突变，吸烟，轻度哮喘以及妊娠糖尿病。分娩前母亲接受了抗生素以及完整疗程的产前皮质激素。1 分钟 Apgar 评分为 5 分，5 分钟 Apgar 评分为 9 分。生后因为呼吸衰竭需要气管插管，因为早产、呼吸窘迫综合征、需要进行败血症的评估以及营养支持而被送入 NICU。他接受了 3 剂肺表面活性物质，2 天的抗生素治疗。血培养结果阴性。2 周后他撤离了呼吸

机，但仍需要吸入气氧浓度 30% ~ 40% 的高流量鼻导管支持。生后第 2 天开始低剂量肠内营养，一开始的喂养量为母乳 20mL/（kg·d），缓慢加量，2 周达全肠内营养 150mL/（kg·d），用强化至 24kcal/oz 的母乳。

生后第 14 天，他出现了腹胀，查体时有压痛和肌紧张，6 小时内他的腹围增加了 4cm。他出现呕吐一次，呕出物不含胆汁和血性液体，肠鸣音减弱。

练习 1

问题

1. 评估该新生儿的体征和症状应采取的下一步措施是什么？

    A. 腹部超声

    B. 电解质

    C. 上消化道造影

    D. 腹部 X 线检查

答案

1. D。接下来应获取腹部 X 线片以评估肠道情况。腹部 X 线检查非常有效，可以明确肠管的变化，包括肠管扩张，肠壁增厚以及膈下游离气体。腹部 X 线检查是明确肠壁积气的金标准，肠壁积气通常提示 NEC。

病例 1（续）

肠内喂养暂停，完成败血症的评估检查，并且拍摄腹部平片。实验室检查提示白细胞总数为 13.6×10^9/L，其中成熟中性粒细胞占 25%，杆状核中性粒细胞占 29%。血红蛋白浓度为 120g/L，血小板 332×10^9/L。C 反应蛋白（CRP）< 3mg/L。血培养已送检，并开始万古霉素和庆大霉素的治疗。动脉血气，

乳酸和电解质均在正常范围内。腹部平片显示弥漫性肠管扩张，右下和左下象限可见肠壁积气，并伴有门静脉积气（图 22.1）。根据这些结果，他开始禁食，并开始用鼻胃管进行胃肠减压，低负压间歇性吸引，并且请外科会诊。

不同的症状和体征，并不局限于胃肠道系统，这可能会使诊断变得困难。尽早发现很重要，如果对 NEC 有任何怀疑，应立即开始诊断性检查。

病例 1（续）

尽管进行了快速干预，包括停止肠内喂养并开始静脉营养，胃肠减压，抗生素覆盖和腹部 X 线系列检查，但在诊断 NEC 的两天后，该婴儿出现了反复发作的呼吸暂停，持续性氧饱和度下降，需要持续气道正压通气（CPAP）支持，很快升级到气管插管呼吸机支持。插管前，动脉血气提示明显的混合性呼吸性和代谢性酸中毒（pH 6.98，PCO_2 62mmHg，PaO_2 47mmHg，HCO_3^- 14.6mmol/L，BE −17mmol/L）。其他实验室检查提示血小板明显减少（血小板 36×10^9/L），血红蛋白下降至 100g/L 以及白细胞减少（3.4×10^9/L），成熟中性粒细胞占 35%，杆状核中性粒细胞占 32%。插管后体格检查发现腹部呈青蓝色，腹胀明显，肠鸣音未闻及。腹部 X 线检查显示肠祥固定（图 22.2）。由于临床症状恶化，他接受了剖腹手术。术中发现中段小肠和回肠末端局部坏死，切除这两个坏死部分，并进行空肠造口术，等待患儿恢复。

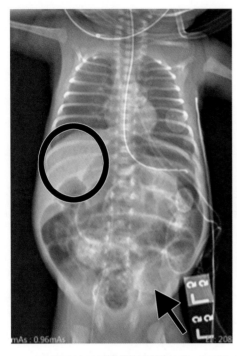

图 22.1　腹部平片显示弥漫性肠管扩张，右下和左下象限可见肠壁积气，并伴有门静脉气体（黑色圆圈）

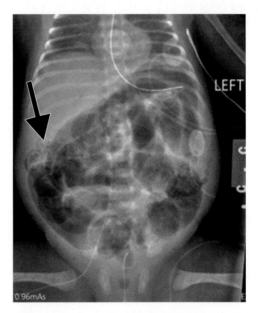

图 22.2　腹部平片显示持续的肠管扩张，充气异常，肠壁积气（箭头），现在多个肠祥固定

练习 2

问题

1. 下列哪种情景最应怀疑 NEC？
   A. 一名 23 周的早产儿，5 天，未开奶，鼻胃管有胆汁性引流物
   B. 一名足月儿，2 天，有腹胀和压痛，无大便排出
   C. 一名 28 周的早产儿，生后 3 周，腹胀和皮肤变色，近期有多次少量非胆汁性呕吐，大便正常
   D. 一名 24 周的早产儿，生后 5 周，患有呼吸衰竭，尿量明显减少，低血压以及先前有尿路感染史

答案

1. C。NEC 通常发生于已经开始肠内喂养的早产儿。临床上，他们可能开始表现出对喂养不耐受以及腹部查体异常。可能会出现血便，但也可能发生了 NEC 而大便还是正常的。NEC 会表现出一些

练习 3

问题

1. 下列哪种临床症状是 NEC 继发的腹胀所致？

A. 呼吸暂停,氧饱和度下降,尿量减少

B. 体温不稳定,无大便排出

C. 反复呕吐,血便

D. 尿量增加,低血压

答案

1. A。腹胀会导致膈肌的压力增加,新生儿肺容量减少,并导致呼吸衰竭。随着腹胀加剧,会发展成腹腔间室综合征,导致尿量减少。

临床表现

NEC 发生的时间因胎龄而异。NEC 在最不成熟的早产儿相对发病较晚,发病高峰为纠正胎龄 29~32 周(Patel et al.,2017)。NEC 表现形式多样,仅凭临床表现难以诊断。影像学检查结果有助于诊断。新生儿可以表现出广泛的症状,例如呼吸暂停,氧饱和度不稳定,体温不稳定。更多特异性胃肠道症状包括腹胀和/或腹壁变色,喂养不耐受和血便(Lin and Stoll,2006;Sharma and Hudak,2013;Patel et al.,2017;Palleri et al.,2017)。很多时候症状是非特异性的,需要进一步检查。在 NEC 的早期阶段,细微的症状可能使临床医生难以确定 NEC 的诊断,因此应考虑进行影像学检查评估(Patel et al.,2017)。NEC 是多因素致病的,具体病因尚未明确,但胃肠道黏膜内层受到损伤并且出现炎症反应,导致黏膜屏障破坏和肠坏死(Palleri et al.,2017)。

在 20 世纪 70 年代,一名外科医生发明了一种 NEC 诊断标准,这是根据疾病的临床严重程度来定义的,被称为"Bell 标准",目的是帮助一线临床医生确定何时需要手术(Bell et al.,1978)。Bell 标准根据全身症状、胃肠道症状和影像学检查结果将临床表现按照严重程度分类(Lin and Stoll,2006;Bell et al.,1978)。这一诊断标准已经使用了数十年,但是由于早产儿的生存率上升,太多的新生儿按照 Bell 标准诊断为 Ⅰ 期 NEC,而实际上并没有发生 NEC(Bell et al.,1978)。Ⅰ 期 NEC 症状包括呼吸暂停、心动过缓或氧饱和度下降。这些症状在新生儿很普遍,并不总是与 NEC 相关。该标准已经被修改过一次,但并未使 NEC 的实际诊断变得容易(Walsh and Kliegman,1986)。应评估有可疑 NEC 相关体征的新生儿,因为 NEC 可以在短时间内迅速导致原本稳定的新生儿死亡。

病例 2

男婴 LW,胎龄 23 周,出生体重 500g,因为晚期宫颈扩张和臀位剖宫产出生。母亲孕期无殊,产前接受了一个疗程的皮质激素治疗,还因为不明确是否存在 B 族链球菌(GBS)感染而接受了青霉素治疗。胎膜在分娩过程中破裂。1 分钟、5 分钟 Apgar 评分分别为 4 分和 7 分。由于呼吸衰竭,他在出生时立即气管插管,并且在最初几天接受了 3 剂肺表面活性物质。第 6 天,他的呼吸窘迫症状更加严重,从气管导管里涌出了血性液体,因为肺出血他接受了肾上腺素治疗。24 小时内他的临床症状得到了改善,并最终在 2 个月时撤离了呼吸支持。

生后第 3 天,他开始用母乳进行肠内喂养;然而,数周之后,他表现出喂养不耐受,奶量不能增加。他发生过几次腹胀伴呕吐,但在这些发作期间他从未出现过肠壁积气。

生后第 90 天,他再次出现了腹胀,并且这次伴有嗜睡。他的腹围从 32cm 增加到 37cm,腹壁紧张坚硬。由于多次呼吸暂停和心动过缓,需要气管插管正压通气。实验室检查发现白细胞减少至 $3.3 \times 10^9/L$,杆状核中性粒细胞占 9%,血小板为 $371 \times 10^9/L$,血红蛋白浓度为 100g/L,CRP<3mg/L,并送检了血培养。腹部平片和水平侧位片均显示了明显的膈下游离气体(图 22.3 和图 22.4)。腹部平片证

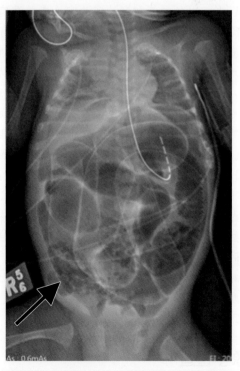

图 22.3　腹部平片显示肠管明显扩张和拉长的肠襻,肠壁增厚和肠壁积气(箭头)

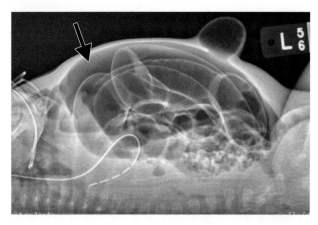

图 22.4　腹部水平侧位片显示腹膜腔内有大量游离空气（箭头），肠管扩张并伴肠壁积气

实了气腹伴有肠壁积气和广泛肠管扩张。该患儿开始禁食、胃肠减压，开始抗生素治疗，并请外科会诊。

练习4

问题

　　1. 下列哪项实验室检查可能有助于 NEC 诊断？
　　A. 电解质，血尿素氮（BUN），肌酐
　　B. 全血细胞计数
　　C. 动脉血气
　　D. 乳酸，C 反应蛋白（CRP）
　　E. 以上全部

答案

　　1. E。NEC 发病初期的实验室检查并没有特异性。除了体格检查和影像学检查外，上述所有实验室检查都有助于提供额外的临床数据。电解质、BUN 和肌酐可以提供有关液体平衡状态和肾功能的信息，并有助于液体复苏和管理。随着 NEC 进展，患儿可表现出白细胞减少或白细胞增多，血细胞比容下降和/或血小板减少。这些都继发于炎症反应和/或感染。肠坏死、全身灌注不良导致乳酸性酸中毒，因此动脉血气表现为显著的代谢性酸中毒；严重的腹胀阻碍了膈肌的运动，导致通气不足，因此动脉血气也可出现呼吸性酸中毒。CRP 是一种非特异性的炎症标记物，当 NEC 发生时可能会升高。但是该病例的 CRP 是在正常范围内。

　　对于 NEC，没有特异性的实验室检查，但上述检查有助于 NEC 的诊断并指导重症患儿的支持性治疗。

影像学检查

　　影像学检查依据不同严重程度可表现为非特异

性的局灶性改变或广泛的腹部受累。当存在黏膜损伤时，NEC 的病理征象是黏膜下气体或肠壁积气（Battersby et al.，2017）。健康的肠管整体表现为马赛克式的充气模式。如果这种充气模式消失并且肠袢变长，尤其是合并异常腹部体征时，则是十分令人担忧的（Siegle et al.，1976）。肠管延长和扩张可能是局灶性的，也可能涉及大部分肠道，这通常与肠梗阻有关。所累及的扩张肠管数量与 NEC 的严重程度相关（Daneman et al.，1978）。

　　当肠管充气模式变得不对称，并且扩张的肠管变得"固定"或在一系列图像中位置不变时，很可能发生了肠管坏死（Epelman et al.，2007）。单纯的肠管扩张不是 NEC 的特异性征象，而肠壁积气则是确诊 NEC 的重要征象。肠壁变薄和炎症使肠腔内气体突破黏膜，进入黏膜下层，导致肠壁积气。然后，黏膜下气体可以延伸入肠壁静脉并进入门静脉系统，在腹部平片中表现为门静脉积气（Siegle et al.，1976；Daneman et al.，1978；Epelman et al.，2007）。

　　在重症 NEC，坏死肠管穿孔后肠腔内的气体充满腹腔（Nowicki，2005）。患儿垂直于床面的左侧卧位片上靠近肝脏边缘处容易看到腹腔内的游离气体，或者充满了腹腔和膈肌下方的游离气体使镰状韧带显影，而在腹部平片上出现"足球征"（Yajamanyam et al.，2014；Faingold et al.，2005；Lok et al.，2018）。建议每 6 ~ 8 小时进行一次影像学检查，因为受累肠管的变化非常快，而新出现的征象可以通过 X 线片识别。连续的影像学检查和一些特征性的变化可以判断 NEC 的进展。最好能够尽早识别 NEC，并防止其进展为全肠坏死。

　　当存在典型的影像学改变时，腹部 X 线检查已成为诊断 NEC 的金标准。最近，越来越多地应用腹超声来诊断 NEC。2005 年，发表了第一个应用彩色多普勒超声评估新生儿肠管活力的研究。Faingold 等明确了健康新生儿的胃肠道特点，包括肠壁厚度、回声、蠕动和灌注特点（Faingold et al.，2005）。2015 年 Staryszak 等的研究通过超声观察 NEC 肠壁的回声、肠壁厚度的改变，以及肠壁积气、门静脉积气、气腹和腹腔积液。他们还研究了肠壁灌注受损区域的改变（Faingold et al.，2005；Staryszak et al.，2015）。

确定受累肠管的部位有助于 NEC 的手术治疗（Staryszak et al.，2015）。腹部超声检查的缺点是肠管内大量的气体可能影响观察，另外缺乏有经验的技师、不能及时完成超声检查、患儿的临床情况等都有可能制约腹部超声的应用（Lok et al.，2018）。目前腹部 X 线片仍然是标准的检查方法，但是随着进一步的研究，另外的检查方法可能会涌现。

病例 2（续）

因气腹需要立即手术。由于全部肠管扩张和临床症状恶化，施行了剖腹探查手术。术中发现内疝形成，回肠远端多处穿孔。总共切除了 32cm 的肠管，以期挽救剩余的未受累的肠管。剩余肠管放入肠袋中，该患儿在新生儿重症监护室（NICU）中接受容量复苏。

术后，该患儿继续需要容量复苏，包括液体、血液制品和升压药。肠袋中的肠管变色并发绀。外科医生拆除了肠袋，发现了更多坏死的肠管。不幸的是，第二次手术中发现剩余肠管已经没有挽救的余地了。

练习 5

问题

1. 腹部 X 线片上的哪些征象提示需要手术治疗？
    A. 肠壁积气
    B. 肠壁增厚
    C. 全肠扩张
    D. 膈下游离气体
2. 下列哪种情况发生 NEC 的风险更高？
    A. 配方奶喂养
    B. 需要长时间的呼吸支持
    C. 剖宫产
    D. 出生体重

答案

1. D。膈下游离气体表明肠坏死引起肠穿孔。不进行手术干预，肠管将继续漏气并且气腹加剧。新生儿将会发展为腹腔间室综合征，并且临床症状恶化。需要通过手术释放游离气体，以挽救未受累的肠管。

2. D。关于 NEC 的危险因素有很多讨论。出生体重是主要的危险因素。出生体重越低，发生 NEC 的风险越高。与小胎龄相关的低出生体重增加了 NEC 的风险，因为该疾病与肠道发育不成熟有关。胎儿生长受限的婴儿发生 NEC 的风险很高。胎儿生长受限由宫内胎盘功能障碍所致，导致胎儿心输出量重新分布，尽量保证大脑、肾上腺和心脏的血流，这可能使婴儿出生后肠道功能更容易受损（Bozzetti et al.，2013）。

发病机制

由于 NEC 的诊断可能有所不同，因此了解该疾病的发病机制可能非常困难，并且是多因素影响的。NEC 最常见于胎龄小于 32 周的新生儿，生后数周并且已经接受肠内喂养（Gordon et al.，2012）。早产是最主要的危险因素，因为肠道的不成熟和心脏、呼吸系统和免疫系统的发育不成熟会导致肠黏膜的缺氧缺血性损伤（Esposito et al.，2017）。这些因素可能导致炎症级联反应，并最终发生肠管坏死（Lok et al.，2018；Bozzetti et al.，2013；Gordon et al.，2012；Esposito et al.，2017）。未成熟肠管本身蠕动弱，黏膜层菲薄，免疫系统原始，从而导致肠管没有强大的屏障功能。缺乏保护性屏障的肠道使肠腔内细菌渗出到肠腔外（Esposito et al.，2017；Oddie et al.，2017）。很多研究认为，肠内喂养的引入在 NEC 的发生中起着重要作用，因为 NEC 并不发生于宫内胎儿，而且在开始肠内喂养前也很少见（Esposito et al.，2017）。

肠内喂养可能改变新生儿的肠道微生态。肠内喂养量和加奶速度在 NEC 的发生中起着重要作用。然而，2017 年的 Cochrane 综述评估了缓慢加奶和 NEC 发生率、新生儿死亡率和并发症发生率的关系。最终，现有数据并没能证实 15~20mL/（kg·d）加奶速度可以降低 NEC 的发生率或减少超未成熟儿的死亡风险（Oddie et al.，2017）。许多新生儿中心一直致力于改善其喂养方案，包括生后早期微量喂养来优化新生儿营养，促使生后 2~3 周内达到全肠内喂养。许多中心发现母乳喂养后 NEC 的发病率下降（Patel et al.，2017；Talavera et al.，2016），这可能有助于肠道微生态中有益菌的生长，并建立新生儿肠道免疫系统（Talavera et al.，2016）。

肠道微生态是肠道中"好"细菌和"坏"细菌之间的平衡,它们共生并创造一个健康的环境。当微生态发生变化时,就会发生菌群失调,造成环境失衡。很多理论认为 NEC 的发生是因为出现了新生儿肠道菌群失调,导致炎症而削弱了肠道屏障功能(Patel and Underwood,2018)。开始肠内喂养、应用配方奶、抗生素和改变胃肠道酸碱度的药物都可能会导致菌群失调(Talavera et al.,2016;Patel and Underwood,2018;Jilling et al.,2006)。早产儿和足月儿的肠道菌群有所不同。足月儿有大量有益的共生细菌,例如双歧杆菌,而早产儿的益生菌则较少(Patel and Underwood,2018;Jilling et al.,2006)。当肠道菌群没有共生或不断变化,致病菌过度生长,就为 NEC 的发生提供了有利环境(Underwood et al.,2015)。直至今天,仍有大量关于肠道微生态及其在 NEC 发生中的重要作用的研究。通过益生菌来维持或改善早产儿的肠道微生态以预防 NEC 是新生儿领域的研究热点,我们将在后面讨论。

治疗策略

NEC 的发展在新生儿之间可能会有所不同。治疗取决于临床状况、严重程度和肠管受累范围。在 NEC 的早期阶段,细微的症状可能使 NEC 早期诊断变得很困难,从而延误治疗。临床医生主要采用肠道休息、胃肠减压、抗生素覆盖以及管理代谢紊乱和血流动力学失调(电解质异常,必要的液体复苏,呼吸支持)等治疗策略(Thompson and Bizzarro,2008)。根据体格检查和影像学改变,内科治疗通常包括 10~14 天的肠道休息、静脉营养支持和抗生素覆盖。应密切监测患儿是否腹胀加剧,腹壁皮肤变色,少尿,电解质异常和新的呼吸道症状(包括呼吸暂停和/或氧饱和度不稳定)(Gupta and Paria,2016)。通常,临床医生会在 NEC 的急性期频繁进行影像学检查,以进行诊断,评估肠道受累情况,判断气腹。当新生儿对内科保守治疗无反应或发生气腹时,应考虑手术干预。出现气腹以及明确的临床状况恶化是外科手术的指征(Thompson and Bizzarro,2008;Downard et al.,2012)。

需要手术的 NEC 是严重的胃肠道疾病,通过手术切除坏死肠管,同时最大程度地保留有活力的肠管。手术干预的唯一绝对指征是肠穿孔导致的气腹,这可以通过影像学检查来明确(Shulhan et al.,2017)。如果内科治疗后患儿仍出现临床症状的恶化,也可能需要手术治疗。手术方式包括放置腹腔引流管或剖腹探查术(Siggers et al.,2011)。腹腔引流术的应用存在争议。将烟卷式引流管放置于腹腔内,从而引流腹腔内的肠内容物和气体,达到腹腔减压和预防腹腔间室综合征的目的(Henry et al.,2005)。很多时候,这个操作可以在床边进行。这被认为是用于稳定危重患儿的暂时性干预措施,为下一步剖腹探查术做准备(Hackam et al.,2010)。

另一方面,剖腹探查术的目的是切除坏死的肠管。手术干预很大程度上取决于肠管累及的范围。NEC 受累肠管的范围相差很大,从局灶性肠穿孔,到小于 50% 的多灶性肠管坏死,到 75% 甚至更多的全肠坏死(Papillon et al.,2013)。当全肠坏死时,内科、外科都无法对其进行治疗,应考虑放弃治疗(Kim and Albanese,2006;Papillon et al.,2013)。尽管最初就进行了剖腹手术,该疾病仍有可能进展。很多时候会累及更多肠管,患儿需要二次手术,以切除更多坏死肠管(Papillon et al.,2013)。术后会继续进行抗生素治疗。目前尚无研究评估术后重新开奶的时机。重新开奶的时机需结合患儿的临床状况和肠道状况综合考虑。即使内科外科尽了最大努力,NEC 的死亡率和并发症发生率依然很高(Robinson et al.,2017)。

新生儿结局

NEC 是一种灾难性疾病,极大地影响了新生儿的生长发育。患有 NEC 的新生儿比没有 NEC 的新生儿住院时间更长,出院前死亡率更高(Lin and Stoll,2006;Robinson et al.,2017;Blakely,2005;Pike et al.,2012)。该病的并发症发生率很高,包括术后并发症,如感染、伤口裂开和肠狭窄。这些会导致肠道禁食时间延长,肠内营养延迟,愈合时间更长,以及由于肠狭窄而难以达到全肠内喂养,从而影响新生儿的生长(Blakely et al.,2005;Pike et al.,2012)。随着更多的研究和更高的新生儿生存率,NEC 患儿远期随访资料显示神经发育迟缓的发生率也更高。2012 年,一项大型研究 OR-ACLE 发现与没有 NEC 病史的儿童相比,曾经的 NEC 患儿儿童期发生功能障碍的风险更高（Ostlie et al., 2003）。NEC 患儿存活后具有较高的并发症风险。

病例 3

婴儿 OL，出生体重 2 500g，孕 40 周的双绒双羊双胎之一，阴道分娩出生。孕期无特殊病史。1 分钟、5 分钟 Apgar 评分分别为 5 分和 9 分。婴儿留在母亲身边，并开始母乳喂养。生后 9 小时，该婴儿发生两次呕吐，淡绿色，量多，伴有明显的腹围增加以及腹胀。

练习 6

问题

1. 足月儿出现胆汁性呕吐。你下一步应该怎么做？

　　A. 送检血培养

　　B. 上消化道造影

　　C. 剖腹探查术

　　D. 开始应用抗生素

答案

1. B。足月儿发生胆汁性呕吐是临床急症。胆汁性呕吐可能是肠梗阻的征兆，最常见的原因是肠旋转不良伴或不伴肠扭转。肠旋转不良伴肠扭转很快导致肠坏死，因此需要立即进行评估。上消化道造影利用对比剂来突显胃肠道，明确是否存在肠旋转不良。足月儿呕吐的其他原因包括肠闭锁、肠重复畸形、腹部肿块和 NEC。临床上应插入胃管进行胃肠减压，禁食，以及静脉补液。

该患儿暂时停止喂养，并开始接受静脉营养。腹部平片显示远端结肠少量气体。实验室结果提示白细胞计数为 $26×10^9/L$，成熟中性粒细胞占 70%，杆状核中性粒细胞占 6%。血红蛋白浓度为 160g/L，血小板为 $320×10^9/L$。CRP<1mg/L，电解质在正常范围内。插入胃管进行胃肠减压。上消化道造影的目的是排除肠旋转不良，但复查腹部 X 线片显示散在的肠壁积气（图 22.5）。血培养已送检，并开始使用氨苄西林和庆大霉素。

由于新发现的肠壁积气，随后进行了系列的平片和左侧卧位片检查，发现肠壁积气持续存在但没有出现气腹。外科会诊并建议继续保守治疗。生后第 3 天，腹部影像学检查显示肠壁积气消失。该婴儿总共接受了 10 天的抗生素治疗，并禁食 14 天。

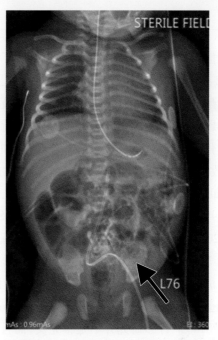

图 22.5　腹部 X 线片提示左上象限和左下象限出现持续性肠壁积气（箭头）

在此过程之后重新开奶，缓慢加奶。

足月儿 NEC

足月儿 NEC 的发展过程可能与早产儿 NEC 完全不同。足月儿 NEC 的发病时间要早得多，通常在生后最初几天到生后一周内出现（Bozzetti et al., 2013；Lambert et al., 2007）。在所有 NEC 病例中，足月儿仅占 10%。通常认为是肠系膜缺血引发炎症级联反应，从而导致完全性肠坏死或 NEC。引起肠道缺血的诱因包括宫内或分娩过程中的缺氧缺血事件，绒毛膜羊膜炎，红细胞增多症，先天性心脏病（尤其是左心梗阻性病变），加奶速度过快或加奶量过多（Lambert et al., 2007；McClure and Newell, 1999）。足月儿发生 NEC 时的临床表现与早产儿可能有所不同。对于足月儿来说，喂养不耐受或腹胀可能是唯一的临床症状（Lambert et al., 2007）。与早产儿相比，足月儿 NEC 的病死率要低得多，而且发病率低于早产儿 NEC（Lambert et al., 2007；McClure and Newell, 1999）。通常，足月儿 NEC 对保守治疗反应较好，很少需要手术干预（McClure and Newell, 1999）。尽管其发生率低，但只要足月婴儿出现可疑的 NEC 症状和体征，就应考虑该诊断。

预防

根据NEC发病机制的多种理论,开展了很多关于NEC预防措施的研究。谨慎的喂养策略、母乳喂养代替配方奶、益生菌应用是新生儿领域最具争议性的话题。在极低出生体重儿中尽早开奶旨在通过提高消化酶的活性、促进消化激素分泌、增加肠管血流量、改善肠道动力来增强新生儿的肠道功能(Morgan et al.,2011)。许多研究表明开奶时间、奶量和加奶速度与NEC的发生没有显著相关性(Schanler et al.,2005)。与配方奶相比,母乳和/或捐赠母乳能降低NEC的发生率(Donovan,2006)。母乳具有保护性成分,例如免疫球蛋白、益生元和益生菌,它们可能会整体上改善新生儿的肠道菌群(Berrington et al.,2014)。许多研究并不是很完美,而且单纯依靠母乳喂养并不能消除NEC,因此需要进行更多翔实的研究来证明这些理论(Donovan,2006;Berrington et al.,2014)。

如前所述,肠道菌群在维护有活力的肠道环境中扮演着重要角色。当肠道菌群发生改变时,新生儿发生NEC的风险可能会更高。细菌的共生能平衡有益菌和有害菌。肠道内有超过100万亿的微生物,其中大部分位于回肠远端和结肠(Chassard et al.,2014)。微生物在整个生命过程中都在发生变化,肠内喂养、饮食与营养结构、药物、疾病和其他暴露因素都会对肠道菌群产生影响(Madan et al.,2012)。当环境受到某些因素(如抗生素)的影响时,致病菌可能会替代原来的肠道菌群。

大量研究证实新生儿肠道菌群的失调会增加NEC的风险。将不同新生儿的肠道微生物进行比较,发现个体间存在惊人的差异(Madan et al.,2012;Gritz and Bhandari,2015)。甚至婴儿的分娩方式(阴道分娩或剖宫产)也会导致不同的细菌定植于肠道。经阴道分娩的婴儿肠道菌群中已鉴定出乳酸杆菌和普雷沃菌属,而剖宫产的婴儿肠道菌群中梭状芽孢杆菌、葡萄球菌和棒状杆菌占优势(Gritz and Bhandari,2015;Repa et al.,2015)。此外,早产儿肠道蠕动较弱,缺乏成熟的免疫系统,并经常暴露于各种不利因素,包括抗生素、肠内喂养延迟或禁食以及医源性感染等,从而形成了不同于健康足月儿

的肠道菌群(Repa et al.,2015)。肠道菌群失调后致病菌占优势,导致不健康的肠道环境,炎症反应活跃,肠道屏障功能破坏,从而可能导致NEC发生(Madan et al.,2012;Gritz and Bhandari,2015;Repa et al.,2015;Blackwood et al.,2017)。需要进一步研究以了解新生儿微生态以及导致NEC发生发展的步骤。

鉴于不平衡的肠道菌群可能导致NEC的理论,很多人认为,通过有益菌使微生物保持共生状态可能预防该疾病的发生。在健康新生儿的肠道微生物中都发现了高浓度的嗜酸乳杆菌和双歧杆菌,它们都是有益菌。一般认为,益生菌可以通过改善肠动力,增强肠道免疫功能,防止致病菌过度繁殖来维持肠道健康(Martin and Walker,2008)。口服益生菌可能会占据新生儿正在形成的肠道菌群,并有益于宿主,改善肠道健康(Martin and Walker,2008;Lau and Chamberlain,2015)。

已经完成了多项研究并证实了上述理论,但是直接给予益生菌可能会对免疫功能缺陷的新生儿造成伤害。在新生儿中使用益生菌的活菌制剂可能会引起该病房中其他新生儿的交叉感染,从而使整个病房内的发病率和死亡率上升(Lau and Chamberlain,2015)。不同制造商生产的益生菌菌株浓度也有所不同,这可能对新生儿非常有害(Martin and Walker,2008;Lau ad Chamberlain,2015)。需要更多的研究来确定确切的浓度、最佳菌株和给药时机,综合所有因素才能建立健康的肠道微生态,降低NEC的发生率。

结论

新生儿医学的实践随着科学研究和临床研究的发展而不断发展,但是许多疾病仍然知之甚少。这么多年来,NEC的发病率有所下降,但NEC仍然具有很高的发病率和病死率。起病时症状和体征可能不明显,而且疾病会迅速进展,对诊断造成困扰,使新生儿处于极为危重的状态。即使早期识别了NEC,并快速地进行了内科和/或外科手术干预,但某些新生儿仍无法存活。发病机制、新生儿肠道菌群的重要性以及应用益生菌预防NEC,仍然是NEC的研究热点。尽管益生菌具有益处,但对免

疫缺陷的新生儿也可能非常有害,因此在改变目前的治疗规范和广泛应用益生菌之前,还需要进一步研究。

（林慧佳　译）

推荐阅读

Battersby C, Longford N, Costeloe K, et al. Development of a gestational age-specific case definition for neonatal necrotizing enterocolitis. *JAMA Pediatr.* 2017;171;256-263.

Bell MJ, Ternberg JL, Feigin RD, et al. Neonatal necrotizing entero-colitis: therapeutic decisions based upon clinical staging. *Ann Surg.* 1978;187(1):1-7.

Berrington JE, Stewart CJ, Cummings SP, et al. The neonatal bowel microbiome in health and infection. *Curr Opin Infect Dis.* 2014; 27(3):236-243.

Blackwood B, Carrie Y, Wood D, et al. Probiotic lactobacillus species strengthen intestinal barrier function and tight junction integrity in experimental necrotizing enterocolitis. *J Probiotics Health.* 2017;5(1):159.

Blakely ML, Lally KP, McDonald S, et al. Postoperative outcomes of extremely low birth-weight infants with necrotizing enterocolitis or isolated intestinal perforation - a prospective cohort study by the NICHD neonatal research network. *Ann Surg.* 2005;241(6): 984-989.

Bozzetti V, Tagliabue P, Visser G, et al. Feeding issues in IUGR preterm infants. *Early Hum Dev.* 2013;89(2):21-23.

Chassard C, de Wouters T, Lacroix C. Probiotics tailored to the infant: a window of opportunity. *Curr Opin Biotechnol.* 2014;26:141-147.

Daneman A, Woodward S, de Silva M. The radiology of neonatal necrotizing enterocolitis (NEC): a review of 47 cases and the literature. *Pediatr Radiol.* 1978;7:70-77.

Donovan SM. Role of human milk components in gastrointestinal development: current knowledge and future needs. *J Pediatr.* 2006;149:S49-S61.

Downard CD, Renaud E, St Peter SD, et al. Treatment of necrotiz-ing enterocolitis: an American Pediatric Surgical Association Outcomes and Clinical trials Committee systematic review. *J Pediatr Surg.* 2012;47(11):2111-2122.

Epelman M, Daneman A, Navarro O, et al. Necrotizing enterocoli-tis: review of the state-of-the-art imaging findings with patho-logic correlation. *Radiographics.* 2007;27(2):285-305.

Esposito F, Mamone R, Serafino M, et al. Diagnostic imaging features of necrotizing enterocolitis: a narrative review. *Quant Imaging Med Surg.* 2017;7(3):336-344.

Faingold R, Daneman A, Tomlinson G, et al. Necrotizing enteroco-litis: assessment of bowel viability with color Doppler US. *Radi-ology.* 2005;235:587-594.

Gordon P, Christensen R, et al. Mapping the new world of necro-tizing enterocolitis (NEC): review and opinion. *EJ Neonatal Res.* 2012;2(4):145-172.

Gritz E, Bhandari V. The human neonatal gut microbiome: a brief review. *Front Pediatr.* 2015;3:17.

Gupta A, Paria A. Etiology and medical management of NEC. *Early Hum Dev.* 2016;97:17-23.

Hackam DJ, Grikscheit TC, Wang KS, et al. Pediatric Surgery. Schwartz's Principles of Surgery. New York: McGraw-Hill; 2010:1409-1457.

Henry MC, Lawrence Moss R. Surgical therapy for necrotizing enterocolitis: bringing evidence to the bedside. *Semin Pediatr Surg.* 2005;14(3):181-190.

Jilling T, Simon D, Lu J, et al. The roles of bacteria and TLR4 in rat and murine models of necrotizing enterocolitis. *J Immunol.* 2006;177:3273-3282.

Kim S, Albanese C. Necrotizing enterocolitis. *Pediatr Surg.* 2006;6: 1427-1452.

Lambert DK, Christensen RD, Henry E, et al. Necrotizing enterocolitis in term neonates: data from a multihospital health-care system. *J Perinatol.* 2007;27(7):437-443.

Lau CS, Chamberlain RS. Probiotic administration can prevent necrotizing enterocolitis in preterm infants: a meta-analysis. *J Pediatr Surg.* 2015;50(8):1405-1412.

Lin PW, Stoll BJ. Necrotising enterocolitis. *Lancet.* 2006;368(9543): 1271-1283.

Lok J, Miyake H, Hock A, et al. Value of abdominal ultrasound in management of necrotizing enterocolitis: a systematic revie-wand meta-analysis. *Pediatr Surg Int.* 2018;34:589-612. doi:10.007/s00383-018-4259-8.

Madan JC, Farzan SF, Hibberd PL, et al. Normal neonatal microbi-ome variation in relation to environmental factors, infection and allergy. *Curr Opin Pediatr.* 2012;24(6):753-759.

Martin CR, Walker WA. Probiotics: role in pathophysiology and prevention in necrotizing enterocolitis. *Semin Perinatol.* 2008;32(2):127-137.

McClure RJ, Newell SJ. Randomised controlled trial of trophic feeding and gut motility. *Arch Dis Child Fetal Neonatal Ed.* 1999;80:F54-F58.

Morgan J, Young L, McGuire W. Delayed introduction of progres-sive enteral feeds to prevent necrotising enterocolitis in very low birth weight infants. *Cochrane Database Syst Rev.* 2011;16: CD001241.

Neu J. NEC: the mystery goes on. *Neonatology.* 2014;106(4): 289-295.

Nowicki PT. Ischemia and necrotizing enterocolitis: where, when and how. *Semin Pediatr Surg.* 2005;14:152-158.

Oddie SJ, Young L, McGuire W. Slow advancement of enteral feed volumes to prevent necrotizing enterocolitis in very low birth weight infants. *Cochrane Database Syst Rev.* 2017;8: CD001241.

Ostlie DJ, Spilde TL, St Peter SD, et al. Necrotizing enterocolitis in full-term infants. *J Pediatr Surg.* 2003;38(7):1039-1042.

Palleri E, Aghamn I, Bexelius T, et al. The effect of gestational age on clinical and radiological presentation of necrotizing enterocolitis. *J Pediatr Surg.* 2018;53:1660-1664. https://doi:10.1016/j.jpedsurg. 2017.09.018.

Papillon S, Castle S, Gayer C, et al. Necrotizing enterocolitis: contemporary management and outcomes. *Adv Pediatr.* 2013;60(1):263-279.

Patel A, Panagos P, Silvestri J. Reducing incidence of necrotizing enterocolitis. *Clin Perinatol.* 2017;44:683-700.

Patel R, Underwood M. Probiotics and necrotizing enterocolitis. *Semin Pediatr Surg.* 2018;1:39-46.

Pike K, Brocklehurst P, Jones D, et al. Outcomes at 7 years for babies who developed neonatal necrotising enterocolitis: the ORACLE Children Study. *Arch Dis Child Fetal Neonatal Ed.* 2012;97(5): F318-F322.

Repa A, Thanhaeuser M, Endress D, et al. Probiotics (Lactobacillus acidophilus and Bifidobacterium infantis) prevent NEC in VLBW infants fed breast milk but not formula. *Pediatr Res.* 2015;77(2): 381-388.

Robinson J, Rellinger E, Hatch L, et al. Surgical necrotizing entero-colitis. *Semin Perinatol.* 2017;41(1):70-79.

Schanler RJ, Lau C, Hurst NM, et al. Randomized trial of donor human milk versus preterm formula as substitutes for mothers' own milk in the feeding of extremely premature infants. *Pediat-rics.* 2005;116:400-406.

Sharma R, Hudak ML. A clinical perspective of necrotizing enteroclitis: past, present and future. *Clin Perinatol*. 2013; 40(1):27-51.

Shulhan J, Dicken B, Hartling L, et al. Current knowledge of necrotizing enterocolitis in preterm infants and the impact of different types of enteral nutrition products. *Adv Nutr*. 2017;8:80-91.

Siegle RL, Rabinowitz JG, Korones SB, et al. Early diagnosis of necrotizing enterocolitis. *AJR Am J Roentgenol*. 1976;127: 629-632.

Siggers RH, Siggers J, Thymann T, et al. Nutritional modulation of the gut microbiota and immune system in preterm neonates susceptible to necrotizing enterocolitis. *J Nutr Biochem*. 2011;22:511-521.

Staryszak J, Stopa J, et al. Usefulness of ultrasound examinations in the diagnostics of necrotizing enterocolitis. *Pol J Radiol*. 2015;80:1-9.

Talavera MM, Bixler G, Cozzi C, et al. Quality improvement initiative to reduce the necrotizing enterocolitis rate in premature infants. *Pediatrics*. 2016;137(5):e1-e8.

Thompson AM, Bizzarro MJ. Necrotizing enterocolitis in newborns: pathogenesis, prevention and management. *Drugs*. 2008;68(9): 1227-1238.

Underwood MA, German JB, Lebrilla CB, et al. Bifidobacterium longum subspecies infantis: champion colonizer of the infant gut. *Pediatr Res*. 2015;77:229-235.

Walsh MC, Kliegman RM. Necrotizing enterocolitis: treatment based on staging criteria. *Pediatr Clin North Am*. 1986;33(1): 179-201.

Yajamanyam PK, Rasiah SV, Ewer AK. Necrotizing enterocolitis: current perspectives. *Res Rep Neonatol*. 2014;4:31-42.

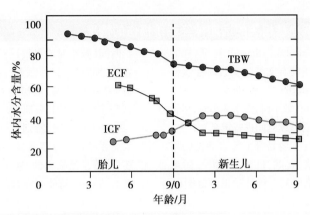

图3.2 体内水分含量随胎龄及生后月龄递增的变化(Reproduced with permission from Friis, HB: Body water compartments in children: changes during growth and related changes in body composition, *Pediatrics* 28:169-181. 1961 by the AAP)

晚期早产儿和足月SGA、IDM/LGA婴儿生后血糖稳态的筛查和管理
[晚期早产儿(34~36^{+6}周)和SGA(筛查0~24小时)；IDM和LGA≥34周(筛查0~12小时)]

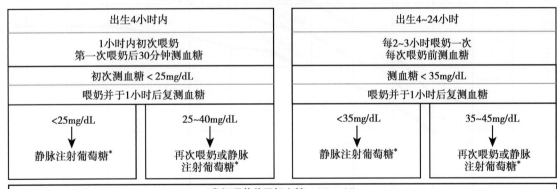

Pediatrics March 2011, COFN, AAP, Adamkin

图4.2 美国儿科学会胎儿与新生儿委员会生后血糖稳态的筛查和管理(From Adamkin DH: Postnatal glucose homeostasis in late-preterm and term infants, *Pediatrics* 127[2]:576,2011)

框 4.1 可能导致新生儿低血糖相关的远期神经系统损伤的情况

1. 血或血浆葡萄糖浓度低于 1mmol/L(18mg/dL)。这样的血糖值显然是异常的,尽管还没有文献证实暂时性这样的低血糖会导致永久的神经损伤

2. 这样严重的低血糖持续长时间(数小时,大于 2 小时,尽管还没有人类新生儿的研究来对持续时间进行定义)

3. 早期出现轻中度的临床表现(主要是肾上腺素活性的增强),如中枢神经系统的症状,震颤、抖动、木僵/嗜睡或短暂的惊厥,及时治疗使血糖恢复至统计学正常范围(>45mg/dL)后症状消失

4. 长时间(数小时或更长)持续的更严重的临床症状,包括昏迷、惊厥、呼吸抑制和/或呼吸暂停伴发绀、肌张力减退、尖叫、低体温、最初喂养良好随后出现的喂养困难。这些症状较顽固,短期治疗后不能很快缓解

5. 一些伴发的情况,特别是持续胰岛素分泌过多或高胰岛素血症导致反复严重的急性低血糖,伴有惊厥和/或昏迷(尽管是亚临床的,通常在这些情况下发生的严重的低血糖发作,可能同样有害)

From Rozance P,Hay W:Hypoglycemia in newborn infants:features associated with adverse outcomes,*Biol Neonate* 90:84,2006.

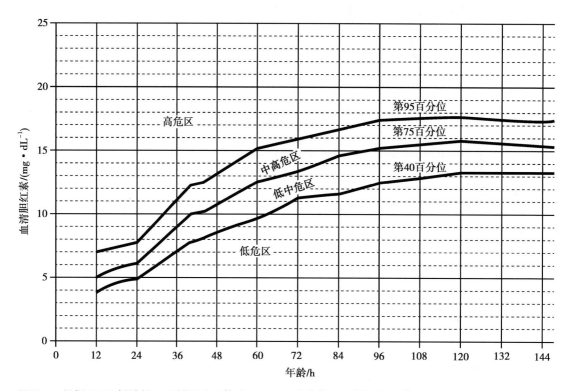

图 5.1 根据 2 840 例胎龄 ≥36 周且出生体重 ≥2 000g 或胎龄 ≥35 周且出生体重 ≥2 500g 的健康新生儿的小时胆红素水平所绘制的列线图(Reproduced with permission from Bhutani VK,Johnson L,Sivieri EM,Predictive ability of a predischarge hour specific bilirubin for subsequent significant hyperbilirubinemia in healthy term and near-term newborns. *Pediatrics*;103:6-14,1999)

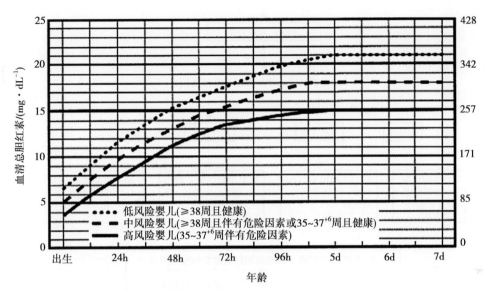

- 用血清总胆红素,不用减掉结合胆红素
- 危险因素包括:同种免疫性溶血病、G-6-PD缺乏症,窒息,显著嗜睡,体温不稳定,败血症,酸中毒,白蛋白水平低于3g/dL
- 对于健康的35~37^{+6}周新生儿,可以根据中风险曲线进行干预,但接近35周的新生儿可以根据低风险曲线进行干预,而接近37^{+6}周的婴儿也可以根据高风险曲线进行干预
- 对于TSB水平比相应曲线低2~3mg/dL的婴儿,可以在医院或家里接受常规光疗。但是任何伴有危险因素的婴儿都不应该留在家里光疗

A

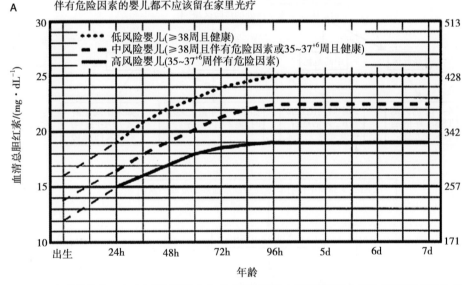

- 各条曲线在24小时内都用虚线表示,代表这一阶段由于临床情况和婴儿对光疗的反应性各不相同,因此具有不确定性
- 如果婴儿出现畸形胆红素脑病的症状(肌张力过高、头后仰、角弓反张、发热、哭声高尖)或TSB水平比相应曲线高5mg/dL以上,应立即给予换血
- 危险因素包括:同种免疫性溶血病、G-6-PD缺乏症,窒息,显著嗜睡,体温不稳定,败血症,酸中毒
- 检测白蛋白水平,计算B/A比值
- 用血清总胆红素,不用减掉结合胆红素

B
- 对于健康的35~37^{+6}周新生儿(中风险),可以根据实际胎龄个体化选择相应曲线进行换血

图5.4 A. AAP 推荐的胎龄≥35 周新生儿的光疗曲线,包括 3 条根据胎龄以及是否存在危险因素而绘制的曲线;B. AAP 推荐的胎龄≥35 周新生儿的换血曲线,包括 3 条根据胎龄以及是否存在危险因素而绘制的曲线

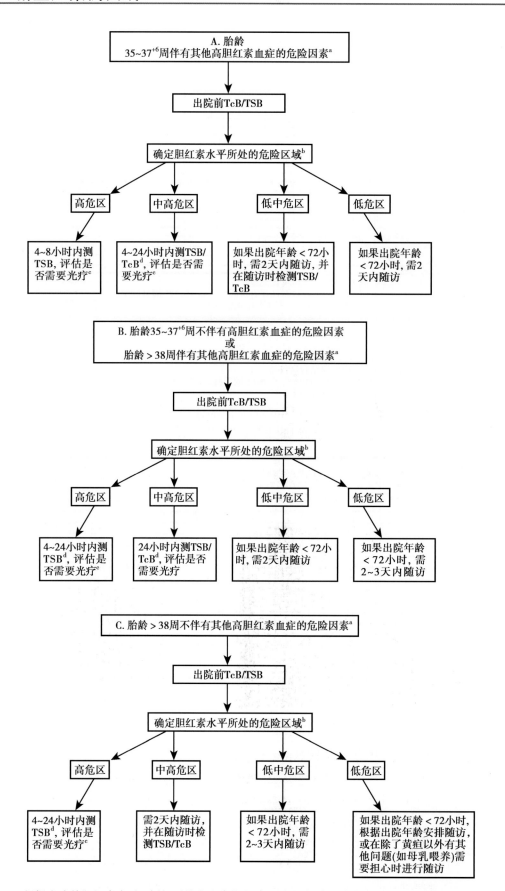

图5.5 根据出院前胆红素水平、胎龄、后续发生高胆红素血症的危险因素来对胎龄≥35周的新生儿进行管理和制订随访计划(Reproduced with permission from Maisels et al,Hyperbilirubinemia in the newborn infant>or = 35 weeks gestation:an update with clarifications. *Pediatrics* 124:1193-1198,2009)

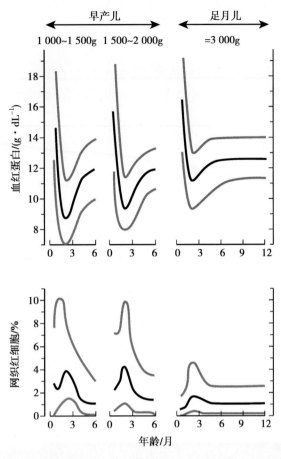

图 8.1 足月儿和早产儿的平均血红蛋白和网织红细胞值（灰色＝正常上限，黑色＝正常下限）。早产儿在出生后早期出现贫血，血红蛋白浓度随后恢复正常（From Dallman PR：Anemia or prematurity，*Annu Rev Med* 32：143，1981）

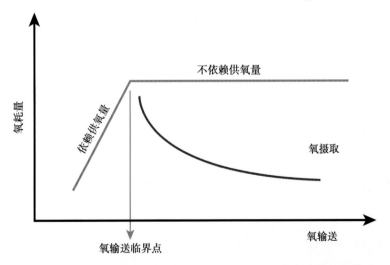

图 8.4 全身氧耗量、氧输送和氧摄取之间关系的示意图。临界阈值或无氧呼吸阈值可以通过曲线梯度的变化或乳酸的积累来确定（From Andersen CC et al：A theoretical and practical approach to defining "adequate oxygenation" in the preterm newborn，*Pediatr* 139[4]：2，2017）

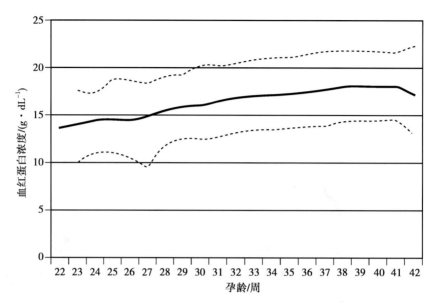

图 8.5　妊娠 22~42 周胎儿血红蛋白浓度的变化(线条代表第 5 百分位、平均数和第 95 百分位)(Adapted from Jopling J, et al: Reference ranges for hematocrit and blood hemoglobin concentration during the neonatal period: data from a multihospital healthcare system, *Pediatr* 123: e333-337, 2009)

表 11.1　NICHD 研讨会所制定的支气管肺发育不良(BPD)的定义		
胎龄	<32 周	≥32 周
评估的时间点	纠正胎龄 36 周或出院回家,以先达到的为准	生后 28~56 天或出院回家,以先达到的为准
	至少用氧 28 天,且	
轻度 BPD	纠正胎龄 36 周或出院时吸入空气	生后 56 天或出院时吸入空气
中度 BPD	纠正胎龄 36 周或出院时需要<30%的氧	生后 56 天或出院时需要<30%的氧
重度 BPD	纠正胎龄 36 周或出院时需要≥30%的氧和/或正压通气(PPV/NCPAP)*	生后 56 天或出院时需要≥30%的氧和/或正压通气(PPV/NCPAP)

＊用以明确患儿在评估的时间点是否确实需要用氧的生理学检测还需要进一步定义。BPD 主要发生于需要用氧或正压通气支持的呼吸衰竭新生儿,大部分伴有呼吸窘迫综合征。呼吸疾病的临床症状(气促、吸气性凹陷、啰音)持续存在对于 BPD 患儿是非常常见的,这些症状并没有纳入 BPD 严重程度的诊断标准中。患儿因为非呼吸性疾病(如中枢性呼吸暂停、膈肌麻痹)而接受 21% 以上的吸入气氧浓度和/或正压通气的并不能诊断 BPD,除非后续出现了肺实质病变病并伴有呼吸窘迫的临床症状。某一天吸入气氧浓度>21% 是指这一天氧浓度>21% 的持续时间超过了 12 小时。纠正胎龄 36 周或生后 56 天或出院时仍需要>21% 的吸入气氧浓度和/或正压通气并不是患儿短期内的"急性"变化所需,而应该是反映在这个时间点前后数天的日常治疗情况。

BPD,支气管肺发育不良;NCPAP,鼻塞持续气道正压;PPV,正压通气。

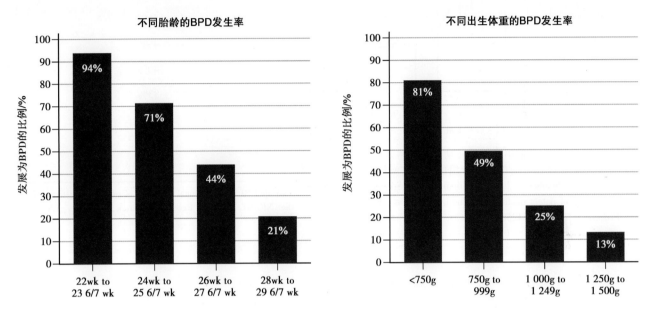

图 11.3　不同胎龄和出生体重早产儿的 BPD 发生率（From Lapcharoensap W,et al：Hospital variation and risk factors for bronchopulmonary dysplasia in a population-based cohort,*JAMA Pediatr* 169［2］：e143676,2015）

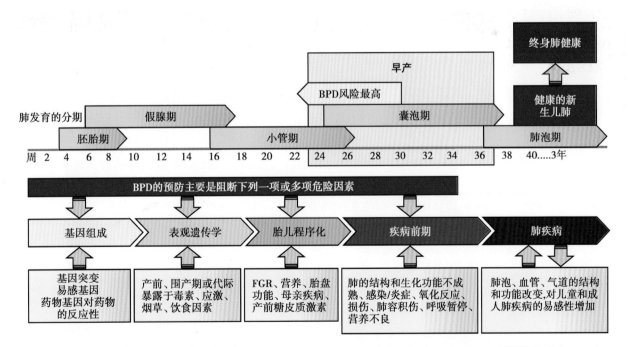

图 11.4　肺发育的分期和 BPD 的相关因素（From McEvoy CT,et al：Bronchopulmonary dysplasia：NHLBI Workshop on the Primary Prevention of Chronic Lung Disease,*Ann Am Thorac Soc*11［Suppl 3］；S146-53,2014）

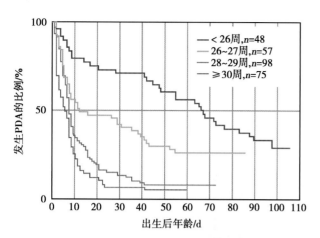

图14.1 280例极低出生体重儿动脉导管自发性关闭的时间,根据出生时的胎龄分组(Adapted,with permission,from Semberova J,Sirc J,Miletin J,el at:Spontaneous closure of patent ductus arteriosus in infants ≤1 500g,*Pediatrics* 140:e20164258,2017)

胎龄/周	发生率
22	64%
23	56%
24	48%
25	40%
26	33%
27	28%
28	22%
All	34%

表20.1 胎龄≤28 周且存活超过 12 小时的早产儿中所有不同程度 IVH 的发生率

From Stoll BJ et al:Neonatal outcomes of extremely preterm infants from the NICHD Neonatal Research Network,*Pediatrics* 126:443-456,2010。